全国卫生高等职业教育规划教材

供护理类专业用

社区护理学

第2版

主　　编　李明子　黄惟清

副主编　刘　宇（北京大学医学部）

张金梅　张琳琳　刘　雷

编　　委（按姓名汉语拼音排序）

黄惟清（北京卫生职业学院）

江　华（北京大学医学部）

金宁宁（北京中医药大学）

李明子（北京大学医学部）

刘　雷（北京市蓟门里社区卫生服务中心）

刘　宇（北京大学医学部）

刘　宇（北京中医药大学）

任海燕（内蒙古医科大学）

孙　静（北京大学医学部）

吴春凤（江西医学高等专科学校）

许冬梅（北京市回龙观医院）

尹红梅（惠州卫生职业技术学院）

余晓云（首都医科大学）

张金梅（山西医科大学汾阳学院）

张琳琳（哈尔滨医科大学大庆校区）

赵丽俊（北京市回龙观医院）

支颜霄（青海大学医学院）

周宇彤（北京大学医学部）

编写秘书　江　华　刘　宇（北京中医药大学）

北京大学医学出版社

SHEQU HULIXUE

图书在版编目（CIP）数据

社区护理学 / 李明子，黄惟清主编．—2 版．
—北京：北京大学医学出版社，2015.2（2021. 12 重印）
ISBN 978-7-5659-1010-4

Ⅰ．①社… Ⅱ．①李… ②黄… Ⅲ．①社区 - 护理学
- 高等职业教育 - 教材 Ⅳ．① R473.2

中国版本图书馆 CIP 数据核字（2014）第 283596 号

社区护理学（第 2 版）

主　　编：李明子　黄惟清
出版发行：北京大学医学出版社
地　　址：（100191）北京市海淀区学院路 38 号　北京大学医学部院内
电　　话：发行部 010-82802230；图书邮购 010-82802495
网　　址：http://www.pumpress.com.cn
E-mail：booksale@bjmu.edu.cn
印　　刷：北京市荣盛彩色印刷有限公司
经　　销：新华书店
责任编辑：宋小妹　　**责任校对：**金彤文　　**责任印制：**李　啸
开　　本：787 mm × 1092 mm　1/16　　**印张：**21.5　　**字数：**540 千字
版　　次：2008 年 8 月第 1 版　2015 年 2 月第 2 版　2021 年 12 月第 4 次印刷
书　　号：ISBN 978-7-5659-1010-4
定　　价：39.00 元

全国卫生高等职业教育规划教材修订说明

北京大学医学出版社于 1993 年和 2002 年两次组织北京大学医学部和 8 所开办医学专科教育院校的老师编写了临床医学专业专科教材（第 1 版和第 2 版），并于 2000 年组织编写了护理专业专科教材（第 1 版）。2007 年同时对这些教材进行了修订再版。因这两套教材内容精炼、实用性强，符合基层卫生工作人员的培养需求，受到了广大师生的好评，并被教育部中央广播电视大学选为指定教材。“十一五”期间，这两套教材中有 24 种被教育部评为**普通高等教育“十一五”国家级规划教材**，其中 3 种入选**普通高等教育精品教材**。

进入“十二五”以来，专科教育已归入职业教育范畴。为适应新时期我国卫生高等职业教育发展与改革的需要，在广泛调研、总结上版教材质量和使用情况的基础上，北京大学医学出版社启动了临床医学、护理专业高等职业教育规划教材的修订再版工作，并调整、新增了部分教材。本套教材有 22 种入选**“十二五”职业教育国家规划教材**，修订和编写特点如下：

1. 优化编写队伍 在全国范围内遴选作者，加大教学经验丰富的从事卫生高等职业教育工作的作者比例，力求使教材内容的选择具有全国代表性、贴近基层卫生工作人员培养需求，提高适用性；遴选知名专家担纲主编，对教材的科学性、先进性把关。

2. 完善教材体系 针对不同院校在专业基础课设置方面的差异，对部分专业基础课教材实行双轨制，如既有《人体解剖学》《组织学与胚胎学》，又有《人体解剖学与组织胚胎学》《正常人体结构》教材，便于广大院校灵活选用。

3. 锤炼教材特色 教材内容力求符合高等职业学校专业教学标准，基本理论、基本知识和基本技能并重，紧密结合国家临床执业助理医师、全国护士执业资格考试大纲，以“必需、够用”为度；以职业技能和岗位胜任力培养为根本，以学生为中心，使教材更适合于基层卫生工作人员的培养。

4. 创新编写体例 完善、优化“学习目标”；教材中加入“案例”“知识链接”，使内容与实践紧密结合；章后附思考题，引导学生自主学习。力求体现专业特色和职业教育特色。

5. 强化立体建设 为满足教学资源的多样化需求，实现教材立体化、数字化建设，大部分教材配套实用的学习指导和数字教学资源，实现教材的网络增值服务。

本套教材主要供三年制高等职业教育临床医学、护理类及相关专业用，于 2014 年陆续出版。希望广大师生多提宝贵意见，反馈使用信息，以逐步修改和完善教材内容，提高教材质量。

护理专业教材目录

说明：1．“十二五”：**“十二五”职业教育国家规划教材**（“十二五”含其辅导教材）。

2．“十一五”：普通高等教育“十一五”国家级规划教材。

3．“ * ”：普通高等教育精品教材。

4．辅导教材名称：《主教材名称＋学习指导》，如《内科护理学学习指导》。

序号	教材名称	版次	十二五	十一五	辅导教材	适用专业
1	医用基础化学	4		√	√	临床医学、护理类及相关专业
2	正常人体结构	1				护理类
3	人体解剖学	4	√	√	√	临床医学、护理类及相关专业
4	组织学与胚胎学 *	4	√	√	√	临床医学、护理类及相关专业
5	生理学	1				护理类
6	生物化学	1				护理类
7	疾病学基础	1				护理类
8	病理学	4	√		√	临床医学、护理类及相关专业
9	病理生理学	4	√	√	√	临床医学、护理类及相关专业
10	病原生物与免疫	1				护理类
11	医学免疫学与微生物学	5	√	√	√	临床医学、护理类及相关专业
12	医学寄生虫学 *	4	√	√	√	临床医学、护理类及相关专业
13	护理药理学	4	√	√	√	护理类
14	护理学基础	4	√	√	√	护理类
15	健康评估	2			√	护理类
16	内科护理学	3	√	√	√	护理类
17	外科护理学	3			√	护理类
18	妇产科护理学	3		√	√	护理类
19	儿科护理学	3		√	√	护理类
20	传染病护理学	3		√	√	护理类
21	急诊护理学	3		√	√	护理类

续表

序号	教材名称	版次	十二五	十一五	辅导教材	适用专业
22	康复护理学	2	√			护理类
23	精神科护理学	1				护理类
24	眼耳鼻喉口腔科护理学	1				护理类
25	中医护理学	1				护理类
26	护理管理学	5	√	√		护理类
27	社区护理学	2				护理类
28	老年护理学	1				护理类
29	医护心理学 *	3		√		临床医学、护理类
30	护理礼仪与人际沟通	1				护理类
31	护理伦理学	1				护理类

序

近十余年来，随着国家教育改革步伐的加快，我国职业教育如雨后春笋般蓬勃发展，在总量上已与普通教育并驾齐驱，是我国教育体系构成的重要板块。卫生高等职业教育同样取得了可喜的成绩。开办卫生高等职业教育的院校与日俱增，但存在办学、培养不尽规范等问题。相应的教材建设也存在内容与职业标准对接不紧密、职教特色不鲜明、呈现形式单一、配套资源开发不足、不少是本科教材的压缩版或中职教材的加强版、不能很好地适应社会发展对技能型人才培养的要求等问题。

进入“十二五”以来，独立设置的高等职业学校（含高等专科学校）、成人教育学校、本科院校和有关高等教育机构举办的高等职业教育（专科）统称为高等职业教育，由教育部职业教育与成人教育司统筹管理。教育部发布了**《教育部关于“十二五”职业教育教材建设的若干意见》**等重要文件，陆续制定了各专业教学标准，对学制与学历、培养目标与规格、课程体系与核心课程等 10 个方面做出了具体要求。职业教育以培养具有良好职业道德、专业知识素养和职业能力的高素质技能型人才为根本，以学生为中心、以就业为导向。教学内容以“必需、够用”为度，教材须图文并茂，理论密切联系实际，强调实践实训。卫生高等职业教育有很强的特殊性，编好既涵盖卫生实践所要求具备的较完整知识体系又能体现职业教育特点的教材殊为不易。

北京大学医学出版社组织的临床医学、护理专业专科教材，是改革开放以来该专业我国第二套有较完整体系的教材，历经多年的教学应用、修订再版，得到了教育部和广大院校师生的认可与好评。斗转星移，转眼间距离 2008 年上一轮教材修订已 5 年，随着时代的发展，这两套教材中部分科目需要调整、教学内容需要修订。在大量细致调研工作的基础上，北京大学医学出版社审时度势，及时启动了这两套教材的修订再版工作，成立了教材编审委员会，组织活跃在卫生高等职业教育教学和实践一线的专家学者召开教材编写会议，认真学习教育部关于高等职业教育教材建设的精神，结合当前高等职业教育学生的特点，经过充分研讨，确定了教材的编写原则和编写思路，统一了教材的编写体例，强化了与教材配套的数字化教学资源建设，为使这两套教材成为优秀的立体化教材打下了坚实的基础。

相信经过本轮修订，在北京大学医学出版社的精心组织和全体专家学者对教材的精雕细琢下，这两套教材一定能满足新时期我国卫生高等职业教育人才培养的需求，在教材建设“百花齐放、百家争鸣”的局面中脱颖而出，真正成为好学、好教、好用的精品教材。

本轮教材修订工作得到了各参编院校的高度重视和大力支持，众多专家学者投入了极大的热情和精力，在主编带领下克服困难，以严肃、认真、负责的态度出色地完成了编写任务，谨在此一并致以衷心的感谢！诚恳地希望使用本套教材的广大师生不吝提出建议与指正，使本套教材能与时俱进、日臻完善，为我国的卫生高等职业教育事业做出贡献。

感慨系之，欣为之序！

程伯基

第2版前言

党的十七大提出了“人人享有基本医疗卫生服务”的目标，大力发展社区卫生服务，构建以社区卫生服务为基础、社区卫生服务机构与医院和预防保健机构分工合理、密切协作的新型城市卫生服务体系，对于坚持预防为主、防治结合的方针，优化城市卫生服务结构，方便群众就医，实现“小病在社区、大病到医院、康复回社区”有序服务程序，进一步减轻费用负担，建立和谐医患关系，促进和谐社区建设具有重要意义。

社区护理服务是社区卫生服务中一项最基础、最前沿的工作，也是实现人人享有基本医疗卫生服务目标的基础环节。社区护理学是我国护理学科中以社区护理服务为主要研究内容的新兴学科。为了适应卫生体制改革、大力发展社区卫生服务的需要，培养社区护理服务人才，在高等护理教育中加强社区护理学的建设已得到国内学者的共识。

本教材的编写工作力求符合应用型社区护理服务人才培养目标，满足我国社区护理服务不断发展的需要。为此，我们邀请了各院校具有多年社区护理和临床护理教学经验的教师、目前正在从事社区卫生护理服务的专家，以及曾在国外系统学习社区护理的专家共同编写了这本专科层次的教材。

教材共十一章，包括社区护理的基本理论、基本方法、基本知识，以及社区护理服务的重点内容等。第一章至第四章重点介绍了社区卫生服务以及社区护理的基本概念，以社区、家庭为中心护理工作的基本方法，社区护理中涉及的流行病学、统计学、家庭护理、健康教育等基本理论和基本知识；第五章至第十一章，根据我国社区护理服务的主要工作内容，分别介绍了社区重点人群、传染病患者、常见慢性病患者、精神疾病患者的护理与管理，社区突发公共卫生事件、急救、康复、临终关怀的基本方法。在教材的编排上，我们适时穿插“案例”和“知识链接”板块，章末附有练习题，有助于学生提高学习兴趣，掌握教学内容，突出了教材的实用性。

在本教材的编写过程中，我们力求突出社区护理工作的特点，减少与其他学科的重复。期间，我们得到了各位编者所在院校的大力支持和帮助，特此表示感谢。由于学科的不断发展以及编者水平所限，教材中若有不妥之处，恳切希望同行、广大师生不吝赐教，以便再版时完善。

李明子　黄惟清

目录

第一章

社区护理学概论

学习目标

1. 掌握社区卫生服务与社区护理的基本概念和特点。
2. 熟悉构成社区的基本要素，社区护士的角色和能力要求，发展社区卫生服务的意义，社区护理中常用的统计指标。
3. 了解社区的主要功能，社区卫生服务机构的设置标准，社区护理的发展过程，流行病学和统计学方法在社区护理学中的应用。

为了满足人民群众对医疗卫生服务日益增长的需求，社区护理学作为一门综合学科、护理领域的一个分支，在不断地完善、成熟；社区护理服务则在促进和维护人类健康的过程中，发挥着积极、重要的作用。

第一节　社区与健康

一、社区的基本概念

（一）社区的定义

“社区”一词是由我国社会学家费孝通先生于1933年首次将英文的“community”译为“社区”，并根据我国的具体情况明确其定义：社区是若干社会群体（家族、氏族）或社会组织（机关、团体）聚集在某一地域里所形成的一个生活上相互关联的大集体。

社区（community）是构成社会的基本单位，也可以被视为宏观社会的一个缩影。社区是社会成员的生活基地，是绝大多数社会成员进行基本生活活动的场所。社区不仅包括一定数量和特征的人口，还包括由这些人所组成的社会群体和社会组织；不仅包括物质生活，还包括政治、文化生活；不仅包括一定的经济关系，还包括血缘、地缘等其他社会关系；不仅包括地域，还包括人们赖以从事社会活动的生产资料和生活资料。

知识链接

“社区”一词始于德文的“Gemeinschaft”，于1887年由德国社会学家滕尼斯（F. Tonnies）提出，并定义为：社区是以家庭为基础的历史共同体，是血缘共同体和地缘共同体的结合。第一次世界大战后，美国社会学家将德文“Gemeinschaft”译为英文“community”，美国学者戈派革（Goeppinger）认为：社区是以地域为基础的实体，由正式和非正式的组织、机构或群体等社会系统组成，彼此依赖，行使社会功能。世界卫生组织（WHO）也曾根据各国的情况提出：一个有代表性的社区，人口数10万～30万，面积5000～50 000km^2。

（二）构成社区的要素

随着社会的变迁和社会学科的发展，“社区”一词在全球的广泛应用，其涵义也不断得以丰富。根据“社区”一词在各国的具体应用，世界各国的学者分别从社会系统、地理区划、归属感等不同的角度描述、界定“社区”的内涵。尽管社区的诸多定义不尽相同，但构成社区的基本要素应包括：

1．人群　一定数量的人群是社区的主体，是构成社区的第一要素。

2．地域　社区是地域性社会。地域要素是社区概念中的一个重要要素，是社区存在和发展的前提，是决定社区变迁的重要条件。

3．生活服务设施　基本的生活服务设施是社区人群生存的需要，是联系社区人群的纽带，更是维持社区的条件。

4．生活制度和组织管理机构　相应的生活制度和组织管理机构是维持社区秩序不可缺少的要素。

5．认同感　社区居民在感情和心理上对自己社区的认同感是衡量一个社区的重要标准。

在以上五个要素中，人群和地域是构成社区的最基本要素，是社区存在的基础；在此基础之上，满足居民生活需要的服务设施、相应的生活制度和组织管理机构、一定的认同感是社区人群相互联系的纽带，是形成一个“生活上相互关联的大集体”的基础，是社区发展的保障。

（三）社区的分类

社区分类的方式很多，可以根据社区居民居住的共同地理位置、社区居民的共同兴趣、志向或社区居民共同面对的健康问题进行分类。

目前，我国常用的社区分类方式是先将社区分为城市社区和农村社区两大类，然后可再根据其规模大小、行政阶层或主要功能，进一步将城市社区和农村社区分别进行划分。城市社区可由若干个街道或居委会组成；农村社区可由乡、村或镇组成。

（四）社区的功能

从社会学角度分析，社区具有很多种功能，但其中六种功能与社区卫生服务密切相关，即空间功能、连接功能、传播功能、社会化功能、控制功能和援助功能。

1．空间功能　作为人们生活、工作或学习的基本环境，社区首先为人们提供了生存和发展的空间。没有这个空间，人们将无法生存、繁衍，也更无法发展。因此，空间功能可以被认为是社区的最基本、最主要功能之一。

2．连接功能　社区在为人们提供了生存、学习和工作空间的基础上，还通过提供生活服务设施等方式，将不同种族、年龄、文化、职业、背景等人群连接在一起，构成生活上相互关联的大集体，成为宏观社会的缩影。

3．传播功能　一定数量的人群不仅仅是构成社区的最基本要素，也使社区成为文化源、知识源、技术源、信息源，为传播提供了条件。各种信息在社区内外以各种方式快速传播，为人们及社区本身的发展奠定了基础。

4．社会化功能　社区居民通过不断的学习、相互影响，形成社区特有的风土人情、人生观和价值观。

5．控制功能　社区的组织管理机构通过各项管理制度、行为规范，约束、控制、管理社区居民的行为，从而有效地维持社区秩序，保障社区居民的安全。

6．援助功能　社区是一个生活上相互关联的大集体，故对社区内每一位居民均有支援、帮助的功能，特别是对妇女、儿童、老年人等特殊人群及处于疾病或经济困难中的弱势群体，能提供相应的帮助和支援。

二、健康的概念

（一）健康的定义

健康是每一位公民追求的目标，是社会的无价财富；维护和促进健康是每一个人的神圣责任，是全社会的义务。然而，不同的人群、不同的社会发展阶段，人们对健康的标准认识不同。

根据传统的生物医学模式，没有疾病就是健康。在 20 世纪 40 年代以前，受社会经济、科学技术的限制，人们很长一段时间单纯地把健康视为“无病、无伤、无残”。

随着社会的不断发展，医学模式的不断演变，世界卫生组织（World Health Organization，简称 WHO）于 1948 年在其宪章中将健康定义为：健康不仅是没有疾病或虚弱，而是身体的、精神的健康和社会适应良好的总称。1990 年，WHO 在有关文件中对健康的定义再一次明确和补充，将健康归纳为四个方面：躯体健康、心理健康、社会适应良好、道德健康。在此，身体健康或躯体健康主要是指生理结构完好和功能正常，精神、心理健康主要是指智力、人格、情绪、人际关系等方面的完善；社会适应良好主要是指在社会系统里能扮演好适合其身份和能力的角色，并充分发挥自身的作用；道德健康实际是社会适应良好的前提条件，主要是指能以社会道德规范、约束自身行为。

由此可见，健康是一个相对的、动态的概念。随着时代的变迁、医学模式的转变，人们对健康的认识也在不断地提高，健康的内涵也在不断地拓宽。从单纯的躯体健康，逐步扩展到心理健康、社会健康及道德健康，即理想的健康状况不仅仅是免于疾病的困扰，还要充满活力，与他人维持良好的社会关系，使之处于完全健全、美好的状态。

（二）影响健康的因素

人类的健康取决于多种因素的影响和制约，其主要影响因素可分为两大类，即：环境因素和生物遗传因素。

1．环境因素　环境是指围绕着人类空间及其直接或间接地影响人类生活的各种自然因素和社会因素之总和。因此，人类环境包括自然环境和社会环境。

（1）自然环境：又称物质环境，是指围绕人类周围的客观物质世界，如水、空气、土壤及其他生物等等，自然环境是人类生存的必要条件。在自然环境中，影响人类健康的因素主要有生物因素、物理因素和化学因素。

自然环境中的生物因素包括动物、植物及微生物。一些动物、植物及微生物为人类的生存提供了必要的保证，但另一些动物、植物及微生物却通过直接或间接的方式影响甚至危害人类的健康。

自然环境中的物理因素包括气流、气温、气压、噪声、电离辐射、电磁辐射等。在自然状况下，物理因素一般对人类无危害，但当某些物理因素的强度、剂量及作用于人体的时间超出一定限度时，会对人类健康造成危害。

自然环境中的化学因素包括天然的无机化学物质、人工合成的化学物质及动物和微生物体内的化学元素。一些化学元素是保证人类正常活动和健康的必要元素；一些化学元素及化学物质在正常接触和使用情况下对人体无害，但当它们的浓度、剂量及与人体接触的时间超出一定限度时，将对人体产生严重的危害。

（2）社会环境：又称非物质环境，是指人类在生产、生活和社会交往活动中相互间形成的生产关系、阶级关系和社会关系等。在社会环境中，有诸多的因素与人类健康有关，如社会制度、经济状况、人口状况、文化教育水平等等，但对人类健康影响最大的两个因素是行为和生活方式因素与医疗卫生服务因素。

行为是人类在其主观因素影响下产生的外部活动，而生活方式是指人们在长期的民族习俗、规范和家庭影响下所形成的一系列生活意识及习惯。随着社会的发展、人们健康观的转变以及人类疾病谱的改变，人类行为和生活方式对健康的影响越来越引起人们的重视。合理、卫生的行为和生活方式将促进、维护人类的健康，而不良的行为和生活方式将严重威胁人类的健康。特别是在我国，不良的行为和生活方式对人民健康的影响日益严重，吸烟、酗酒、吸毒、纵欲、赌博、滥用药物等不良行为和生活方式导致的一系列身心疾病日益增多。

医疗卫生服务是指促进及维护人类健康的各类医疗、卫生活动。它既包括医疗机构所提供的诊断、治疗服务，也包括卫生保健机构提供的各种预防保健服务。一个国家医疗卫生服务资源的拥有、分布及利用将对其人民的健康状况起重要的作用。

2．生物遗传因素　生物遗传因素是指人类在长期生物进化过程中所形成的遗传、成熟、老化及机体内部的复合因素。生物遗传因素直接影响人类健康，它对人类诸多疾病的发生、发展及分布具有决定性影响，如高血压、糖尿病等疾病的发病均与遗传因素有密切关系。

三、社区与健康

（一）社区健康的概念

社区健康是指以社区为范围，以需求为导向，维持和促进个体、家庭、群体及整个社区健康的过程。社区健康与个体健康相似，也是相对的、动态的，而不是绝对的、静止的。

（二）影响社区健康的因素

社区健康同样取决于多种因素，凡影响个体、家庭及群体健康的因素均影响社区健康。然而，在评价社区健康时，重点考虑社区环境因素对社区健康的影响。

社区环境因素包括社区自然环境因素和社区社会环境因素。社区自然环境主要指社区空气质量、排污设施、有害化学因素或物理因素等。社区社会环境则由社区人口、社区行为、社区卫生服务体系等因素组成。

1．社区人口　社区人口因素将通过影响社区居民的生活水平、质量，从而影响社区居民的健康状况。社区人口因素包括社区人口的数量、年龄结构、文化水平等因素。

2．社区行为　社区居民的不良生活方式、行为同样将直接影响社区居民健康。

3．社区卫生服务系统　作为社区居民医疗卫生服务的主要资源，社区卫生服务体系与社区健康密切相关，具体包括社区卫生服务机构的设置、管理、服务模式及医务人员的观念和能力等因素。

第二节　社区卫生服务

一、社区卫生服务的基本概念

（一）社区卫生服务的定义

社区卫生服务是指社区内的卫生机构及相关部门根据社区内存在的主要卫生问题，合理使用社区的资源和适宜技术，主动为社区居民提供的基本卫生服务。社区卫生服务是以人群健康为中心、家庭为单位、社区为范围、需求为导向，以妇女、儿童、老年人、慢性疾病患者、残疾人等为重点，以解决社区主要卫生问题、满足基本卫生服务需求为目的，融预防、医疗、保健、康复、健康教育、计划生育技术服务等为一体的有效、经济、方便、综合、连续的基层卫生服务。

（二）社区卫生服务的内容

社区卫生服务的主要特点之一是其“六位一体”的综合服务内容，即社区卫生服务融预防、医疗、保健、康复、健康教育、计划生育技术服务等为一体。

1．预防服务　从个人、家庭和社区三个层次，根据个体、家庭和群体的不同需求，提供全方位、有针对性的三级预防服务是社区卫生服务的重点内容之一。

（1）个体预防：根据生命不同阶段的生理特点，提供生命准备阶段、生命保护阶段及生活质量阶段的个体预防服务。

（2）家庭预防：家庭作为个体生活的基本环境、构成社区的基本单位，家庭预防服务主要是以家庭为单位对影响个体健康的危险因素和不良生活行为、方式或习惯进行干预。

（3）群体预防：群体预防服务则根据社区群体的共同需求，充分利用社区的资源，提供相应的服务。

2．医疗服务　提供有效、经济、方便的基本医疗服务是社区卫生服务的综合内容之二。社区医疗服务的主要内容包括：

（1）常见疾病、多发疾病患者的诊断和治疗。

（2）急重症、疑难病症患者的紧急救护、转诊。

（3）恢复期患者的继续治疗。

3．保健服务　为社区重点保健人群提供综合性、连续性的保健服务是社区卫生服务的主要内容之三。社区保健服务主要包括：

（1）妇女围婚、围生及围绝经期的保健服务。

（2）新生儿、婴幼儿、学龄前、学龄期、青少年的保健服务。

（3）老年保健服务。

4．康复服务　在有关机构的专业指导下，利用社区资源，组织康复对象及其家属开展医疗康复，以减少、减轻残障。社区康复服务主要包括：

（1）慢性疾病患者的康复。

（2）残疾人的康复。

5．健康教育　健康教育是社区卫生服务的主要方式之一，社区的预防、保健、医疗、康复及计划生育服务均需通过健康教育提高其服务效率。

6．计划生育技术服务　计划生育是我国国策，社区计划生育技术服务主要包括：

（1）国家人口与计划生育基本政策的宣传。

（2）计划生育技术的咨询和指导。

（3）避孕药具的发放与管理。

（三）社区卫生服务的对象

社区卫生服务面向整个社区，其服务对象为社区全体居民。

1．健康人群　健康人群是社区卫生服务的主要对象之一。

2．亚健康人群　亚健康是介于健康和疾病之间的中间状态。所谓的亚健康人群是指那些没有明显的疾病，但呈现出机体活力、反应能力及适应能力下降的人群。有关调查表明，亚健康人群约占总人口的60%，故亚健康人群应成为社区卫生服务的重点对象。

3．高危人群　高危人群是指明显存在某些有害健康因素的人群，其疾病发生的概率明显高于其他人群。高危人群包括高危家庭的成员和存在明显危险因素的人群。

4．重点保健人群　重点保健人群是指由于各种原因需要得到特殊保健的人群，如妇女、儿童、老年人等。

5．患病人群　社区患病人群主要由居家的各种疾病患者组成，包括常见疾病患者、慢性疾病患者等。

6．残疾人群　社区残疾人群主要包括居家的、因损伤或疾病导致的功能障碍者或先天发育不良者。

二、社区卫生服务的特点

1．公益性　社区卫生服务除基本医疗服务外，其他康复等服务均属于公共卫生服务范围。

2．主动性　社区卫生服务以家庭为单位，以主动性服务、上门服务为主要服务方式服务于社区居民。

3．全面性　社区卫生服务以社区全体居民为服务对象。除患病人群外，健康、亚健康、残疾等人群均为社区卫生服务的对象。

4．综合性　社区卫生服务是多位一体的服务，除基本医疗服务外，社区卫生服务的内容还包括预防、保健、康复、健康教育及计划生育技术指导等服务。

5．连续性　社区卫生服务始于生命的准备阶段直至生命结束，覆盖生命的各个周期以及疾病发生、发展的全过程。社区卫生服务不因某一健康问题的解决而终止，而是根据生命各周期及疾病各阶段的特点及需求，提供具有针对性的服务。

6．可及性　社区卫生服务将从服务的内容、时间、价格及地点等方面更加贴近社区居民的需求。社区卫生服务以“六位一体”的服务内容、适宜的技术，于社区居民居住附近，提供基本医疗服务、基本药品，使社区居民不仅能承担得起这种服务，而且还使用方便。

三、社区卫生服务机构现状

（一）城市社区卫生服务中心基本标准

1．职责　社区卫生服务中心以提供社区基本公共卫生服务和社区基本医疗服务为其主要职责。

2．床位　社区卫生服务中心应至少设日间观察床 5 张，并可设一定数量的以护理康复为主要功能的病床，但不得超过 50 张。

3．人员　社区卫生服务中心应至少配备 6 名全科医师、9 名注册护士；每名执业医师至少配备 1 名注册护士。

4．面积　社区卫生服务中心的建筑面积应不少于 1000m^2。

（二）城市社区卫生服务站基本标准

1．职责　社区卫生服务站以提供社区基本公共卫生服务和社区基本医疗服务为其主要职责。

2．床位　社区卫生服务站应至少设日间观察床 1 张，但不设病床。

3．人员　社区卫生服务站应至少配备 2 名全科医师；每名执业医师至少配备 1 名注册护士。

4．面积　社区卫生服务站的建筑面积应不少于 150m^2。

知识链接

根据《2012 年我国卫生和计划生育事业发展统计公报》数据，截止 2012 年底，全国已设立社区卫生服务中心（站）33 562 个，其中社区卫生服务中心 8182 个，社区卫生服务中心人员 34.7 万人，平均每个中心 42 人；社区卫生服务站 25 380 个，社区卫生服务站人员 10.7 万人，平均每站 4 人。

四、发展社区卫生服务的意义

随着社会经济的快速发展、科学技术的不断进步、人民生活水平的日益改善，大力发展社区卫生服务已逐步成为促进和维护人民健康的重要保障、优化医疗卫生服务体系的重要基础、建成全面小康社会的重要途径。

（一）发展社区卫生服务是满足人民群众对医疗卫生服务需求、提高人民健康水平的重要措施

1．发展社区卫生服务有利于预防保健服务的落实　社区卫生服务强调预防为主、防治结合，通过开展多种形式的社区健康教育，建立居民健康档案，提供妇女、儿童、老年人保健等服务，真正将预防保健落实到社区、家庭和个人，从而促进人民健康水平。

2．发展社区卫生服务有利于基本医疗服务的保障　社区卫生服务通过提供常见疾病和多发疾病患者的诊断和治疗、急危重症和疑难症患者的紧急救护和转诊、恢复期患者的继续治疗和康复治疗，可以有效地缓解社区居民“看病难、看病贵”的问题。截至 2012 年底，我国 60 岁以上老年人口数量已占总人口数量的 14.3%。有关调查预测，到 2020 年，我国 60 岁以上的老年人口数量将超过总人口数量的 20%；到 2025 年，我国 60 岁以上的老年人口数量将超过总人口数量的 30%。与青年人、中年人相比较，由于其生理特点，老年人更容易出现各种健康问题，患各种疾病，特别是慢性疾病。因此，社区卫生服务的发展将通过加强基本医疗卫生服务的提供，保证老年人群病有所医、就近就医，满足人民群众对基本医疗卫生服务日益增长的需求。

（二）发展社区卫生服务是优化医疗卫生服务体系的重要基础

1．发展社区卫生服务有利于医疗卫生服务体系结构、功能及布局的合理调整　通过城市社区卫生服务系统的建立和完善，健全了城市卫生服务网络，逐步形成以社区卫生服务机构为基础、大中型医院为医疗中心，适应于社会主义初级阶段国情和社会主义市场经济体制的城市卫生服务体系新格局。

2．发展社区卫生服务有利于提高医疗卫生服务效率　伴随社区卫生服务的不断发展、壮大，越来越多居民的基本健康问题在基层得以解决，缓解了大中型医院的压力，合理利用了医疗卫生服务资源，降低了医疗卫生费用，提高了医疗卫生服务的效率。

（三）发展社区卫生服务是全面建成小康社会的重要途径

促进和维护健康是每一位公民的追求目标，是个体、家庭和社会的无价财富。个体健康是家庭幸福的保证，家庭健康是社区健康的保证，社区健康是全面小康社会的保证。社区卫生服务的发展将通过促进和维护个体、家庭和社区的健康，维护社会的稳定，增进国家的昌盛，从而成为全面建成小康社会的重要保证。

知识链接

在国务院印发的卫生事业发展"十二五"规划中，特别强调要完善以社区卫生服务为基础的城市医疗卫生服务体系建设，"进一步健全社区卫生服务体系，充分利用社区综合服务设施，继续加强社区卫生服务中心（站）能力建设，完善社区卫生服务功能，逐步建立社区首诊、分级诊疗和双向转诊制度"。规划还明确指出："到2015年，努力建成机构设置合理、服务功能健全、人员素质较高、运行机制科学、监督管理规范的社区卫生服务体系，原则上每个街道办事处或3万~10万居民设置1所社区卫生服务中心；建立起社区卫生服务机构与大医院、专业公共卫生服务机构上下联动、分工明确、协助密切的城市医疗卫生服务体系。"

第三节　社区护理概述

一、社区护理的基本概念

（一）社区护理的定义

社区护理（community health nursing）一词源于英文，也可称为社区卫生护理或社区保健护理。

目前，我国多采用美国护理协会赋予社区护理的定义，即"社区护理是将公共卫生学及护理学理论相结合，用以促进和维护社区人群健康的一门综合学科。社区护理以健康为中心，以社区人群为对象，以促进和维护社区人群健康为目标"。

公共卫生学是一门预防疾病、延长寿命、促进身心健康和提高工作效率的科学和艺术。通过有组织的社会力量，达到预防疾病、延长寿命是公共卫生学的主要目的。护理学是医学领域里一门综合性应用科学，它结合了自然科学与社会科学的理论，形成了护理的理论体系与护理技术操作。护理是诊断和处理人类现存的或潜在的健康问题的过程。随着护理模式的转变，护理学的范围也在逐步拓宽，从疾病的护理扩展至疾病的预防；但其侧重点仍是靠护理人员的力量，帮助患者恢复健康、减少残障。

（二）社区护理服务的内容

在我国，社区护理服务是社区卫生服务的重要组成部分，根据社区卫生服务的“六位一体”内容，社区护理服务的内容主要包括六个方面，即社区保健护理，社区慢性疾病、传染病和精神疾病患者的护理与管理，社区健康教育，社区康复护理，社区急重症患者的急救与转诊服务及社区临终关怀。

二、社区护理的特点

1．社区护理是护理领域的一个分支　作为一门综合学科，社区护理在护理学和公共卫生学基本理论和知识有机结合的基础上，拓展、丰富了护理学内涵，从而延伸了护理学的领域。

2．社区护理以人群健康为中心　社区护理以社区人群为服务对象，以促进和维护人群健康为主要目标。

3．社区护士具有高度的自主性　在社区护理过程中，社区护士往往独自深入服务对象家庭提供各种护理服务，故要求社区护士具备较强的独立工作能力和高度的自主性。

4．社区护士必须和其他相关人员密切合作　社区护士在工作中不仅仅要与社区其他医疗、卫生、保健人员密切合作、鼓励社区卫生服务对象的参与，还要与社区居民、社区管理人员等相关人员密切配合。

三、社区护理的发展过程

社区护理起源于西方国家，追溯其发展过程，主要划分为四个阶段，即家庭护理阶段、地段护理阶段、公共卫生护理阶段和社区卫生护理阶段（表 1-1）。

1．家庭护理（home care nursing）阶段　在 19 世纪中期以前，由于卫生服务资源的匮乏、医疗水平的局限及护理专业的空白，多数患者均在家中休养，由家庭主妇看护、照顾。这些家庭主妇绝大多数既没有文化，也没有受过任何看护训练，她们只能给予患者一些基本的生活照顾。然而正是这种简单、基础的家庭护理为早期护理和社区护理的诞生奠定了基础。

2．地段护理（district nursing）阶段　地段护理源于英国。1959 年，英国利物浦（Liverpool）的企业家若斯蓬（William Rathbone）先生因其患病的妻子在家得到一位护士的精心护理，深感地段护理之重要并致力于地段护理的发展。在 19 世纪中期到 19 世纪末期的 50 年间，英国、美国为了使贫病交加的人群能享受到基本的护理服务从而改善贫困人群健康状况，陆续开设了地段护理服务。地段护理在英、美两国主要侧重于对居家贫困患者的护理，包括指导家属对患者进行护理。从事地段护理的人员多数为志愿者，少数为护士。

3．公共卫生护理（public health nursing）阶段　公共卫生护理源于美国。1893 年，美国护士丽莲・伍德（Lillian Wald）女士在纽约亨利街区（Henry Street）开设了地段护理。随着其服务对象和服务内容的逐步拓宽，伍德女士称之为公共卫生护理。公共卫生护理将地段护理的服务对象由贫困患者扩大至地段居民；将服务内容由单纯的医疗护理，扩展至预防保健服务。在从事公共卫生护理人员中，绝大多数为公共卫生护士，少数为志愿者。

4．社区护理（community health nursing）阶段　进入20世纪70年代后，世界各国越来越多的护士以社区为范围，以健康促进、疾病防治为目标，提供医疗护理和公共卫生护理服务。于是，从20世纪70年代中期开始，美国护理协会将这种融医疗护理和公共卫生护理为一体的服务称为社区护理，将从事社区护理的人员称为社区护士。1978年，世界卫生组织给予肯定并加以补充，要求社区护理成为社区居民"可接近的、可接受的、可负担得起的"卫生服务。从此，社区护理以不同的方式在世界各国迅速地发展起来，社区护士的队伍也在世界各国从质量和数量上逐步地壮大起来。

表1-1　社区护理的发展过程

阶段	护理对象	护理类型	护理内容
家庭护理	贫困患者	以个体为导向	医疗护理
地段护理	贫困患者	以个体为导向	医疗护理
公共卫生护理	有需求的民众	以家庭为导向	医疗护理及预防保健
社区护理	社区居民	以人群为导向	健康促进及疾病预防

四、社区护士的角色与能力要求

（一）社区护士的角色

1．照顾者　社区护士以照顾者的角色服务于社区居民，向社区居民提供各种照顾，包括生活照顾及医疗照顾。

2．教导者　教育与指导贯穿于社区护理服务的始终。因此，社区护士以教导者的角色向社区居民提供各种教育、指导服务，包括患者教育、健康人群教育、患者家属的指导。

3．咨询者　社区护士还以咨询者的角色向社区居民提供有关卫生保健及疾病防治咨询服务，解答居民的疑问和难题，成为社区居民的健康顾问。

4．管理者　社区护士根据社区的具体情况及居民的需求，设计、组织各种有益于健康促进和健康维护的活动。

5．协调者　社区护理服务的特点之一是鼓励各类相关人员的参与。因此，社区护士能协调社区内各类人群的关系，包括社区卫生服务机构内各类卫生服务人员的关系、卫生服务人员与居民或社区管理者的关系等。

6．研究者　社区护士不仅要向社区居民提供各种卫生保健服务，同时还要注意观察、探讨、研究与护理及社区护理相关的问题，为护理学科的发展及社区护理的不断完善提供依据。

（二）社区护士的能力要求

社区护理的工作范围、社区护士的职责和角色对社区护士的能力提出了更高的要求，要求社区护士不仅仅要具备一般护士所应具备的护理基本能力，而且还要特别加强以下几种能力的培养。

1．人际沟通、交往能力　社区护理工作既需要其合作者的支持、协助，又需要其护理对象及家属的理解、配合。社区护士的主要合作者包括社区内其他卫生专业人员，如全科医师；社区的管理人员，如街道、居委会的工作人员；社区护理的对象即社区的全体居民，如患者、家属、健康人群。面对这些具有不同的需求、年龄、家庭、文化及社会背景的合作者和护理对象，社区护士必须掌握社会学、心理学及人际沟通技巧等方面的知识。在不同的场合、面对不同的服务对象，具备如何尊重对方、建立相互信任的关系、开展有效沟通的能力，从而才能更好地开展社区护理工作。

2．综合护理能力　综合护理能力主要包括各专科护理技能及中西医结合的护理技能。根据社区护理的定义及社区护士的主要职责，社区护士即是全科护士，她们将面对各种患者和残疾者，如外科术后患者、脑卒中恢复期患者、精神病患者或临终患者，等等。因此，社区护士必须具备各专科护理技能及中西医结合的护理技能，正确地应用护理程序和循证护理方法，才能满足社区人群的需求。

3．独立解决问题能力　社区护士多处于独立工作状态，往往需要独立地进行各种护理操作、开展健康教育、进行咨询或指导。此外，无论是社区的服务站还是患者的家里，其护理条件及设备均不如医疗机构，这就要求社区护士具备较高的解决问题或应变的能力。因此，独立判断、解决问题的能力或应变能力对于社区护理人员是非常重要的。

4．预见能力　预见能力主要应用于预防性的服务，而预防性服务是社区护士的主要职责之一。在实际工作中，社区护士不仅要运用顺向思维，还要运用逆向思维。所谓的顺向思维，即针对已发生的问题，找出解决的方法并实施；而逆向思维则是在问题发生之前找出可能导致问题发生的潜在因素，从而提前采取措施，避免或减少问题的发生。社区护士应有能力预见在治疗和护理中可发生的变化、疾病或残疾将给家庭带来的直接与间接影响及社区内可发生的健康问题，以便提前采取措施，防患于未然。

5．组织、管理能力　社区护士一方面要向社区居民提供直接的护理服务，另一方面还要合理地使用社区内的各种资源，充分调动社区内的一切积极因素，大力开展各种形式的健康促进活动。社区护士有时要负责社区卫生服务机构内人员、物资调配，有时要协调社区内各种活动的安排，有时要组织本社区有同类兴趣或问题的机构人员学习，如老人院中服务员的培训或餐厅人员消毒餐具的指导。因此，社区护士必须具备一定的组织、协调、管理能力。

6．调研、科研能力　社区护士不仅担负着向社区居民提供社区护理服务的职责，同时也肩负着发展社区护理、完善护理学科的重任。因此，社区护士首先应不断的充实自己的理论知识，提高自己的业务水平。其次，社区护士应具备科研的基本知识，能独立或与他人共同进行社区护理科研活动。在社区护理实践中，善于总结经验提出新的观点，探索适合我国国情的社区护理模式，推动我国社区护理事业的发展。

7．自我防护能力　社区护士的自我防护能力主要体现于三个方面，即自我法律保护能力、职业防护能力及人身防护能力。首先，社区护士应提高自我法律保护意识，在提供社区护理服务中，严格执行各项规章制度，特别是在服务对象家庭中提供医疗护理服务时，应注意维护服务对象的合法权益，认真履行护理人员的职责，避免引起不必要的纠纷；其次，社区护士应提高职业防护意识，严格执行无菌操作原则，消毒、隔离制度及医疗废弃物处理原则，防止因工作疏忽而引起交叉感染，损害服务对象及自身健康；最后，社区护士应提高自我人身安全防护的意识，在深入社区或进行家庭访视过程中，避免携带贵重物品或过多现金，镇静应对各种突发事件。

知识链接

在加拿大，社区护士是指在社区以不同角色服务于居民的注册护士，他们为社区人群提供从健康促进、健康保护到疾病预防、治疗、康复、临终关怀的连续性服务。社区护士由两部分护理人员组成，即公共卫生护士和家庭保健护士。公共卫生护士的主要职责是促进、保护人群健康；家庭保健护士的主要职责提供预防疾病、健康维护、健康恢复和临终关怀等服务。

（黄惟清）

第四节　社区护理常用流行病学和统计学方法

案例

开学初，某社区护理人员在为本社区内某小学二年级176名学生进行体检时发现新增了戴眼镜的学生12名，加上原有的在上学期开学时已经戴了眼镜的20名学生，共计有32名学生戴眼镜。社区护理人员计划调查全市范围内小学生近视的发生情况。

问题与思考：

1．如何选择调查对象更能反映全市小学生的近视发生情况？

2．如何计算该市小学生近视的发生率？

3．为调查近视发生的相关因素，应如何设计调查问卷？

一、流行病学的基本原理与方法

（一）概述

1．定义　流行病学（epidemiology）是研究疾病与健康状态在人群中的分布及其影响因素，以及制订和评价预防、控制、消灭疾病及促进健康策略与措施的科学。因此，流行病学的研究对象是人群，研究内容包括健康状态和各种疾病状态，重点是研究疾病和健康状态的分布及其影响因素，最终目的为控制和消灭疾病及促进健康提供科学的决策依据。

2．研究范围

（1）疾病分布及影响分布的原因：由于在不同的时间、地区和人群中，某种疾病发生的数量存在差异，提示发病因素的分布有所不同。如克山病、大骨节病、高血压、恶性肿瘤等疾病就表现出明显的地区患病率的差异；而痢疾、呼吸道疾病则表现出明显季节差异。此外，不同年龄组的人患病也有所不同，如儿童易患腮腺炎和麻疹等，中老年人则易患高血压、糖尿病等。

（2）疾病的病因及发病机制：尽管目前许多疾病的病因和发病机制尚不明确，但流行病学可以通过观察、实验、收集事实材料来探讨疾病的病因，提供有关因果关系的证据。

（3）疾病的预防及控制对策：通过疾病的监测，收集有关资料，在深入探讨病因和发病机制的同时，立足当前，控制已知病因，预测疾病的发生情况，为预防疾病的发生和流行提供信息。

（二）研究方法

常用的流行病学研究方法主要有描述性研究、分析性研究、实验性研究和理论性研究四类。

1．描述性研究（descriptive study） 是指利用已有的资料或特殊调查的资料进行整理归纳，按地区、时间和人群分布等特征加以描述。由此将疾病或健康状态的分布情况及特征展现出来，在此基础上提出病因假设。描述性研究是流行病学研究的基础步骤，也是社区护理评估和诊断常用的方法之一，主要包括横断面研究和筛查两种。

（1）横断面研究：又称现况研究，是描述性研究中应用最为广泛的方法。指在特定时间内对特定人群中的所有个体或其代表性的样本进行调研。客观地反映某一时点的疾病分布及人群中某些特征与疾病之间的联系。

（2）筛查：是指通过快速的试验、检查或其他方法，将可能有病但表面健康的人与可能无病的人进行区分。筛查仅是一种初步检查，不能将筛查结果作为诊断依据，对筛查阳性者应进一步确诊检查。

2．分析性研究（analytical study） 是对假设的病因或流行因素进行检验的方法，是探讨疾病发生条件的规律，验证所提出的假设的过程。包括病例对照研究和队列研究。

（1）病例对照研究：又称回顾性研究，是从研究人群中选择一定数量患某病患者作为病例组，在同一人群中选择一定数量的非某病患者作为对照组，比较两组人群既往某些暴露因素出现的频率，并分析这些因素与疾病的联系。病例对照研究是流行病学研究中最常用、最基本的方法之一。

（2）队列研究：又称前瞻性研究，是将研究对象按暴露因素的有无或暴露程度分成若干组，追踪观察一定期限，比较各自的发病结局的差异，从而判断暴露因素与疾病有无关联的一种方法。通常队列研究是在描述性研究或病例对照研究的基础上进行的，其主要用途是检验一个或多个病因假设以及观察和描述人群中的疾病自然史。

3．实验性研究（experimental study） 又称干预研究，是指将符合条件的研究对象按照一定的标准分为实验组和对照组，对实验组施加干预措施，对照组不施加任何干预措施或施加安慰剂，通过观察、比较两组研究结局的发生情况，从而对该干预措施的效果做出评价。实验性研究主要用于疾病的预防、药物和疗法的效果评价等。此外，实验性研究需要严格遵守人体实验的道德标准和医学伦理学规范，因此，实验设计的要求较高、实施难度较大。

4．理论性研究（theoretical study） 又称数学流行病学研究，是在流行病学调查、分析所得资料的基础上，用数学表达式定量地阐述流行过程的特征，模拟流行过程，从而建立流行过程的理论。因此，可以在计算机上预测可能发生的流行趋势，从而提出各种防治措施，推进防治理论的研究。

（三）流行病学方法在社区护理中的应用

社区护理的开展使护士的工作范围从单纯为个体服务扩展到为人群、社区服务，护士的工作内容也从一般的医疗护理与恢复健康发展到预防疾病与促进健康。这种工作内容和工作范围的扩大，要求社区护士学习和掌握运用群体研究的方法成了当务之急。

1．收集和利用各种流行病学资料　社区护士必须要掌握从社区群体中收集资料的方法，特别是要学会如何应用各种流行病学资料，分析发现社区人群中的健康问题。资料一般分为人口资料、罹病资料以及死亡资料，并注意资料的完整性、正确性与一致性，以免做出错误的分析。

2．进行经常性、非正式的观察研究　社区护士可通过所接触的对象进行观察，及时发现影响群体健康的因素。

3．设计科学的流行病学研究　社区护士可将科研与日常工作结合起来，按照流行病学原则来指导、促进社区护理工作。

二、统计学的基本原理与方法

统计学（statistics）是通过收集、整理、分析数据等手段，以达到推断所测对象的本质，甚至预测对象未来的一门综合性科学。它的使用范围几乎覆盖了社会科学和自然科学的各个领域。在社区护理工作中，护士需要应用统计学原理对人群的健康与疾病状况进行观察分析，建立一套科学的社区护理统计指标及体系，系统、准确地反映社区中所存在的健康问题，开展具体的社区护理工作。

（一）概述

1．基本概念

（1）同质与变异：同质是指被研究指标的影响因素相同；同质基础上的各观察单位某项指标之间的差异称为变异。同质是相对的，而变异是绝对的。统计学的任务就是在同质的基础上，对个体变异进行分析研究，揭示由变异所掩盖的同质事物内在的本质和规律。

（2）总体与样本：总体是同质的个体所构成的全体，从总体中抽取的部分个体称为样本。医学统计学要解决的问题之一就是如何从样本推测总体情况。

（3）抽样与可比性：抽样是指从总体中抽取部分个体的过程，抽取样本应遵循科学的原则，即样本应具有代表性、随机性和可靠性，两样本之间应具有可比性。可比性是指实验组和对照组之间，除处理因素不同外，其他可能影响实验结果的因素要求基本相同。

（4）误差与概率：误差是指观测值与真实值之差以及样本统计量与总体参数之差，主要有系统误差、随机误差和抽样误差。一般来说，样本含量越大，抽样误差就越小，样本统计量与总体参数越接近，则越能说明总体的规律。概率是描述某一事件发生的可能性大小的一个量度。常用 P 表示，范围 0 ~ 1。在统计学上，习惯将 $P < 0.05$ 或 $P < 0.01$ 的事件称为小概率事件，表示该事件发生的可能性很小。在医学科研中，常把 $P < 0.05$ 作为事物差别有统计学意义，$P < 0.01$ 作为事物差别有高度统计学意义。

2．统计资料的类型　统计资料一般分为计量资料、计数资料和等级资料。不同类型的资料应用不同的分析方法。

（1）计量资料：指用定量方法测量某指标数值大小所得的资料，一般用度量衡单位表示，如身高（cm）、体重（kg）、压强（kPa）。

（2）计数资料：指将观察指标按性质或类别进行分组，然后记录各组数目所得的资料，如调查某人群血型分布，按 A、B、AB、O 型分组得各血型的人数为计数资料。

（3）等级资料：指将观察单位按某种属性的程度不同分组，所得的各组观察单位数，也称有序分类资料。如临床检验中，将检验结果按“-、+、++、+++”进行等级分组，计数各组人数。

（二）社区护理常用的生命统计指标

生命统计是应用统计学方法对人口的生命事项，如出生、死亡、疾病、婚姻、平均寿命等做出系统的分析研究，以发现健康问题、拟订各项卫生计划，作为改进卫生服务的基础信息及参考，以减少疾病的发生率、死亡率和经济上的损失。社区护士应了解生命事项的统计及报告程序，尤其要熟知生命统计中的有关名词、公式及所代表的意义，将生命统计结果作为社区护理的重要指标内容。

知识链接

按惯例，一般采用一年的中点，即7月1日零时为标准时刻进行统计。为避免重复或遗漏，国际上统一规定了统计人口数的方法：一种称为实际制，只统计标准时刻某地实际存在的人数（包括临时在该地的人）；另一种称为法定制，只统计某地的常住人数。从医学角度来看，以实际制较好。

1．人口学统计指标　包括人口总数、人口构成以及出生率、死亡率等指标。

（1）人口总数及人口构成：人口总数指一个国家或地区在特定时间点上存活的人口总和。人口构成指人口中不同年龄、性别、文化程度、职业等基本特征的构成情况。一般人口普查可提供基本的人口总数和相关的人口学特征资料。

（2）出生率：指每年平均每千人口的出生（活产）数，说明某地区人口的生育水平。

出生率 = 某年出生活产婴儿人数 / 年平均人口数 ×K

（3）死亡率：指每年一定人群中发生死亡的频率，是测定人群死亡危险的一项重要的指标。

死亡率 = 某地某年死亡人数 / 当地平均人口数 ×K

其中，K为比例常数，K=1000/1000或10万/10万等。死亡人数按统计期间（一般为1年）计算，同年平均人口数可用该年6月30日的调查人口代替，也可以按年初人口数加年终人口数除以2计算。

2．疾病统计指标　包括发病率、罹患率、患病率、病死率、生存率、感染率和治愈率等。

（1）发病率：表示一定时期内（一般为1年）某人群新发生某病的频率。发病率也可按疾病种类、性别、年龄、职业、地区及不同人群而分别统计计算。

某病发病率 = 统计期间某病新发生病例数 / 同年（期）暴露人口数 ×100%

（2）罹患率：用以衡量人群中在短时期新发病例的频数。一般可用月、周、日为单位，也可以一个流行期为阶段，应注明具体多长时间。

罹患率 = 观察期间新病例数 / 同期暴露人口数 ×100%

（3）患病率：表示某个时间内某病的病例（包括新老病例，不包括死亡及已痊愈者）与同期平均人口之比。

患病率 = 观察期间某病的病例数 / 同期平均人口数 ×100%

（4）病死率：表示一定时期内（一般为1年）患某种疾病的人群中因该病而死亡的

频率。

病死率＝某时期某病死亡人数／同时期患某病患者数 ×100%

（5）生存率：又称存活率，可作为某些慢性病，如癌症、心血管疾病等的远期疗效评价。因此，必须有患者随访制度作为基础，并确定起算时间及结算时间。一般以确诊日期、手术日期、住院日期为起算时间，结算时间通常以5年计算，即5年存活率。

n 年存活率＝随访 n 年存活的病例数／随访满 n 年病例数 ×100%

（6）感染率：许多传染病有潜伏期，人感染后不一定发病，但可通过微生物检查、血清学测定来判断有无感染。感染率用途很广，可以通过它推论该病的流行趋势，也可据此制订防治措施。

感染率＝受检者中阳性人数／受检人数 ×100%

（7）治愈率：指某病的治愈人数占接受治疗人数的比率。

治愈率＝治愈患者数／接受治疗人数 ×100%

（三）统计学在社区护理中的应用

社区护士在进行社区护理评估、制订社区护理计划和评价护理效果时，都需要对社区的各种信息进行统计分析，并以所得的各项统计指标为依据，指导社区护理实践。统计工作的具体步骤如下：

1．设计　设计是统计工作的关键，是对工作全过程的整体设想和安排。社区护士应根据实际工作需要做好调查设计，包括调查目的、调查对象以及调查方法，充分准备，才能保证统计工作的顺利进行。

2．资料收集　根据前期设计和调查，及时、准确收集原始数据，为后期工作奠定基础。

3．资料整理　经过前期的调查，社区护士需要将杂乱无章的原始资料系统化、条理化，便于统计和分析。

4．资料分析　按照研究目的和设计要求，对整理出的数据进行统计分析，并结合专业知识做出科学合理的解释。

社区护士一般工作在最基层的卫生保健机构，与社区居民的接触机会最多，在预防、控制及治疗各种疾病中扮演重要角色。社区护士如能将流行病学和生命统计学的方法应用于社区护理实践，将会更好地了解及反映社区中所存在的影响健康的基本问题，以便及时采取防治措施，促进社区居民的身心健康，提高其生活质量。

（余晓云）

练习题

一、名词解释

1．社区

2．社区卫生服务

3．社区护理

4．流行病学

5．统计学

二、单项选择题

1. 构成社区的最基本要素是
   A. 人群和地域
   B. 人群和生活服务设施
   C. 地域和生活服务设施
   D. 人群和认同感
   E. 生活制度和组织管理机构
2. WHO 于 1990 年对其 1948 年的健康定义进行了补充，补充的内容是
   A. 躯体健康
   B. 生理健康
   C. 心理健康
   D. 道德健康
   E. 社会适应良好
3. 影响人类健康的行为和生活方式因素属于
   A. 物质环境
   B. 非物质环境
   C. 生物因素
   D. 化学因素
   E. 物理因素
4. 社区卫生服务的中心是
   A. 个体健康
   B. 人群健康
   C. 疾病预防
   D. 疾病治疗
   E. 健康恢复
5. 社区卫生服务的导向是
   A. 社区预防
   B. 社区医疗
   C. 社区康复
   D. 社区保健
   E. 社区需求
6. 符合社区卫生服务中心标准的是
   A. 面积不少于 500 m^2
   B. 至少设日间观察床 10 张
   C. 病床不得超过 50 张
   D. 至少有 2 名全科医师
   E. 至少有 6 名注册护士
7. 作为一门综合学科，社区护理学在应用护理学基本理论的同时，还结合了
   A. 预防医学基本理论
   B. 公共卫生学基本理论
   C. 临床医学基本理论
   D. 基础医学基本理论
   E. 社会医学基本理论
8. 在社区护理的发展过程中，公共卫生护理服务的主要对象是
   A. 贫困者
   B. 患者
   C. 贫困患者
   D. 社区居民
   E. 有需求的民众
9. 高危人群是指
   A. 先天发育不良的人群
   B. 明显存在某些危害健康因素的人群
   C. 因各种原因导致部分功能障碍的人群
   D. 因生理原因需得到特殊关注和保健服务的人群
   E. 无明显疾病，机体活力和反应能力下降的人群
10. 不属于社区医疗服务的主要内容的是
    A. 常见疾病患者的诊断
    B. 多发疾病患者的治疗
    C. 疑难病症患者的诊断
    D. 急症患者的急救
    E. 重症患者的转诊
11. 作为基础卫生服务，社区卫生服务应达到
    A. 有效、经济、方便、综合、连续
    B. 有效、低价、方便、综合、连续
    C. 高效、经济、方便、综合、连续
    D. 高效、经济、简便、综合、连续
    E. 高效、经济、方便、综合、阶段
12. 属于社会环境因素的是
    A. 气压
    B. 噪声

C．微生物
D．人口状况
E．无机化学物质

13．比较病例组和对照组两组人群既往暴露因素出现频率及其与疾病关系的研究属于
A．队列研究
B．病例对照研究
C．前瞻性研究
D．干预研究
E．理论性研究

14．下列不属于疾病统计指标的是
A．出生率
B．患病率
C．生存率
D．发病率
E．治愈率

15．计算某地某年肺癌的发病率，其分子应为
A．该地体检发现的肺癌患者
B．该地平均患者人数
C．该地某年就诊肺癌患者
D．该地某年新发生肺癌患者
E．该地某年新老肺癌患者

16．实验研究与回顾性研究的根本区别在于
A．设立对照组
B．盲法
C．是否人为控制实验条件
D．随机抽样
E．假设检验

三、多项选择题

1．社区的主要功能包括
A．传播功能
B．服务功能
C．连接功能
D．援助功能
E．社会化功能

2．社区护士的主要角色包括
A．照顾者
B．决策者
C．咨询者
D．管理者
E．研究者

3．社区卫生服务的主要特点包括
A．高效性
B．公益性
C．连续性
D．全面性
E．可及性

4．社区卫生服务的重点对象包括
A．儿童
B．妇女
C．老年人
D．重症患者
E．残疾人

5．发展社区卫生服务的目的包括
A．强化预防保健工作
B．扩大医护人员就业范围
C．降低医疗卫生服务成本
D．提高医疗卫生服务效率
E．满足人民群众对医疗卫生服务的需求

6．公共卫生学的主要目的包括
A．治疗疾病
B．预防疾病
C．延长寿命
D．恢复健康
E．减少残障

7．流行病学的研究范围包括
A．疾病分布
B．疾病的病因
C．影响疾病分布的原因
D．疾病的发病机制
E．疾病的预防及控制

8．流行病学的研究方法有

A．描述性研究
B．分析性研究
C．实验性研究
D．理论性研究
E．干预研究

9．下列资料中属于计量资料的有

A．身高
B．血型
C．体重
D．尿糖
E．压强

四、简答题

1．简述我国社区的分类方式。
2．简述社区的主要功能。
3．简述社区护理的特点。
4．简述社区护理服务的主要内容。
5．简述社区卫生服务的对象。
6．简述社区医疗服务的内容。
7．简述流行病学的研究范围及其研究方法。
8．简述社区护理中常用的统计指标。

五、论述题

1．论述社区卫生服务的主要特点。
2．论述发展社区卫生服务的重要意义。
3．论述社区护士应具备的主要能力。

4．目前，糖尿病是美国导致死亡原因的第六大疾病，由糖尿病所导致的经济消耗在2007 年已增加 174 美元。随着 65 岁以上的老年人口人数的增加，糖尿病的发生也显著增长。2007 年，236 万人或相当于美国人口的 7．8%（占 60 岁以上人口的 23．1%）已经患有糖尿病。

为评估美国在 1995 年至 2004 年养老院居民糖尿病的患病率及并发症的发展趋势，请设计一个研究方案。

参考答案

一、名词解释

1．社区是若干社会群体（家族、氏族）或社会组织（机关、团体）聚集在某一地域里所形成的一个生活上相互关联的大集体。

2．社区卫生服务是指社区内的卫生机构及相关部门根据社区内存在的主要卫生问题，合理使用社区的资源和适宜技术，主动为社区居民提供的基本卫生服务。社区卫生服务是以人群健康为中心、家庭为单位、社区为范围、需求为导向，以妇女、儿童、老年人、慢性疾病患者、残疾人等为重点，以解决社区主要卫生问题、满足基本卫生服务需求为目的，融预防、医疗、保健、康复、健康教育、计划生育技术服务等为一体的有效、经济、方便、综合、连续的基层卫生服务。

3．社区护理是将公共卫生学及护理学理论相结合，用以促进和维护社区人群健康的一门综合学科。社区护理以健康为中心，以社区人群为对象，以促进和维护社区人群健康为目标。

4．流行病学是研究疾病与健康状态在人群中的分布及其影响因素，以及制订和评价预防、控制和消灭疾病及促进健康策略与措施的科学。

5．统计学是通过收集、整理、分析数据等手段，以达到推断所测对象的本质，甚至预测对象未来的一门综合性科学。

二、单项选择题

1. A　2. D　3. B　4. B　5. E　6. C　7. B　8. E　9. E　10. C　11. A
12. D　13. B　14. A　15. D　16. C

三、多项选择题

1. ACDE　2. ACDE　3. BCDE　4. ABCE　5. ACDE　6. BC　7. ABCDE
8. ABCDE　9. ACE

四、简答题

1．目前，我国常用的社区分类方式是先将社区分为城市社区和农村社区两大类，然后可再根据其规模大小、行政阶层或主要功能，进一步将城市社区和农村社区分别进行划分。城市社区可由若干个街道或居委会组成；农村社区可由乡、村或镇组成。

2．社区具有很多种功能，但其中六种功能与社区卫生服务密切相关，即空间功能、连接功能、传播功能、社会化功能、控制功能、援助功能。

3．社区护理的主要特点包括：①社区护理是护理领域的一个分支；②社区护理以人群健康为中心；③社区护士具有高度的自主性；④社区护士必须和其他相关人员密切合作。

4．社区护理服务的内容主要包括六个方面：①社区保健护理；②社区健康教育；③社区慢性疾病、传染病和精神疾病患者的护理与管理；④社区康复护理；⑤社区急重症患者的急救与转诊服务；⑥社区临终关怀。

5．社区卫生服务对象为社区全体居民，主要分为六类人群：①健康人群；②亚健康人群；③高危人群；④重点保健人群；⑤患病人群；⑥残疾人群。

6．社区医疗服务的主要内容包括：①常见疾病、多发疾病的诊断和治疗；②急重症、疑难病症患者的紧急救护、转诊；③恢复期患者的继续治疗。

7．流行病学研究方法及研究范围分别为：

（1）流行病学研究方法：描述性研究、分析性研究、实验性研究和理论性研究四大类。

（2）流行病学研究范围：疾病分布及影响分布的原因；疾病的病因及发病机制；疾病的预防及控制对策。

8．社区护理中常用的统计指标包括：

（1）出生率 = 某年出生活产婴儿人数 / 年平均人口数 ×K

（2）死亡率 = 某地某年死亡人数 / 当地平均人口数 ×K

（3）发病率 = 统计期间某病新发生病例数 / 同年（期）暴露人口数 ×100%

（4）罹患率 = 观察期间新病例数 / 同期暴露人口数 ×100%

（5）患病率 = 观察期间某病的病例数 / 同期平均人口数 ×100%

（6）病死率 = 某时期某病死亡人数 / 同时期患某病患者数 ×100%

（7）n 年存活率 = 随访 n 年存活的病例数 / 随访满 n 年病例数 ×100%

（8）感染率 = 受检者中阳性人数 / 受检人数 ×100%

（9）治愈率 = 治愈患者数 / 接受治疗人数 ×100%

五、论述题

1．社区卫生服务的主要特点

（1）公益性：社区卫生服务除基本医疗服务外，其他康复等服务均属于公共卫生服务范围。

（2）主动性：社区卫生服务以家庭为单位，以主动性服务，上门服务为主要服务方式服务于社区居民。

（3）全面性：社区卫生服务以社区全体居民为服务对象。除患病人群外，健康、亚健康、残疾等人群均为社区卫生服务的对象。

（4）综合性：社区卫生服务的内容是由预防、保健、医疗、康复、健康教育及计划生育技术指导等“六位一体”的综合性服务组成。

（5）连续性：社区卫生服务始于生命的准备阶段直至生命结束，覆盖生命的各个周期以及疾病发生、发展的全过程。

（6）可及性：社区卫生服务将从服务的内容、时间、价格及地点等方面更加贴近社区居民的需求。

2．发展社区卫生服务已逐步成为促进和维护人民健康的重要保障、优化医疗卫生服务体系的重要基础、建成全面小康社会的重要途径。

（1）发展社区卫生服务是满足人民群众对医疗卫生服务日益增长需求、提高人民健康水平的重要措施：发展社区卫生服务有利于预防保健服务的落实和基本医疗服务的保障。

（2）发展社区卫生服务是优化医疗卫生服务体系的重要基础：发展社区卫生服务不仅有利于医疗卫生服务体系结构、功能及布局的合理调整，还有利于降低医疗卫生费用，提高医疗卫生服务的效率。

（3）发展社区卫生服务是全面建成小康社会的重要途径：社区卫生服务的发展将通过促进和维护个体、家庭和社区的健康，维护社会的稳定，增进国家的昌盛，从而成为全面建成小康社会的重要保证。

3．社区护士不仅要具备一般护士所应具备的护理基本能力，而且还要特别加强以下几种能力的培养。

（1）人际沟通、交往能力：社区护理工作既需要其合作者的支持、协助，又需要其护理对象及家属的理解、配合。在不同的场合、面对不同的服务对象，具备如何尊重对方、建立相互信任的关系、开展有效沟通的能力。

（2）综合护理能力：社区护士必须具备各专科护理技能及中西医结合的护理技能，正确地应用护理程序和循证护理方法，才能满足社区人群的需求。

（3）独立解决问题能力：社区护士多处于独立工作状态，这就要求社区护士具备较高的独立判断、解决问题或应变能力。

（4）预见能力：社区护士应有能力预见在治疗和护理中可发生的变化、疾病或残疾将给家庭带来的直接与间接影响及社区内可发生的健康问题，以便提前采取措施，防患于未然。

（5）组织、管理能力：社区护士不仅要向社区居民提供直接的护理服务，还要合理地使用社区内的各种资源、调动一切积极因素，大力开展各种形式的健康促进活动。因此，必须具备一定的组织、协调、管理能力。

（6）调研、科研能力：社区护士应具备科研的基本知识，能独立或与他人共同进行社区护理科研活动。

（7）自我防护能力：根据社区护理工作的特点，社区护士应具备自我法律保护能力、职业防护能力及人身防护能力。

4．使用NNHS（National Nursing Home Survey）1995年至2004年养老院居民（年龄在55岁以上）在糖尿病患病及并发症的线性趋势。每位居民的详细信息、数据均可从养老院工作人员、注册护士获得，包括人口统计学特征、入住日期、目前身体功能状态以及入住时和现有的诊断。根据人口统计学方法，对每年发生趋势进行总体、分层检验。根据年龄、性别以及种族等进行趋势调整，同时研究居住时间长度、日常活动依赖性，对人口因素引起的变化加以区别。

（黄惟清　余晓云）

第二章

以社区为中心的护理

学习目标

1. 掌握社区护理评估的内容、方法，社区居民健康档案的主要内容。
2. 熟悉 Omaha 护理诊断系统，社区护理中护理诊断排列顺序的原则，实施护理措施时的注意事项。
3. 了解社区护理评价的步骤与内容，社区健康档案的管理与使用要求。

案例

位于某城市高校区附近的宏宇小区是一个新兴的居民住宅小区。该小区的住户大部分为高级知识分子，少部分为在该小区旁边的菜市场、商店工作的外来务工人员。该小区的人群年龄分布以中年人和老年人为主。大部分仍然工作在教学、科研一线，工作压力较大。

小区的住宅均为高层楼房，由于是新建小区，因此楼梯走廊比较明亮，堆积物少，但有部分楼道内的灭火器缺失。多数住户熟知火警电话，但不会使用防火器械。小区内绿化好，水泥路面平整，道路通畅。地下车库还没有建成使用，因此，小区内停车比较拥堵，机动车占用了一半的人行道。

小区内有一所小学，但校门正好面对小区外的马路，距离马路也较近。小区内有娱乐、休闲室，但是光顾的人不多。小区内无正式宗教团体。小区内有药店，但离社区医疗服务中心距离比较远，需要换乘2次公交车才能到达。社区卫生服务中心以白天门诊服务为主，夜晚无就医条件。

社区医护人员在建档时发现该小区居民的高血压患病率为23.2%，比全国成人高血压发病率平均水平（18.8%）高。通过与居民交谈后得知多数居民喜欢吃咸食，少运动，居民们对高血压的相关知识了解不够，缺乏自我保护意识和保健知识。

问题与思考：

1．除了目前已有的评估资料外，还需要对这个小区补充哪些评估资料？

2．该小区存在哪些护理问题？需要优先干预的是哪个?如何根据该小区人群的文化程度设计干预计划？

以社区为中心的护理是指在社区护理工作中，以个体、家庭、群体和社区整体为服务对象，为增进和恢复健康而进行的一系列有目的、有计划的护理活动。通过给予服务对象生理、心理、社会文化、发展及精神多层面的、系统的整体护理，使其达到最佳的健康状态。护理程序不仅适用于医院护理实践，同样也适用于社区护理工作中。社区护士通过评估、诊断、计划、实施、评价这五个相互连续的步骤，为社区提供优质的护理服务。

第一节　社区评估与诊断

一、评估

社区评估是指收集社区实际存在和潜在健康问题有关资料的过程，其目的是发现社区健康问题，并找出导致这些问题的相关因素，为社区护理诊断和计划提供依据。

（一）评估内容

社区评估主要对社区环境、社区人群特征以及社区卫生资源三个方面进行评估。

1．社区环境　社区人群的健康常会受到各种环境的影响，即自然环境和社会环境的影响。自然环境如社区所处的地理位置及占地面积，气候条件，住宅，绿化带及公园，水、电、天然气的供应系统等；社会环境如社区组织机构、宗教信仰、教育、娱乐、保安、通讯与交通、各种服务及公共设施等。因此，环境的评估应包括社区地理位置，气候条件（最高、最低温度，相对湿度等），居民居住条件，开阔空间，绿化情况，有无有毒的动植物，有无外来物种，有无对环境造成危害的工厂企业，以及周边服务设施、商店、医疗服务机构等情况。

2．社区人群特征　人是社区护士服务的对象，因此人口特征是社区评估的重要部分，包括人口组成、数量及密度、增长趋势与流动率、人群健康状况、人群的健康行为等。

（1）人口组成：包括社区人口的年龄、性别、婚姻、籍贯、职业、受教育程度以及社区的分娩与计划生育情况等。人口分布与构成会影响社区人群的医疗保健需求、社区卫生服务的内容及服务方式。如通过受教育程度的构成可以了解社区居民接受健康信息的能力、职业构成可以反映社区居民的收入水平和是否存在影响健康的职业因素。

（2）数量及密度：社区人口数量大小及人口增长的速度对于社区的空间、生活物质的供给、交通、教育的实施以及医疗保健资源的分配有影响。人口密度的高低将会影响生活与环境。较高的人口密度将会增加生活的压力及增大污染环境的可能性；人口稀少则不利于充分利用卫生资源。

（3）增长趋势与流动率：社区有无流动人口以及迁移率如何将会影响社区医疗保健的需求。

（4）健康状况：社区居民的平均寿命、主要健康问题、疾病罹患情况、死亡情况（死亡年龄、死亡原因、各种人群死亡率）、致残情况等。

（5）健康行为：了解居民的基本健康行为、避开环境危害和戒除不良嗜好的行为、意外事故发生后的自救、定期体检、戒烟、不酗酒等行为，可以反映出该区居民的整体健康水平。

3．社区卫生资源　可以帮助社区居民满足基本的保健需要。主要包括卫生机构的种类及功能、卫生人力资源及卫生经费来源三个方面。卫生机构的地理位置、分布情形、交通便利与否等因素可直接影响居民的就医与保健；卫生人力资源主要指医护人员的数量、素质、提供保健的能力、设备与人口比例；卫生经费的多少也会影响居民的健康水平。

（二）评估方法

一个完整的社区健康评估必须包括主观和客观资料的评估，评估者应充分利用个人的感官、采用各种方法收集资料。评估者可根据不同的评估目的、不同的评估对象而选择不同的评估方法。

1．社区实地考察　又称周游社区调查法，或挡风玻璃式调查（windshield survey），是指护理人员通过自己的观察，主动收集社区的资料，如人群的一般特性、住宅的一般形态及结构、社区居民聚集场所的情况、各种服务机构的种类及位置、垃圾的处理情况等。具体做法是在社区范围内，用步行、骑车或坐在车上周游社区的方法，观察社区人群的生活形态、互动方式，了解不同地理、人文、社会、环境、经济发展等情况。

2．重点人物访谈（key informants interview）　通过对社区中重点人物进行访谈或问卷调查，了解社区发展的过程、社区的特性以及社区的主要健康问题及需求等。社区中的重点人物必须包括各个阶层、非常了解社区的人，可以是社区的居民或在社区工作的人，或在社区中非常具有影响力的人。

3．问卷调查　包括信访法和访谈法。问卷的设计和质量是调查成功和有效的基础。问卷可以是开放式的，也可以是闭合式的。信访法一般通过邮寄问卷给被调查者，由他们自己填写后寄回，具有调查范围广泛、高效、经济等优点，但主要缺点是回收率低。访谈法指经过统一培训的调查员对调查对象进行访谈以收集资料，优点是回收率高、灵活性强，缺点是费时、费钱、可能存在调查员的偏倚。

4．查阅文献　通过全国性或地方性的调查、其他机构的卫生统计报告判断社区整体状况。还可通过了解社区组织机构种类、数量、家（居）委会数量、负责人、社区人口特征、人员流动等情况收集社区有关资料。

5．参与式观察　社区护士以社区成员的角色直接参与社区活动，通过观察，了解居民目前的健康状况资料，了解社区活动安排及居民的参与情况。

6．社区讨论　由社区护士组织社区居民讨论社区中的健康问题及人群对此问题的看法与建议等。共同商讨并确认社区最主要的健康需求，在社区居民中达成共识。

（三）资料的整理与分析

对所收集的资料进行整理和综合分析是评估的重要组成部分。社区护士可根据分析的结果做出护理诊断，并根据护理的人力、物力、时间等可行性找出可行的干预措施。资料整理与分析包括：

1．资料复核　通过社区评估小组或其他人员对资料进行复核以确定所收集资料的有效性及准确性。

2．资料分析　运用计算机统计软件对所收集的资料进行统计分析。资料可分定量资料和定性资料。对定量资料，如发病和死亡等通常按年龄、性别、年代及其他有关死亡的变量分组后进行分析，计算标化率，并与相类似社区、省市和全国资料进行比较。对定性资料，按内容进行分类，按问题提出的频率确定问题的严重程度。

3．报告评估结果　将资料分析结果向社区评估小组的成员及领导、社区居民等报告评估结果，并寻求反馈。

二、诊断

社区护理诊断是指对于个人、家庭、群体或社区现存的或潜在的不健康 / 健康问题，以及与其相关原因的陈述。

（一）北美护理诊断协会护理诊断系统

北美护理诊断协会（(North American Nursing Diagnosis Association，NANDA）提出的护理诊断同样适合于社区场景，只是在使用过程中要注意诊断所针对的可能是一个整体，如社区、家庭、群体，而不仅是个体。NANDA 的护理诊断可分为健康性、现存性、危险性三类。

1．护理诊断确定　护理诊断的确定需根据以下标准来判断：此诊断反映出社区目前的健康状况；与社区健康需要有关的各种因素均应考虑在内；每个诊断合乎逻辑且确切；诊断必须以现在取得的各项资料为依据。

2．护理诊断的陈述　护理诊断可采用 PSE 公式，即健康问题（problem，P）、症状或体征（sign & symptoms，S）、原因（etiology，E）。如对某一社区进行健康评估时发现该社区小学生的牙齿保健知识缺乏，保健知识的测试成绩不佳（S）。评估后发现学校和家长对于学生牙齿保健知识的教育不足。因此，其社区护理诊断可表示为：学生牙齿保健知识缺乏（P）：与学校和家长提供牙齿保健知识不足有关（E）。

（二）Omaha 护理诊断系统

Omaha 护理诊断系统是专用于社区护理实践的分类系统。它由护理诊断（问题）分类系统（表 2-1）、护理干预分类系统（表 2-2）和护理结果评量系统（表 2-3）三部分构成。其优点是：促进社区卫生护理业务的科学化，提供了社区护理服务量化空间，符合社区卫生应用的实际性，能配合护理程序的运用，可减少个案记录的重复和时间，目前在我国正在逐渐被尝试使用。

表 2-1　Omaha 护理诊断（问题）分类系统

领域	护理诊断（问题）分类
环境	收入，卫生，住宅，邻居 / 工作场所的安全，其他心理
心理社会	与社区资源的联系，社会接触，角色改变，人际关系，精神压力，哀伤，情绪稳定性，照顾，忽略儿童 / 成人，虐待儿童 / 成人，生长与发育，其他
生理	听觉，视觉，说话与语言，咀嚼，认知，疼痛，意识，皮肤，神经运动（肌肉、骨骼）系统与功能，呼吸，循环，消化，排便功能，生殖泌尿功能，产前产后，其他
健康相关行为	营养，睡眠与休息形态，身体活动，个人卫生，物质滥用（酒精或药品），家庭计划，健康指导，处方用药，特殊护理技术，其他

表 2-2　Omaha 护理干预分类系统

项目	内容
类别	指导、指引和咨询，处理和程序，个案管理，监测
目标	解剖 / 生理，行为修正，膀胱功能护理，与他人感情，肠道功能护理，维持呼吸道的通畅，心脏功能护理，照顾 / 为人父母，长期卧床护理，沟通，应对技巧，日间护理，管教，伤口护理，医疗设备，教育，职业，环境，运动，家庭计划，喂养方法，财务，食物，行走训练与康复，生长 / 发育，家务管理 / 居住环境，人际关系，检验结果，相关法规，医疗照顾，药物作用及不良反应，用药管理，协助用药安排，身体活动，辅助性护理活动，营养，营养咨询，造瘘口护理，其他社区资源，个人照护，体位，康复，放松 / 呼吸技巧，休息 / 睡眠，安全，筛选，受伤护理，精神及情绪的症状，体征，皮肤护理，社会福利与咨询，化验标本收集，精神护理，促进身心发展的活动，压力管理，物质滥用，医疗器材，支持团体，交通运送，促进健康，其他

表 2-3 Omaha 护理结果评量系统

概念	含义	1分	2分	3分	4分	5分
知识	个案记忆与解释信息的能力	完全没有知识	具有很少知识	具有基本知识	认知程度适当	认知良好
行为	个案表现出的可被观察的反应或行为	完全不适当	有一些适当的行为	不是非常一致的行为	通常是合适的行为	一致且合适的行为
症状、体征	个案表现的主、客观症状、体征	非常严重	严重	普通	很少	没有

知识链接

Omaha 系统是美国护士协会（ANA）认可的 12 种标准化护理语言之一，广泛用于多个国家和地区的社区及家庭护理机构。Omaha 系统源自社区护理实践，设计的理念强调以服务对象为中心的整体护理。它不但给护士提供了一个收集、整理、记录和分析患者资料的有效工具，而且引导护士对患者进行全面评估，准确诊断患者的健康问题，针对问题实施护理干预，并在干预前后进行效果评价。除了能够规范护理文书质量之外，也有利于控制和提高护理质量。

（官方网址：http://www.omahasystem.org/）

第二节 社区护理计划的制订与实施

一、社区护理计划的制订

护理计划是护理活动的指南，其目的是明确护理目标、确定护理要点、提供评价标准、设计实施方案。社区护理计划是一种合作性的、有顺序的、循环的程序，以达到预期的目标。

（一）护理诊断的排序

当社区护理诊断在一个以上时，护理人员需要判断最重要的护理问题优先予以解决。通常采用 Muecke（1984）与 Stanhope & Lancaster（1996 年）提出的优先顺序确定方法。两种方法在量化过程中均从八个方面进行考虑，分别是：① 社区对问题的了解；② 社区对解决问题的动机；③ 问题的严重程度；④ 可利用资源；⑤ 预防效果；⑥ 护士解决问题的能力；⑦ 健康政策与目标；⑧ 解决问题的迅速性与持续的效果等。稍有不同的是，Stanhope & Lancaster 的评定表将可利用资源分别在其他七个评定方面下进行评定，整个评定表采用 1 ～ 10 分的标准进行评定；而 Muecke 原则中可利用资源仅评定一次，评定分值采用 0 ～ 4 分。所得综合分数越高者，越是急需解决的问题。同时，护理诊断优先顺序的排列还应考虑到服务对象的意见和要求。具体评定示例见表 2-4 和表 2-5。

表 2-4　Muecke 护理诊断优先顺序确定方法

社区诊断	社区对问题的了解	社区动机	问题的严重性	可利用的资源	预防效果	护理人员能力	政策	快速性及持续效果	总和
预防性的行为不足（乳腺癌筛检）	0	0	1	2	2	2	2	2	11
儿童龋齿预防知识缺乏	2	1	1	1	1	2	0	0	8
发生火灾的可能性	1	1	2	1	2	1	0	2	10

表 2-5　Stanhope & Lancaster 护理诊断优先顺序确定方法

社区诊断	社区对问题的了解		社区动机		问题的严重性		可利用的资源		预防效果		护理人员能力		政策		快速性及持续效果		总和
	比重	资源	比重	资源	比重	资源	比重	资源	比重	资源	比重	资源	比重	资源	比重	资源	
预防性的行为不足（乳腺癌筛检）	2	6	1	5	5	8	10	10	6	8	10	10	10	10	10	10	453
儿童龋齿预防知识缺乏	9	2	1	1	3	6	5	10	4	6	10	10	5	1	4	5	205
发生火灾的可能性	3	6	2	4	10	10	10	10	10	10	2	2	2	3	10	5	285

（二）制订目标

预期目标是期望服务对象在接受护理干预后所能达到的结果，包括功能、认知、情感及行为等方面的改变，目标的制订应做到 SMART（specific，measurable，attainable，relevant，timely），即特定的、可测量的、可达到的、相关的、有时间期限的，以便于护理计划的落实和护理评价的实施。

护理目标可分为长期目标和短期目标。书写目标时应注意：①目标的陈述应针对提出的护理诊断（问题），简单明了，使用可测量或可观察得到的词汇；②一个护理诊断可制订多个目标，但是一个目标只针对一个护理诊断；③目标陈述中要包括具体的评价日期和时间；④可以使用长期目标与短期目标相结合的方法，实施起来更有针对性。例如：护理问题：婴儿营养不良。相关因素：社区内 60% 母亲对婴儿喂养方法的认识不足。长期目标：80% 营养不良婴儿的营养状况得到改善。短期目标：1 周内 80% 营养不良婴儿的母亲能正确演示婴儿食品的制作；3 周内 100% 营养不良婴儿的母亲能按照营养师的建议为婴儿正确添加辅食。

（三）拟订护理措施

制订护理措施应基于合理性和可行性原则，兼顾人力、财力、物力资源，特别是社区卫生服务资源，在明确措施依据的基础上选定护理措施。制订的措施应与社区人群协商达成共识，确定最佳的干预方法和策略，如让社区负责人参与到计划中，以在实施计划时社区人群能够密切配合，从而达到更好的效果。护理措施可分为依赖性、协作性及独立性三种。社区护理以协作性、独立性措施为主。

1．依赖性护理措施　指在医生指示下进行，如“遵医嘱给药”。

2．协作性护理措施　指与其他卫生专业人员商讨完成，如“协助理疗师共同为服务对象进行康复评定”。

3．独立性护理措施　指护士独立完成，如“为服务对象提供健康教育和咨询”。

（四）计划成文

计划成文是将护理诊断（问题）、目标、护理措施以一定格式呈现出来，必要时注明措施的实施者及参与者。其进程安排可选择周、月、季度、年为计划单位。举例见表 2-6。

表 2-6　社区护理计划表

相关因素	具体目标	实施计划			
		实施内容	执行者	时间	场所

二、护理计划的实施

实施是将所制订计划付诸实践，是针对护理目标而采取的行动。社区护士在实施阶段应将社区当成一个伙伴，唤起社区居民的健康意识，使他们承担起对自身健康应负的责任，培养和协助社区发展自行解决问题的能力，主动地实施护理措施。

1．实施前的准备　在正式实施计划前，护士与服务对象应明确双方各自的责任、服务实施的时间、地点、计划实施者、实施方法及预期结果。只有在实施计划前明确这些问题，并充分准备，才能保证护理计划的顺利实施。

2．实施计划　在实施过程中要为护理对象提供良好的措施实施环境，包括实施计划的地点、环境、室温、设备等均应考虑；与其他卫生工作人员进行合理的分工协作，共同完成护理计划；及时发现和处理计划实施过程中出现的各种问题或困难。如原定的本区高血压老人的定期检查是安排在保健中心进行的，但由于天气变化，下雪地滑，致使一部分老人未能参加检查，此时社区护士则需要调查未参加的人数和人员，再安排一次集中检查或分配各地段护士到各家庭中完成。

3．实施后的记录　护士应对其所执行的护理措施及执行过程中观察到的问题进行记录，包括护理措施的执行情况、服务对象的反应、健康教育内容、服务对象的咨询问题、护理结果等。比较常用的记录方式为 PIO（problem，intervention，outcome）格式，即问题、措施、结果的记录。记录要求及时、准确、真实、重点突出，为下一步的评价工作奠定基础。

第三节　社区护理的效果评价

评价是护理程序的最后一个步骤，是对实施护理措施后的情况以及是否达到护理目标予以评价的过程，是总结经验、吸取教训、改进工作的系统化过程。评价并不意味着护理程序的终止。当目标未达到时，社区护士需要对原因进行分析，并且对社区重新进行评估，从而形成护理程序新循环，最终达到所设计的社区护理目标。

一、评价形式

常见评价形式包括过程评价和结果评价。

1．过程评价　也称形成性评价，是在护理程序的各个阶段进行评价，一直到护理活动不断完善。如评价社区是否拥有足够可利用的资源以满足社区居民的卫生服务需求，社区卫生专业人员是否均持证上岗并具有相应的证书，干预活动是否按照计划及操作标准开展等。

2．结果评价　也称终结性评价，是在服务对象经过各项计划执行后，针对护理活动的近期和远期效果进行评价，判断实施计划后的效果是否与预期目标相一致。近期效果评价主要包括护理对象的知识、态度的改变情况，部分生理指标如体重、血压、血糖等的控制情况；远期效果评价主要包括护理对象的疾病及其危险因素的变化情况等。

总之，评价是对整个护理计划完成后的效果的回顾和总结，也为制订下一步的护理计划提供了有益的经验，为实现长期目标打下基础。

二、评价方法

1．医疗文书评价法　利用社区居民健康档案、病历、辅助检查、家庭诊疗护理文书等，可按照月份、季度、年份对社区居民的患病情况、发病情况、死亡情况等进行评价。

2．统计指标评价法　利用医学统计学方法，通过对医疗文书、问卷调查、行为观察等收集到的资料进行分析，对政策和社区环境因素的改变、社区居民行为危险因素等进行评价。

3．护理服务项目评价法　利用项目评价的方法，对所开展的新的护理服务项目进行评价。

4．满意度评价法　评价社区居民对于社区护理服务的满意度。

三、常用社区护理相关评价指标

（一）社区卫生服务数量和质量的评价指标

1．医疗服务指标　主要包括社区居民 2 周就诊率（未就诊率）、医疗服务当日及时率、慢性病管理率等。

2．预防服务指标　主要包括预防接种情况及传染病防疫情况，常用的指标有疫苗接种率、传染病隔离消毒率、疫点及时处理率等。

3．保健服务指标　主要包括对老年人、孕产妇、儿童、慢性病患者等重点人群的保健服务情况，常用的指标有老年人定期健康检查率、高危孕产妇系统管理覆盖率、0 ~ 6 岁儿童系统管理覆盖率、已管理高血压患者血压控制率等。

4．康复服务指标　主要包括转诊患者、残疾人、院外精神病患者的康复情况，常用的指标有转诊患者康复指导率、残疾人社区康复覆盖率、院外精神病患者家庭访视率等。

5．健康教育服务指标　常用的指标包括社区居民健康知识知晓率、健康行为形成率等。

6．计划生育技术指导服务指标　常用的指标包括人工流产率、节育率等。

（二）社区卫生资源投入评价指标

社区卫生资源包括人力、物力、财力、技术、信息等方面。常用的社区卫生资源投入评价指标包括每万人口医师数、每万人口护士数、每千人口床位数、人均社区卫生服务经费、社区卫生服务专项经费等。

（三）服务满意度评价指标

服务满意度评价包括社区居民对社区护理服务技术的满意度、服务态度的满意度及对社区护理服务价格的满意度等，同时也包括社区护士对本人工作内容的满意度、对本人业务能力的满意度等。

（四）社区卫生服务影响力评价指标

社区卫生服务影响力是反映社区卫生健康护理服务对社区居民健康水平和居民健康质量所

起的作用，以及对社会经济和社区文明事业的贡献，常用的评价指标包括质量调整生命年等。

第四节　社区居民健康档案的建立与管理

社区居民健康档案是记录与社区居民健康有关信息的系统性文件，是社区卫生技术人员全面掌握居民健康状况的基本工具，是居民提供连续性、综合性、协调性的社区卫生服务的重要依据，同时还是社区护理教学、社区护理研究和司法工作的重要参考资料。

一、健康档案的类型

根据档案主体，社区健康档案可以分为个人健康档案、家庭健康档案和社区健康档案三个类型。个人健康档案是记录居民个体健康资料的系统化文件；家庭健康档案通过家庭各成员健康资料的总体分析得以建立；社区健康档案则通过社区健康调查，了解社区卫生服务状况、卫生服务资源利用情况以及居民健康状况进行统计分析后建立。

根据记录材质，健康档案可以分为纸质健康档案和电子健康档案。电子健康档案与新农合、城镇基本医疗保险等医疗保障系统相衔接，并可实现各医疗卫生服务机构间的数据互通互联，为社区居民跨医疗机构、跨地区就医行为的信息共享提供了保证。

二、健康档案的内容

（一）个人健康档案

个人健康档案的建立主要针对社区卫生服务中心管辖范围内常住居民，包括居住半年以上的户籍及非户籍居民。以 0 ～ 6 岁儿童、孕产妇、老年人、慢性病患者和重性精神疾病患者等人群为重点。包括以问题为导向的健康记录和以预防为导向的周期性健康检查记录。

1．以问题为导向的健康记录　主要内容包括个人基本信息、健康体检、重点人群健康管理记录和其他医疗卫生服务记录。

（1）个人基本信息：①人口学资料，如年龄、性别、教育程度、职业、婚姻、民族、医疗费用支付方式、社会经济状况等；②健康行为资料，如抽烟、饮酒、饮食习惯、运动、就医行为等；③既往史、家族史、过敏史等。具体格式见附录 1。

（2）健康体检：包括一般健康检查、健康状况及其疾病用药情况、健康评价等，其具体格式与内容见附录 2。

（3）重点人群健康管理记录表：重点人群主要包括 0 ～ 6 岁儿童、孕产妇、慢性病患者、重性精神疾病患者、老年人等。具体记录内容见表 2-7。

表 2-7　重点人群健康管理记录表的内容

重点人群	健康管理记录表内容
0 ～ 6 岁儿童	新生儿家庭访视记录表、1 岁以内儿童健康检查记录表、1 ～ 2 岁儿童健康检查记录表以及 3 ～ 6 岁儿童健康检查记录表。不同年龄阶段健康检查记录表要针对儿童生长发育特点设计，如新生儿家庭访视记录表包括新生儿出生情况、新生儿听力筛查、新生儿疾病筛查、喂养访视、脐带脱落、黄疸部位等内容、1 岁以内儿童健康检查记录表包括前囟闭合情况、服用维生素 D 情况、发育评估等内容

续表

重点人群	健康管理记录表内容
孕产妇	包括孕早期、孕中期、孕晚期访视记录及产后访视，产后42天访视记录。健康管理记录根据孕产妇各期临床诊疗及护理特点确定，如产后访视记录应包括恶露、会阴或者腹部伤口恢复、产褥感染、子宫复旧等内容
慢性病患者	高血压患者随访服务记录表、2型糖尿病患者随访服务记录表等
重性精神病患者	对患者的感觉、知觉、思维、情感、意志行为、自知力等精神状况及社会功能情况，患者对家庭社会的影响、关锁情况、服药情况、危险性评估进行记录
老年人	记录辖区内60岁及60岁以上常住居民的基本健康状况、体育锻炼、饮食、吸烟、饮酒、慢性疾病常见症状、既往所患疾病、治疗及目前用药和生活自理能力、体格检查情况、辅助检查等内容

(4) 其他医疗卫生服务记录：包括上述记录之外的其他接诊、转诊、会诊记录等。接诊记录表供居民由于急性或短期健康问题接受咨询或医疗卫生服务时使用，应以能够如实反映居民接受服务的全过程为目的、根据居民接受服务的具体情况填写。转诊记录表和会诊记录表与医院现行的记录方式基本相同。社区卫生服务中的转诊是双向的，患者在上级医院的治疗、护理、检查情况都应记录在健康档案中。具体记录格式及内容见附录3至附录5。

2．以预防为导向的健康记录　以预防为导向的健康记录主要包括周期性健康检查记录表和免疫接种记录表。

(1) 周期性健康检查记录表：内容应包括生长发育评估、健康教育、根据社区居民具体情况而确定的定期检查项目（如测血压、乳房检查、胃镜检查、尿液检查等）和检查周期，并根据检查结果进行追踪管理。

(2) 免疫接种记录表：内容包括免疫接种疫苗的名称、应接种时间、实际接种时间等内容，是根据我国卫生法规对某些特定人群实行的初级卫生保健记录。

(二)家庭健康档案

家庭健康档案（family health record）是以家庭为单位，对患者家庭相关资料、家庭主要健康问题进行记录而形成的系统资料，是全科医生和社区护士以家庭为单位实施医疗护理的重要参考资料。家庭健康档案可以单独记录家庭健康信息，也可以将家庭相关资料归记到个人健康档案中。家庭健康档案通常包括家庭基本资料、家庭评估资料、家庭主要健康问题目录、健康问题描述、家庭成员健康记录等。

1．家庭基本资料　家庭基本资料主要包括家庭住址、家庭成员人数和成员基本资料、家庭物理环境资料（居住环境、厨房及卫生设施、家用设施）。

2．家庭评估资料　家庭评估资料包括家庭结构、家庭功能、家庭生活周期、家庭内外资源等内容。其中，可以使用家系图这种绘图的方式表示家庭结构及各成员的健康和社会资料，是简明的家庭综合资料。

3．家庭主要健康问题目录及健康问题描述　家庭主要健康问题目录主要记录家庭生活周期各阶段的重大生活压力事件及危机的问题描述、发生日期、结果等。

4．家庭成员健康记录　即每个家庭成员的个人健康档案，其内容同上文中的个人健康档案部分的内容一致。

（三）社区健康档案

社区健康档案（community health record）是全科医生和社区护士以社区为单位实施保健的重要参考资料，其基本内容应包括社区基本资料、社区卫生服务资源、社区卫生服务状况、社区居民健康状况四部分。

1．社区基本资料　包括社区地理及环境状况以及影响居民健康的危险因素（如饮用水状况、垃圾处理设备等）；社区产业、经济状况以及影响居民健康的因素；社区各种组织的种类、配置及相互协同等情况。社区动员潜力指可以动员起来为居民健康服务的社区人力、财力和物力。

2．社区卫生服务资源　包括社区内现有的卫生服务机构和卫生人力资源。卫生服务机构包括医院、门诊部、保健所、防疫站、私人诊所等医疗保健机构、福利机构和卫生教育机构等。每个机构的服务范围、优势服务项目、地点等均应记录在社区档案中，医务人员可根据以上情况进行转诊、咨询等，从而充分利用社区卫生资源，为居民提供协调性保健服务。卫生人力资源包括本社区各类医护人员及卫生相关人员的数量、年龄结构、职称结构及专业结构等。

3．社区卫生服务状况　①门诊利用情况：包括一定时期内（通常为1年）的门诊量（人次）、患者就诊原因分类、门诊疾病的种类及构成情况等。②转会诊情况：包括转诊患者数量（转诊率）、转会诊病种构成、转诊单位和科室等。③家庭访视情况：包括一定时期内（通常为1年）家庭访视人次、家庭访视原因、家庭问题分类及处理情况、家庭病床数等。④住院情况：包括一定时期内（通常为1年）的住院率、平均住院时间、住院患者的病种及构成等。

4．社区居民健康状况　①人口学资料（人口数量、人口性别、年龄、文化程度、职业构成、社区婚姻构成、社区家庭构成、出生率、死亡率、人口自然增长率等）。②患病资料（社区疾病谱、疾病分布特点等）。③死亡资料（死亡顺位、死因构成、社区死因谱等）。④社区居民健康危险因素评估（可以是社区居民全体或者是专门针对社区某部分群体，对社区居民生活压力事件、不良饮食习惯及获得医疗卫生服务的障碍因素等进行评估）。

三、社区居民健康档案的管理与使用

为了使社区健康档案完整地反映个体、家庭和社区的健康状况，国家制定了《城乡居民健康档案服务规范》，印发了《关于规范城乡居民健康档案管理的指导意见》，对确定建档对象及居民健康档案管理流程做出了明确的规定，对健康档案的建立、使用、管理等各环节提出了具体的要求。图2-1和图2-2分别展示了建档过程中相关要求的流程图。

知识链接

《国家基本公共卫生服务规范》包括11项内容，即城乡居民健康档案管理、健康教育、预防接种、0～6岁儿童健康管理、孕产妇健康管理、老年人健康管理、高血压患者健康管理、2型糖尿病患者健康管理、重性精神疾病患者管理、传染病及突发公共卫生事件报告和处理以及卫生监督协管服务规范。在各项服务规范中，分别对国家基本公共卫生服务项目的服务对象、内容、流程、要求、考核指标及服务记录表等做出了规定。《国家基本公共卫生服务规范》中针对个体服务的相关服务记录表应纳入居民健康档案同意管理，考核指标标准由各地根据本地实际情况自行确定。

（一）社区居民健康档案的建立

1．辖区居民到乡镇卫生院、村卫生室、社区卫生服务中心（站）接受服务时，由医务人员负责为其建立居民健康档案，并根据其主要健康问题和服务提供情况填写相应记录。同时为服务对象填写并发放居民健康档案信息卡（见附录6）。

2．通过入户服务（调查）、疾病筛查、健康体检等多种方式，由乡镇卫生院、村卫生室、社区卫生服务中心（站）组织医务人员为居民建立健康档案，并根据其主要健康问题和服务提供情况填写相应记录。

3．已建立居民电子健康档案信息系统的地区应由乡镇卫生院、村卫生室、社区卫生服务中心（站）通过上述方式为个人建立居民电子健康档案，并发放国家统一标准的医疗保健卡。

4．将医疗卫生服务过程中填写的健康档案相关记录表单，装入居民健康档案袋统一存放。农村地区可以家庭为单位集中存放保管。居民电子健康档案的数据存放在电子健康档案数据中心。

知识链接

建档工作的考核指标：

1. 健康档案建档率＝建档人数／辖区内常住居民数 ×100%
2. 电子健康档案建档率＝建立电子健康档案人数／辖区内常住居民数 ×100%
3. 健康档案合格率＝抽查填写合格的档案份数／抽查档案总份数 ×100%
4. 健康档案使用率＝抽查档案中有动态记录的档案份数／抽查档案总份数 ×100%

（注：有动态记录的档案是指1年内有符合各项服务规范要求的相关服务记录的健康档案。）

（二）社区居民健康档案的管理

1．完善健康档案的建立、保管、使用、保密等规章制度，在基础建档、更新和补充、信息利用三个重要环节上制定、补充、完善和强化各项制度与措施，保障信息安全，提高健康档案使用率。

2．健康档案管理要具有必需的档案保管设施设备，按照防盗、防晒、防高温、防火、防潮、防尘、防鼠、防虫等要求妥善保管健康档案，指定专（兼）职人员负责健康档案管理工作，保证健康档案完整、安全。电子健康档案应有专（兼）职人员维护。

3．电子健康档案在建立完善、信息系统开发、信息传输全过程中应遵循国家统一的相关数据标准与规范。电子健康档案信息系统应与新农合、城镇基本医疗保险等医疗保障系统相衔接，逐步实现各医疗卫生机构间数据互联互通，实现居民跨机构、跨地域就医行为的信息共享。

（三）社区居民健康档案的使用

1．已建档居民到乡镇卫生院、村卫生室、社区卫生服务中心（站）复诊时，应持居民健康档案信息卡（或医疗保健卡），在调取其健康档案后，由接诊医生根据复诊情况，及时更新、补充相应记录内容。

2．入户开展医疗卫生服务时，应事先查阅服务对象的健康档案并携带相应表单，在服务过程中记录、补充相应内容。已建立电子健康档案信息系统的机构应同时更新电子健康档案。

3．对于需要转诊、会诊的服务对象，由接诊医生填写转诊、会诊记录。

4．所有的服务记录由责任医务人员或档案管理人员统一汇总，及时归档。

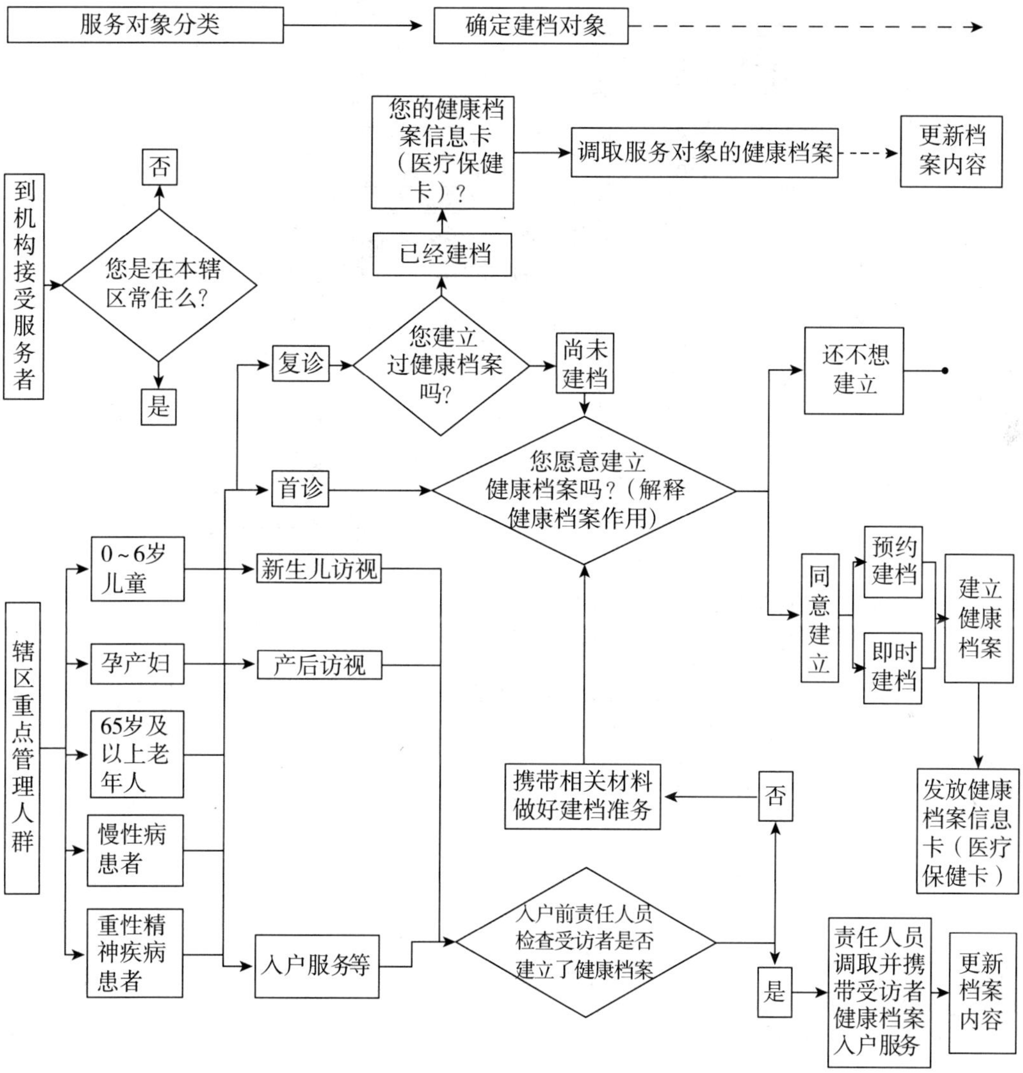

图 2-1　确定建档对象流程图

（摘自《国家基本公共卫生服务规范（2011 年）》）

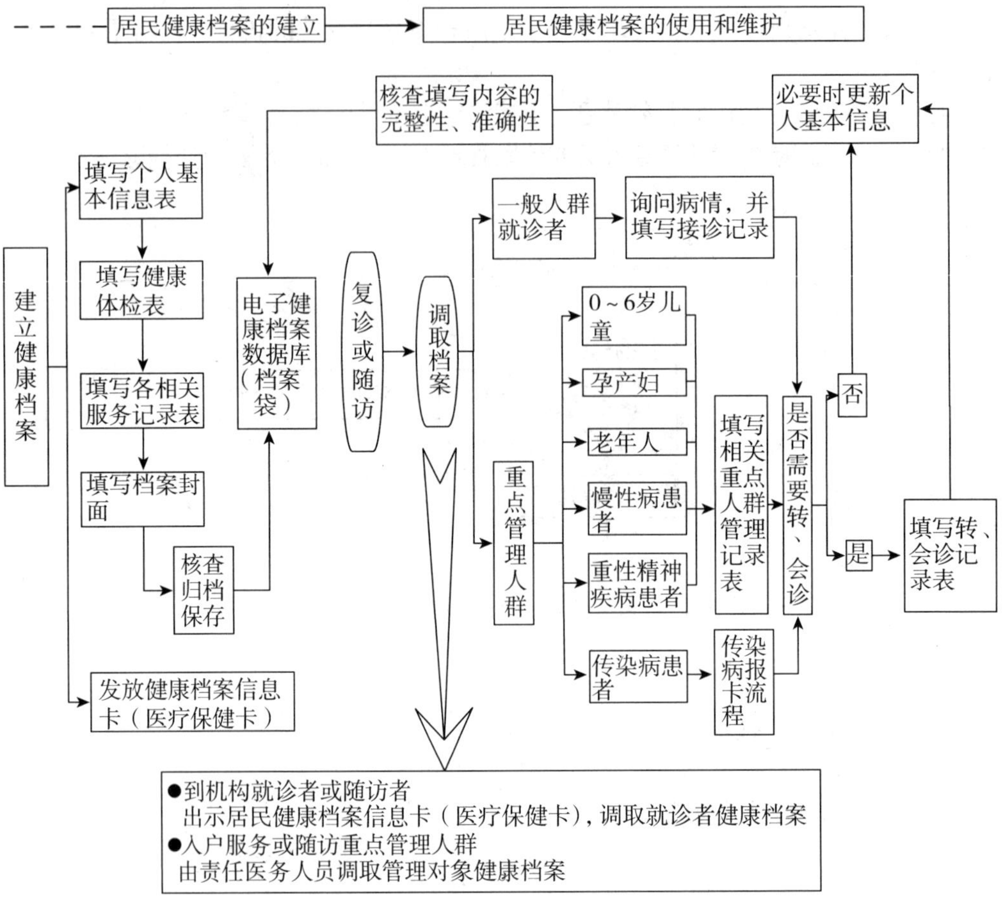

图 2-2　居民健康档案管理流程图

（摘自《国家基本公共卫生服务规范（2011 年）》）

[刘　宇（北京大学医学部）]

练习题

一、名词解释

1．以社区为中心的护理
2．挡风玻璃式调查
3．社区居民健康档案
4．家庭健康档案

二、单项选择题

1．下列评价内容属于结果评价的是
   A．护理措施实施的时间长短
   B．实施护理措施的护士特点
   C．社区人群低盐饮食知识的知晓率变化
   D．实施护理措施时社区居民的参与度
   E．实施护理措施时有无意外事件发生

2．下列关于护理目标的描述，不妥的是
   A．目标必须切实可行
   B．目标应针对护理诊断而提出
   C．目标可分为短期目标和长期目标
   D．目标应是评价护理效果的标准
   E．一个护理诊断只能对应一个护理目标

3．下列有关护理措施的描述，不妥的是
   A．护理措施必须切实可行
   B．护理措施由社区护士单独制订完成
   C．社区护理措施中依赖性的护理措施较少见
   D．护士与社区人群合作完成的护理活动称为协作性护理措施
   E．社区护理措施的制订要考虑社区卫生服务中心的人力资源和设施资源

4．社区护理诊断 PSE 陈述公式中的“P”表示
   A．计划
   B．原因
   C．健康问题
   D．相关因素
   E．症状或体征

5．下列哪项记录资料属于以预防为导向的个人健康记录
   A．转诊记录
   B．会诊记录
   C．免疫接种记录
   D．疾病用药情况记录
   E．现存健康问题记录

6．下列哪项指标属于过程评价的指标
   A．社区肥胖人群体重的变化情况
   B．社区高血压患者的血压控制情况
   C．社区糖尿病患者的血糖控制情况
   D．社区人群对运动锻炼态度的改变情况
   E．社区健康教育讲座的实施次数与人员参与情况

7．下列哪一项评估内容不属于社区环境的评估
   A．社区的住宅情况
   B．社区的绿化情况
   C．社区人群的疾病谱
   D．社区的垃圾处理情况
   E．社区内的工厂或企业状况

三、多项选择题

1．社区评估包括
   A．社区地理环境
   B．社区内的超市
   C．社区内的卫生机构
   D．社区人群的宗教信仰
   E．社区人群的年龄构成

2．NANDA 的护理诊断用于社区护理时，护理诊断的类别可以包括
   A．健康性护理诊断
   B．危险性护理诊断
   C．现存性护理诊断
   D．潜在性护理诊断
   E．多样性护理诊断

3．排列护理诊断的先后顺序时，可以进行综合评估的方面是
   A．问题的严重性
   B．使用的评价方法
   C．护士解决问题的能力

D．社区内可利用的资源

E．社区对解决问题的动机

4．根据其主体进行分类，社区居民健康档案包括的类型是

A．个人健康档案

B．家庭健康档案

C．学校健康档案

D．社区健康档案

E．幼儿园健康档案

5．在措施实施过程中使用的PIO格式是指

A．症状或体征

B．健康问题

C．原因

D．措施

E．结果

6．影响社区人群健康的因素有

A．社区地理特点

B．社区的服务设施

C．社区环境的绿化

D．社区的气候条件

E．社区的医疗服务机构

7．社区健康档案中包括的基本内容是

A．社区基本资料

B．社区居民健康状况

C．社区卫生服务资源

D．社区卫生服务状况

E．社区居委会的组织机构

8．下列哪些记录资料属于以问题为导向的个人健康记录

A．转诊记录

B．免疫接种记录

C．疾病用药情况记录

D．现存健康问题记录

E．周期性生长发育评估

四、简答题

1．评估社区的卫生资源时，重点应该评估哪些内容？

2．社区护士进行评估时，可以采用哪些评估方法？

3．在制订社区的护理目标时，应注意哪些问题？

4．主要针对社区中哪些类型的居民建立个人健康档案？

5． 在以问题为导向的个人健康记录中，主要包括哪些记录内容？

6． 简述社区护理中护理诊断的排序原则。

7． 社区健康档案包含哪些基本内容？

五、论述题

护士李红新近被调入某社区做社区护士。护士长让她对社区进行一个系统的评估，以便找出相应的护理问题，并制订可行的护理计划。你认为护士李红应该如何进行社区评估？评估的内容包括哪些？

参考答案

一、名词解释

1． 以社区为中心的护理是指在社区护理工作中，以个体、家庭、群体和社区整体为服务对象，为增进和恢复健康而进行的一系列有目的、有计划的护理活动。

2． 挡风玻璃式调查是指护理人员通过自己的观察，主动收集社区的资料。具体做法是

在社区范围内，用步行、骑车或坐在车上周游社区的方法，观察社区人群的生活形态、互动方式，了解不同地理、人文、社会、环境、经济发展等情况。

3．社区居民健康档案是记录与社区居民健康有关信息的系统性文件，是社区卫生技术人员全面掌握居民健康状况的基本工具，是居民提供连续性、综合性、协调性的社区卫生服务的重要依据，同时还是社区护理教学、社区护理研究和司法工作的重要参考资料。

4．家庭健康档案是以家庭为单位，对患者家庭相关资料、家庭主要健康问题进行记录而形成的系统资料，是全科医生和社区护士以家庭为单位实施医疗护理的重要参考资料。

二、单项选择题

1. C　2. E　3. B　4. C　5. C　6. E　7. C

三、多项选择题

1. ABCDE　2. ABC　3. ACDE　4. ABD　5. BDE　6. ABCDE　7. ABCD
8. ACD

四、简答题

1．社区卫生资源的评估主要评估卫生机构的种类及功能、卫生人力资源及卫生经费来源三个方面。

2．可以使用社区实地考察、重点人物访谈、问卷调查、查阅文献、参与式观察和社区讨论等多种方法。

3．制订的护理目标可分为长期目标和短期目标，应注意：①目标的陈述应针对提出的护理诊断（问题），简单明了，使用可测量或可观察得到的词汇；②一个护理诊断可制订多个目标，但是一个目标只针对一个护理诊断；③目标陈述中要包括具体的评价日期和时间。④可以使用长期目标与短期目标相结合的方法，实施起来更有针对性。

4．个人健康档案的建立主要针对社区卫生服务中心管辖范围内常住居民，包括居住半年以上的户籍及非户籍居民，以 0 ～ 6 岁儿童、孕产妇、老年人、慢性病患者和重性精神疾病患者等人群为重点。

5．以问题为导向的个人健康记录中主要记录的内容包括个人基本信息、健康体检、重点人群健康管理记录和其他医疗卫生服务记录等。

6．社区护理中护理诊断常采用 Muecke 与 Stanhope & Lancaster 提出的优先顺序和量化八个准则：① 社区对问题的了解；② 社区对解决问题的动机；③ 问题的严重程度；④ 可利用资源；⑤ 预防效果；⑥ 护士解决问题的能力；⑦ 健康政策与目标；⑧ 解决问题的迅速性与持续的效果等。

7．社区健康档案的基本内容包括社区基本资料、社区卫生服务资源、社区卫生服务状况、社区居民健康状况四部分。

五、论述题

因为社区评估的内容主要包括对社区环境、社区人群特征以及社区卫生资源三方面进行评估。因此，护士李红应该使用多样的资料评估方法进行社区资料的收集，她可以考虑下面几种主要的社区资料评估方法。

（1）社区实地考察：李红可以在社区范围内，用步行、骑车或坐在车上周游社区的方法，观察社区人群的生活形态、互动方式，了解不同地理、人文、社会、环境、经济发展等情况。另外，通过这种方法可以了解到社区人群的一般特性、住宅的一般形态及结构、社区居民聚集场所的情况、各种服务机构的种类及位置、垃圾的处理情况等。

（2）重点人物访谈：李红可以通过对社区中重点人物进行访谈或问卷调查，了解社区发展的过程、社区的特性以及社区的主要健康问题及需求等。社区中的重点人物应该包括各个阶层、非常了解社区的人，也可以是社区的居民或在社区工作的人，或在社区中非常具有影响力的人。

（3）问卷调查：李红可以和社区护士一起设计一个相关的调查问卷，然后使用信访法和访谈法的形式进行资料的收集。信访法一般通过邮寄问卷给被调查者，由他们自己填写后寄回。访谈法指经过统一培训的调查员对调查对象进行访谈以收集资料。

（4）查阅文献：李红可以通过查阅该社区所参加的全国性或地方性的调查、其他机构的卫生统计报告等判断本社区的整体状况。还可通过了解社区组织机构种类、数量、家（居）委会数量、负责人、社区人口特征、人员流动等情况收集社区有关资料。

（5）参与式观察：李红可以以社区成员的角色直接参与社区活动，如参加社区居委会组织的老年人活动，或者参与晨间居民的集体健身活动，通过观察，了解居民目前的健康状况资料，了解社区活动安排及居民的参与情况。

（6）社区讨论 ：李红可以组织社区居民讨论社区中的健康问题及人群对此问题的看法与建议等。共同商讨并确认社区最主要的健康需求，在社区居民中达成共识。

[刘　宇（北京大学医学部）]

第三章

以家庭为中心的护理

学习目标

1. 掌握家庭的概念、家庭的类型，家庭评估的主要内容和工具，家庭访视的概念、程序及注意事项等。
2. 熟悉家庭的结构与功能，家庭与个体健康的关系，家庭生活周期、家庭资源及家庭基本理论，家庭访视的对象、类型，居家护理的概念、类型等。
3. 了解家庭访视的目的与特点，居家护理的目的及护理方式，居家护理人员的条件及教育，国内外居家护理的发展现状。

第一节 概 述

家庭是个人生活的场所，是构成社区的基本单位。家庭健康与个人健康密切相关，家庭环境在很大程度上影响家庭成员的价值观、生活习惯、卫生习惯、性格及处理问题和解决问题的方式等。以家庭为中心的护理是社区护理的核心内容之一，同时也是社区护理专业的特征所在。随着城市化等社会化进程的不断发展，家庭结构、家庭功能以及人们的观念，已发生了显著的变化。家庭规模小型化、结构多样化、成员居住分散化趋势明显，家庭的许多功能逐渐向社会转移，家庭对社会化服务和医疗护理服务提出了更高的要求。家庭与个人健康的关系已引起社会的极大关注，将家庭的概念引入公共卫生服务，提供以家庭为中心的健康护理已成为现代医学的基本观念，也是社区护理产生与发展的重要基础。

案例

患者，男性，61岁，教授。大面积脑梗死病史7年，目前左侧肢体偏瘫，运动性失语，伴有中度老年性痴呆,生活不能自理，平时由老伴负责照顾。老伴56岁，退休工人，高血压病史3年，但无其他并发症。两人育有一女，28岁，未婚，开了一家服装公司，工作繁忙，平时无暇照顾家里。近日来，由于疲劳与气温骤降，老伴突发肺炎，需住院治疗，而女儿公司正有一笔外单需交货，无法既照顾生病住院的母亲，又照顾在家生活不能自理的父亲。

（接上）

案例

问题与思考：

1. 该家庭属于什么类型的家庭？

2. 从家庭功能的角度考虑，这个家庭主要缺失的功能是什么？

3. 目前影响该家庭健康的主要家庭压力事件是什么？作为社区护士，你该如何协助解决这些问题？

第二节 家庭概述

一、家庭的概念及类型

（一）家庭的概念

家庭是一种极为普遍的社会现象，存在于任何国家、民族和阶层中，是人们生活得最为长久的社会组织，是构成社会的基本单位，也是社会制度的缩影。家庭的社会关系与活动的规范体系，规定了家庭的组成方式、家庭成员的地位、权利、义务和角色行为。家庭由于其成员在遗传、发展、情感联系等方面的共性，常表现出类似的特征而区别于其他的社会团体。

由于受不同历史环境和民族文化的影响，不同社会时代、不同国家、不同民族对家庭的认识也不同，但总体可归纳为传统意义上的家庭和现代意义上的家庭两种倾向。传统家庭的概念是指“在同一处居住的，靠血缘、婚姻或收养关系联系在一起的，两个或更多的人所组成的单位。”现代家庭的概念认为：“家庭是一种重要的关系，是由一个或多个有密切血缘、婚姻、收养或朋友关系的个体所组成的团体，是社会团体中最小的单位，也是家庭成员共同生活、彼此依赖的处所。”由此可见，现代家庭概念除强调婚姻关系和法定的收养关系外，也承认朋友关系组成的具有家庭功能的家庭。

家庭关系基本上是一种终生关系，它不会因整个家庭或某个成员的功能低下或变化而改变某个成员的身份。此外，家庭关系的本质是情感关系，人们主要是因彼此有感情，才在一起组成家庭，它比其他社会团体更重视关心、爱护情感关系。所以从家庭的发展来看，关系健全的家庭至少包含以下几种关系：婚姻关系、血缘关系、亲缘关系、伙伴关系、经济关系、人口生产与再生产及社会化关系等。实际上，社会上还存在着一定数量的关系不健全的家庭，而这些家庭往往存在更多的健康问题。

（二）家庭的类型

从家庭的人口结构来分，家庭类型主要有以下几种。

1．核心家庭　是指由父母及其未婚子女（包括领养子女）组成的家庭，也包括无子女夫妇家庭，如无生育能力家庭、婚后选择不要子女的家庭（又称丁克家庭）。特点是规模小、人数少、结构简单、关系单纯，家庭内部只有一个权力和活动中心，便于做出决定，也便于迁移，与现代工业化、城市化社会相适应，但可利用的家庭资源较少。目前我国核心家庭约占家庭总数的70%，被认为是比较理想和稳定的家庭形式。

2．主干家庭 又称直系家庭，是由一对已婚子女同其父母、未婚子女和（或）未婚兄弟姊妹构成的家庭。主干家庭成员多，可利用的资源多，除有一个权力和活动中心外，还有一个次中心存在。

3．联合家庭 又称旁系家庭或复式家庭，是由至少两对或两对以上同代夫妇及其未婚或已婚子女组成的家庭，包括由父母和两对以上已婚子女及孙子女居住在一起的家庭，或两对以上的已婚兄弟姊妹组成的家庭。这类家庭同时存在一个权力和活动中心及几个次中心，或几个权力和活动中心并存，其结构相对松散且不稳定，难以做出一致的决定。

4．单亲家庭 包括离异、丧偶、未婚的单身父亲或单身母亲及其子女（包括领养的子女）组成的家庭。

5．其他家庭 包括单身家庭、同居家庭、同性恋家庭等。

上述家庭类型中，前三种家庭类型，即核心家庭、主干家庭和联合家庭，是关系健全家庭的基本类型。从人类社会发展的过程来看，家庭主要类型的演变是从以联合家庭、主干家庭为主，到以核心家庭为主的。后两种家庭类型，即单亲家庭和其他家庭，是关系不健全的家庭，虽然不具备传统的家庭形式，但也行使着类似的功能，表现出家庭的主要特征。

二、家庭的结构与功能

家庭作为一个系统，各个成员之间以及与外环境之间存在广泛的相互作用和相互影响。这种相互关系体现在家庭结构及家庭功能的各个方面，其中任何方面的改变，都会导致其他方面的相应变化。

（一）家庭结构

家庭结构是指家庭的人口结构和家庭成员间的互动关系，分为家庭外在结构和家庭内在结构。家庭外在结构指家庭人口结构，包括家庭成员的数目、性别及年龄等；家庭内在结构是指家庭成员间的互动关系，包括家庭角色、家庭权利、沟通方式和家庭价值观四个要素。

1．家庭角色 家庭角色是指家庭成员在家庭中所占有的特定地位与身份，代表着其在家庭中所应执行的职能，反映其在家庭中的相应位置以及与其他成员的相互关系。例如，在家庭中“妻子和母亲”的传统角色，被认为是富于感情形象的主内职责，包括生育、抚养子女，做家务和照顾老人，为儿童提供“女性”行为的范例等。而“丈夫和父亲”的传统角色，被认为是一家之主和顶梁柱的主外职责，包括养家糊口，负责做出重要的决定，作为“男性”行为的范例等。“儿童”的角色，多被认为是被动的，包括孝敬长辈、完成学业，帮助家长、实现父母的愿望等。

上述各种家庭角色，随着社会的发展正在发生变化。例如，以前被认为是父亲或母亲各自的角色行为，现在正由许多家庭的父母共同承担，包括分担家务、母亲外出工作养家等；儿童角色也变得更为积极主动，更有利于其健康成长与个性发展。

家庭角色要实现角色期待，完成相应的角色行为，需要学习，称为角色学习。学习内容包括角色的义务、权利、态度和情感等。角色学习有以下特点：首先，它是一种综合性的学习，是在相互作用着的人与人之间的社会关系中进行，通常是在与互补角色的交往中进行，如丈夫和妻子。其次，它可因周围环境的积极反应而强化和巩固，也可因周围环境的消极反应而弱化或修饰。第三，它是无止境的，需要不断适应角色的转变。当家庭成员实现不了对其的角色期待，或适应不了角色转变时，便会产生角色冲突，导致情绪低落、功能紊乱，甚至出现家庭功能障碍，影响家庭健康。

2．家庭权利 家庭权利是指家庭成员对家庭的影响力、控制权和支配权。可分为传统权威、情况权威、分享权威、情感权威等四种类型。

（1）传统权威型：即由家庭所在的社会文化传统“规定”而形成的权威。例如，在男性主导社会，父亲通常是一家之主，家庭成员都认可他的权威，而不考虑他的社会地位、职业、收入、健康、能力等。

（2）情况权威型：即由于家庭经济情况变化发生权利转移而形成的权威。例如，丈夫失业后妻子成为家庭主要经济来源，家庭权利自然由丈夫转移到妻子。在这一类型的家庭中，负责供养家庭、掌握经济大权的人常常是家庭的权威人物，妻子或子女若能处在这种位置上，也会成为家庭的决策者。

（3）分享权威型：即家庭成员分享权利，共同协商做出家庭事务决定，由个人的能力和兴趣来决定所承担的责任。这类家庭又称民主型家庭，是现代社会所推崇的类型。

（4）情感权威型：由家庭感情生活中起决定作用的人担当决策者，其他家庭成员因对他或她的感情而承认其权威。

家庭权利类型并非固定不变，它可能会随着家庭生活周期阶段的改变、家庭的变故、社会价值观的变迁等家庭内、外因素的变化而由一种家庭权利类型转化为另一种家庭权利类型。

3．沟通方式　家庭沟通是指家庭成员之间对感情、愿望、价值观、意见和信息等进行交换的过程。它是家庭成员间相互交换信息、沟通感情、调控行为和维持家庭稳定的有效手段，也是评价家庭功能的重要指标。家庭沟通的方式包括情感性沟通和机械性沟通、直接沟通和掩饰性或替代性沟通、清晰沟通和含糊沟通。采用三种情况的前者效果较好，即家庭沟通应重感情、并采取直接而清晰的方式。

4．家庭价值观　家庭价值观是指家庭判断是非的标准以及对某件事情的价值所持的态度。它常常不被意识到，却深深地影响着家庭每个成员的思维和行为方式，也深深影响着家

知识链接

萨提亚家庭沟通类型

维吉尼亚·萨提亚是美国著名的心理治疗师和家庭治疗师，被视为家庭治疗的先驱。她将家庭沟通类型分为以下五种。

1. 讨好型　讨好者用讨好、逢迎的语气说话，努力取悦对方，不顾自己内心的感受和想法，对任何事都说“是”。

2. 指责型　指责者说的话都是“不同意”，处处质问别人，如果能让别人顺从，便觉得自己有价值，其实内心存在着寂寞与不成功的感觉。

3. 超理智型　超理智者将一切事情理性化，看起来非常冷静和镇定，没有情感表达，有些不易接近。

4. 打岔型　打岔者所做所说的都与他人所做所说的毫不相关，交谈时漫无主题，抓不住重点。

5. 一致型　一致型者所说的话和脸上表情、身体姿势等都一致，令双方感到舒服、自由、诚实，极少威胁到彼此的自尊。

（摘自：[美]维吉尼亚·萨提亚．萨提亚家庭治疗模式．聂晶，译．北京：世界图书出版社，2007.）

庭成员对外界干预的感受和反应性行为。每个家庭成员都有自己的价值观，他们相互作用并形成家庭共有的价值观。价值观的形成深受传统、宗教、社会文化环境的影响，在相同的社会环境中极不容易改变。家庭的疾病观、健康观对维护家庭健康至关重要，直接关系到家庭成员的就医行为、遵医行为，采取预防措施、改变不良行为等方面。

（二）家庭功能

家庭作为家庭成员与社会的结合点，同时与两方面发生联系，因而家庭具有满足家庭成员个人和社会最基本需要的功能。家庭功能随着社会文化的发展而变化，但其最基本的功能始终是满足家庭成员在生理、心理及社会方面各个层次的需要，包括满足情感功能、生殖和性需要的功能、社会化功能、经济功能、健康照顾功能等，以维护家庭的完整性，实现社会对家庭的期望。

1．情感功能　是指家庭成员以情感为纽带，通过彼此的相互理解、关心和支持，满足爱与被爱的需要。它是形成和维持家庭的重要基础，可以使一家人产生归属感，获得安全感。

2．生殖和性需要的功能　是指家庭生养子女，培养下一代，以及满足性的需要。它体现了人类作为生物的本能与世代延续种群的需要。

3．社会化功能　是指家庭提供给子女的适应社会的教育，并依据国家制定的法规和民族习俗，约束家庭成员的行为表现，给予家庭成员以文化素质教育，帮助子女完成社会化过程，使其具有正确的人生观、价值观和信念。

4．经济功能　是指家庭经营生活需要的经济资源，包括金钱、物质、空间等，以满足家庭成员的衣食住行等各方面的生活需要。

5．健康照顾功能　是指家庭成员之间的相互照顾和支持，保护和促进家庭成员的健康。主要内容有：提供最基本的物质保障，保持有利于生理和心理健康的居住环境，提供保持家庭成员卫生的资源，促进健康并进行健康教育，做出健康和疾病的初步判断，寻求卫生服务，家庭急救和用药监督，康复照顾等。

知识链接

中国家庭的五大变化

1. 家庭规模小型化　1982年，我国平均每户4.43人，到2010年，每户人数已下降至3.15人。

2. 家庭结构核心化　成员只有夫妻两人及未婚子女的“核心家庭”已经成为中国家庭的主要形式，目前核心家庭占中国全部家庭的比重超过70%。

3. 家庭类型多样化　非传统类型家庭在中国大量出现，特别是丁克家庭、单亲家庭及单人家庭数量增长尤为显著。其中，老龄化及预期寿命延长使得高龄独居户增加。另外，伴随着中国人口的大规模流动，还出现了大量的留守家庭和流动人口家庭。

4. 家庭关系松散化　家庭规模的减少使家庭关系变得简单，家庭成员间相互支持力度减弱。

5. 家庭功能有所弱化　家庭的婚姻、生育、养老等传统功能有所弱化，抵御风险的能力下降。

（中华人民共和国国家卫生和计划生育委员会2013年12月12日发布）

三、家庭对个体健康的影响

家庭的类型、结构、功能以及家庭感情氛围、生活空间等是个人健康与疾病发生、发展的最重要背景。家庭对个体健康的影响主要包括以下六个方面。

1．对遗传的影响　每个人都是其特定基因型与环境之间相互作用的产物，一些疾病就是家庭遗传因素和母亲孕期各种因素的影响而产生的。目前，先进的医学知识和技术已使其中的很多疾病得以预防。

2．对儿童发育及社会化的影响　家庭是儿童生理、心理和社会成熟的必要环境与条件，个人心身发展的最重要阶段（0 ~ 18 岁）大多数是在家庭内完成的。许多研究表明，家庭问题与儿童躯体、行为方面的疾病有着密切的联系。例如，自杀、抑郁和社会病态人格三种精神障碍与长期丧失父母照顾有关。另外，家庭功能与儿童的身体健康有着密切的关系。

3．对疾病传播的影响　疾病在家庭中的传播多见于感染和神经官能症，传染性疾病在家庭成员间很容易传播。一些研究证实，有精神疾病患者的配偶也有类似疾患的倾向，特别是在结婚 7 年以后，而且母亲有精神疾病病史的孩子更可能发生精神疾患。

4．对成年人发病率和死亡率的影响　研究表明，很多疾病发病前都伴有生活压力事件的增多；压力水平高而社会支持水平低的孕妇出现产科并发症的比例升高；年轻鳏夫多种疾病的死亡率都比普通组高 10 倍左右，而再婚后，他们的死亡率又低于普通对照组。这说明婚姻家庭对健康有保护作用，至少对男性如此。

家庭因素不仅影响发病率和死亡率，还影响到患者及家庭对医疗服务的使用程度。研究表明，在家庭压力增加时，对医疗服务的使用程度也增加。

5．对疾病恢复的影响　家庭的支持对各种疾病，尤其是慢性病和残疾的治疗和康复有很大的影响。国外专家研究发现，糖尿病控制不良与家庭低凝聚度和高冲突度有关，因为家庭的合作和支持是糖尿病患者自我管理的关键，家人的漠不关心可使患者血糖控制不佳和合并抑郁症的风险增加。脑卒中等疾病患者的康复，也与家人的支持密切相关。

6．对求医行为、生活习惯与方式的影响　家庭成员的健康信念往往相互影响，一个成员的求医行为会受到另一成员或整个家庭的影响。家庭功能的良好程度也直接影响到对卫生资源利用的频度，家庭成员的过频就医和对医生的过分依赖往往是家庭功能障碍的表现。另外，家庭成员具有相似的生活方式与习惯，一些不良习惯可能成为某一家庭成员的通病，明显影响家庭成员的健康。

四、家庭生命周期及其发展任务

家庭与个体一样，有其发生、发展和消亡的过程。大多数家庭都将按一定家庭发展规律，完成特定的家庭功能，也面临一些共同的、可预测的家庭问题。社区护士可根据有关的知识和经验来预测、评估家庭可能出现的问题与危机，通过教育与咨询等方法为处于不同发展阶段的家庭提供必需的服务，促使家庭完成发展任务，促进其健康发展。

（一）家庭生命周期

家庭生命周期是指家庭遵循社会与自然的规律所经历的产生、发展与消亡的过程。目前我国大多采用杜瓦尔（Duvall）的家庭生命周期理论。杜瓦尔认为家庭如同人的生命也有生命周期和不同发展阶段的需求，包括生理需求、文化规范以及人的愿望和价值观，他将家庭分为新婚期、第一个孩子出生期、有学龄前儿童期、有学龄期儿童期、有青少年期、孩子离家创业期、空巢期和退休期八个发展阶段，提出了每个阶段家庭需要完成的主要发展任务（表 3-1）。但并非每个家庭都要经历八个阶段，家庭可在任何一个阶段开始或结束，如离婚和再婚。

（二）家庭发展任务

家庭发展任务是指家庭生命周期中各个发展阶段所面临的普遍出现的、正常变化所致的主要家庭问题，这些问题随着家庭进入一定时期而产生。如果能够顺利地完成家庭发展任务，家庭就健康。同时，某一时期家庭发展任务的完成也将为下一阶段家庭发展任务做好准备，否则就会出现家庭健康问题，不利于家庭的正常发展。

表 3-1 家庭生命周期及主要发展任务

阶段	界定	主要发展任务
新婚期	男性、女性结合	建立家庭，双方适应与沟通 协调生活方式和性生活 计划生育 建立和处理新的亲戚关系
第一个孩子出生期	第一个孩子介于 0 ~ 30 个月	适应父母角色，稳定婚姻关系 母亲产后的恢复 存在经济开支增大的压力 养育和照顾婴幼儿
有学龄前儿童期	第一个孩子介于 30 个月 ~ 6 岁	抚育孩子 孩子与父母部分分离（上幼儿园） 注意儿童的身心发育及安全防护
有学龄儿童期	第一个孩子介于 6 ~ 13 岁	促使儿童身心发展及社会化 儿童上学问题
有青少年期	第一个孩子介于 13 ~ 20 岁	青春期卫生问题 青少年教育与沟通 青少年的性教育及与异性交往 青少年的社会化问题
孩子离家创业期	最大到最小的孩子离家	父母与孩子之间转为成人关系 父母逐渐有孤独感 孩子开始自立，家庭继续提供支持
空巢期	孩子离家至父母退休	恢复夫妻两人世界，重新适应婚姻 计划退休后生活 适应与新家庭成员的关系 与孩子的沟通并给予力所能及的支持
退休期	退休至死亡	适应正在衰退的体力 适应经济收入的减少及生活依赖性的增加 建立舒缓的生活节奏 适应各种老年疾病及丧偶的压力

为了更好地完成以上家庭各期的主要发展任务，家庭成员应从个体角度努力改变自己的行为，适应新的角色，相互协调，共同面对家庭问题。社区护士则应注意鉴别正常和异常的家庭发展状态，预测和识别家庭在特定阶段可能或已经出现的问题，及时采取必要的预防和干预措施，促进家庭健康。

五、家庭资源

家庭及个人在其发展过程中总会遇到各种困难及各种压力，严重时可导致家庭危机，此时家庭和个人就会开始寻求支持，以克服困难、渡过危机，支持可来自于家庭其他成员或来自于社区服务团体、邻居、医务工作者等。这种为了维持家庭基本功能、应对紧急事件和危机状态所需要的物质和精神上的支持被称为家庭资源。家庭资源可分为家庭内资源和家庭外资源。

（一）家庭内资源

1．经济支持　提供家庭成员基本生活、教育、医疗、娱乐等所需的经济来源。

2．维护支持　维护和支持家庭成员的名誉、地位、权利和健康。

3．健康照顾　为家庭成员提供及安排医疗照顾。

4．情感支持　家庭成员之间的关怀及精神支持，满足家人情感需要。

5．信息和教育　为家人提供医疗咨询、建议及家庭内部的健康教育。

6．结构支持　家庭住所或设施的改变，以适应患病成员需求。

（二）家庭外资源

1．社会资源　亲朋好友及社会团体的关怀与支持。

2．文化资源　文化、传统、习俗等方面的支持。

3．宗教资源　宗教信仰、宗教团体的支持。

4．经济资源　来自家庭之外的收入、赞助、保险、福利等。

5．教育资源　教育制度、方式、水平等。

6．环境资源　居所的环境、社区设施、公共环境等。

7．医疗资源　医疗保健机构、卫生保健制度及卫生服务的可及性、可用性。

六、家庭事件与家庭危机

（一）影响家庭健康的主要家庭事件

1．家庭冲突　家庭冲突可发生于任何家庭。家庭应对和解决冲突的方式反映了家庭的功能状态。父母各有一份全职工作的双薪家庭，其工作与家庭的作息时间往往冲突，如子女上下学的接送、参与子女的学习以及购物、打扫、社交活动及其他的家庭活动事宜。若双薪家庭中女性的薪资高于男性或晋升的速度比男性快，也常常会引发家庭冲突，此时，夫妻双方仍将工作摆在第一优先地位时，则可能引发婚姻的冲突。如果夫妻双方能坦诚地沟通与协调，彼此妥善分配时间，共同参与分担家务，相互尊重，避免迁怒，或寻找家庭外资源和替代方案来解决这些家庭冲突，即可增强家庭的和谐度，促进家庭健康。

2．丧亲事件　丧失所爱的亲人是严重的感情创伤性事件，将对身心两方面形成重大的影响，孤独、失去生活目标、愤怒与内疚感是常有的心理感受。而亲戚朋友们极力避免谈论丧亲的话题会使问题变得更为严重，可能出现躯体的症状如食欲缺乏、体重减轻、腹泻、疼痛等。而所有症状的根本原因是其无法有效地发泄内心深处的悲伤，严重时甚至可以导致自杀。

3．离婚事件　离婚与家庭成员去世一样可以引起极大的悲伤或产生愤怒、怀恨、罪恶、自我否认等感受，且可以比丧失亲人有更长时间的痛苦。孩子是最易受离婚事件影响的成员，半数以上离异家庭的孩子可产生忧虑的情绪并持续多年。低龄儿童可产生畏缩心理，出现生活、学习和情感问题；年龄稍大的孩子可能会直接卷入监护权之争而出现人格等方面的问题。

4．严重疾病与伤残　严重疾病与伤残对家庭生活有着重大影响，对家庭成员来说主要是如何改变各自的行为与角色以应付变化，然而这种调整与变化可能会引起家人的身心疲惫和疾病。

5．贫困　家庭贫困明显使发病率与死亡率上升，即使在发达国家也不例外。在某些贫困地区，由于医疗设施的落后，交通不便，过分拥挤，无安全饮水，卫生意识与卫生条件太差等因素使一些疾病的发病率与死亡率明显升高。在这些地区，除社会与社区条件需改善外，以家庭为单位的针对性卫生改造显得更为重要。

6．失业　失业意味着失去收入和改变社会地位及打击自信心，尤其是家庭收入的主要来源人失业或由于家庭性企业破产对个人和家庭的打击会更大，个人与家庭的不良适应会导致严重的健康问题。

7．移民或家庭远距离迁移　移民与家庭远距离迁移是家庭重大事件，而随着我国改革开放及城市化不断进展，家庭迁移变得更为普遍。被迫迁移的家庭，如难民，会受到很大的打击，而即使为追求更好生活的迁移也会对家庭成员形成不同的影响，如环境文化与语言（如方言）的变化，周边朋友或生活群体的重新适应对每个家庭人员都是一种新的挑战，因而可使疾病的发病率增加和对卫生资源的利用增加。

（二）家庭危机

家庭事件作为压力源，作用于个体和家庭，会导致两者调适不良、功能障碍或进入病态。家庭对压力事件的认知程度及应付压力事件的家庭资源的多少，决定了家庭对压力的调适能力。若家庭资源充足，家庭可通过良好的调适，恢复到原来的平衡状态或达到一个新的平衡，而当家庭内、外资源都不足或缺乏时，家庭即可能陷入危机。家庭通过一定的病态调适，会暂时处于一种病态平衡状态，但最终会进入彻底的失平衡状态。

一般来说，家庭危机可分为耗竭性危机与急性危机两种。当一些慢性的压力事件逐渐堆积到超过个人和家庭所能调动和利用的适当资源限度时，家庭便出现耗竭性危机；当一种突发而强烈的紧急事件迅速破坏了家庭平衡时，即便能及时得到新的资源，家庭也不可避免地会出现急性危机。家庭资源相对贫乏的核心家庭易遭受各种危机的严重影响。

七、家庭基本理论

家庭基本理论的基础框架主要来源于社会学理论、护理理论及家庭治疗理论。常见的家庭基本理论包括家庭系统理论、家庭生命周期理论、家庭压力应对理论等。

（一）家庭系统理论

家庭系统理论（family system theory）是在一般系统理论的影响下形成和构筑的，是进行家庭健康护理的基础理论。该理论认为：家庭是由家庭成员形成的一个互动系统，家庭成员之间相互影响，同时家庭也受其所处环境（包括周围自然环境和社会环境）的影响而不断变化，家庭处于和外界不断进行物质和能量交换的开放性状态。该理论侧重于从家庭成员关系上理解护理对象，主要应用于家庭结构和功能出现问题时，判断家庭问题发生在哪个环节，出现了什么样的问题，用什么方式来解决。它具有以下五个特点。

1．整体性　家庭是一个整体，家庭成员的变化将会带来整个家庭的改变。例如，丈夫发生严重车祸不能工作，未成年的孩子就有可能担当起丈夫的角色，成为家庭经济的主要承担者，即家庭角色随着家庭事件的发生而改变，进而导致家庭整体发生变化。

2．非积累性　家庭作为一个整体，其系统功能大于系统中家庭成员功能的总和，如家中有人生病住院，家庭所有成员聚集一起讨论如何分工照顾患者的效果肯定优于家庭成员独自想办法的效果。

3．稳定性　家庭系统努力应对家庭内外发生的各种变化，维持改变和稳定之间的平衡，如家庭有新生命的诞生，家庭成员就要进行调整，适应新成员加入的生活，维持家庭的稳定。

4．组织性　家庭系统包含很多子系统，如夫妻、亲子、手足等，同时又归属于更大的社会系统。

5．周期性的因果关系　家庭成员的行为遵循相互影响的循环因果的原则，即家庭某个成员出现问题时，家庭成员间就会出现连锁反应。如丈夫经常酗酒闹事，妻子说服不了丈夫而苦闷，并经常与之吵架，孩子看到父母的情况感到心烦和害怕，不能安心学习，成绩下降，孩子成绩不好更加引起丈夫酗酒、打骂孩子等，如此终而复始地循环，呈现周期性。

（二）家庭生命周期理论

家庭生命周期理论（family life cycle theory）是20世纪30年代社会学家希尔和汉森提出的，他们认为家庭和个体一样，存在其发展的生命周期，希尔提出了家庭发展的九个阶段。20世纪70年代，家庭社会学者杜瓦尔提出了家庭生命周期的概念，他将家庭分为八个阶段。20世纪90年代，家庭治疗学发展了家庭周期理论，家庭治疗师贝蒂·卡特（Betty Carter）和莫妮卡·麦戈德里克（Monica McGoldrick）将许多学者的理论、概念及观点等进行整合形成了个体、家庭和社会取向家庭治疗的新观点，他们认为家庭生命周期概念为人们提供了一个有用的框架，用来预见家庭经历的发展阶段，主张从“问题出在以往的经历，现在试图去处理的任务，将来发展的方向”的角度去认识家庭，他们将家庭分为六个发展阶段，主要从家庭婚姻的角度来阐述家庭各个发展阶段中家庭成员的情感变化及主要原则，以及家庭成员在每个阶段应该注意的问题。此外，日本学者金川克子将家庭分为四个发展阶段，并从护理的角度对各个发展阶段的家庭常规变化和家庭变化中常规出现的发展任务进行了归纳。由于这些科学家和学者的专业不同，促使他们从各自的专业角度如社会学、家庭社会学以及家庭治疗学等划分家庭的发展阶段（family developing stage）。在目前多元文化的社会中，每个家庭均有各自不同的特点，社区护士应掌握家庭生命周期理论，根据家庭变化的特点协助家庭成员调整心理状态或生理状态，丰富其家庭生活，促使家庭成员及家庭维持健康。

（三）家庭压力应对理论

家庭压力应对理论（family stress coping theory）阐述当家庭出现或反复出现各种各样的压力时，家庭如何应对这些压力，即家庭对压力所做出的行动反应和适应。该理论最初的研究者是美国家庭社会学者希尔，他通过实证研究提出了过山车模式和abcX模式。其中，abcX模式（图3-1）在社区护理中应用较为广泛，abc分别表示压力源事件、家庭现有的应对危机的资源、家庭对事件的认识，X表示家庭危机。该模式诠释了a、b、c之间的相互作用产生了X，即强调了家庭发生危机取决于家庭资源和家庭成员对压力源事件的认识，并不是某种压力源事件直接导致的结果。此外，家庭压力应对理论还包括美国学者麦卡宾提出的双重 abcX 模式等。社区护士可应用相关知识，对家庭所面临的压力进行评估，采取有针对性的护理措施，提高家庭应对压力的能力；选择适当的援助方式，挖掘家庭成员中能促进家庭健康的各种潜力，发挥家庭及家庭成员的作用。

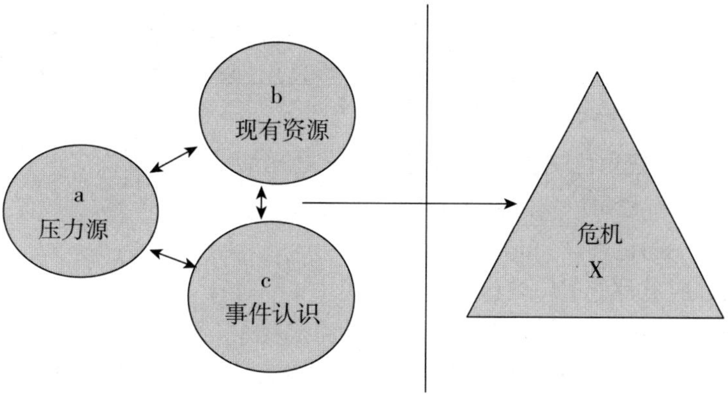

图 3-1 abcX 模式

此外，家庭基本理论还有家庭相互作用理论、家庭治疗理论、家庭教育理论、家庭沟通理论等，其主要的观点都是以家庭为中心开展社区护理工作。

第三节 家庭评估

家庭护理是为了促进家庭及其成员达到最高水平的健康，以家庭为单位进行的护理实践活动。家庭评估是家庭护理的重要组成部分，是社区护士通过各种方式收集有关家庭健康问题的资料，其目的是为了了解家庭的结构和功能，分析家庭与个人健康状况，掌握健康问题的真正来源。它包括对家庭环境、家庭成员、经济、健康等基本资料的收集，对家庭结构的评估，对家庭生活周期阶段的判断及对家庭压力和危机的评估，对家庭功能的评估及对家庭资源的了解等。社区护士所使用的家庭评估方法一般都具有简便、全面、使用、权威等特点。

一、家庭评估的内容

（一）家庭基本资料

1．家庭地址、电话及周边环境等。

2．家庭成员的基本情况　包括姓名、性别、年龄、家庭角色、职业、教育、婚姻状况及宗教信仰等。

3．家庭成员生活方式　包括饮食、睡眠、家务、育婴和休假情况等。

4．家庭成员健康状况及医疗保险形式。

5．家庭健康管理情况　家庭健康信念、自我保健及利用卫生资源的方法与途径。

（二）家庭患病成员的状况

1．所患疾病的种类、严重程度及预后等。

2．日常生活活动能力。

3．家庭角色履行情况。

4．疾病消费情况及对家庭的影响。

（三）家庭结构

1．家庭成员间的关系　家庭成员每个人能否保持自己的独特性，成员之间能否相互理解。

2．家庭成员间交流沟通情况　家庭成员间的沟通是直接、清晰和坦诚的，还是间接、暧昧不清和不真实的。观察家庭沟通的意义在于通过它了解家庭功能的状态。人们发现，情感性沟通受损一般发生在家庭功能不良的早期，而当机械性沟通也中断时，家庭功能障碍通常已到了相当严重的程度，掩饰性或替代性沟通更易出现在功能不良的家庭中。有时家庭问题的根本原因就在于沟通的方式上。

3．家庭角色　家庭角色功能的优劣是影响家庭功能的重要因素之一，社区护士可依据下面五个标准来判断家庭角色功能是否充分：

（1）家庭对某一角色的期望是一致的。

（2）各个家庭成员都能适应自己的角色模式。

（3）家庭的角色模式符合社会规范，能被社会接受。

（4）家庭成员的角色能满足成员的心理需要，即家庭成员乐意扮演自己的角色。

（5）家庭角色具有一定的弹性，能适应新的处境带来的角色和责任的改变，承担各种不同的角色和责任。

4．家庭权利类型　家庭权利是社区护士进行家庭评估继而采取家庭干预措施的重要参考资料，必须能确定家庭中的决策者，与之协商，才能有效地提供建议，实施干预。

5．家庭成员的健康观及家庭价值观　社区护士只有了解家庭的价值观及健康观，明确特定健康问题在家庭中受到重视的程度，才能同家庭成员一起制订出有效的护理和预防保健计划，从而解决家庭健康问题。

（四）家庭功能

1．家庭成员间的情感状况　家庭情感常表现为家庭成员间的相互爱慕、相互依恋、关心、照顾和无私的奉献，它不同于任何其他社会场合的情感。家庭是爱的摇篮，是人类感情的源泉，营造良好的家庭情感氛围有利于家庭成员的身心健康与发展。

2．家庭生育及培养子女社会化的情况。

3．家庭的经济状况能否满足家庭成员对空间、物质及精神等方面的需要。

4．家庭自我保健行为及康复照顾情况等。

（五）家庭发展阶段及任务

了解家庭目前所处的发展阶段及家庭履行发展任务的情况可帮助社区护士鉴别其正常和异常的发展状态，预测和识别家庭在特定阶段可能或已经出现的问题，及时进行健康教育和提供咨询，采取必要的预防和干预措施。根据家庭问题是否发生，可将家庭问题分为预测时期、筛检时期和有症状期三种状态。① 预测时期：问题还未发生，但根据一般规律和有关理论以及家庭所处的发展阶段，问题被预见为可能发生，而这种预测是有充分根据的。② 筛检时期：问题正在发生，但还不明了，可以通过各种有效的检测手段显示出来。③ 有症状期：问题已经比较严重，通常由明显的家庭功能或家庭成员的躯体症状、情绪反应、社会适应不良等表现出来。

根据家庭生活周期理论，每个家庭在不同的生活时期会面临一些相似的发展任务，尤其是在生活周期的转折阶段，每一次生活周期的转折对家庭都是一种应激，而家庭对于这类问题事件采取预防措施、做好充分的准备，可以避免陷入危机。预测家庭问题常常作为社区护理工作的一部分，社区护士在访视过程中花少量时间关心患者家庭问题，即可收到良好的效果，但这需要社区护士对家庭有关知识有充分的了解，有丰富的家庭生活和家庭保健经验以及对服务对象家庭的深入了解和长期合作的基础。

（六）家庭资源

1．家庭内资源

（1）家庭生活空间：生活空间包括居住面积、空间以及空间在家庭成员之间的分配。个人的身心健康、家庭关系、家庭功能，均与家庭生活空间之间有着密切关系。正常的家庭生活需要一个合适而共同的生活空间，同时家庭成员也需要有一块属于自己的空间领域。

（2）家庭经济状况：主要经济来源、年均收入、年均开支、消费观念和经济目标等。

（3）交通是否便利，是否有医疗保险。

（4）其他：风俗习惯，道德观念，信息和教育等家庭资源是否充足。

2．家庭外资源　家庭周围社会支持情况，如邻里关系、志愿者和家政服务部门等；社会保障设施情况，如医疗保险机构、居民委员会、养老院、社区卫生服务中心（站）等。

社区护士可通过与患者、家属会谈等方式，了解患者家庭的资源状况，评估可利用的家庭内、外资源的丰富程度，必要时可将结果记录下来，存入健康档案。当家庭内资源不足时，社区护士应充分发挥其协调者的作用，帮助患者及家庭寻找和利用家庭外资源。

（七）家庭与社会的关系

家庭与社会的关系是指家庭与亲戚朋友、社区及社会的关系，家庭对社区的看法及家庭利用社会资源的情况和能力等。社会支持度体现以护理对象为中心的家庭内、外的相互作用。社区护士通过了解家庭的社会支持度，可以了解和判断家庭目前的社会关系以及可利用的资源。

（八）家庭应对和处理问题的能力及方法

1．家庭成员对疾病的理解和认识。

2．家庭成员间情绪上的变化及对家庭成员健康状况的影响。

3．家庭应对健康问题的方式以及家庭战胜疾病的信心。

4．生活习惯的调整。

5．对家庭经济的影响。

二、家庭评估的工具

家庭评估常采用家系图、家庭圈、家庭关怀度指数和社会支持度等作为评估的工具。

（一）家系图

家系图（genealogical tree）是以家谱的形式来描述家庭结构和关系、家庭成员信息、家庭医疗史及家庭重要事件等家庭信息。根据家系图，社区护士能很快掌握大量的家庭基本资料、判断危及家庭健康的问题及家庭高危人员等。家系图可作为家庭档案的基本资料存于病历中，它一般包含三代人，可以从最年轻的一代开始向上追溯，也可以从中间一代开始上、下展开，不同性别、角色和关系用不同的结构符号来表示，同代人中年龄大的排在左边，年龄小的排在右边，并在每个人的符号旁注上年龄、婚姻状况、出生或死亡日期、遗传病或慢性病等资料（图 3-2、图 3-3）。还可以根据需要，在家系图上标明家庭成员的职业、文化程度、家庭的决策者、家庭供养者、患者照顾者、家庭中的重要事件及成员的主要健康问题等资料。

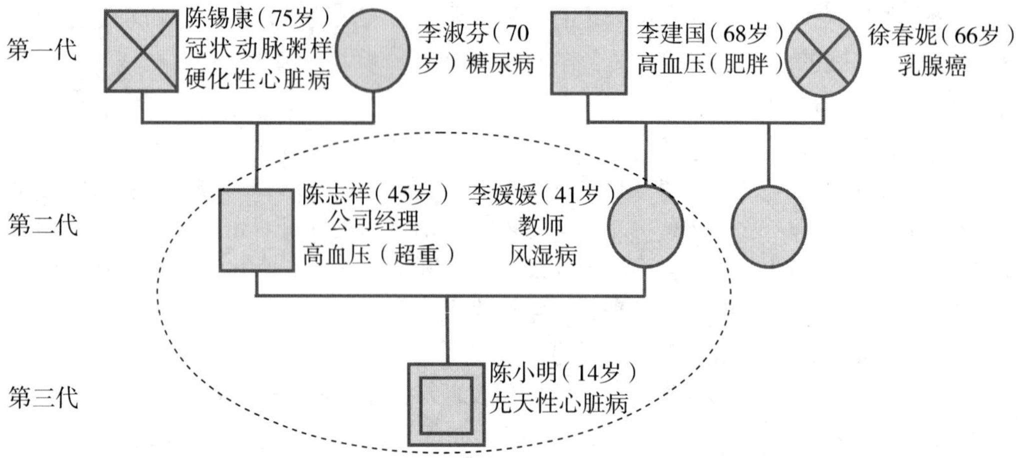

图 3-2　家系图举例

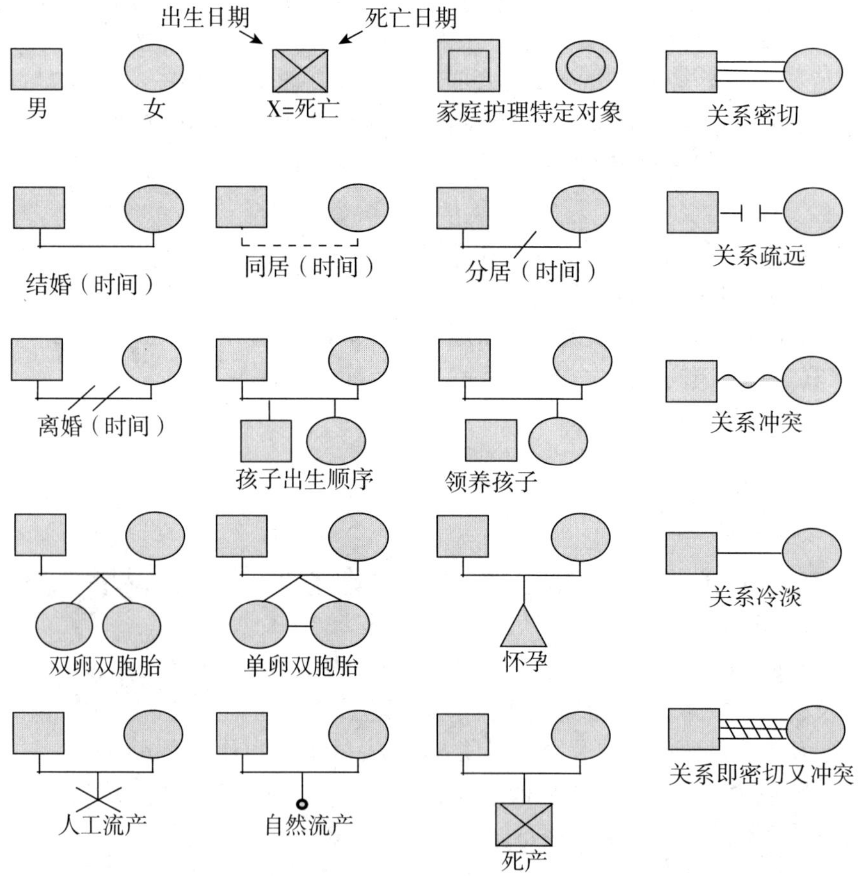

图 3-3　家系图常用符号

家系图可提供家庭人数、家庭的结构类型、家庭生活周期、家庭关系、疾病的发病情况、家庭成员的基本资料等多种信息，是了解家庭客观资料的最佳工具，是家庭档案的重要组成部分。一般可在 10 ~ 15 分钟内完成，其内容可不断积累、修改，在社区护理中有较高的使用价值。

（二）家庭圈

家庭圈是评估被调查者当前主观上对家庭的看法以及其家庭关系网络的方法。这种主观看法一般只代表当前的认识，会随着时间而不断地发生变化，因而需要持续地修正。

具体评估做法是：先让患者画一个大圈，再在大圈内画上若干个小圈。这些小圈分别代表被调查者自己和他认为重要的家庭成员。圈之间的距离代表关系的亲疏，小圈本身的大小代表权威或重要性的大小（图 3-4）。社区护士可离开几分钟，让调查对象单独完成。随后，由调查对象解释图的含义，从而使护士了解患者的家庭情况。护士还可以比较两个不同家庭成员的家庭圈，并与两位或几位家庭成员一起比较、分析，发现他们之间缺少沟通的方面或彼此间不同的期望，使之修改角色，改善家庭功能。

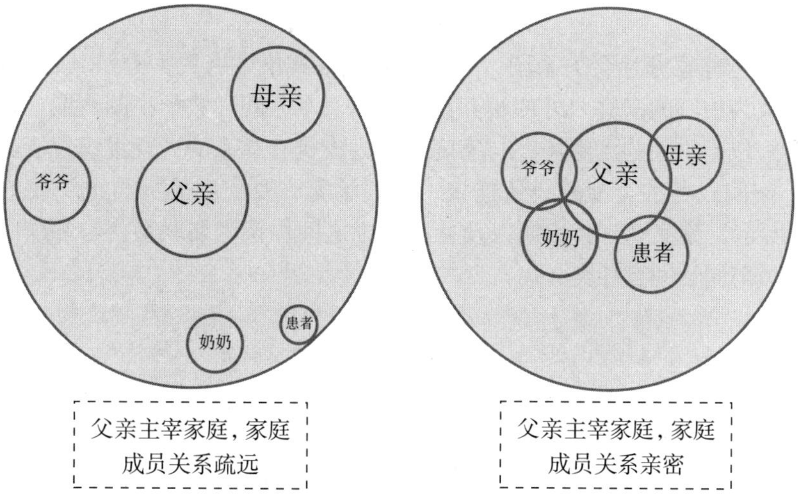

图 3-4　家庭圈

（三）家庭关怀度指数

家庭关怀度指数测评常采用 Smilkstein 设计的家庭功能问卷。该问卷是比较简便的一种自我报告法，反映了个别家庭成员对家庭功能的主观满意度以及哪一方面的家庭功能可能发生了障碍。因为问题较少，评分容易，可以粗略、快速地评价家庭功能，因而比较适宜在社区工作中使用。应该注意的是，每个人对家庭的期望是不一致的，并随着时间的推移而发生变化。因此，个人对家庭的满意度也不能完全反映家庭功能的实际状况。它共分两部分。

1．测量个人对家庭功能的整体满意度　共 5 个题目，每个题目代表一项家庭功能。A——适应度（adaptation）：反映家庭遭遇危机时，利用家庭内、外资源解决问题的能力。P——合作度（partnership）：反映家庭成员分担责任和共同做出决定的程度。G——成熟度（growing）：反映家庭成员通过互相支持所达到的心身发展与自我实现程度。A——情感度（affection）：反映家庭成员间相互关爱的程度。R——解决度（resolve）：反映家庭成员间共享相聚时光、金钱和空间的程度。简称 APGAR 问卷，即家庭关怀度指数量表或称家庭功能评估表，具体内容见表 3-2。

表 3-2　家庭关怀度指数量表

	经常（2分）	有时（1分）	几乎很少（0分）
A 当我遇到问题时，可以从家人得到满意的帮助			
P 我很满意家人与我讨论各种事情以及分担问题的方式			
G 当我希望从事新的活动或发展时，家人都能接受且给予支持			
A 我很满意家人对我表达感情的方式以及对我情绪（如愤怒、悲伤、爱）的反应			
R 我很满意家人与我共度时光的方式			

注：总分 7 ~ 10 分表示家庭功能良好，4 ~ 6 分表示家庭功能中度障碍，0 ~ 3 分表示家庭功能严重障碍。

2．了解受测者与家庭其他成员间的个别关系　分良好、较差、恶劣三种程度。

（四）社会支持度

社会支持度也称家庭社会关系图，是以符号的形式描述有关家庭及其社会资料的信息，体现以服务对象为中心的家庭内外的相互作用，由一个大圈和数个小圈构成。被护理的家庭以家系图的形式位于中间的大圈内，与家庭及家庭成员有联系的人及组织位于其外围的数个小圈内，大小圈间以各种类型的线条连接，并表示家庭及家庭成员与组织或他人之间的关系。如图 3-5 所示，该家庭与其亲属以及社区护士之间保持密切联系，与邻居间的关系比较冷淡，而其成员与同学间有冲突。

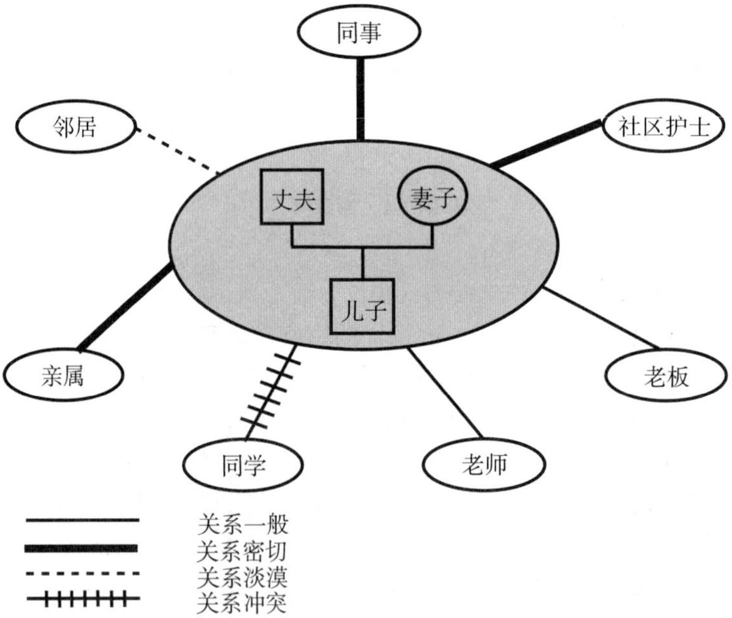

图 3-5　简单家庭社会关系图

三、家庭评估的注意事项

1．建立相互信任的人际关系　要想获得有价值的信息，必须与家庭及家庭成员进行有效良好的沟通，建立相互信任的关系，才能收集到真实全面的家庭资料，才能发现家庭的健康问题。

2．收集资料要全面　运用各种方法全方位地收集家庭有关资料，包括家庭环境、家庭成员及患病成员健康状况、家庭成员间的沟通状况、家庭功能、家庭发展阶段、家庭与社会的关系以及家庭利用资源状况等资料。

3．认识家庭的多样性　应充分认识家庭的多样性，因为不同的家庭有不同的背景，即使有同样的健康问题，其处理的方法也各具其独特性。

4．避免主观判断　评估资料要真实客观，不要想当然，避免主观臆断。

5．随时收集资料和修正资料　收集资料要考虑家庭的动态变化，要根据家庭的发展变化，随时收集资料，不断修正和完善资料。

6．充分利用其他医务工作者收集的资料　如医院的病历记录、社区居民的健康档案、社区人口资料等。

7．评估家庭健康问题间的联系　家庭健康问题并不是孤立出现的，要注意从家庭整体上评估各种健康问题之间存在的联系和相互影响，以便掌握家庭的护理需求，进行家庭整体护理援助。

第四节　家庭访视

案例

王某，46岁，下岗工人，与父母、妻子、儿子共同居住。王某的父亲，73岁，退休工人，患有高血压和糖尿病，生活能够自理，但无力照顾他人。王某的母亲，70岁，退休教师，瘫痪在床两年有余。王某的妻子是一名高中教师，平常工作非常繁忙。王某的儿子，14岁，初二学生。3年前，王某被医院确诊为稳定型心绞痛，1个月前出现心前区剧烈疼痛，伴有大汗、烦躁不安、恐惧和濒死感，持续时间达数小时之久，休息和服用硝酸甘油后不能缓解，遂送往医院，被诊断为“急性心肌梗死”，并接受了治疗。目前回到家中，由妻子负责照料。面对这些，妻子主诉压力过大，无力应对。

问题与思考：

1. 作为社区护士，对该家庭进行家庭访视的目的是什么？
2. 进行家庭访视前应当做哪些准备工作？

家庭访视是开展社区护理工作的重要手段，是家庭护理的重要工作方法，也是为服务对象提供服务的主要服务形式。

一、家庭访视的概念及目的

（一）概念

家庭访视（home visit）简称家访，是在服务对象家庭环境中，为了维持和促进家庭健康而提供的护理服务活动。通过家访，社区护士可接触社区居民，实地了解服务对象家庭环境、设施、家庭成员的健康状况、家庭结构和家庭功能等，掌握服务对象家庭及社区居民的健康状况，维持和促进服务对象家庭及社区的健康。

（二）目的

1．协助家庭早期发现健康问题　通过家访，社区护士可了解家庭生活环境中影响家庭健康的因素，收集家庭及家庭成员的健康资料，可协助家庭早期发现家庭及家庭成员现存的或潜在的健康问题。

2．确定影响家庭健康的各种因素　家访可使社区护士确认影响家庭健康的各种危险因素，并逐步消除这些因素对家庭的影响，促使家庭形成民主、和谐的家庭氛围，确保服务对象的家庭健康。

3．帮助家庭寻求解决问题的方法　根据收集到的家庭资料以及家庭资源，在服务对象家庭的参与下，寻求适宜在服务对象家庭内开展的措施，进行有针对性的家庭护理。

4．提供家庭护理服务　利用护理专业知识和技术，为缺乏自我护理能力的家居患者或残疾者提供适宜、有效的家庭护理服务。

5．充分发挥家庭功能　调动家庭及成员的积极参与，促进家庭成员间的相互作用，促使家庭及其成员健康成长和发展，提供有关健康促进和疾病预防的健康教育，使家庭成员掌握与疾病相关的保健与护理知识，提高家庭及家庭成员自我保健的能力，协助发挥家庭功能，维持和促进家庭健康。

6．提供社区护理诊断的线索　广泛收集社区健康问题的信息，通过对社区某些具有共性健康问题的家庭进行分析，发现社区可能存在的或潜在的健康问题。

7．充分利用家庭支持系统作用　协助家庭发挥和利用有效的家庭支持系统，鼓励家庭充分利用家庭内外有关的健康资源，为家庭服务对象提供心理支持和帮助，使其增强战胜疾病的信心和勇气，心情愉悦地生活。

8．与访视家庭建立良好的信任关系　经常深入地开展家访工作，使社区护士与服务对象加深相互的了解和理解，建立融洽和信任的关系，同时获取真实的资料，有利于家庭护理工作的开展和实施。

二、家庭访视的对象与类型

（一）家庭访视的对象

1．进行首次评估的家庭。

2．有新生儿、年老体弱患者的家庭。

3．有特殊护理需求的家庭，如家庭中有急性病患者、慢性病患者、康复期患者、行动不便的患者、临终患者等。

4．家庭结构不完整或家庭功能不完善的家庭。

5．健康问题多发的家庭。

（二）家庭访视的类型

1．预防性家访　目的是预防疾病和促进健康，主要用于计划免疫、卫生宣教、妇幼保健性访视等。

2．评估性家访　目的是对照顾对象的家庭进行评估，常用于家庭功能不完善或有家庭危机的家庭，以及老弱病残者的家庭环境的考察。

3．连续照顾性家访　目的是为患者提供连续性的照顾，常定期进行。

4．急诊性家访　目的是解决家庭临时性的、紧急的情况或问题而进行的家访，如外伤、家庭暴力等急性事件。

三、家庭访视的程序

家庭访视的程序可分为访视前准备、具体的家庭访视、访视后的工作和评价等。家庭访视前的准备工作是家访成功的首要条件，社区护士在访视前必须要做好充分的准备。

（一）访视前准备

访视前的准备工作内容包括确立访视对象，确定访视目标，准备访视物品，联系访视家庭，安排访视路线等。

1．确立访视对象及优先次序　社区护士根据所负责的社区、家庭健康情况确定访视对象。访视对象多为婴幼儿、产妇、慢性病患者、高危人群等。社区护士在有限的时间和人力情况下，应有计划、有目的、有重点地安排家庭访视顺序。优先访视的原则应基于以下情况。

（1）影响人数的多少：一般地讲，影响人数多、范围比较广的健康问题应考虑优先，尤其是传染病，若不优先加以控制，将会影响到更多人的健康。

（2）威胁生命的严重程度：对于社区致死率高的疾病，应列为优先访视对象。

（3）是否留下后遗症：疾病后遗症会对患者家庭和社会带来极大的负担，如心肌梗死、脑卒中等出院后仍需加强护理的患者，应优先访视。

（4）卫生资源能否控制：对于预约健康筛查未能如期进行的患者，如糖尿病、高血压患者，疾病的控制情况将在很大程度上影响其今后的生活质量及家庭的经济状况，此类患者应优先访视。

2．确定访视目标　社区护士在家访前，必须先确定访视的目的、目标后再制订实际访视中的具体程序。此外，对整个家庭做连续性的管理时，其管理目标也要列出具体的要求，当经过一段时间的管理后，便可根据目标评价管理效果：目标设定是否正确，是否需要制订新的措施，是否需要继续管理，或是否现阶段可以结束。

3．准备访视物品　访视物品可分为两类。

（1）访视前应该准备的基本物品：包括体检工具，如血压计、体温计、听诊器、血糖仪、手电筒、量尺等；消毒物品与器械，如皮肤消毒剂、止血钳、无菌敷料、手套等；注射、输液工具与常用药物及记录单、地图、家庭护理手册等。

（2）根据访视目的而增设的物品：如对婴儿的访视，社区护士要准备秤、布包以测量体重；带齐有关母乳喂养和预防接种的材料；带手电筒、出声音的小盒子和红球以测查婴儿的行为神经能力。此外，应尽可能利用家中的物品，如体温表、训练婴儿用的各种玩具、冷热敷所需的物品、物理消毒用品等。

4．联系访视家庭　确定家访计划后应通过电话与家庭联系，预约和（或）核实访视时间、确切地址、路径，并简要了解服务对象的状态。如因为预约家庭提前准备而掩盖了护士想要了解的真实情况，则可安排临时性的突然访视。

5．安排访视路线　社区护士应在不违背优先访视原则的前提下，根据具体情况灵活安排访视程序和路线。一般访视对象的访视路线可依交通路线安排，以节约时间。如果一天访问多个家庭，其顺序是：先访问没有传染性疾病的新生儿、幼儿家庭，最后访问有传染性的患者家庭，以避免访视护士将病菌带到其他访视对象家中，引起交叉感染。

此外，社区护士访视出发前，还应该在访视机构留下自己的电话、出发和预定返回的时间，以及访视家庭的地址、路线、联系方式等，以备有特殊情况时，访视机构能尽早与访视护士取得联系。

（二）访视中的工作

访视个体、家庭的需要评估及目标的设立等，均需不断在实际访视活动中进行。访视家庭对家访有较大的控制力，社区护士要注意与访视对象建立良好的关系，要学会使用交流技巧处理访视中遇到的各种问题。

1．自我介绍　首先社区护士要向访视对象自我介绍工作单位、姓名，与访视对象确认住址和姓名。通过与家庭成员谈论一些较轻松的话题，使双方熟悉、放松，再介绍本次家访的目的，在和谐、轻松的氛围中开展本次家庭访视。

2．评估与计划　按护理程序进行家庭访视，先做家庭成员个别评估，然后再做家庭的评估，最后与家庭成员共同制订家庭护理计划。

3．实施护理措施　根据计划进行健康评估、健康教育、家庭咨询、实施护理操作等。在进行护理操作时，严格按照护理操作规则及要求进行，护理箱应放在护士的视野内，防止小孩或宠物好奇玩耍，并应注意护理箱周围的清洁，避免污染。操作后要妥善处理污染物，整理用物并洗手。在进行家庭咨询时，其对象是整个家庭，往往针对以下内容：

（1）家庭遗传学咨询：包括遗传病在家庭中发病的规律、婚姻限制、生育限制、预测家庭成员的患病可能等。

（2）婚姻咨询：夫妻之间的相互适应问题、感情发展问题、性生活问题、角色扮演问题、生育问题等。

（3）其他家庭关系问题：如婆媳关系、父子关系、母女关系、兄弟姐妹关系、继父、继母、领养子女的关系等。

（4）家庭生活的问题：第一个孩子出生、第二个孩子出生、最后一个孩子离家、退休、丧偶、独居等。

（5）子女教育和父母与子女的关系问题：儿童青春期的生长发育问题、与父母的关系适应问题、角色适应和交往方式问题、独立性与依赖性的平衡问题、人生发展与父母期望问题等。

（6）患病成员的家庭照顾问题：家庭成员患病的过程和预后、家庭应做出什么反应、家庭照顾的作用和质量等。

（7）严重的家庭功能障碍：往往是家庭成员间的交往方式问题或家庭遭遇重大的生活事件。

4．简要记录访视情况　访视中要及时记录收集到的资料、实施护理措施和指导的主要内容，记录要简明扼要，只记录重点，不要为了记录而忽视了与访视对象的交流。

5．结束访视　根据访视对象的具体健康问题，交代患者和家属有关注意事项，同时根据访视对象问题的缓急，预约下次访视时间和内容，可在访视对象家中的日历上做记号，提醒其准备，并给访视对象留下单位的有关信息，如电话、地址等，便于访视对象需要时联系。

（三）访视后的工作与评价

1．整理补充物品　实际访视完毕回到工作单位，应洗手、处理使用后的物品，整理和补充访视护理箱内的物品。

2．完善记录　对访视中计划的实施情况、护理对象的反应及协商的内容等在记录系统或健康档案和病历中进行详细的记录，以备日后评价参考，或作为护士本人对自我工作评价及改进工作的依据。访视记录可提供给其他工作人员，使其对患者或其家庭的健康问题有所了解，也可作为同行间交流、协作的条件。访视记录中的内容，可作为科研和教学的素材。记录原则为客观、正确、简洁、时效，应使用统一、规范的表格。

3．访视评价　不论是在访视中或是在访视后，护士应及时评价访视计划、效果等情况，以便及时修改访视内容，提高访视成效。并根据访视对象的健康问题是否解决，决定访视是否终止。

4．其他注意事项　访视后所有物品处理，应根据物品污染情况和病情设定处理方法，并向患者或家属交代清楚，以取得支持。对于社区护士不能解决的问题，应该与其他医疗服务机构、康复医师、设备供应商等取得联系，转诊访视对象或提供相应的帮助。

四、家庭访视的特点与注意事项

（一）家访的特点

1．家访的优点　家庭场所为照顾个体提供更多的机会，同时有利于指导家庭成员的参与。大多数人更愿意在家里接受照顾，人们在自己熟悉的环境中能够观察和考虑到与健康有关的环境因素，如住房状况、经济状况、环境因素等；更容易接受健康信息，理解生活方式对健康的影响；患者在家中接受护理，可减少因住院造成过多的医疗花费。

2．家访的缺点　家访存在花费时间多、工作效率相对较低、家庭中可能存在不利于治疗与护理的因素、被访视家庭的配合程度不同以及护士的安全问题有时难以保证等不足。

3．护士与服务对象的关系　在家庭护理工作中护士和服务对象的关系与在医院有所不同。在家庭护理中，环境因素受服务对象的控制，护士被看成是客人，护士与服务对象的关系持续时间较长。因此，在家庭护理中，护士与服务对象的关系具备以下特点：

（1）家庭对家访有较多的控制力：家庭成员可以明显地拒绝合作、设立访视时间或决定是否同意护士进入家中。

（2）护理目标多为长期：家庭中的临终关怀护理有的需要半年甚至更长的时间。一位刚诊断为糖尿病的患者，需要长时间调整用药、饮食及生活方式。社区护士通过长时间的护理，加深对家庭的了解，与家庭分享经验，更好地了解护理效果。

（3）护士的服务活动与家庭成员的行为相互依赖：家庭成员对他们的健康有更大的控制力，如果护士和家庭要获得长期的合作，需要建立共同的目标并相互配合。

（二）家访的注意事项

1．访视前尽可能用电话与家庭取得联系，询问好地址、方向及如何到达。

2．着装得体　访视护士穿着应合适、得体或按单位规定穿制服，穿舒适的鞋子，必要时能够跑动。不要佩带贵重的首饰。

3．随身带身份证、工作证、通讯工具及少量零钱。

4．尊重访视对象　访视护士应态度和蔼、稳重大方，尊重访视对象及家庭的交流方式、文化背景、宗教信仰等，保守访视对象及家庭的秘密。

5．服务收费　社区护士要向访视对象明确服务收费的内容和项目及免费的项目，一般家访护士不直接参与收费，护士也不能接收访视对象任何形式的礼物。

6．访视时间　一般家庭访视时间不超过 1 小时，并注意避开家庭的吃饭时间和会客时间等。

7．自我保护　护士在家访中应确保自身的安全，做好自我保护。如家访中有可能存在不安全因素，应要求陪同人员同行。如确认有以下情况应尽量避免单人前往：访视家庭对象是一个单独的异性；家庭地址偏僻，如小胡同、地下室或偏远的地方等；家庭成员中有精神异常者。在家访过程中看到一些不安全因素，如服务对象有敌意、情绪反常、打架、酗酒、吸毒、有武器等，护士可立即离开，同时可向访视家庭要求更换家访时间，并向机构通报此事。访视路途中严格遵守交通安全规则，并按计划好的访视路线进行家庭访视，不得进行其他活动。

8．保护家庭成员的安全　如果有人人身安全受到威胁，访视护士必须立即报警；如果有人受伤，护士必须立即通知急救中心。

第五节　居家护理

居家护理是适应社会需求的主要社区护理工作方法，也是医院住院护理服务在院外延续的一种形式，对有护理需求的个体及其家庭，在居家环境中获得定期性的专业护理服务，可达到维护健康、促进健康及预防疾病的目的。

一、居家护理的概念与目的

（一）居家护理的概念

美国护理联盟（National League for Nursing，NLN，1976）将居家护理（home care nursing）定义为“对生病、失能及损伤的人能在他们居住的地方，接受多种专科性健康护理”，目的在于维护健康，促进康复或减少因疾病所致的后遗症或残障。美国健康及人类服务部（Department of Health and Human Services）对居家护理的定义是：居家护理是连续性综合健康照顾的一部分，在个人及家庭居住的场所提供健康服务，目的在于增进、维护、恢复健康，或将残障或疾病的影响减至最小，使其发挥最高的独立功能。

目前，我国大多数专家比较认可的居家护理概念是社区护士直接到患者家庭中，在有医嘱的情况下，为居家的急慢性病患者、临终者、残障者、精神障碍者，提供连续的、系统的医疗护理服务。

（二）居家护理的目的

1．在患者及家庭方面

（1）提供持续性医疗护理，使患者在出院后仍能获得专业的护理。

（2）缩短住院时间，降低出院患者的再住院率及急诊的求诊频率。

（3）增强患者自我照顾的意识与能力，提高患者的生活质量。

（4）减少患者家属往返奔波于医院与家庭之间的辛苦。

（5）减轻家庭的经济负担和精神压力，增强家属照顾患者的知识与技能，调整家庭整体的身心、情绪、功能等，使其达到良好状态。

2．在护理专业及医疗机构方面

（1）扩展护理专业的领域，促进护理专业的发展。

（2）增加医院病床的利用率，降低医疗费用。

二、居家护理的类型与方式

（一）居家护理的类型

居家护理有三种类型：一是社区卫生服务中心，二是家庭病床，三是家庭护理服务中心，前两者是我国常用的居家护理服务形式，国外则常从家庭护理服务中心派遣护士进行居家护理。

1．社区卫生服务中心　由社区卫生服务中心的社区护士为本辖区患病的社区居民提供的护理方式，也是目前我国主要的居家护理服务形式。

2．家庭病床　家庭病床是指对需要连续的治疗和护理，且只能依靠医务人员上门服务的患者，由医院或社区卫生服务机构派出医务人员，以患者家庭为基本医疗单位设立病床。责任医生制订治疗方案，定期查房，医务人员按医嘱上门护理、治疗、记录档案，这样一种全过程的服务形式即为家庭病床。家庭病床服务应遵循方便、经济和高效的原则，以老年医学、康复医学、心理行为医学、保健医学和营养学为理论指导，为患者提供集医疗、保健、康复、健康教育和促进以及预防为一体的综合、连续性的服务。家庭病床可分为医疗型、康复型和综合型。

（1）医疗型：以收治老年性疾病、慢性病、常见病、多发病和中晚期肿瘤等病种为主体的类型。①诊断明确或基本明确，病情稳定的非危、重症患者，住院困难且需连续观察治疗的患者。②需长时间治疗，医院无条件收治的、病情允许在家庭治疗的患者。③年老体残，行动不便，到医院连续就诊困难的患者。④需予以支持治疗以减轻痛苦的中、晚期肿瘤患者。⑤经住院（含二、三级医院）治疗后病情稳定，出院后仍继续观察治疗的患者。⑥除传染病以外的其他适合在家治疗、护理的患者。

（2）康复型：心脑血管疾病等老年性疾病的康复期，可能已经遗留后遗症（功能障碍或残疾），根据病情需进行以社区康复治疗为主的患者。

（3）综合型：以诊断明确、治疗方案单一、长期卧床、适宜家庭治疗的慢性病患者为主要对象。根据病情制订护理计划，开展心理卫生、营养膳食、功能锻炼、疾病防治以及家庭医学保健知识的指导，培训家属掌握必要的护理知识，做好家庭生活护理，预防和减少并发症的发生。

3．家庭护理服务中心　是对家庭中需要护理服务的人提供护理的机构，美国称为家庭服务中心，日本称为访问护理中心。目前，发达国家正在积极推广和采用这种方式，我国暂时还没有，它是居家护理的发展方向，也是我国护理专家正在呼吁和努力的方向。

（1）机构与工作人员：机构是由医院、社会财团或民间组织等设置，经费主要来自护理保险机构，少部分由服务对象自己承担。工作人员包括：主任 1 名、副主任 1 名、医师 1 ~ 2 名、心理咨询医师 1 名、营养师 1 名、康复医师数名、社区护士数十名、护理员和家政服务员数十名。中心主任和副主任大多数由社区护士担任，个别地方由医师担任。

（2）服务方式：服务对象到中心申请，接到申请后服务中心派遣社区护士到其家庭进行访视与评估。评估内容包括：家庭环境、需要护理情况、需要护理员进行生活护理情况、需要医师诊治情况、是否需要康复医师或心理咨询师介入，是否需要家政服务员等。

（二）居家护理的方式

居家护理主要是以个案管理的方式提供服务，即由居家护理人员提供个案所需的各项护理服务。选择护理对象时要考虑以下方面：有必要接受居家护理的患者；负责医生推荐的患者；患者及家属愿意在家接受护理者；有条件接受家属照顾的患者，患者的护理费用纳入相关保险等。居家护理人员在利用护理程序进行个案管理时应做到：

1．评估个案对居家护理服务的需求。

2．制订适合个案需要的整体护理计划，以维持或恢复个案独立性的功能。

3．利用和安排适当的资源与转介，提供完整性服务。

4．作为患者的代言人，提供监测及协调各项健康服务。

5．从个案的健康状况评价护理计划的有效性。

居家护理所提供的护理技能的详细内容和步骤已在护理学基础课程中阐述，可根据居家护理的具体需要选择应用。

需要注意的是居家患者的健康照顾，往往是由各专业人员，如居家护理人员、医师、心理咨询师、营养师、康复医师、社工人员、药剂师等组成一个小组，提供多元化的服务。

三、居家护理的困难与展望

居家护理服务可为患者提供安全而熟悉的社会心理环境，保持对各种健康问题和健康责任的连续性，具有方便性、灵活性和经济性等很多优点，但居家护理仍面临诸多困难，如患者家中必须要有人能担负起照顾的责任，若是独居患者或无家人照顾者，就很难选择此种服务。此外，我国相应的政策没有出台，居家护理教育落后、资源管理缺乏、转介制度不健全等，都是居家护理经常面临的困难。因此，居家护理未来的发展方向应包括：

1．建立居家护理工作模式　建立各类疾病所引发的残障、失能、损伤的居家护理工作模式，如高血压患者的居家护理、糖尿病患者的居家护理模式等。

2．扩大服务内容和范围　提供包括技术性服务在内的综合性服务以及建立和健全居家护理的规范化管理制度和质量管理体系，如居家患者病情变化需要住院时住院的方法，需要继续治疗和护理的患者出院后获得居家护理的方式等，培训居家护理人员和建立资格认定制度等。

3．出台相应政策　加大居家护理的政府投资力度，出台长期护理保险政策和保障制度等。

4．加强部门协调、整合服务资源　将医疗、护理、预防保健等多方力量进行整合，提高居家护理的服务水平和服务质量。

知识链接

居家姑息照护

居家姑息照护（residential palliative care）是姑息照护实践开展的服务形式之一，也称姑息家庭护理（palliative home care），我国台湾省将其称作“安宁居家疗护”，香港地区称为“居家舒缓护理”或“宁养护理”。居家姑息照护是由卫生保健专业人员、社会工作者、志愿者及家庭照护者等组成的一支多学科团队，以社区为基础，以家庭为单位，强调在照护团队、患者及其家属之间建立良好的合作关系，共同致力于帮助患有不可治愈疾病的患者及其家属获得和维持最大限度的躯体、心理、社会和精神方面的良好生活质量。

（引自：何国平，赵秋利．社区护理理论与实践．北京：人民卫生出版社，2012.）

四、居家护理人员的条件及教育

（一）居家护理人员的条件

居家护理的工作环境复杂而且多变，需要居家护理人员具有高度的独立自主性。因此，居家护理人员必须具备综合的专业理论与技能，才能胜任居家护士的工作。居家护理人员应具备的条件如下：

1．学位　在国外，提供居家护理服务的护士必须获得硕士学位或大学本科后经过一年以上的专门培训，取得国家承认的资格，方可从事居家护理工作。

2．临床经验　具备 2 ～ 5 年以上的临床经验，最好是具有内、外科，ICU 或急诊护理的经验。

3．知识与能力

（1）必须具备有关个人、家庭、团体以及社区的相关知识及在社区环境中应用护理程序，来解决个案问题的能力。

（2）具备独立判断力与决策力，有独立处理患者各种生理、心理、环境及社会方面问题的能力。

（3）具备良好的人际关系和沟通技巧。

（4）具备三级预防保健技术和评估的能力。

（二）居家护理人员的教育

除了具备以上的知识、能力及经验等，社区护士尚需具备人文科学、社会科学及人类发展学等相关知识。在居家护理人员教育中，应注重以下知识与技能的培训：

1．个体健康评估方法、家庭评估与健康管理、社区评估。

2．内科护理、外科护理、老年人护理、慢性病护理、急救护理。

3．各项护理技术的训练。

4．营养状态评估与指导。

5．个案管理。

6．健康教育的理念与技巧。

7．居家护理的相关法规与伦理。

8．社会资源的认识与利用，成本与质量的控制。

9．居家感染控制与安全措施。

五、国内、外居家护理的发展现状

（一）美国

居家护理的起源可追溯到 1859 年英国威廉·若斯蓬（William Rathbone）爵士因雇用护理人员到家照顾卧病在床的妻子的经验，进而自费雇用护理人员从事贫病者的访视照顾工作。居家护理专业的起源则是 1893 年美国莉莉安·伍德以公共卫生护士的身份在纽约市照顾在家的贫困患者开始的。

居家护理在美国的蓬勃发展与医疗费用的上涨有密切的关系。美国在 1976 年首创了一种具有挑战性的医疗费用预付制即 DRGs（Diagnosis Related Groups，按病种付费），1983 年为医疗保险所采用，成为支付医疗费用预定付款制度，这是一项依照诊断关系群预先付给固定医疗保险额的制度，因而使得患者住院天数大为缩短，也使得居家护理快速发展。

1．居家护理机构分类

（1）政府机构：政府机构的居家护理服务兼有促进健康、预防疾病的目标，并且有政府经费支持，通常可以有比较完整的公共卫生护理服务。

（2）私立非营利的居家护理机构：通常是由慈善机构所赞助，例如联合会（United

Way)、老年医疗保险（Medicare）、贫困医疗补助（Medicaid）、访视护士协会（Visiting Nurses Associations）等。

(3) 混合型的居家护理机构：是兼有政府的和私立非营利的机构，目的在于降低花费并预防重复的服务。

(4) 以医院为基础的居家护理机构：其发展基本上是因住院费用的高涨和满足出院患者持续性护理的需要。

(5) 营利性质的居家护理机构：其与私立非营利的居家护理机构最大的不同点，是营利性质的居家护理机构不能免税，而私立非营利的居家护理机构可以免税。

多种形式的居家护理机构同时并存，形成的竞争可以促成一股力量来维持居家护理服务的品质。

2．特点

(1) 居家护理是医院护理的延续和补充：美国由于实施利用诊断关系群的预先付费系统，居家护理为缩短住院日提供了可能，同时也是维持慢性病患者住在社区中的措施。

(2) 居家护理是长期护理的基础：长期护理指的是对那些需要协助方能进行每日活动的人所提供的护理，包括健康的护理，也包括支持性的服务。它所需要的时间可能是一天二十四小时，也可能是一个月几小时；所需要的次数可能随时间而增加，也可能随时间而减少，因此居家护理应是长期护理的基础。

(3) 居家护理是持续性护理的基础：持续性护理是一个协调的活动过程，在此过程中患者与提供护理者共同合作，使得健康护理从一个机构或个人转移到另外一个。理想的持续性护理要同时考虑患者和家庭的需要、社会上可利用的资源和提供护理的社会经济状况。

(4) 居家护理服务的质量保证：美国健康护理财政局（Health Care Financing Administration，HCFA）负责国家与健康有关的财政事务以及品质保证工作。美国健康护理财政局在1982年采用的居家护理服务质量管理措施：一为行政上施政方针的审查；二为临床记录的审查。除此之外，居家护理服务还可以同行审查记录的方式来确保居家护理服务的质量。

3．居家护理的标准　1983年美国医院评定联合委员会（The Joint Commission on the Accreditation of Hospitals，JCAH）对于以医院为基础的居家护理服务制订的标准如下：

(1) 居家护理服务的目标与服务项目应清楚明确，至少包括专业护理服务及其他治疗性的服务。

(2) 居家护理服务应配合行政与医疗以及足够的合格人员，以提供患者护理，达成以医院为基础的居家护理服务目标。

(3) 居家护理服务应有书面的指导方针与工作细则作为准则。

(4) 居家护理服务的行政工作及专业活动应进行翔实的记录。

(5) 居家护理服务的质量及适用性，应定期审查以确保服务的有效性及目标的实现。

（二）中国台湾地区

中国台湾地区居家护理的发展始于1971年，由彰化基督教医院创立社区健康部，开始实施居家护理。马偕医院于1976年设立社区健康中心提供居家护理的服务，服务的对象包括出院患者及3分钟车程内需要居家护理的居民。两家医院均在非营利的经营理念之下，虽然亏损，但仍继续不辍。

目前以医院为基础的居家护理机构有台北荣民总医院等35所。独立形态的居家护理机构台北市护理师护士公会，在“卫生署”资助下于1986年开始试办居家护理服务，高雄市、台中市的护理师护士公会以相同模式跟进。由于出院后护理成为必然的发展重点，再加上台湾《护士法》已通过施行，预期今后两种类型的居家护理机构的成长将更为快速。

1．居家护理的内容　从事居家护理工作者应具有至少2年的临床护理经验；居家护理的科别顺序依次为内科、康复科、外科及外科监护病房。执行居家护理工作应具备的知识与技能依重要性为：身体评估的知识与技能；急救的知识与技能；健康教育的概念、知识与技术；康复的知识与技能；运用社区资源的能力；心理辅导的技巧；家庭健康管理的能力等。从事居家护理的人员必须要熟悉的护理技术为：一般伤口护理、更换鼻胃管、气管切开护理、导尿、膀胱功能训练、抽血、注射、灌肠和膀胱灌洗等。

2．居家护理与公共卫生护理　居家护理的发展也对公共卫生护理的发展带来很大的冲击。以前公共卫生护士是社区中提供护理的唯一人员，而今医院也开办居家护理部门，提供居家护理服务，此种情况使得传统的公共卫生价值观和竞争的模式受到考验。虽然居家护理的服务可提供病患在家所需要的护理，但是通常无法给予整体性、以家庭为中心的、预防性的及促进健康的服务。公共卫生护士面临新的挑战，协调、转介与合作越来越重要，只有公共卫生护士与居家护理人员密切的合作，才能使持续性护理有效地实施。

总之，台湾居家护理的发展将使传统的公共卫生护理与临床护理之间的差距缩短，居家护理人员跨越医院的界限将持续性护理和长期护理结合在一起。

3．全民健康保险居家护理要点　居家护理的适用条件如下：

（1）患者只能维持有限的自我照顾能力，即清醒时间超过50%以上，活动限制在床上或椅子上。

（2）有明确的医疗与护理服务项目需要服务者。

（3）病情稳定，能在家中接受治疗和护理措施者。

以4个月为一期，若病情需要继续护理，应经医师诊断后填写居家护理申请书；申请延长护理的患者，每次以延长2个月为限。护理人员居家护理访视次数，每个月以2次为限，因病情需要多于2次者，申报费用时应附居家护理计划并评述理由。护理项目如下：

（1）访视、诊查。

（2）遵医嘱执行医护措施。

（3）呼吸、消化及泌尿系统各种导管与造瘘口的护理。

（4）代采集标本送检。

（5）有关患者护理指导及服务事宜。

医师居家访视次数，则以每2个月一次为限，若患者病情有显著变化，访视次数需多于规定的次数时，申报费用须附访视记录并详述理由。

住院患者经医师评估可转居家护理者，由医师开立居家护理医嘱单；或社区中符合居家护理条件者，可向设有居家护理服务部门的保险医疗机构或护理机构申请，申请获得同意后应拟定完整的居家护理计划，排定访视时间，两日内检查居家护理申请表，连同医师开立的居家护理医嘱单，交台湾“中央健康保险局”核备。

4．台湾地区居家护理的未来展望　全民健康保险已将居家护理纳入医疗保险给付中，居家护理机构的数目和从事居家护理工作的人数也都增加许多，有关从事护理工作的资格规定于1993年正式全面实施。但居家护理的发展还面临着许多困难与挑战：医疗保险给付制度不健全、家中提供护理人力的缺乏、转介制度不健全、居家护理人员人力与能力还有待提高、居民与医学界的接受度仍然不高、居家护理经营尚须有企业化的管理。此外，由于居家护理服务是近年来新兴的服务，有关设置的标准、管理办法及列入医院评价都还没有规则可循，将来为确保服务的质量，制定相关的法规也是重要的课题。

（三）中国内地

在我国内地，居家护理主要是围绕家庭病床开展，家庭病床自 20 世纪 50 年代在天津兴起以来，很快就普及到全国，但由于各种原因，多年来各地开展水平不一。1984 年原卫生部下达了《关于进一步加强家庭病床工作的通知》，以及 20 世纪 90 年代末国务院八部委《关于城镇医药卫生体制改革的指导意见》和十部委《关于发展城市社区卫生服务的若干意见》的出台，有力地推动了家庭病床工作的开展和提高。近年来，随着卫生改革的不断深入和市场经济体制的建立，我国大多数城市的医院都积极尝试建立家庭病床和居家护理服务，很大程度上满足了社区居民的健康需求，取得了较好的社会效益。但由于经费投入不足、管理薄弱和全科医生培养不力等原因，社区家庭病床服务的生存与发展再次受到挑战。因此，在市场经济条件下，社区家庭病床作为社区卫生服务的一项基本内容，如何去适应市场经济新形势，调整政策，规范管理，尽快摆脱面临的困境，在保证生存的同时寻求发展，这是基层卫生管理人员和社区卫生服务工作者需要进一步研究和解决的新问题。

练习题

一、名词解释

1．家庭

2．家庭访视

3．居家护理

二、单项选择题

1．家庭关系的本质是

A．经济关系

B．情感关系

C．婚姻关系

D．亲缘关系

E．伙伴关系

2．现代社会中家庭的主要类型为

A．核心家庭

B．主干家庭

C．联合家庭

D．单亲家庭

E．复式家庭

3．从人类社会发展的过程来看，家庭主要类型的演变次序是

A．核心家庭—主干家庭—联合家庭

B．主干家庭—联合家庭—核心家庭

C．联合家庭—核心家庭—主干家庭

D．联合家庭—主干家庭—核心家庭

E．主干家庭—核心家庭—联合家庭

4．关于家庭类型，下面的陈述错误的是

A．核心家庭规模小、人数少、结构简单、关系单纯

B．核心家庭家庭内部只有一个权力和活动中心，便于做出决定，也便于迁移

C．主干家庭往往有一个权力和活动中心，还有一个次中心存在

D．联合家庭结构相对松散且不稳

定，难以做出一致的决定

E．单身家庭不具备传统的家庭形式，也不行使着家庭的功能

5．下列关于家庭生命周期的说法，错误的是

A．根据家庭发展的特征，家庭生命周期包括新婚期、第一个孩子出生期、有学龄前儿童期、有学龄儿童期、有青少年期、孩子离家创业期、空巢期和退休八个阶段

B．每个家庭都要经历家庭发展的各个阶段

C．家庭生命周期中各阶段面临的主要家庭问题是家庭发展的任务

D．家庭成员相互协调共同面对，可使家庭发展任务更容易完成

E．家庭发展任务给家庭成员带来的挑战常常是相冲突的

三、多项选择题

1．家庭的最基本功能包括

A．满足情感的需要

B．生殖和性需要的功能

C．社会化功能

D．经济功能

E．健康照顾功能

2．影响家庭健康的主要家庭事件包括

A．角色冲突

B．家庭冲突

C．离婚

D．严重疾病与伤残

E．失业

四、简答题

1．简述家庭评估的主要内容。

2．从家系图中可获得关于家庭的哪些信息？

五、论述题

1．社区护士在家庭访视过程中须注意的事项有哪些？

2．试述居家护理的困难与展望。

参考答案

一、名词解释

1．家庭是一种重要的关系，是由一个或多个有密切血缘、婚姻、收养或朋友关系的个体所组成的团体，是社会团体中最小的单位，也是家庭成员共同生活、彼此依赖的处所。

2．家庭访视是在服务对象家庭环境里，为了维持和促进家庭健康而提供的护理服务活动。

3．居家护理是指社区护士直接到患者家庭中，在有医嘱的情况下，为居家的急性病患者、慢性病患者、临终者、残障者、精神障碍者，提供连续的、系统的医疗护理服务。

二、单项选择题

1. B　2. A　3. D　4. E　5. B

三、多项选择题

1. ABCDE　2. BCDE

四、简答题

1．家庭评估的主要内容包括：对家庭地址、环境、家庭成员的基本情况、家庭成员生活方式、家庭成员健康状况及医疗保险形式、家庭健康管理情况等基本资料的收集，对家庭患病成员状况的评估，对家庭结构的评估，对家庭生活周期阶段的判断及对家庭压力事件和危机的评估，对家庭功能的评估及社会支持度的评估，对家庭资源及家庭应对和处理问题的能力与方法的了解等。

2．一般可从家系图中获得以下几个方面的资料：家庭人数、家庭的结构类型、家庭生活周期、家庭关系、疾病的发病情况、家庭成员的基本资料。

五、论述题

1．社区护士在家庭访视过程中须注意的事项包括：

（1）访视前尽可能用电话与家庭取得联系，询问地址、方位及如何到达。

（2）着装得体：访视护士穿着应合适、得体或按单位规定穿制服，穿舒适的鞋子，必要时能够跑动。不要佩带贵重的首饰。

（3）随身带身份证、工作证、通讯工具及少量零钱。

（4）尊重访视对象：访视护士应态度和蔼、稳重大方，尊重访视对象及家庭的交流方式、文化背景、宗教信仰等，保守访视对象及家庭的秘密。

（5）服务收费：社区护士要向访视对象明确服务收费的内容和项目及免费的项目，一般家访护士不直接参与收费，护士也不能接收访视对象任何形式的礼物。

（6）访视时间：一般家庭访视时间不超过 1 小时，并注意避开家庭的吃饭时间和会客时间等。

（7）自我保护：护士在家访中应确保自身的安全，做好自我保护。如家访中有可能存在不安全因素，应要求陪同人员同行。如确认有以下情况应尽量避免单人前往：访视家庭对象是一个单独的异性；家庭地址偏僻，如小胡同、地下室或偏远的地方等；家庭成员中有精神异常者。在家访过程中看到一些不安全因素，如服务对象有敌意、情绪反常、打架、酗酒、吸毒、有武器等，护士可立即离开，同时可向访视家庭要求更换家访时间，并向机构通报此事。访视路途中严格遵守交通安全规则，并按计划好的访视路线进行家庭访视，不得进行其他活动。

（8）保护家庭成员的安全：如果有人人身安全受到威胁，访视护士必须立即报警；如果有人受伤，护士必须立即通知急救中心。

2．居家护理服务可为患者提供安全而熟悉的社会心理环境，保持对各种健康问题和健康责任的连续性，具有方便性、灵活性和经济性等很多优点，但居家护理仍有它的困难，如患者的家中必须要有人能担负起照顾的责任，若是独居的患者或无家人照顾者，就很难选择此种服务。此外，我国相应的政策没有出台，居家护理教育落后，资源管理缺乏、转介制度不健全等，都是居家护理经常面临的困难。因此，居家护理未来的发展方向应包括：

（1）建立居家护理工作模式：建立各类疾病所引发的残障、失能、损伤的居家护理工作模式，如高血压患者的居家护理、糖尿病患者的居家护理模式等。

（2）扩大服务内容和范围：提供包括技术性服务在内的综合性服务以及建立和健全居家护理的规范化管理制度和质量管理体系，如居家患者病情变化需要住院时住院的方法，需要继续治疗和护理的患者出院后获得居家护理的方式等，培训居家护理人员和建立资格认定制度等。

（3）出台相应政策：加大居家护理的政府投资力度，出台长期护理保险政策和保障制度等。

（4）加强部门协调、整合服务资源：将医疗、护理、预防保健等多方力量进行整合，提高居家护理的服务水平和服务质量。

（张金梅）

第四章

社区健康教育与健康促进

学习目标

1. 掌握健康促进与健康教育的概念，促进健康行为的种类，危害健康行为的分类，与疾病相联系的健康相关行为，社区健康教育的方法和步骤。
2. 熟悉健康促进、健康教育与卫生宣教之间的关系，构成人类行为的五个基本要素，常用的改变健康相关行为的理论模式。
3. 了解行为的概念和行为发展的影响因素，健康促进活动的五个领域和三大基本策略。

第一节　概　述

20 世纪 70 年代以来，随着人类疾病谱的显著变化、医学模式的转变以及大卫生观的确立，社区健康教育与健康促进已在全球范围内迅速发展起来，完整的学科体系已逐渐形成。健康教育与健康促进在卫生保健总体战略中的地位得到了全世界的关注，并正在向纵深发展，社区健康教育是健康促进与健康教育体系中重要的组成部分。

一、健康教育

（一）健康教育的概念

健康教育（health education）是指通过信息传播和行为干预，帮助个人和群体掌握卫生保健知识、树立健康观念，自愿采纳有利于健康的行为和生活方式的教育活动与过程。健康教育的最终着眼点是促进个人或群体改变不良行为与生活方式。因为行为与生活方式是影响人类健康的主要因素之一，因此，健康教育也就成为了最重要的主动健康保护措施之一。

社区健康教育（community health education）是以社区人群为教育对象，以促进全面健康为目标，有组织、有计划、有评价的健康教育活动。其实质是一种干预，它提供人们行为改变所必需的知识、技术与服务等，使人们在面临促进健康、疾病预防、治疗、康复等各个层次的健康问题时，在知情同意的前提下，有能力做出行为抉择。因此，社区健康教育作为初级卫生保健的第一要素，是社区护理的工作重点，也是创造健康社会环境的“大卫生”系统工程的一部分。

（二）健康教育与卫生宣教

健康教育是架起健康知识与健康行为之间的桥梁。健康教育与传统意义上的“卫生宣教”既有联系，又有区别。健康教育是在既往卫生宣教的基础上发展而来的，且目前在中国这样一个发展中国家，卫生宣教仍是健康教育的最主要手段之一，需要提高质量和效果，但它不是健康教育的全部内容。与传统的卫生宣教相比，健康教育有特定的明确的目标——促使改善健康相关行为；健康教育是具有明确对象的，有计划、有组织、有评价的，双向传播为主，注重反馈和行为改变效果的系统的教育活动。而卫生宣教则通常是单一方向的信息传播，它的宣传对象比较泛化；且不注重反馈信息和行为改变效果。因此，健康教育是卫生宣传在内容上的深化、范围上的拓展和功能上的扩充。

（三）社区健康教育的特点

与医院健康教育相比较，社区健康教育主要有以下特点：

1．以健康为中心　是社区健康教育最重要的一个特点。社区健康教育以促进健康为目标，这也是其与医院健康教育最根本的区别。

2．广泛性　社区健康教育的对象不是仅仅限于某一个人或某一群体，而是社区的所有居民，包括患者和健康人。在进行社区健康教育的每一个步骤中，既要考虑到整个社区，又要考虑到某一特定人群或某一家庭，甚至某一个人；既要考虑到如何开发领导层，又要考虑到如何协调社会各界力量。因此，社区健康教育比医院健康教育更为广泛。

3．连续性　由于社区健康教育是以健康为中心，因此它贯穿人从出生到死亡的整个一生。针对各个年龄阶段，健康教育的内容、形式有所不同。

二、健康促进

（一）健康促进的概念

世界卫生组织曾将健康促进（health promotion）定义为：“健康促进是促进人们维护和提高他们自身健康的过程，是协调人类与他们环境之间的战略，它规定个人与社会对健康各自所负的责任。”美国健康教育学家劳伦斯·格林（Lawrence W Green）指出：“健康促进是指一切能促使行为和生活条件有益于健康改变的教育与环境支持的综合体。”其中环境包括社会的、政治的、经济的和自然的环境；而支持即指政治、立法、财政、组织、社会开发等各个系统。1995 年 WHO 西太区办事处发表的《健康新视野》指出“健康促进是指个人与其家庭、社区和国家一起采取措施，鼓励健康的行为，增强人们改进和处理自身健康问题的能力”。健康促进的基本内涵包括个人和群体行为改变以及政府行为改变两个方面，并重视发展个人、家庭、社会的健康潜能。由此可见，健康促进是一个综合教育与调动社会、经济和环境条件的活动，以防治疾病、增进健康的总体战略。

社区健康促进（community health promotion）是指社区的个人及其家庭和社区一起采取措施，增强社区人群改进和处理自身健康问题的能力。

（二）健康促进的活动领域

1986 年首届国际健康促进大会通过的《渥太华宣言》指出：健康促进是一个综合的社会政治过程，它不仅包含了加强个人素质和能力的行动，还包含了改变社会、自然环境以及经济条件，从而减少它们对大众及个人健康的不良影响。因此，应在如下五个领域优先开展工作：①建立促进健康的公共政策；②创造健康的支持环境；③加强社区的整体行动；④培养发展个人技能；⑤调整卫生服务方向。宣言体现出健康促进是由全社会共同努力的，全面针对除生物学因素外所有影响健康的因素的战略活动。

知识链接

《雅加达健康促进宣言》

1997 年发表的指导 21 世纪健康促进发展的《雅加达健康教育宣言》又提出了五个健康促进需优先考虑的方面：①提高对健康的社会责任；②增加对健康发展的资金投入；③扩大健康促进的合作关系；④增强社团及个人能力；⑤保护健康促进工作的基层组织。

（WHO. Jakarta Declaration on Leading Health Promotion into the 21st Century. 1997）

（三）健康促进的基本策略

《渥太华宣言》同时还指明了健康促进的三项基本策略，它们是：①倡导：倡导政策支持、社会各界对健康措施的认同和卫生部门调整服务方向和激发群众关注与参与。②赋权：帮助群众获得正确观念、知识和技能，赋予他们人人享有健康的权利。③协调：协调个人、社区以及社会各个方面在健康促进中的利益和行动。联合国儿童基金会进一步提出，“社会动员”是健康促进的核心策略。

三、健康教育与健康促进的关系

健康教育与健康促进关系密不可分。健康促进的涵义比社区健康教育更为广泛，包含了健康教育，而健康教育是健康促进战略中最活跃的具体工作部门。

一方面，健康教育需要健康促进的指导与支持。健康促进的五个工作领域和三项基本策略，要求全社会承担健康职责参与健康工作，为健康教育提供了指导支持与保障。

另一方面，健康促进需要健康教育推动和落实。健康促进各活动领域的开展必须依靠健康教育的具体活动。

四、社区健康教育与健康促进的工作原则

社区健康教育与健康促进的工作原则是工作目标明确、以社区实际情况为依据、以调查工作为基础、因地制宜地设计工作措施和工作方法、严格评价和有效督导。这些社区健康教育与健康促进的基本工作原则是国外开展社区健康教育和健康促进的经验总结。

具体来说，就是在工作中选择社区突出的健康问题作为工作目标，以社区现有的条件为工作基础，注重健康教育计划实施前后的情况调查和对比，因地而异、因人而异、因时而异创造性地开展工作，工作实施中要有有效、明确的监督指导，计划实施结束后要有细致、认真的总结评价。

五、健康教育与健康促进在社区护理中的作用和意义

（一）社区护理与健康教育、健康促进的关系

健康是每一个公民的权利，全民整体的健康则是一个国家健康的基石。一个人的健康与其行为、生活方式、环境及如何利用卫生保健资源是密切相关的。而如何建立健康的行为和生活方式、如何改善其生活环境、如何充分利用卫生保健资源则正是社区健康教育和健康促进的内容。因此，为推动“人人享有健康”这一全球卫生战略目标的实现，各国政府在推进初级卫生保健过程中，都首先考虑实施健康教育与健康促进的具体策略，首当其冲的就是社区参与。社区预防服务就是采用健康促进的策略，以健康为中心、以社区为范畴、以人群为对象，动员社区内多部门合作人人参与的综合性服务。

社区护士正是完成这一任务的关键人群。一方面，随着现代护理模式的转变，护理工作的范围也在不断地拓宽，教育者已成为护理工作人员的重要角色之一，社区则是护理工作人员进行健康教育的最佳场所；另一方面，社区护士最深入基层，最了解居民的需求。因此，开展健康教育、健康促进的具体工作，是社区护士的重要职责，是社区护理的重要组成部分。社区护理的目标是促进和维护健康，这一目标的实现必须以居民认识到健康的重要，并以促进、维护健康的愿望为前提，而社区健康教育则是实现这一目标的最基本、最首要的手段及方式。另一方面，也正是社区护士在社区卫生保健中的具体工作，从根本上保障了健康教育与健康促进工作的全民参与，促进了健康促进在全社会的开展和实施。

根据我国社区卫生服务的发展现状，虽然社区护士在社区健康教育中扮演着比较重要的角色，但目前我国社区护士的知识结构和健康教育能力尚有欠缺，因此，社区护士对于健康教育与健康促进的工作内容和方法、知识体系和现实意义都必须有透彻的了解和掌握，只有这样，社区护理的具体工作才能在正确的理论体系指导下正确地开展起来。

（二）社区护理中健康教育与健康促进的作用

在社区护理中实施健康教育和健康促进的策略具有重要的意义：①有助于宣传社区卫生服务，帮助社区居民了解社区卫生服务的有关政策和目的等；②有助于帮助社区居民从身体、心理、社会、文化等各个方面来了解、认识和处理自身的健康问题，转变其健康观念，普及自我保健知识，激励社区居民为自己的健康负责，改变不良行为和生活习惯；③有助于建立良好的医患关系，营造有利于健康的社区环境和社区意识，构建和谐健康社区。

第二节 社区健康教育与健康促进的相关理论

案例

Brownson 等对现在吸烟者、曾吸烟者和不吸烟者进行调查，发现绝大多数的现在吸烟者（83%）、曾吸烟者（92%）和不吸烟者（91%）都相信吸烟对健康有害。但尽管如此，曾吸烟者认为对自己健康有较大的损害，而现在吸烟者则认为对自己损害不大。Strecher 等的研究表明，吸烟者与非吸烟者比较，低估了吸烟对患心脏病、肿瘤和脑卒中的危险性。Brownson 在研究中发现，在吸烟者和非吸烟者中，认为戒烟与否对健康好处的差别不大。当结合戒烟的障碍进行研究时，对于不同动机的吸烟者来说，行为改变的结果不同。戒烟的障碍包括紧张、焦虑、担心体重上升、受到其他吸烟者的压力、担心复吸等。缺乏自我效能和是否察觉到障碍有极强的联系。

问题与思考：

1．为什么绝大多数人都认识到了吸烟的危害，却仍然吸烟？

2．对吸烟者开展健康教育时，应注意哪些问题？

据 WHO 1992 年估计，全球约 60% 的死亡与不良的行为和生活方式有关。有学者在 *Nature*（2007）发表文章，认为未来 10 年，全球将有 3.88 亿人死于不良生活方式引发的慢性病。而社区健康教育与健康促进的主要目的正是改变人们的不良行为，建立有益于健康的行为和生活方式。因此，要更好地开展健康教育与健康促进，必须了解行为存在及行为改变的影响因素，以便通过有效的健康教育手段，更好地控制、干预、预测人类的行为。

一、行为

（一）行为的概念

行为（behavior）是具有认知、思维能力、情感、意志等心理活动的人，对内、外环境因素做出的能动反应。这种反应可能是外显的，能被他人直接观察到的行为；也可能是内隐的，不能被直接观察，而需要通过观察外显行为来间接了解的，如思维活动和情感过程。

人类行为由以下五个基本要素构成。

1．行为主体　发出行为的人。

2．行为客体　人的行为所指向的目标。

3．行为环境　行为主体与行为客体发生联系的客观环境。

4．行为手段　行为主体作用于行为客体时所应用的工具或使用的方法。

5．行为结果　行为主体预期的行为与实际完成的行为之间相符合的程度。

尽管人类的行为表现错综复杂，但人类的行为特征仍有一定的规律性。健康教育活动对人类行为的基本要素都需要进行考察研究。

（二）行为的特征

1．人类行为具有生物和社会双重属性。

（1）人类行为的生物性：行为受机体生理状态影响，且行为表现特征与遗传有关。人的本能行为是由人的生物属性所决定，而非后天习得，主要包括摄食行为、性行为、睡眠、躲避行为或防御行为、好奇和追求刺激的行为。

（2）人类行为的社会性：人的社会性行为是通过社会化过程确立的。在这种情况下，人类个体通过与他人的交往、模仿、学习、教育、工作等形成了得到社会承认、符合社会道德标准、行为规范和价值观念的社会行为。健康教育则是希望通过社会化，来使每个社会成员养成有益于自身、他人和社会健康的行为和生活方式。

2．人类行为的目的性　人的绝大多数行为具有目的性和计划性，人类行为的目的性是健康教育的前提。

3．人类行为的可塑性和可控制性　这是实施健康教育的前提，年纪越小可塑性越大，社区健康教育应注意抓住人社会化关键期的教育训练，帮助人们培养健康的行为。

4．人类行为的差异性　个体间遗传素质不同，行为表现有差异性；个体行为受个性心理特征支配，对同一刺激表现出不同行为反应；个体行为受外界环境条件影响（时代特点、地理环境），表现出差异性。因此，健康教育的实施必须因人而异，因势利导。

（三）行为的发展和适应

1．行为的发展　是指个体在其生命周期中行为形成与发展的过程，即在个体出生以后，随着生理的发育、心理的成熟以及社会交往的不断扩大，个体行为不断变化和发展的过程。在这个过程中，个体行为由于遗传因素与后天的学习作用，从偶然的、非系统的行为逐渐发展为连续的行为，行为内容也越来越复杂。

2．人类行为发展具有连续性和不平衡性　连续性是指个体在其整个一生中行为是不断发展变化的，这为通过健康教育改善服务对象和健康有关的行为提供了可能性；不平衡性是指人的行为在不间断发展过程中又呈现出阶段的特点，即在某些阶段行为发展速度较快，在某个阶段某些行为的发展又十分重要，这提示要帮助服务对象形成有益健康的行为，就要注意利用与该行为有关的关键发展阶段。

知识链接

吸烟行为的发展

研究显示，半数以上的吸烟者首次试吸烟行为发生在小学高年级或初中。并且，从小学到大学，该人群在每一次升学前后都伴随着一次吸烟率的明显升高。这说明，多数吸烟者的吸烟行为起始于少年时代，形成于青年阶段；从少年到成年早期，吸烟率随年龄增长的持续升高表现出不平衡性和阶段性；吸烟行为的形成时期，多数也正是其自身价值观和世界观形成的关键时期。这些提示我们，控烟健康教育与健康促进的重点应放在青少年期，抓住吸烟行为形成发展的关键时期，并与素质教育相结合。在未形成稳定吸烟行为前开展健康教育活动可能比戒烟的效率更高。

（引自：郑振佺，霍建勋．健康教育学．北京：科学技术出版社，2008）

3．人类行为的适应　行为的适应是指个体与环境之间保持动态交互作用的过程。人类个体为了适应环境，需要认识环境、与其他个体交流，从而发展了语言、感知觉、思维与智力。这种发展反过来又提高了人类适应环境的能力。其基本适应形式包括：反射、自我控制、调试、顺应、应对、应激等。认识和利用好人类的适应行为对与健康教育者有重要意义。

（四）行为形成和发展的影响因素

健康教育要有效地干预服务对象的行为，就必须了解哪些因素能影响人类行为的形成和发展。人类的行为由自身因素和环境因素共同决定。

1．自身因素　影响人行为的自身因素包括遗传因素、生理因素、心理因素等。但对健康教育来说最重要的是心理因素。心理因素可以从不同方面、以不同机制，在不同程度上影响人的行为。主要的心理因素包括：

（1）需要、动机和动机冲突：这是人类行为的根本动因。健康是人的客观需求，但许多时候人们并未意识到健康需求，健康教育活动应激发服务对象的健康需要，这是健康教育的重要内容。

（2）认知：认知是指人们获得和利用信息的全部过程和活动。健康教育者深入地理解人的认知过程，才能更有效地开展健康教育活动。例如，人们在获得有关健康信息时，是一个“选择性拾取信息”的过程，因此健康教育所提供的信息应该清晰、鲜明、适合对象与环境，这样才能尽快引起服务对象的注意。此外，人的认知过程是积极主动的，因此健康教育者不能仅仅简单传播正确的知识和信息，而是要有意识地帮助人们建立和发展有关健康的正确态度、信念和价值观，从而促进人们的主动认知。当然，认知与行为有时并不一定完全一致，这种“认知不协调”是一种不愉快的心理感觉，具有动机作用，从而使关联的认知与行为变得协调起来。

（3）态度：是个体对人、物、事的反应倾向，态度对人有指导性和动力性作用，人们在不同条件下形成不同的态度，不同的态度决定人的不同行为方式，因此，健康教育的重要目标之一是改变服务对象对健康的态度。

（4）情绪和情感：一方面情绪情感可以是认知发展的奇迹，它激发人去认识、去行为，对人的健康相关行为有重要作用。另一方面，情绪本身对健康有显著影响，自觉运用积极情绪，克服消极情绪，是促进健康的有效途径。

（5）意志：改善健康相关行为也涉及意志活动。例如，戒烟行为能否最终成功，需要一定的意志力量。

2．环境因素　自然环境和社会环境共同构成人类的行为环境。人类行为首先需要适应自然环境中的可得到的环境资源以及相应的风俗习惯。自然环境不同，居民的性格往往也不同。健康教育者在对某一服务对象进行行为分析时，必须注意其自然环境因素的影响。另一方面社会环境，包括社会的政治、经济、法律、文化、风俗习惯等都对人的行为，尤其是健康相关行为有极大的影响，而个体对这些因素的控制能力非常有限。因此，健康教育与健康促进应尽可能借助社会环境因素对人行为产生的影响。

二、健康相关行为

健康相关行为（health related behavior）是指与健康或疾病有关的行为。按行为对行为者自身和他人健康状况的影响，可分为促进健康的行为和危害健康的行为两大类。

（一）促进健康行为

促进健康行为（health-promoted behavior）指个体或群体表现出的客观上有益于自身和他人的一组行为。

1．促进健康行为的主要特征

（1）有利性：行为有利于自身、他人和整个社会健康。

（2）规律性：行为有规律地发生，不是偶然行为。

（3）和谐性：个体的行为表现与其所处的环境和谐。

（4）一致性：个体外在的行为表现与其内在的心理情绪一致，无矛盾。

（5）适宜性；行为强度适宜，不过弱，也无冲动表现。

2．促进健康行为的分类

（1）基本健康行为：指日常生活中一系列有益于健康的基本行为，如合理营养、平衡膳食、积极锻炼、适量休息与睡眠、饭前便后洗手等。

（2）戒除不良嗜好行为：这里的不良嗜好指的是危害健康的个人偏好，如吸烟、酗酒与滥用药品等。戒烟、戒毒、戒酒与戒除药品滥用等属于戒除不良嗜好行为。

（3）预警行为：指对可能发生的危害健康的事件先给予警示，从而预防事故发生，并能在事故发生后正确处置的行为，如驾车使用安全带，溺水、车祸、火灾等的预防以及意外事故发生后的自救和他救行为。

（4）避开环境危害行为：指避免人们生活和工作的自然环境与心理社会环境中对健康有害的各种因素，如离开污染的环境、采取措施减轻环境污染、积极应对各种紧张生活事件等。

（5）保健行为：指有效、合理地利用现有卫生保健服务、维护自身健康的行为，包括定期体检、预防接种、患病后及时就诊、遵从医嘱、配合治疗、积极康复等。其中求医行为（health-seeking behavior）指人们感到不适或察觉到自己患有疾病时，主动寻求医疗帮助的行为；遵医行为（compliance behavior）指个体在确诊患有疾病后，积极遵从医嘱，配合治疗的一系列行为。

（二）危害健康行为

危害健康行为（health-risky behavior）指的是偏离个人、他人乃至社会的健康期望，即不利于自身和他人健康的一组行为。

1．危害健康行为的主要特征

（1）危害性：行为对个体、他人、乃至社会的健康有直接或间接的、明显或潜在的危害作用，如吸烟行为。

（2）明显性和稳定性：非偶然发生，有一定强度的行为维持相当长的时间。

（3）习得性：危害健康的行为都是个体在后天的生活经历中学会的，故又称“自我制造的危险因素”。

（4）潜伏期长：行为形成后，一般要经过相当长的时间才能对健康产生影响，出现明显的致病作用。

（5）特异性差：一种行为与多种疾病和健康有关，而一种疾病或健康又与多种行为有关。

（6）协同作用强：当多种行为同时存在时，协同作用最终产生的危害，将大于每一种行为单独作用之和。

（7）广泛存在：广泛存在于人们的日常生活中，且具有这样或那样不良行为、生活方式的人为数较多，对健康的危害广泛。

（8）变异性大：行为对健康的危害大小、发生早晚存在明显个体差异。

2．危害健康行为的分类

（1）不良生活方式与习惯：持续的定势化行为称为习惯。生活方式（life style）指一系列日常生活和职业活动中的行为习惯及其特征，是人们一切生活活动的总和。生活方式一旦形成就有其动力定型，即行为者不必消耗很多的心智、体力，就会自然而然地去做的日常活动。不良生活方式则是一组习以为常的、对健康有害的行为习惯，包括能导致各种成年期慢性退行性病变的生活方式，如吸烟，酗酒，缺乏运动锻炼，高盐高脂高糖饮食，进食过快、过热、过酸、过硬等。不良生活方式与肥胖、心血管系统疾病、早衰、癌症等的发生密切相关。

（2）致病行为模式：指导致特异性疾病发生的行为模式，国内外研究较多的是 A 型行为模式和 C 型行为模式。

A 型行为模式是一种与冠状动脉粥样硬化性心脏病（冠心病）密切相关的行为模式，其核心行为表现为时间紧迫感、喜竞争、对人怀有敌意。研究显示，A 型行为者冠心病的发生率、复发率和死亡率比非 A 型行为者高出 2 ～ 4 倍。

C 型行为模式是一种与肿瘤发生有关的行为模式，其核心行为表现是情绪过分压抑和自我克制。虽表现出处处依顺、谦和善忍，但实际内心却强压怒火，爱生闷气。研究表明，C 型行为者宫颈癌、胃癌、结肠癌、肝癌、恶性黑色素瘤的发生率高出非 C 型行为者 3 倍左右。

（3）不良疾病行为：疾病行为指个体从感知到自身患病到疾病康复全过程表现出来的一系列行为。不良疾病行为可能发生在患病过程的任何阶段，常见的行为表现形式包括疑病、恐惧、讳疾忌医、不及时就诊、不遵从医嘱、迷信，乃至自暴自弃等。

（4）违反社会法律和道德的危害健康行为：如吸毒、药物滥用、性乱等危害健康的行为，这些行为既直接危害行为者个人健康，又严重影响社会健康与正常的社会秩序。吸毒可直接产生成瘾行为，导致吸毒者身体的极度衰竭，静脉注射毒品还可能感染乙型病毒性肝炎和获得性免疫缺陷综合征（acquired immunodeficiency syndrome，AIDS，简称艾滋病）等；而混乱的性行为可能导致意外怀孕、感染性传播疾病和艾滋病等。

三、健康相关行为改变的理论

人类的健康相关行为受到遗传、心理、自然与社会环境等多因素的影响，其改变也是一个相对复杂的过程。因此，各国学者针对人们健康相关行为及生活方式的形成、发展和改变的规律进行了研究，提出了多种行为改变的理论，以期为采取有针对性的健康教育干预措施提供证据和理论指导，从而能在更大程度上实现改变人们不良的健康相关行为，促进人类健康的目标。这里着重介绍几个应用较多且比较成熟的理论模式。

（一）知信行模式

知信行是知识、态度、信念和行为（knowledge，attitude，belief，practice，KABP 或 KAP）的简称，知信行模式多年来广泛应用于我国基层健康教育工作中，其基础是认知理论和动机理论。

认知理论认为只有在人们感知信息，认同信息内容，产生行为意愿，并具有行为所需技能后，行为才能得以实现。因此，该模式将人类行为的改变分为获取知识、产生信念及形成行为三个连续的基本过程。

个体具体的接受信息和改变行为的过程可表示为图 4-1：

（知）信息暴露→察觉信息→引起注意→感兴趣→理解信息

相信信息←思考信息←记忆信息←

（信）↓

（行）决心行动→尝试行动→开始行动→坚持行动→确认行动

图 4-1　知信行的行为改变过程

该模式认为卫生保健知识和信息是建立积极、正确的信念与态度，进而改变健康相关行为的基础；具有积极、正确的信念与态度，才有可能主动地形成有益于健康的行为，改变危害健康的行为。例如，吸烟作为个体的一种危害健康的行为已存在多年，并形成了一定的行为定式。要改变吸烟行为，使吸烟者戒烟，首先需要使吸烟者了解吸烟对健康的危害、戒烟的益处以及如何戒烟的知识，这是使吸烟者戒烟的基础。具备了知识，吸烟者才会进一步形成吸烟有害健康的信念，对戒烟持有积极态度，并相信自己有能力戒烟，这标志着吸烟者已有动力去采取行动。

但是，知信行模式有其局限性。因为要使知识转化为行为，是一个漫长而复杂的过程，有很多因素可能影响知识到行为的顺利转化，任何一个因素都有可能导致行为形成或改变的失败。知、信、行三者间的联系并不一定导致必然的行为反应，即可能存在“认知不协调”。且该模式中缺少对服务对象需求、行为条件和行为场景的考虑，对服务对象的行为及其影响因素也缺乏深入的分析，因此，该模式指导健康教育实际工作的作用比较有限。

（二）健康信念模式

健康信念模式（health belief model，HBM）是 20 世纪 50—60 年代由美国社会心理学家提出，用于解释人们的预防保健行为，特别是分析哪些因素影响人们遵从医学建议的行为。健康信念模式已成为指导健康教育工作的主要理论模式之一。

该理论强调个体主观心理过程，即期望、思维、推理和信念等对行为的主导作用，是运用社会心理学方法解释健康相关行为的理论模式。该理论认为：信念是人们采纳有利于健康的行为的基础和关键；如果具有与疾病、健康相关的信念，人们就会采纳健康行为，改变危险行为。是否采纳有利于健康的行为与下列因素有关。

1．感知疾病的威胁　对疾病威胁的感知由对疾病易感性的感知和对疾病严重性的感知构成。对疾病易感性和严重性的感知程度高，则促进人们改变行为的动机强。

（1）感知疾病的易感程度：指个体对自身患某种疾病或出现某种健康问题的可能性的判断。人们越是感到自己患某疾病的可能性大，就越有可能采取行动，避免疾病的发生。

（2）感知疾病的严重程度：疾病的严重性既包括疾病对躯体健康的不良影响，如疾病会导致疼痛、伤残和死亡，还包括疾病引起的心理、社会后果，如意识到疾病会影响到工作、家庭生活、人际关系等。人们感知到疾病的严重性，或认为疾病的严重程度越高，往往更有可能采纳健康行为，防止严重健康问题的发生。

2．感知健康行为的益处和障碍　感知健康行为的益处指个体对采纳行为后能带来的益处的客观判断，包括保护和改善健康状况的益处和其他边际收益。一般而言，人们认识到采纳健康行为的益处越大，则越有可能采纳该行为。感知健康行为的障碍指个体对采纳健康行为会面临的障碍的主观判断，包括行为复杂、时间花费、经济负担等。感觉到障碍多，会阻碍个体对健康行为的采纳。

3．自我效能　自我效能是个体对自己能力的评估和判断，即是否相信自己有能力控制内、外因素而成功采纳健康行为，并取得期望结果。自我效能高的人，更有可能采纳所建议的有益于健康的行为。

4．社会人口学因素　包括个体特征，如年龄、性别、民族、人格特点、社会阶层、同伴影响，以及个体所具有的疾病与健康知识。具有卫生保健知识的人更容易采纳健康行为。对不同类型的健康行为而言，不同年龄、性别、个性特征的人采纳行为的可能性不同。

5．提示因素　是指诱发健康行为发生的因素，如大众媒介的宣传、医生的建议、家人或朋友患病等。提示因素可诱发个体采纳健康行为，提示因素越多，个体采纳健康行为的可能性越大。

因此，在运用健康信念模式来干预人们的健康相关行为时，应特别注意以下几点：如何使其察觉到疾病的威胁和威胁的严重性；如何使其认识到采取这种行为的好处和可能碰到的障碍；如何设计行为激发物或激发事件；如何调动人们的自我效能来维持这种行为。

（三）行为改变阶段模式

行为改变阶段模式（stages of behavior-change model, SCM）以发展变化的观点看待健康行为，认为人的行为变化实际上是一个连续、动态的过程，人们采取和放弃某种行为的实质是一个决策过程，而且每个做出行为改变的人都有不同的需求和动机。20 世纪 80 年代初，有学者对戒烟者在治疗中行为变化过程进行研究，描述和解释了最常见的行为变化的各个阶段以及在每一阶段中的主要变化过程，从而提出了这一理论模式。21 世纪后，该模式进一步发展，并被称为跨理论模型（the transtheoretical model，TTM）。该理论已被广泛应用于健康教育领域。

1．行为变化阶段　该模式认为行为变化经过五个阶段：无转变打算阶段、打算转变阶段、转变准备阶段、转变行动阶段和行为维持阶段。各阶段中人的行为和心理特点见表 4-1。对于成瘾性行为来说，还有第六阶段，即终止阶段。

表 4-1　行为改变阶段模式各阶段中人的行为及心理特点

行为变化阶段	行为计划	行为心理特点
无转变打算阶段	未来 6 个月无改变自己的行为的考虑，或是有意坚持不改变	未考虑自身问题行为的后果，或觉得浪费时间，或认为没有能力来改变等，或曾尝试，但失败后丧失信心，不打算参加健康促进或防治项目
打算转变阶段	未来 6 个月内考虑对某些特定的行为做出改变	意识到问题行为存在，以及改变行为可能带来的益处，但是也十分清楚所面临的困难与障碍，处于一种矛盾心态
转变准备阶段	将于未来 30 天内，开始改变行动	在过去一年里已经有所行动，或对所采取的行动已有计划
转变行动阶段	过去 6 个月内，目标行为已有所改变	行为的改变需达到足以降低疾病风险的程度，如没有达到这一程度，则仅看做是行动而非行为
行为维持阶段	坚持健康行为 6 个月以上，达到了预计的健康目标	努力防止旧行为复发，但其对抵制诱惑已比较自信。
终止阶段（成瘾性行为）	坚持健康行为，确保不再回到过去的不良行为习惯中	尽管可能会有沮丧、焦虑、无聊、孤独、紧张甚至愤怒等体验，但人们对这种行为改变的维持有高度的自信心，不再受到诱惑

2．行为变化过程　在每一阶段中以及从一个阶段过渡到下一个阶段时，人们都会有不同的认知层面和行为层面的变化历程。

（1）从“无打算”到“打算转变”阶段：人们需要经历三个认知层面的变化历程。①提高认识：发现和学习新事实、新思想，向行为健康方向努力。②情感唤起：对原有的不健康行为经历焦虑、恐惧的情感体验，知觉到如果采取适当的行为，可减低不良行为的负面影响。③自我再评价：在认知和情感上进行健康风险行为的自我评价，认识到行为改变的重要性。

（2）从“打算转变”到“转变准备”阶段：人们在认知层面上进行了环境再评价，即在认知和情感上对健康风险行为对社会环境产生的影响进行评价，如意识到吸烟对他人健康的影响。

（3）从“转变准备”到“转变行动”阶段：人们在认知层面进行了“自我解放”和“社会解放”。“自我解放”指在建立行动信念的基础上作出要改变行为的承诺；“社会解放”指意识到有一个尊重个人及有利于健康的社会环境在支持健康行为。

（4）从“转变行动”到“行为维持”阶段：人们在行为层面经历了四个变化历程。①反思习惯：认识到不健康行为的危害，学习一种健康行为取代它。②强化管理：增加对健康行为的奖赏，反之实施处罚。③控制刺激：消除诱发不健康行为的因素，增加有利行为向健康方向改变的提示。④求助关系：向社会支持网络寻求支持。

知识链接

一个运用阶段变化理论的具体范例

研究人员对澳大利亚悉尼西南区人群健康状况的需求评估发现，当地心脑血管疾病的患病率很高，最主要的危险因素是该地区人群静坐生活方式的比例很高。该项目的目标是提高 25 ~ 65 岁人群体育活动水平。项目组织者利用阶段变化理论，针对不同阶段的患者编写不同的健康教育小册子。小册子共有以下四种：第一种是针对那些尚未考虑参加体育活动的人，主题是“你听说过这些好消息吗？”这里的“好消息”是指任何体育活动都是对健康有益的。对处在这个阶段的人需要激发他们的兴趣。第二种针对那些打算参加锻炼，但有一定困难的人，主题是“你准备好了吗？”对这类人除了重申体育活动的好处和如何克服困难外，重在指导他们如何开始参加活动。第三种是针对已经开始参加体育活动的人们，主题是“循序渐进”。主要给予如何运动的指导，包括如何有规律地活动，如何安全地活动，如何掌握活动强度和活动量，当半途而废时如何处理等。第四种是针对参加运动已经取得成果的人，主题是“坚持到底！”主要是给予鼓励，帮助他们制订新的目标，让他们坚持下去。

（摘自：李明子. 社区护理学. 北京：北京大学医学出版社，2008.）

（四）自我效能理论

自我效能理论是在社会学习（认知）理论的基础上产生的。自我效能本身是社会认知理论框架中的一个重要概念，它作为单独的理论是由 Bandura 于 1977 年首先提出的。社会认知理论是以“个体能够主动地参与自己的发展并通过自己的行动来实现目标”这一观点为基础的。正如 Bandura 曾经指出的：“人们所想的、所相信的和所感受的将影响人们的行为。”他认为，人们对自己的各种认知和信念是自我控制和自我发展的关键因素。在各种能影响人类健康和行为的认知性因素中，自我效能，即“人们对自己组织、实施行为并达到预期结果的能力的主观判断”是社会认知理论的核心。自我效能是人类行为动机、健康和个体成就的基础。这是因为只有人们相信他们的行动能够导致预期的结果，才愿意付出行动。否则，人们在面对困难时就不会有太强的动机，也不愿长期坚持。

自我效能是指个体对自己执行某一特定行为的能力大小的主观判断，即个体对自己有能力执行某一特定行为并达到预期结果的自信心。

自我效能理论对行为的解释认为：自我效能是决定人们能否产生行为动机和产生行为的一个重要因素。自我效能产生或提高的途径主要有四种，即成功地完成过某行为、间接经验示范、口头劝说及情感激发。

1．成功地完成过某行为　一个人能够完成某一行为是表明自己有能力执行该行为的最有力证据。一次成功能帮助人们增加其对熟练掌握某一行为的期望值。反之亦然。但是这里环境的重要性不容忽视。人们通常都相信他们能够在一种情境下执行某行为，但却不一定能在另一种情境下进行。如某人能在室内游泳 200m，并不等于他（她）相信自己能在波涛汹涌的大海中游泳 200m。

2．间接经验示范　看到别人执行某一活动后并没有出现不良的后果，能够使人们心里产生一种想法，即自己通过努力也能够完成这一活动，从而增强了自信心。由于间接经验的影响是基于相互比较的一种反应，在提高自信心的可靠性方面，其效果比直接成功地完成一次某行为的做法要差。

3．口头劝说　这一办法是一般健康教育项目的常见措施。人们能够通过别人介绍其执行某行为的成功经验，而对自己执行该行为的能力建立起自信。通过口头劝说提高自我效能的效果不如上述两种途径，因此前两种途径是设计健康教育项目的首选。

4．情感激发　即消除不良情绪，激发出积极的情感。充满压力和紧张的环境可通过不良情绪的产生来影响一个人的自信心。焦虑和情绪低落等不良情感因素是一个人是否有能力执行某特定行为的标志。过度紧张可能会影响人们对自己执行某行为活动能力的判断。因此，人们可通过一些办法来消除不良情感，激发出积极的情感，从而提高人们对自己能力的自信心。

这四种提高自我效能的途径或方法在发挥作用之前，其所包含的信息必须被人们所理解。其中最为重要的、应该让人们理解的方面是：个体赋予成功或失败的原因。如果某人认为成功是掌握技巧的结果，而不是运气或机遇所致，那么这个人通过上述途径提高自我效能的可能性就非常大。如果人们将失败归咎于所处的环境因素，而不是个人的不足，那他（她）就不太可能因为失败而降低其执行该行为活动的自我效能。另外，就“口头劝说”这一途径而言，人们对于别人出于什么目的来向他（她）介绍其执行某行为的成功经验的不同理解，是决定口头劝说能否有效提高其自我效能的重要因素。比如，一个竞争对手告诉某人，他（她）不能赢得比赛，与某人的朋友或配偶告诉她（他）同样的话，在提高其自我效能方面有着截然不同的结果。

目前，自我效能理论已被大量应用于促进预防性和康复性健康行为的改善。自我效能理论除用于戒烟之外，还被用于分析和改变饮酒、不良饮食习惯、缺乏锻炼等不健康行为，也用于指导解决疼痛管理、心脏病康复等健康问题。在这些应用中，自我效能的评分能够帮助鉴定出某些不健康行为的高危个体，能被用于解释行为的改变，预测不同干预措施的效果以及作为中介因素提高干预效果。此外，由于自我效能与行为改变之间有着较强的联系，且两者之间有着所处情境和时间的特异性，因此，自我效能的测量可以作为行为改变的一个指示变量，或作为行为改变的一个替代结局变量来反映某健康干预项目的效果。

知识链接

自我效能与戒烟

在那些已经戒烟的人群中，通过测定其自我效能，可以区分出永久戒烟者和可能复吸者。一般认为，对于吸烟自我效能的高低与个人所表现出来的吸烟行为有着特定的关系。戒烟自我效能评分高时，吸烟者可能戒烟；当自我效能评分下降时，则可能复吸。如此反复，一个吸烟者在最终戒烟成功之前都要经历多次戒烟失败的过程。一般只有 20% ~ 30% 的戒烟者在 1 年之后仍然不吸烟。由此可见，可以通过测量吸烟者戒烟自我效能的高低预测他们将来戒烟的可能性。有许多研究在此方面进行了有益的探索。

（摘自：李明子．社区护理学．北京：北京大学医学出版社，2008.）

第三节　社区健康教育与健康促进的工作程序

社区健康教育与社区健康促进作为公共卫生服务体系的重要组成部分，是一项复杂的系统工程，主要内容涵盖控制影响健康的各种危险因素、预防疾病和促进健康等，这就要求健康教育与健康促进工作在策略、内容、方法上要有良好的规划和设计。社区健康教育的基本步骤可分为五个部分，即评估、诊断、计划、实施及评价。

一、评估

所谓评估，即收集资料。社区健康教育评估是社区健康教育者或社区护士通过各种方式收集有关健康教育对象的资料，为开展健康教育提供依据。健康教育评估包括四个方面内容：教育对象及其学习需要评估、学习环境评估、教育者评估。

1．教育对象的分类　社区健康教育应面向社区的全体居民。在进行社区健康教育时，为了使健康教育的内容更加有针对性，可将社区居民分为四类。

（1）健康人群：健康人群一般在社区占的比例最大，他们由各个年龄段的人群组成。这类人群往往对健康教育最缺乏需求。他们往往认为疾病距离他们太遥远，健康教育对于他们是多此一举。对于这类人群，健康教育内容应主要侧重于卫生保健知识，其目的是帮助他们保持健康、远离疾病。同时也提醒他们保持对一些常见疾病的警惕性，不要因暂时或表面的健康而忽略了疾病的预防及早期诊断。

（2）具有某些致病危险因素的高危人群：所谓具有某些致病危险因素的高危人群主要是指那些目前尚健康，但本身存在某些致病的生物因素或不良行为及生活习惯的人群。致病的生物因素包括个体遗传因素，如高血压、糖尿病、乳腺癌等疾病的家族史；不良行为及生活习惯包括高盐、高糖及高脂饮食、吸烟、酗酒等。这类人群中可能会有一部分人对疾病过于恐怖，因个体的某种家族病史而过分焦虑，甚至疑虑重重；还可能会有另一部分人对自己的不良行为或生活习惯不以为然，把健康教育看做是老生常谈，甚至是小题大做、故弄玄虚。针对这类人群，健康教育应侧重于预防性卫生教育。其目的是帮助受教育对象掌握一些自我保健的技能，如乳腺癌的自我检查方法及一些疾病的早期自我监测方法等；或帮助他们自觉地纠正不良行为及生活习惯，积极地消除致病隐患。

（3）患病人群：患者群包括各种急、慢性疾病的患者。这类人群可根据其疾病的分期分为四种，即临床期患者、恢复期患者、残障期患者及临终患者。一般来说，临床期患者、恢复期患者、残障期患者对健康教育比较感兴趣，他们均不同程度地渴望早日摆脱疾病，恢复健康。因此，对于这三种患者，健康教育应侧重于康复知识的教育，以帮助他们积极地配合治疗，自觉地进行康复锻炼，从而减少残障，加速康复。对于临终患者，健康教育实质是死亡教育，其目的是帮助他们正确面对死亡，以减少对死亡的恐惧，尽可能轻松地度过人生的最后阶段。

（4）患者家属及照顾者：患者家属及照顾者与患者接触时间最长，他们中部分人往往因长期护理患者而产生心理上和躯体上的疲惫，甚至厌倦。因此，对他们进行健康教育是十分必要的。对于这类人群，健康教育应侧重于养病知识、自我监测技能及家庭护理技能的教育。其目的一方面是提高他们对家庭护理重要性的认识，坚定持续治疗和护理的信念；另一方面是指导他们掌握家庭护理的基本技能，从而科学地护理、照顾患者。

2．教育对象的评估　在社区中，教育对象可以是人群、小组或个人。对教育对象的评估主要包括三个方面：①学习准备：教育对象是否有学习准备对健康教育效果有很大影响。学习准备包括愿意学习和有能力接受教育。是否愿意学习是评价教育对象接受健康教育的思想准备；是否有能力学习是评价教育对象的教育背景、经历、生活经验等。某些因素，如健康状况、舒适情况、精力、个人情绪、能力和学习动机等，对学习准备状况有影响。②学习能力：学习能力的评估较为简单，可以通过观察、测量、考核等方式确定。学习能力受诸多因素影响，其中包括年龄、成熟度、以往学习经历、生理心理健康状态、环境等。③学习态度和动机：教育对象对健康教育所持有的态度和学习动机对健康教育效果有直接影响。教育对象期望学习并认为学习对自己的健康是重要的，是进行健康教育的先决条件。期望和动机使人产生行动，如果没有学习对象的学习愿望和动机，则健康教育的所有工作都不会收到好的效果。

3．学习需要评估　健康教育需求一般从以下几方面反映出来：①现实存在的不足或缺乏，指对社区人群健康有直接帮助的具体知识、技能、态度和行为的不足和缺乏。②感觉学习对自己是重要的。③为了促进社区人群的整体健康，帮助他们维持一个健康的生活方式，社区人群应该具有的正确的健康态度和实践技能。④患者及其家庭应该了解的关于健康状况、检查结果、治疗、预后等有关内容。⑤为了提高患者的治疗服药依从性和保证治疗及康复效果的有效性，患者应该掌握的知识和技能。⑥对健康有长远影响的健康行为，应成为社区人群的日常生活习惯。⑦为了实现上述目标，社区人群可以利用的资源。这些方面的问题可以帮助社区护士在评估过程中确认社区人群、家庭、个人的健康教育需求。

4．学习环境评估　健康教育的环境应该是适应和有利于教育对象的学习。学习环境包括物理环境、人际环境和外部环境。物理环境是指健康教育的具体场所。这种场所应该是有良好的周围环境，利于教学，干扰少，能为教育者和教育对象提供舒适的座位。人际环境是指教育者应与教育对象建立良好的信任关系，相互尊重、显示关怀等，这对提高教育的有效性是必不可少的。在健康教育过程中积极倾听、保持双向交流也是很重要的；同时，应注意了解教育对象的个人观点和态度，以调整教学进程和方法。健康教育的外部环境包括健康教育资源和对健康教育有促进作用的社会支持系统。

5．教育者评估　为了提高健康教育的有效性，对教育者的评估也是不可缺少的环节，但这一环节往往被忽略。健康教育是社区护理实践的重要组成部分和社区护士的责任。但是，并不是所有的护士都具备了提供健康教育的条件和能力。一方面，所有的社区护士应通过各种途径发展和提高自己的健康教育能力；另一方面，选择具有专业实践经验和健康教育经验的护士承担教育任务，将对健康教育效果起到保证作用。对教育者的评估主要从教学能力、教学态度、专业知识和技能、教师的精力四个方面着手。

二、诊断

所谓诊断，即确定健康问题。社区健康教育诊断是指社区健康教育者或社区护士根据已收集的资料，进行认真分析，从而确定教育对象现存的或潜在的健康问题及相关因素。社区健康教育诊断可以分六步进行。

1．列出教育对象现存或潜在的健康问题　教育者应根据收集的资料，找出教育对象现存的和可能出现的健康问题。

2．选出可通过健康教育解决或改善的健康问题　教育者在列出的所有健康问题中，排除由生物遗传因素所导致的健康问题，从而挑选出可通过健康教育改善的健康问题。

3．分析健康问题对教育对象健康所构成的威胁程度　教育者将挑选出的健康问题按其严重程度加以排列。

4．分析开展健康教育所具备的能力及资源　教育者对社区内及本身所具备开展健康教育的各种人力、物力资源及能力进行分析，从而决定所能开展的健康教育项目。

5．健康问题相关因素分析　教育者应对教育对象及其环境进行认真分析，找出与健康问题相关的行为因素及环境因素和促进教育对象改变行为的相关因素。

6．确定健康教育的首选问题　根据以上一系列分析，教育者最后确定健康教育的首选问题。

三、计划

在完成了社区健康教育诊断后，即可以制订社区健康教育计划。为了使社区健康教育计划能有效地实施，社区护士应与其他社区卫生服务人员、社区基层组织领导及教育对象共同磋商制订。在制订计划时，一定要以教育对象为中心。

1．社区健康教育计划的原则

（1）目标原则：应有明确的总体目标（又称远期目标）和切实可行的具体目标（又称近期目标），必须坚持自始至终以目标为导向。

（2）整体性原则：健康教育与健康促进是整个卫生事业发展系统中的一个分系统，因此，在计划时必须明确卫生保健的总体目标，并服务于此目标。

（3）前瞻性原则：计划应面向未来，体现出一定的先进性，应考虑长远的发展和需求。

（4）弹性原则：制订计划时，要尽可能预见到在实施过程中可能发生的变化，要预先制订应变对策，这样才能确保计划的顺利实施。

（5）从实际出发的原则：计划前要做周密细致的调查研究，充分掌握目标人群的健康问题、知识水平、经济状况、思想观念、风俗等信息，因地制宜地进行计划。

（6）社区参与原则：鼓励社区干部和群众积极参与健康教育与健康促进项目计划的制订工作。只有社区群众的广泛参与和支持，才能保证计划的顺利实施和预期效果的实现。

2．社区健康教育的内容　在制订健康教育计划的过程中，一定要列出以下几方面的内容：①与健康有关的基本知识；②特殊健康教育内容；③卫生管理法规。

3．社区健康教育的目标　确定通过健康教育学习后，目标人群要达到的目标是制订健康教育计划非常重要的一步。目标可分为长期目标和短期目标。确定学习目标可以帮助社区护士确认健康教育需进行的活动、内容和采取的教学手段；向患者或学习对象强调什么是期望的结果；为健康教育评估提供依据等。在制订学习目标时，社区护士应注意对健康教育期望学习者达到的行为和测量标准进行描述。需要注意的是，健康教育计划的制订一定应有个人、家庭或特定的受教育人群的参与。

4．社区健康教育的形式　由于社区居民来自不同的文化阶层，以及健康教育内容的广泛性，因此社区健康教育应以不同的形式开展。

（1）提供健康教育资料：发放印刷资料，包括健康教育折页、健康教育处方和健康手册等；播放音像资料，包括录像带、VCD、DVD 等视听传播资料。

（2）设置健康教育宣传栏。

（3）开展公众健康咨询活动。

（4）举办健康知识讲座。

（5）开展个体化健康教育。

以上几种社区健康教育形式在实际应用中各有利弊。例如，群体性的教育相对有组织性，一般适用于大、小团体，但其教育对象比较被动，反馈也相对受限；个体化教育比较有针对性，也容易接受反馈，但只适用于小规模的健康教育。因此，在进行社区健康教育时，必须灵活掌握，选择适当的教育形式。

四、实施

所谓实施，即将计划中的各项措施变为实践。在制订了完善的社区健康教育计划后即可付诸实施。

1．社区健康教育的策略

（1）制订健康教育计划之前须进行学习需要评估。

（2）做好教学内容的组织和资料准备。

（3）强调学习对象的参与。

（4）学习指导应从简单到复杂。

（5）教学内容应从具体到抽象，从部分到整体。

（6）一次教学内容不宜过多。

（7）对所教内容要适当安排实践应用。

（8）针对不同学习对象，采取多种形式教学。

（9）重视健康教育信息反馈。

（10）创造良好的学习环境。

2．注意事项　在社区健康教育的具体实施过程中还应注意做好以下几点工作：

（1）首先开发领导层以得到社区基层领导及管理者的支持。

（2）协调社会各界力量，创造执行计划的良好内、外环境。

（3）认真做好健康教育者的培训。

（4）培养典型，以点带面。

（5）不断调查研究，探讨新的教育形式和方法。

（6）及时总结工作，交流、推广好的经验。

五、评价

社区健康教育评价是对社区健康教育活动进行全面监测、核查和控制，是监测计划执行情况、控制计划实施质量、确保计划实施成功的关键措施，也是评估健康教育项目是否成功，是否达到预期效果的重要手段。社区健康教育的评价应贯穿社区健康教育活动的全过程，包括对早期计划设计的评价、中期实施过程的评价和结局的综合评价三个方面。在实际工作中，主要的健康教育评价包括以下三类。

1．形成评价　是对健康教育计划本身的评价，是在健康教育干预计划投入实施前再次对其回顾审视，对其是否符合实际，干预策略和措施是否恰当，资源分配是否合理等作出的客观评价，以便使其更科学、更完善，具有最大的成功机会。形成评价的基本内容包括：①目标是否准确恰当；②干预策略 / 干预措施是否清晰、是否有针对性和逻辑性、是否有理有力、是否可行、有无重要缺陷；③涉及的人力、组织、工作机制、资源分配等是否充足、合理，目标人群是否方便参与项目；④干预实施所需的信息反馈渠道是否畅通。形成评价的基本方法主要是预实验、专家评估和计算机模拟等。常见的指标包括计划的科学性、政策的支持性、技术的适宜性和目标人群对活动的接受程度等方面。

2．过程评价　是从健康教育计划实施开始，对计划实施的全过程进行的评价。

（1）评价的主要内容包括：①教育干预是否适合目标人群，是否为他们所接受；②教育干预是否按计划方案进行，质量如何；③教育覆盖率是否达到要求；④目标人群是否按计划要求参与教育活动，存在的主要问题及原因；⑤各种监测记录是否全面、完整、系统、符合质量要求；⑥计划实施过程中有无重大环境变化和干扰因素。

（2）过程评价的方法有现场观察、目标人群调查和查阅档案资料等。

（3）常见的过程评价的指标有：①项目活动执行率 = 某段时间已执行的项目活动数 / 某段时间拟执行的项目活动数 ×100%。②干预活动覆盖率 = 参与某种干预活动的人数 / 目标人群总人数 ×100%。③干预活动暴露率 = 实际参与项目干预活动人数 / 应参与该项目活动的人数 ×100%。④有效指数 = 干预活动暴露率 / 预期达到的参与百分比。⑤目标人群满意度：包括对干预的活动内容、活动形式、活动组织及活动人际关系等的满意度。⑥资源费用的使用进度指标等。

3．效果评价　是针对健康教育项目活动的作用和效果进行评价。按照评价的内容可分为：①近期效果评价：指对健康教育后知识、信念、态度的变化进行的评价，主要指标有卫生知识均分、卫生知识合格率、卫生知识知晓率、信念持有率等。②中期效果评价：指目标人群的行为改变情况，主要指标有健康行为形成率和不良行为改变率等。③远期效果评价：是对健康教育项目实施后导致的目标人群健康状况乃至生活质量的变化的评价，常见评价指标包括反映健康状况的指标，如发病率、患病率、死亡率、平均寿命及少年儿童的生长发育指标等；反映生活质量的指标，如生活质量指数（PQLI）、功能状态量表（ADL）、生活质量量表（LSI）等。效果评价的方法主要有座谈会、家庭访问、问卷调查、卫生学调查、卫生知识测验以及卫生统计指标等。

（金宁宁）

练习题

一、名词解释

1．健康教育

2．健康促进

二、单项选择题

1．健康促进的核心是

A．进行卫生宣传

B．提高卫生保健知识

C．建立正确的健康观念

D．促使行为与不良生活的改变

E．减少影响健康的危险因素

2．以下不属于促进健康的行为的是

A．适量运动

B．饭前便后洗手

C．戒烟

D．合理利用卫生服务

E．求神拜佛

3．开车系好安全带属于促进健康行为中的

A．日常健康行为

B．预警行为

C．保健行为

D．求医行为

E．患者角色行为

4．中老年人定期进行健康体检属于促进健康行为中的

A．日常健康行为

B．预警行为

C．保健行为

D．求医行为

E．患者角色行为

5．已知自己患病后，积极配合医生，按照医生开的处方进行治疗和遵医嘱进行预防保健的一系列行为属于

A．遵医行为

B．预警行为

C．保健行为

D．求医行为

E．患者角色行为

6．在实施患者健康教育时，首先要进行的是

A．确定患者教育目标

B．评估患者的需求

C．制订患者的教育计划

D．考虑健康教育的形式

E．选取教育内容

三、多项选择题

1．下列关于健康教育与健康促进关系的表述正确的是
A．健康教育是健康促进的重要组成部分
B．健康教育需健康促进来推动和落实
C．健康教育需健康促进的指导和支持
D．健康教育如不向健康促进发展，其作用就会受到极大限制
E．健康促进要以健康教育为先导

2．下列不属于促进健康的行为的是
A．吸烟
B．饮食过度
C．瞒病行为
D．预警行为
E．C 型行为模式

四、简答题

1．健康促进的五个活动领域及三项基本策略是什么？
2．促进健康的行为有哪些特点。
3．简述健康促进行为的类型。
4．简述卫生宣教、健康教育与健康促进的关系。

五、论述题

试述社区健康教育与健康促进的工作步骤与内容。

参考答案

一、名词解释

1．健康教育是指通过信息传播和行为干预，帮助个人和群体掌握卫生保健知识、树立健康观念，自愿采纳有利于健康的行为和生活方式的教育活动与过程。

2．健康促进是指个人与其家庭、社区和国家一起采取措施，鼓励健康的行为，增强人们改进和处理自身健康问题的能力。

二、单项选择题

1. D　2. E　3. B　4. C　5. A　6. B

三、多项选择题

1. ACDE　2. ABCE

四、简答题

1．健康促进应在下述五个领域优先开展工作：① 建立促进健康的公共政策；② 创造健康的支持环境；③ 加强社区的整体行动；④ 培养发展个人技能；⑤ 调整卫生服务方向。

健康促进的三项基本策略是：①倡导：倡导政策支持、社会各界对健康措施的认同，和卫生部门调整服务方向，激发群众关注与参与。②赋权：帮助群众获得正确观念、知识和技能，以增加他们人人享有健康的权利。③协调：协调个人、社区以及社会各个方面在健康促进中的利益和行动。

2．促进健康的行为具有以下特征。①有利性：行为有利于自身、他人和整个社会健康。②规律性：行为有规律地发生，不是偶然行为。③和谐性：个体的行为表现与其所处的环境和谐。④一致性：个体外在的行为表现与其内在的心理情绪一致，无矛盾。⑤适宜性；行为强度适宜，不过弱，也无冲动表现。

3．促进健康行为可分为：①基本健康行为；②戒除不良嗜好行为；③预警行为；④避开环境危害行为；⑤保健行为。

4．卫生宣教、健康教育与健康促进的关系

（1）卫生宣教是指卫生知识的单项传播，不关注信息改变与行为改变效果。

（2）健康教育除了传播健康知识外，更注重促进人们树立健康理念，采取有利于健康的行为和生活方式。卫生宣教是健康教育的一部分。

（3）健康促进的概念比健康教育更为完整，涵盖了健康教育与环境支持。一方面，健康教育需要健康促进的指导与支持。另一方面，健康促进需要健康教育推动和落实。

五、论述题

社区健康教育活动的基本步骤可分为五部分，即评估、诊断、计划、实施及评价。

（1）评估：是社区健康教育者或社区护士通过各种方式收集有关健康教育对象的资料，为开展健康教育提供依据。健康教育评估包括：教育对象及其学习需要评估、学习环境评估、教育者评估。 社区健康教育应面向社区的全体居民。在进行社区健康教育时，为了使健康教育的内容更加有针对性，可将社区居民分为健康人群、具有某些致病危险因素的高危人群、患者群、患者家属及照顾者。

（2）诊断：即确定健康问题。社区健康教育诊断是指社区健康教育者或社区护士根据已收集的资料，进行认真分析，从而确定教育对象的现存的或潜在的健康问题及相关因素。

（3）制订计划：在完成了对社区健康教育诊断后，即可以制订社区健康教育计划。为了使社区健康教育计划能有效地实施，社区护士应与其他社区卫生服务人员、社区基层组织领导及教育对象共同磋商制订。在制订计划时，一定要以教育对象为中心。

（4）实施：即将计划中的各项措施变为实践。在制订了完善的社区健康教育计划后即可付诸实施。

（5）评价：社区健康教育评价是对社区健康教育活动进行全面监测、核查和控制，是监测计划执行情况、控制计划实施质量、确保计划实施成功的关键措施。评价贯穿社区健康教育活动的全过程，主要包括以下三个类：①形成评价：是在健康教育干预计划投入实施前再次对其回顾审视健康教育计划本身，对其是否符合实际，干预策略和措施是否恰当，资源分配是否合理等作出的客观评价。②过程评价：从健康教育计划实施开始，通过现场观察、目标人群调查和查阅档案资料等对计划实施的全过程进行的评价。③效果评价：是针对健康教育项目活动的作用和效果进行评估。按照评价的内容可分为：近期效果评价——对健康教育后知识、信念、态度的变化进行的评价；中期效果评价——目标人群的行为改变情况；远期效果评价——对健康教育项目实施后导致的目标人群健康状况乃至生活质量的变化的评价。

（金宁宁）

第五章

社区重点人群保健与护理

学习目标

1. 掌握社区儿童与青少年、老年人的常见健康问题及护理要点，孕期妇女保健指导，社区老年人实施健康管理的流程。
2. 熟悉社区儿童与青少年、老年人的特点，孕期用药指导。
3. 了解社区儿童与青少年、老年人的保健与护理的意义，妊娠常见合并症的护理。

第一节　儿童与青少年

案例

女，36岁，孕38周，3天前在某三甲医院妇产科剖宫产下一男婴，重3.2kg，今日出院。由其婆婆到社区卫生服务中心登记。社区护士询问产妇及新生儿情况为：目前产妇情绪稳定，有伤口疼痛，已经泌乳但还不足以满足新生儿需求，辅以奶粉喂养。新生儿一般状况良好。婆婆68岁，健康状况良好，为产妇和新生儿的主要照顾者，小学文化，自述需要社区在新生儿和产妇照顾方面提供知识和技术方面的支持。

问题与思考：

1. 新生儿家庭访视流程有哪些？
2. 对于此家庭，家庭访视应关注哪些内容？
3. 制订一份此家庭的健康教育计划。

社区儿童是辖区内指0～6岁的儿童，对社区儿童的保健与护理是社区重点人群保健的重要内容之一，社区儿童的保健与护理应重点关注其不同发育阶段的生长发育特点、生理以及心理健康特点和需求，为不同发展阶段的儿童提供社区的健康管理。

一、新生儿期社区保健与护理

（一）新生儿期的生长发育特点

从出生后脐带结扎开始到生后满 28 天为新生儿期。此期小儿经历了解剖、生理的巨大变化，是新生儿离开母体后开始独立生活的时期。其中又以生后 7 日内最为重要，在此期死亡的新生儿约占新生儿死亡数的 70%。

1．新生儿期社区保健指导

（1）新生儿家庭访视：新生儿出院后 1 周内，医务人员到新生儿家中进行新生儿和产妇的产后访视。了解新生儿出生时的情况、预防接种情况、新生儿疾病筛查情况等。访视内容包括观察家居环境，询问和观察喂养、睡眠、大小便、黄疸、脐部情况、口腔发育等。为新生儿测量体温、记录出生时体重、身长，进行体格检查，同时建立《0 ~ 6 岁儿童保健手册》。根据新生儿的具体情况，有针对性地对家长进行母乳喂养、护理和常见疾病预防指导，并做好登记（表 5-1）。了解新生儿是否接种了卡介苗和第一剂乙肝疫苗情况，未接种的提醒家长尽快补种。对于低出生体重、早产、双多胎或有出生缺陷的新生儿根据实际情况增加访视次数。

（2）新生儿满月健康管理：新生儿满 28 天后，结合接种乙肝疫苗第二针，在乡镇卫生院、社区卫生服务中心进行随访。重点询问和观察新生儿的喂养、睡眠、大小便、黄疸等情况，对其进行体重、身长测量、体格检查和发育评估。

（3）日常保健指导

1）喂养：提倡母乳喂养。母乳是婴儿，尤其是 6 个月以下的婴儿最适宜的食物，其营养成分合理、易消化吸收且经济、便捷又卫生，故应大力提倡母乳喂养。随着小儿逐渐成长，母乳已不能完全满足其营养需要，故可于 4 ~ 5 个月开始逐渐添加固体食品，为断奶做准备。在断奶过程中应逐渐减少哺乳次数，切忌突然断奶，使小儿摄食量骤减，以致影响其正常发育。一般小儿于 10 ~ 12 个月可逐渐完全断奶。

当母乳量不足，需添加其他乳品或代乳品的喂养方式称为混合喂养。可于每次喂母乳后加喂一定量（补授法），也可在一日内有数次完全喂牛羊乳代替母乳（代授法），但母乳次数不应少于每日 3 次，以防母乳量减少。当母亲因各种情况不能哺喂婴儿，使用其他乳制品或代乳品喂养婴儿的情况为人工喂养。鲜牛奶是母乳缺乏时首选的替代品。优点是来源充足，成分与人乳相仿。缺点是蛋白质和脂肪不如母乳易吸收，钙、磷及铁的吸收率也不如母乳，同时乳糖含量低于母乳，使用时每 100ml 牛奶需添加 5% ~ 8% 的糖。小儿每日每千克体重需含 8% 糖的牛乳 100 ~ 120ml，同时需补充水分 30 ~ 50ml/kg。全脂牛奶可按重量 1 ：8 或体积 1 ：4 加水冲调成乳汁，比鲜牛奶易消化。蒸发奶是鲜牛奶浓缩一半而来，故只需加等量水即成全奶。人乳化奶粉（配方奶）的成分接近母乳，是较理想的母乳替代品，但价格多较贵。酸奶因经过发酵处理，故易于消化吸收。人工喂养应注意：喂哺前检查奶头孔大小（以奶瓶盛水倒置水连续滴出为宜）和奶液的温度（滴几滴在手腕内侧，不烫即可）。喂哺时奶瓶倾斜度以奶汁始终充满奶头为宜，以免小儿吞入大量空气。喂哺后应将小儿抱起拍气，并将奶具清洗干净，煮沸消毒。

2）皮肤护理：新生儿在脐带未脱落前，尽量不用盆浴，而采用干洗法为新生儿擦身。脐带脱落后，则可给予盆浴，宜用无刺激性的婴儿专用香皂，浴后要用干软的毛巾将身上的水吸干，并可在皮肤皱褶处涂少许爽身粉。每次换尿布后一定要用温热毛巾将臀部擦干净，有时因尿液刺激使臀部皮肤发红，这时可涂少许无菌植物油。洗澡时应注意室温，最好在27℃右，水温在38～40℃左右。

3）温度和光线：新生儿对外界温差的变化不能完全适应，室内温度应保持在适宜的25～28℃，湿度为60°～65°。盛夏要适当降温，而冬天则需要保暖。室内的光线不能太暗或太亮，不宜挂厚重的窗帘，应让宝宝在自然的室内光线里学会适应，但要避免阳光直射眼部。

（4）预防疾病和意外

1）生理性体重下降：新生儿出生后1周以内可出现暂时性体重下降，下降幅度为出生体重的3%～9%。其原因可能为哺乳量不足、水分丧失及胎便的排出。于生后7～10日恢复至原体重，对10日后体重仍继续下降者应寻找原因。早开奶和及时补充水分可减少体重下降的幅度。

2）生理性黄疸：新生儿黄疸是指新生儿时期，由于胆红素代谢异常，引起血中胆红素水平升高，而出现于皮肤、黏膜及巩膜黄疸为特征的病症。生理性黄疸在出生后2～3天出现，4～6天达到高峰，7～10天消退，属生理现象无需特殊处理。若生后24小时即出现黄疸，2～3周仍不退，甚至继续加深、加重或消退后重复出现或生后一周至数周内才开始出现黄疸，均为病理性黄疸，应及时就医。社区护士进行家庭访视和健康教育时应关注新生儿黄疸现象并对产妇和家属进行健康教育。

3）脐部感染：一般脐带在出生后5～8天自然脱落，脱落前要使脐部保持干燥、避免污染。应每天用75%乙醇溶液棉签消毒脐带残端及脐轮周围1～2次，每次由内向外消毒三遍，然后用无菌纱布包扎。若脐部有部分分泌物，则用75%乙醇溶液消毒后涂1%甲紫使其干燥；若脐部周围皮肤红肿、有脓性分泌物则提示感染，应及时就诊。

4）新生儿窒息：由于新生儿期消化系统没有发育完善，喂奶后往往会引起呕吐，甚至造成窒息。因此，喂奶后应将宝宝竖起，轻拍背部，使其将空气排出，然后可将宝宝放下，让他朝右侧卧位，或者让他俯卧，头侧向一边。这样，如果奶液溢出，可以顺着嘴角流出，防止窒息。新生儿睡眠时间长，成人或厚重的被褥可能阻塞孩子气道而窒息，建议母亲最好与孩子分床睡，在大床边放置一只有护栏的小床，这样既能方便照顾孩子，又能防止意外发生。

表 5-1 新生儿家庭访视记录表

姓名：　　　　　　　　　　　　　　　　　　　　编号□□□－□□□□□

性 别	0 未知的性别 1 男 2 女 9 未说明的性别 □	出生日期	□□□□ □□ □□	
身份证号		家庭住址		
父亲	姓名	职业	联系电话	出生日期
母 亲	姓名	职业	联系电话	出生日期
出生孕周______周	母亲妊娠期患病情况 1 糖尿病 2 妊娠期高血压疾病 3 其他__________ □			
助产机构名称______	出生情况 1 顺产 2 胎头吸引 3 产钳 4 剖宫 5 双多胎 6 臀位 7 其他__________ □/□			
新生儿窒息 1 无 2 有 □ （Apgar 评分：1 分钟 5 分钟 不详）	是否有畸形 1 无 2 有__________ □			
新生儿听力筛查 1 通过 2 未通过 3 未筛查 4 不详 □				
新生儿疾病筛查：1 甲状腺功能减退症 2 苯丙酮尿症 3 其他遗传代谢病__________ □				
新生儿出生体重______kg	目前体重______kg	出生身长______cm		
喂养方式 1 纯母乳 2 混合 3 人工 □	* 吃奶量______ml/ 次	* 吃奶次数______次 / 日		
* 呕吐 1 无 2 有 □	* 大便 1 糊状 2 稀 □	* 大便次数______次 / 日		
体温__________℃	脉率______次 / 分钟	呼吸频率______次 / 分钟		
面色 1 红润 2 黄染 3 其他________	黄疸部位 1 面部 2 躯干 3 四肢 4 手足 □			
前囟 ______cm×______cm 1 正常 2 膨隆 3 凹陷 4 其他______________________ □				
眼外观 1 未见异常 2 异常________ □	四肢活动度 1 未见异常 2 异常__________ □			
耳外观 1 未见异常 2 异常________ □	颈部包块 1 无 2 有__________ □			
鼻 1 未见异常 2 异常________ □	皮肤 1 未见异常 2 湿疹 3 糜烂 4 其他___ □			
口腔 1 未见异常 2 异常________ □	肛门 1 未见异常 2 异常__________ □			
心肺听诊 1 未见异常 2 异常________ □	外生殖器 1 未见异常 2 异常__________ □			
腹部触诊 1 未见异常 2 异常________ □	脊柱 1 未见异常 2 异常__________ □			
脐带 1 未脱 2 脱落 3 脐部有渗出 4 其他 □				
转诊建议 1 无 2 有 □ 原因：____________________ 机构及科室：____________________				
指导 1 喂养指导 2 发育指导 3 防病指导 4 预防伤害指导 5 口腔保健指导 □/□/□/□/□				
本次访视日期 年 月 日	下次随访地点			
下次随访日期 年 月 日	随访医生签名			

二、婴幼儿期社区保健与护理

（一）婴幼儿生长发育特点

指出生后 28 天到 3 岁期间，其中婴儿期是指 1 ～ 12 个月之间。婴儿期是人类生命生长发育的第一高峰期，12 月龄时婴儿体重将增加至出生时的 3 倍。身长增加至出生时的 1.5 倍。幼儿期生长发育速度较婴儿期减慢，2 岁以后体重每年平均只增加 2kg，身长每年增长 5cm，幼儿期脑的发育较快，脑重是成人的 3/4。此期社区卫生保健的重点为合理营养和养成良好的生活习惯、促进感知觉和语言的发展，进行计划免疫，预防意外伤害的发生。

知识链接

皮亚杰的认知发展理论认为 0 ～ 2 岁左右儿童处在感知运动阶段，这个阶段的儿童的主要认知结构是感知运动图式，儿童借助这种图式可以协调感知输入和动作反应，从而依靠动作去适应环境。通过这一阶段，儿童从一个仅仅具有反射行为的个体逐渐发展成为对其日常生活环境有初步了解的问题解决者。

（二）婴幼儿期社区保健指导

1．日常生活指导　此期儿童因生长发育需要，饮食以高能量、高蛋白为主，并注意补充鱼肝油。6 个月以内婴儿仍提倡母乳喂养，3 个月后酌情添加辅助食品，以由多到少、由稀到稠、由一种到多种为原则（表 5-2）。断奶应选择在秋冬季节为宜，逐渐断奶，以配方奶粉、粥等代替。注意皮肤清洁和护理，鼓励婴幼儿定时、独立睡眠。婴幼儿衣物选择柔软的棉布，以宽松舒适、方便活动为原则。每日进行户外活动，晒太阳和呼吸新鲜空气。1 岁左右是训练大便的最佳时期，小便在 1.5 ～ 2 岁时进行训练，避开冬季。

表 5-2　婴儿添加辅食顺序

月龄	添加辅食
1 ～ 4 个月	菜汤、水果汁、鱼肝油或维生素 A、D 制剂
5 ～ 6 个月	米汤、米糊、稀粥、蛋黄、鱼泥、菜泥、豆腐
7 ～ 9 个月	粥、烂面、碎菜、蛋、鱼、肝泥、肉末、饼干、馒头片、熟土豆
10 ～ 12 个月	粥、软饭、挂面、碎菜、豆制品、碎肉、带馅食品

2．促进感知觉发展　个体发展中最早出现的心理现象和最基本的心理过程的发生和发展，包括视觉、味觉、听觉、嗅觉、皮肤觉、运动觉、空间时间知觉等。婴幼儿的感知觉是在活动过程和教育的影响下发展起来的，是一个不断成熟和完善的过程。

3．建立亲子关系　在这个阶段，随着各种感觉器官的发育，小儿开始认识周围世界，并且在与父母的接触中，逐渐建立信任感，学习爱与被爱。针对该特点，护理人员可教导父母如何促进小儿各感官的发育，并与其建立良好关系。最简单的方法是与小儿目光的交流。此外，在与孩子的接触中，多与他拥抱、抚摸、亲吻，抓住每次机会和他说话、游戏都能有效地促进良好亲子关系的建立。另外，父母可在每日给小儿沐浴后，对其进行按摩，一般先从躯干部开始，然后是四肢、手足，同时还可与小儿交谈。注意按摩时力量要轻柔，并要注意保暖。

4．预防意外伤害　家庭是儿童意外伤害的最常见地点，家庭生活时一定要条理有序，危险的家庭设备或用品，如开关、灶具、餐具、刀、剪、针、纽扣、药品等应放在婴幼儿接触不到的地方。易碎的、体积太小的玩具易被婴幼儿吞食造成误吸，应避免接触。婴幼儿应在安全的地方并有家长监护，防止坠床、跌倒、烧伤、烫伤等意外发生。

5．计划免疫　计划免疫是根据儿童的免疫特点和传染病的发生情况制订的免疫程序，有计划、有针对性地实施基础免疫（即全程足量的初种）及随后适时的加强免疫（即复种）。目前我国卫生和计划生育委员会规定的计划免疫为“五苗防七病”（表 5-3）。“五苗”是卡介苗、脊髓灰质炎疫苗、百白破三联疫苗、麻疹疫苗和乙肝疫苗，“七病”主要是结核病、脊髓灰质炎、百日咳、白喉、破伤风、麻疹和乙型病毒性肝炎。预防接种是有针对性地将生物制品接种到人体内，使人对某种传染病产生免疫能力，从而预防该传染病。

表 5-3　疫苗免疫程序

疫　苗	接种对象月/年龄	接种剂次	接种部位	接种途径	接种剂量/剂次	备　注
乙肝疫苗	0、1、6 月龄	3	上臂三角肌	肌内注射	酵母苗 5μg/0.5ml，CHO 苗 10μg/1ml、20μg/1ml	出生后 24 小时内接种第 1 剂次，第 1、2 剂次间隔≥ 28 天
卡介苗	出生时	1	上臂三角肌中部略下处	皮内注射	0．1ml	
脊髓灰质炎疫苗	2、3、4 月龄，4 周岁	4		口服	1 粒	第 1、2 剂次，第 2、3 剂次间隔均≥ 28 天
百白破疫苗	3、4、5 月龄，18 ~ 24 月龄	4	上臂外侧三角肌	肌内注射	0.5ml	第 1、2 剂次，第 2、3 剂次间隔均≥ 28 天
白破疫苗	6 周岁	1	上臂三角肌	肌内注射	0.5ml	
麻风疫苗（麻疹疫苗）	8 月龄	1	上臂外侧三角肌下缘附着处	皮下注射	0.5ml	
麻腮风疫苗（麻腮疫苗、麻疹疫苗）	18 ~ 24 月龄	1	上臂外侧三角肌下缘附着处	皮下注射	0.5ml	
乙脑(减毒)疫苗	8 月龄，2 周岁	2	上臂外侧三角肌下缘附着处	皮下注射	0.5ml	
流脑 A	6 ~ 18 月龄	2	上臂外侧三角肌附着处	皮下注射	30μg/0.5ml	第 1、2 剂次间隔 3 个月
流脑 A+C	3 周岁，6 周岁	2	上臂外侧三角肌附着处	皮下注射	100 μ g/0.5ml	2 剂次间隔≥ 3 年；第 1 剂次与 A 群流脑疫苗第 2 剂次间隔≥ 12 个月
甲肝(减毒)疫苗	18 月龄	1	上臂外侧三角肌附着处	皮下注射	1ml	

续表

疫　苗	接种对象月 / 年龄	接种剂次	接种部位	接种途径	接种剂量 / 剂次	备注
出血热疫苗（双价）	16 ～ 60 周岁	3	上臂外侧三角肌	肌内注射	1ml	接种第 1 剂次后 14 天接种第 2 剂次，第 3 剂次在第 1 剂次接种后 6 个月接种
炭疽疫苗	炭疽疫情发生时，病例或病畜间接接触者及疫点周围高危人群	1	上臂外侧三角肌附着处	皮上划痕	0.05ml（2 滴）	病例或病畜的直接接触者不能接种
钩体疫苗	流行地区可能接触疫水的 7 ～ 60 岁高危人群	2	上臂外侧三角肌附着处	皮下注射	成人第 1 剂 0.5ml，第 2 剂 1.0ml 7 ～ 13 岁剂量减半，必要时 7 岁以下儿童依据年龄、体重酌量注射，不超过成人剂量 1/4	接种第 1 剂次后 7 ～ 10 天接种第 2 剂次
乙脑灭活疫苗	8 月龄（2 剂次），2 周岁，6 周岁	4	上臂外侧三角肌下缘附着处	皮下注射	0.5ml	第 1、2 剂次间隔 7 ～ 10 天
甲肝灭活疫苗	18 月龄，24 ～ 30 月龄	2	上臂三角肌附着处	肌内注射	0.5ml	2 剂次间隔≥ 6 个月

注：1．CHO 疫苗用于新生儿母婴阻断的剂量为 20μg/ml。

2．未收入《中华人民共和国药典》的疫苗，其接种部位、途径和剂量参见疫苗使用说明书。

知识链接

计划免疫管理

接种前工作人员应查验儿童预防接种证或电子档案，核对受种者姓名、性别、出生日期及接种记录，确定本次受种对象、接种疫苗的品种。询问受种者的健康状况以及是否有接种禁忌等，告知受种者或者其监护人所接种疫苗的品种、作用、禁忌、不良反应以及注意事项，可采用书面或（和）口头告知的形式，并如实记录告知和询问的情况。接种时再次查验核对受种者姓名、预防接种证、接种凭证和本次接种的疫苗品种，核对无误后严格按照《预防接种工作规范》规定的接种月（年）龄、接种部位、接种途径、安全注射等要求予以接种。告知儿童监护人，受种者在接种后应在留观室观察 30 分钟，并预约下次接种疫苗的种类、时间和地点。

如发现疑似预防接种异常反应，接种人员应按照《全国疑似预防接种异常反应监测方案》的要求进行处理和报告。

6．社区健康管理　满月后的随访服务均应在乡镇卫生院、社区卫生服务中心进行，偏远地区可在村卫生室、社区卫生服务站进行，时间分别在3、6、8、12、18、24、30、36月龄时，共8次。有条件的地区，建议结合儿童预防接种时间增加随访次数。服务内容包括询问上次随访到本次随访之间的婴幼儿喂养、患病等情况，进行体格检查，做生长发育和心理行为发育评估，进行母乳喂养、辅食添加、心理行为发育、意外伤害预防、口腔保健、中医保健、常见疾病防治等健康指导。在婴幼儿6～8、18、30月龄时分别进行一次血常规检测。在6、12、24、36月龄时使用听性行为观察法分别进行一次听力筛查。在每次进行预防接种前均要检查有无禁忌证，若无，体检结束后接受疫苗接种。

三、学龄前期社区保健与护理

（一）学龄前期生长发育特点

3周岁到入小学前（6～7岁）为学龄前期。此期小儿体格发育开始稳步增长。智能发育更趋完善，能做比较复杂的动作，语言和思维能力进一步发展。在此基础上，学龄前期的小儿不再愿意守在父母身边，而是以强烈的好奇心主动去探索周围的各种未知事物。这种主动的行为如受到压抑则易产生内疚感。这时小儿的道德取向为个人主义或实用主义，即按自己的意愿而非社会习俗做出决定，以满足其个人的需要。由于此期的小儿具有高度可塑性，故此时正是培养小儿各种良好的习惯及意志品质的好时机。传染病及意外事故在此期仍时有发生，应注意预防。

（二）学龄前期保健指导

1．平衡膳食　所谓平衡膳食是指摄入的食物品种、数量和质量与儿童身体需要相平衡。平衡膳食应包括各种粗细粮食、高蛋白质食品（如鱼、禽、肉、蛋、奶等）、蔬菜水果和烹调油类，同时应注意食物品种的多样化。给予小儿平衡膳食可有效预防营养不良和营养过剩。如果已经出现营养不良或营养过剩则应及时就医，根据专业营养师的处方调配饮食。学龄前小儿每日需能量340～380kJ（80～90kcal）/kg，蛋白质2.5g/kg，脂肪3g/kg，糖类15.5g/kg，水分90～100ml/kg。此时小儿膳食可基本与成人相同。饮食要多样化，荤素搭配，粗细粮交替，保证膳食平衡。每日可进3次正餐，下午加一次点心。

2．防止意外伤害　这个时候大多数小儿进入幼儿园，开始走出家庭，独自面对外界环境。这个阶段车祸的发生率明显增加。因此，应及时加强交通安全教育，防止意外发生。此时还常常发生小儿走失的事件。父母可在孩子身上缝上写有姓名、地址、联络电话的卡片，并教导孩子出现意外时应找警察帮忙。

3．社区健康管理　为4～6岁儿童每年提供一次健康管理服务。散居儿童的健康管理服务应在乡镇卫生院、社区卫生服务中心进行，集体儿童可在托幼机构进行。服务内容包括询问上次随访到本次随访之间的膳食、患病等情况，进行体格检查，生长发育和心理行为发育评估，血常规检测和视力筛查，进行合理膳食、心理行为发育、意外伤害预防、口腔保健、中医保健、常见疾病防治等健康指导。在每次进行预防接种前均要检查有无禁忌证，若无，体检结束后接受疫苗接种。

0～6岁儿童的健康管理流程见图5-1。

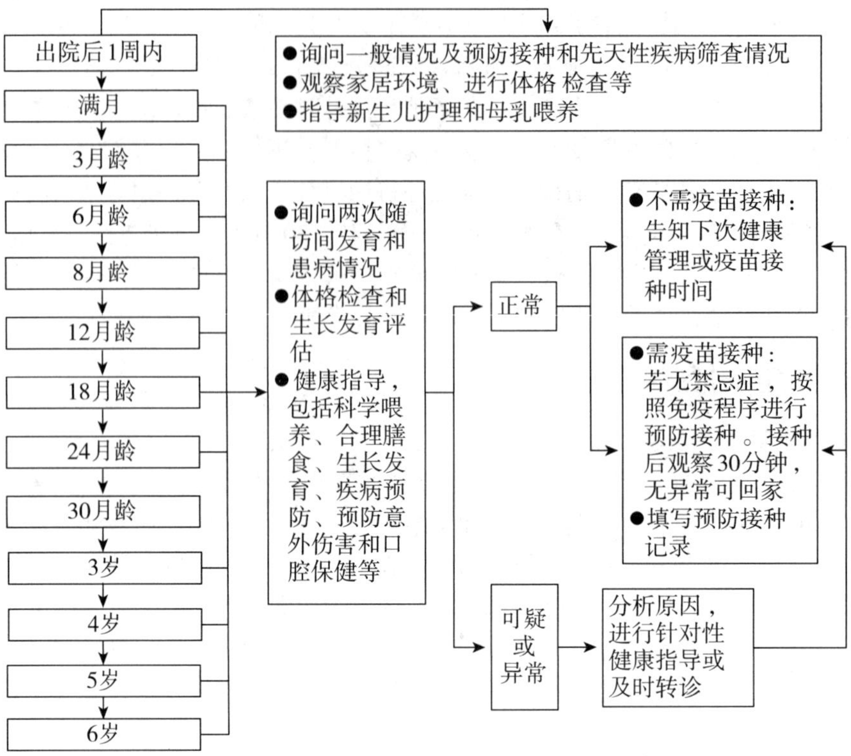

图 5-1　0 ～ 6 岁儿童健康管理服务流程

四、学龄期儿童与青少年的社区保健与护理

（一）学龄期儿童与青少年的生长发育特点

从入小学（6 ~ 7 岁）到青春期之前（女孩 11 ~ 12 岁，男孩 13 ~ 14 岁）为学龄期。此期小儿体格仍稳步生长，除生殖系统外其他各器官系统的发育在此期末已接近成人水平。智能发育更为成熟，控制、理解、分析、综合能力增强，因此，此期是接受各种科学文化知识的重要时期。此时小儿也表现出积极勤奋的态度，力求将事情做得完美。如果得不到支持将使其产生自卑感，并进而影响以后的生活和学习。在此时期，小儿的道德观从为得到别人的赞同而遵守社会习俗，发展为理解什么是法律纪律，为维护社会秩序而遵守法律。此期疾病的发病率较前为低，但应注意预防近视、龋齿。

由于两性发育时间不同，青春期开始和结束的时间也不一样。女孩青春期大多开始于 11 ~ 12 岁，结束于 17 ~ 18 岁。男孩比女孩晚，一般开始于 13 ~ 15 岁，结束于 19 ~ 21 岁。青春期是从儿童向成人转变的时期，一般可以分为三个阶段：青春前期，指第二性征出现之前体格发育加速的阶段；性征发育期，指从第二性征开始发育到性成熟的阶段；青春后期，指性成熟到体格发育停止的阶段。青春期无论是在生理还是心理上都是充满了变化的时期。体格的迅速发展导致营养需要的增加，如果不能合理营养、平衡膳食就可能导致肥胖、消瘦等发育偏差。第二性征的发育带来的不仅仅是月经不调、痤疮等生理问题，还有重新认识两性关系的心理压力。此外，青春期青少年还需要重新认识自己，确认自己的能力与未来位置。面对如此巨大的生理和心理变化，如果缺乏支持和引导，有可能造成一系列心理问题。

（二）学龄期儿童及青少年社区保健指导

1．平衡膳食 7 ~ 10 岁儿童每日供给的总能量为 7000 ~ 8000kJ，10 ~ 14 岁儿童增加至 9000 ~ 10 000kJ，蛋白质每日总量在 60 ~ 80g，脂肪不宜多，总量每天 75 ~ 100g。每日主食在 300 ~ 400g，肉、鱼、禽等 100 ~ 150g，蛋 1 个，豆制品 50 ~ 100g，蔬菜 300 ~ 500g，水果 1 个，植物油 10 ~ 15g。

2．意外伤害的预防 小儿进入学校学习，常见的意外伤害有车祸、运动中的意外创伤等。此外，这一时期小儿因心理问题而导致的自杀事件也时有发生，尤其在学龄期末和青春期多见。此时家长应加强对小儿的安全教育，帮助小儿形成处理紧急情况的能力。另外，家长还应注意教育方法和手段，避免影响小儿心理健康发展。青春期由于生长发育加速，生理上进入成熟期，但是心理发展速度却相对缓慢，这种身心发展的不平衡，常导致青春期少年的自我调节能力脆弱，容易出现心理及行为偏差。自杀成为这个时期常见的意外伤害之一。此外，随着青少年活动范围的增加，交通意外和运动中的意外创伤也较为常见。此时应当对青少年进行健康教育，使其掌握预防意外伤害的知识。另外，应当提供适当的心理咨询与辅导，调节他们的身心，减少心理发展的问题。

3．亲子关系 进入学校学习是这个阶段最重要的任务，对成绩的要求是影响亲子关系的最大矛盾。学龄早期的小儿由于抽象思维能力的局限，在某些需要逻辑推理的科目上可能成绩不理想，但小儿本身实际已经十分努力。父母不应再因此而责罚或嘲笑小儿，以致造成其自卑心理。青少年正处于第二反抗期，其反抗的主要指向是父母。他们一方面希望脱离父母的羁绊，一方面又希望在精神上得到父母的支持和保护。这种精神断乳与对父母的依赖所产生的矛盾常常使亲子关系显得十分紧张。此时应当协调亲子双方的认识，让父母认识到子女已经长大，应当充分地理解和尊重他们；也让青少年认识到此时的情绪波动属于发育过程中的正常现象，并学习适当的调节方法，以便缓解与父母的矛盾。总之，良好亲子关系的建立需要父母了解小儿发育的特点、营造宽容、爱护的家庭气氛及使用适宜的教育方法。护理人员应针对不同的情况及时指导父母，帮助他们选择适宜的方法，减少亲子之间的冲突，取得更好的效果。

知识链接

学校健康管理相关法律法规

1. 学校卫生工作条例（1990 年 6 月 4 日国家教育委员会令第 10 号、原卫生部令第 1 号发布）

2. 中小学卫生保健机构工作规程（1995 年 9 月 7 日发布，教体 [1995]13 号令

（孙 静）

第二节　孕期妇女和产褥期妇女

案例

李女士，女，26岁，结婚4个月，平素月经规律，现停经52天，近几天晨起恶心、呕吐、厌油腻、尿频，诊断为早期妊娠。

问题与思考：

1．如果你是社区护士，应该如何为其进行孕期指导？

2．孕晚期准备包括哪些要点？

3．如该孕妇顺利生产，产褥期的指导应包括哪些内容？

孕产妇是社区中的一个特殊的群体，孕产妇的保健与护理是社区护理工作的一项重要内容。孕产妇保健与护理分为孕期妇女保健与护理和产褥期妇女保健与护理。孕期妇女保健的目的是为了保护孕妇在妊娠期能顺利承担因妊娠而增加的生理和心理负担，促进产妇健康和胎儿正常生长发育。此期社区护士主要通过产前检查、产前访视、孕期卫生指导、孕期用药指导、孕期自我监测指导及营养指导等方式进行保健与护理。产褥期妇女保健是对从胎盘娩出到产后6周的产妇进行保健，此期是产妇身体各器官自身恢复的时期，同时还要抚育婴儿，适应自身角色转变，故产妇心理压力较大。多数产妇分娩后的整个产褥期基本都是在家中度过的，此期社区护士主要是通过家庭访视的方式对产妇提供良好的产褥期保健与护理。

一、孕期妇女的保健与护理

妊娠是人生大事，为了保障母亲和婴儿健康，提高人口出生素质，《中华人民共和国母婴保健法》强调了孕期保健服务，内容包括卫生、营养、心理、咨询、定期产前检查、怀疑先天性或遗传性胎儿异常的产前诊断及高危孕妇和胎儿重点监护等。

（一）产前检查与产前健康教育

自怀孕初期开始至怀孕结束，产前检查对孕妇是非常重要的。孕妇应定期检查，跟踪胎儿发育情况，同时参加孕期保健，建立孕保手册。初查时间在孕12周之前，此期为孕早期，是胚胎、胎儿分化发育最关键阶段，易受外界因素及孕妇本身疾病影响，从而导致胎儿畸形或流产发生。应做好初检筛查工作。复查时间为孕12周之后，是胎儿生长发育较快阶段，应加强胎儿B超监测，监测胎儿生长发育各项指标如双顶径、股骨、胎心及胎盘功能等。应定期做产前检查，每4周一次。孕28周后每两周1次，孕36周后每周一次。如发现异常情况，应随时去医疗保健机构检查。目前我国城乡已经普遍实行孕产期保健三级管理，推广使用《孕产妇保健手册》。孕妇第一次进行产前检查时，即应在居住地的乡镇卫生院、社区卫生服务中心建立《孕产妇保健手册》：详细填写住址、工作单位、电话号码、配偶姓名、职业等。围生保健卡由孕妇保管，每次检查时带来，检查结束后，预约下次检查日期，如果失访需进行追踪或访视。

自产前检查开始，社区护士应同时进行产前教育，根据孕妇的不同妊娠阶段，对孕妇及其丈夫或家属采取定期授课，座谈，观看录像、幻灯、图片或分发简明易懂、图文并茂的宣传小册子等方式讲解孕期、分娩及产后的有关知识及注意事项。内容包括：生殖器官解剖和妊娠生理常识；孕期母体的变化；孕期营养和卫生；胎儿生长发育知识；自我监护的重要性和方法，产前检查的重要内容等；分娩前的教育，讲解分娩的常识；婴儿生长发育和母乳喂养知识等。使他们理解妊娠分娩是一个正常的生理现象，并针对其生理改变和需要，给予科学的保健指导，消除恐惧心理，树立信心，能认真听取社区护士的各项建议，做好孕产期保健。

（二）孕期的卫生指导

1．生理卫生指导

（1）个人卫生：妊娠期间孕妇的新陈代谢旺盛，汗腺皮脂腺分泌旺盛，经常洗澡可促进血液循环并感到清洁舒适。妊娠期阴道分泌物增多，故应每日清洗外阴部，勤换内裤。妊娠 28 周以后应避免盆浴，以防污水进入阴道造成逆行性感染，宜采用淋浴或擦浴。妊娠晚期由于子宫增大，孕妇容易失去平衡，孕妇洗澡时浴室内应铺设防滑垫，以防摔伤。

（2）衣着：衣着宽松、舒适、透气性好、穿脱方便、质地柔软的衣物。孕妇新陈代谢率增加，棉织品易吸汗，较纤维制品为好。乳房最好选用设计合适、前开式的乳罩将乳房拖住。袜子要绷紧的长袜，在怀孕晚期时既感舒适又可减少静脉曲张。孕妇不宜穿高跟鞋，因怀孕后孕妇体重增加，重心前移，容易引起腰背痛、疲劳及跌倒。穿平底、轻便的鞋，既舒适又安全。

（3）休息与睡眠：孕妇容易感到疲劳，因此睡眠和休息时间要充足。除了晚上要睡足 8 ～ 9 小时外，中午最好也能休息 1 ～ 2 小时左右。睡觉的姿势应采取侧卧位，尽可能采取左侧卧位，可以减少增大的子宫对腹主动脉及下腔静脉的压迫，使回心血量增加，保证子宫和胎儿有足够的血液供应。同时改善全身血液循环，减轻下肢水肿。但如果有特殊情况，如胎位不正而被医生建议采取特殊卧位时，应遵医嘱。同时保持室内空气新鲜、流通。

（4）运动与工作：妊娠期并非禁止一切运动，只要是适量适当的活动如散步、简单的家务等，有助于新陈代谢。但千万不能进行剧烈的运动。身体健康无合并症的孕妇，还是可以参加正常的工作。但是要避免重体力劳动和接触有害物质，妊娠末期应适当减少工作量。

（5）口腔保健：怀孕期间因体内激素水平发生改变，牙龈易肿胀出血，应指导孕妇保持口腔卫生，饭前及睡前应刷牙漱口，并选用软毛牙刷，刷牙动作轻柔，并适当补充维生素 C、B 族维生素等。

（6）乳房保健：妊娠后，乳腺继续发育增大，为哺乳做准备。为保证产后正常哺乳，孕期应指导产妇做好乳头锻炼。方法为用拇指和食指轻轻捏住乳头做环形运动，每日 10 ～ 20 次；乳头的护理从妊娠 7 个月后开始，每日用温湿毛巾擦拭乳头直至分娩，既可以增加乳头皮肤韧性，又可以避免产后哺乳乳头皲裂。如乳头扁平或凹陷者，应经常可以每日用手指轻轻向外牵拉乳头 1 ～ 2 次，以利产后哺乳。

2．心理卫生指导　社区护士应了解孕期的生理反应，并根据早、中、晚不同孕期的心理需要，通过讲座、座谈、个别咨询等形式，给予孕妇及家属适当的支持与帮助。

怀孕早期（孕 12 周之前）：初期妊娠妇女的心理反应较为强烈，感情丰富，如矛盾，恐怖、焦虑等，此期孕妇常全身倦怠、头晕、恶心、呕吐、食欲缺乏，这是正常的妊娠反应所导致的。社区护士应指导孕妇，告知其这种心理和生理的变化都是正常的，不要因身体不适而感到焦虑，鼓励其建立信心尽快适应怀孕。

怀孕中期（孕13周至27周末）：此期由于身体不适症状消失，孕妇身体处于一个相对比较稳定的时期，自我感觉良好并对怀孕分娩的事极感兴趣。加之胎动出现，胎心可被听到，使母亲感受到新生命的存在，建立母子一体的亲密感。此期社区护士多给孕妇指导有关怀孕、分娩以及胎儿相关的知识。并根据孕妇不同的需要给予适当的建议。

怀孕晚期（孕28周之后）：由于怀孕腹部膨大，压迫下肢，活动不能随心所欲，加之子宫压迫症状出现尿频、便秘等不适症状，此期孕妇会感到自己很脆弱易受伤害。产生对分娩既期待又恐惧的心理，另一方面，对丈夫陪伴和亲人的依赖心理增加。为了使孕妇对分娩知识有所了解，社区护士应通过孕产咨询，讲座和阅读有关文章使孕妇认识到分娩是一个正常自然的生理过程，减轻心理负担与压力，帮助孕妇学会战胜生理变化带来的不适，学会更好地适应。

（三）孕期用药和性生活指导

1．孕期用药指导　孕期用药应有医生指导。多数药物可通过胎盘输送给胎儿，尤其孕早期是胚胎器官形成发育阶段，易受某些药物的影响而发生畸形。有些药物如激素类药物、抗生素、抗肿瘤药、麻醉药、镇静药和解热镇痛药等应禁用或慎用。如有发生妊娠并发症或合并症时，应在医生指导下用药，以免滥用药加重病情。

2．孕期性生活指导　妊娠的前3个月，性生活的刺激可以引起盆腔充血及子宫收缩导致流产，妊娠晚期性生活可诱发早破水、早产、并可能将细菌带入阴道引起感染，给母婴带来危害。因此社区护士应指导孕妇及其丈夫在妊娠前12周以前和28周以后避免性生活，以防流产、早产或感染。

（四）孕期自我监护指导

胎儿在母体孕育过程中，社区护士要指导孕妇及其丈夫注意监测胎儿的健康情况，方法包括数胎动和听胎心率。一般在怀孕18～20周孕妇开始能感觉到胎动，并能听到胎心。正常情况下，明显的胎动3～5次/小时。如有缺氧，可表现为缺氧后的烦躁不安，开始为胎动活跃次数增加；如缺氧情况未得到改善，则胎动减弱次数减少直至胎动停止。正常情况下，胎心率为120～160次/分，过快和过慢均属异常，应随时就诊。

社区护士应指导孕妇及其丈夫或家属学会在家中对胎儿情况进行监测。对胎动和胎心率进行正确观察，做好记录，及时发现异常情况。测胎动方法：从妊娠30周以后开始数胎动，数胎动时最好取静坐或侧卧位，注意力集中，每日3次，每次1小时，可每天上午、下午、夜间各计1小时胎动次数，然后将3次的胎动次数相加乘以8，就可以代表24小时胎动次数了。若24小时胎动次数小于30次，则表明胎儿缺氧，应及时到医院就诊。妊娠30周以后可以指导丈夫用胎儿听诊器或耳朵贴近孕妇腹部子宫的适当位置直接听取。正常胎心率为120～160次/分，规律。可由家人协助听取胎心。低于或高于正常值则表明胎儿宫内缺氧，要及时到医院就诊。

（五）孕期营养保健指导

1．孕期饮食指导　妈妈是胎儿唯一的营养来源。在怀孕期，均衡而多元化的饮食是非常重要的。研究证明，孕妇营养充足，可减少孕期及产时某些合并症的发生，同时也可减少低体重儿出生，减少围生期胎儿及新生儿的死亡率。孕妇营养不良，不仅影响胎儿发育，也影响出生后婴儿的体格发育和智力发育。因此必须合理均衡地安排孕妇的膳食。要做到粗细粮搭配；荤素菜比例适当；克服偏食习惯；忌高糖、高盐、高脂肪食物；少吃辛辣刺激食物；孕期不宜饮酒。

2．孕期妇女营养素的需要量

（1）热量：妊娠期间，孕妇除了维持本身能量的需要外，还要负担胎儿的生长发育，以及胎盘和母体组织增长所需要的能量。糖类和脂肪是热能的主要来源。糖类的供给量约占总热量的 55% ～ 60%，脂肪的供给量约占总热量的 25% ～ 30%。糖类主要来源于谷物类、薯类植物供给，脂肪类来源于动物性油脂和各种植物油。

（2）蛋白质：供给孕妇以充足的蛋白质极为重要。胎儿需要蛋白质构成机体组织，蛋白质不足影响胎儿中枢神经系统的发 4 育和功能。孕妇需要蛋白质供给子宫、胎盘及乳房的发育。妊娠期每日每千克体重需蛋白质 1.5 ～ 2.0g, 每日总量需 80 ～ 90g。蛋白质分植物蛋白和动物蛋白，二者应均衡摄取。

（3）无机盐

1）钙和磷：钙和磷是组成骨骼的重要物质，在妊娠期，胎儿生长发育需要母体供给大量的钙。如此时孕妇钙、磷供应不足，胎儿势必从母亲的骨骼和牙齿中夺取大量的钙、磷以满足其生长、发育的需要，使母亲的钙代谢呈负平衡，致骨质软化症及产后多种病痛。胎儿缺钙可引起先天性软骨症，孕妇要注意摄取含钙、磷丰富的食物。孕妇钙摄入量每日 1500mg，需要磷 1800mg，同时应有充足的维生素 D，以促进钙的吸收和利用。

2）铁：铁是构成人体血红蛋白的主要物质之一，参与氧的转运、交换和组织呼吸过程。如果铁的带氧能力被阻断或者是铁的数量不足，将对机体产生不利的影响。妊娠期母儿需要大量的铁，另分娩失血及产后哺乳所消耗的铁须预先储备。如孕妇缺铁，将造成胎儿宫内窒息，胎死宫腔，流产、早产、产后胎儿营养不良等。孕妇每日铁的摄入量应为 15 ～ 20mg。

3）碘：碘可维持甲状腺功能。孕妇缺碘可造成孕妇及胎儿甲状腺肿大、功能减退，胎儿智力低下、生长发育障碍等。孕妇补碘应在医师指导下进行。一般孕妇每天碘的供给量为 100 ～ 200μg。可适当多吃含碘丰富的海产品，如海带、紫菜、蛏干、干贝、海参、海蜇、蛤、蚶等，缺碘地区可食推广的碘盐，以补充碘。

4）锌：锌参与人体多种酶或激素的合成，怀孕期间，胎儿对锌的需要量迅速增加，这意味着孕妇需要额外增加锌的摄入，保持母体锌的营养平衡，孕妇缺锌会造成胎儿中枢神经系统畸形的发病率升高。孕妇每天应摄入锌 20mg，最好从食物中摄取。如膳食要多样化，多食用肉、蛋、乳，多吃粗粮、豆类，合理搭配蔬菜，可食含锌丰富的食物如牡蛎、硬壳果类、豆类等食品。

（4）维生素

1）脂溶性维生素类：包括维生素 A、维生素 D、维生素 E。维生素 A 能促进细胞生长，维持皮肤和黏膜的健康。孕期应供给足够的维生素 A，即每日约 6000IU，以保证母体的健康及生理需要，蛋黄、动物肝脏及绿色蔬菜中维生素 A 的含量丰富。维生素 D 参与人体的钙磷代谢，与骨的钙化关系密切，人体需要的维生素 D 有 80% 是自身合成的。孕妇维生素 D 的需要量大约 400IU，含维生素 D 丰富的食物：动物的肝脏、水产品等。维生素 E 作为维持红细胞、细胞壁形成所必需，一般情况不易缺乏。孕妇摄入量为每日 10mg 左右，主要存在各种坚果、种子类食品中。

2）水溶性维生素类：包括维生素 B 族（维生素 B_1、B_2、B_6、B_{12}）、维生素 C、叶酸等。维生素 B 族参与体内能量代谢、蛋白质代谢，维持良好的消化功能，防止神经炎。维生素 B 族主要来源于肉类、蛋、奶、种子胚芽外皮等。维生素 C 促进体内蛋白质合成及铁的吸收，健全造血系统，增进机体抗病力。孕妇维生素 C 的需要量随胎儿需要量的增加而增多。胎儿迅速的生长发育，骨、牙的生长、造血系统的健全、铁元素的吸收等都需要大量的维生素

C，维生素C主要来自于各种新鲜蔬菜和水果。叶酸能促进红细胞形成，激活能量和蛋白质代谢。叶酸对胎儿的发育影响巨大，主要来源于肉类绿叶蔬菜、豆类、花生等。

（六）分娩的前期准备指导

1．确定分娩地点　社区护士应指导并协助孕妇及早确定合适的分娩地点，这是保证孕妇获得良好照护的先决条件。确定分娩地点可以避免临产时匆忙寻找医院而产生一定的分娩危险，保证母子安全。

2．识别产兆　分娩是妊娠中最关键的环节，分娩发动之前，出现预示孕妇不久即将临产的症状，称为先兆临产，先兆临产的症状有假临产、胎儿下降感和见红。三个症状只要出现其一，产妇就应该准备到医院待产。因此社区护士应该指导孕妇了解并会识别产兆，尤其越接近预产期，孕妇要更加注意身体各种改变所透露出来的讯息，以便正确掌握去医院待产的时间。

（1）假临产：特点为宫缩持续时间短且不恒定，间歇时间长且不规则；宫缩的强度不加强；不伴随出现宫颈管的消失和宫颈口扩张；常在夜间出现，白天消失；给予镇静剂可以抑制假临产。

（2）胎儿下降感：随着胎先露下降至骨盆，宫底随之下降，多数孕妇会感觉上腹部较前舒适，进食量也增加，呼吸轻快。

（3）见红：在分娩前24～48小时，因宫颈内口附近的胎膜与该处的子宫壁分离，毛细血管破裂经阴道排出少量血液，与宫颈管内的黏液合并排出，称为见红，见红是分娩即将开始的比较可靠的征象。

3．分娩的准备　孕妇在妊娠晚期身心负荷都比较大，对即将到来的生产感到恐惧不安并伴有焦虑，分娩前做好充分的精神和身体方面的准备是保证安全分娩的必要条件。分娩前准备是社区护士指导的一项重要内容。社区护士要主动根据孕妇需要，提供相关知识和信息，协助孕妇做好分娩前准备。帮助孕妇树立信心，在精神上和身体上做好准备，用愉快的心情来迎接新生儿的到来。另一方面，妊娠晚期，孕妇易出现害怕分娩痛、难产等焦虑情绪，针对此种情况社区护士应加以指导。目前有多种不同的方式可以协助减轻生产时的疼痛。虽然各种方法所采取的放松技巧及呼吸方式运用的原理不同，但其主要目标均是协助孕妇对分娩过程及放松方式有所准备。所有的方法都要依据以下前提：首先，孕妇在出现阵痛前便已经知道即将发生的情况，且已经接受了子宫收缩时的呼吸运动训练，这样可以减轻阵痛的不适；其次，孕妇学会在子宫收缩时能够保持腹部放松，也可以减轻疼痛和不适；再次，孕妇可以通过分散注意力减轻疼痛及不适。因此，社区护士应该提前做好指导工作。

（七）孕期常见并发症的预防与护理指导

常见的影响较大的妊娠合并症有妊娠期高血压疾病（简称妊高征）、心脏病、糖尿病、肝炎等。社区护士应详细询问病史、家族史及妊娠期伴随症状。以便做好预防及护理指导。

1．妊娠期高血压疾病孕妇的护理

（1）护理评估：社区护士应做好护理评估，详细询问孕妇有无高血压或妊娠期高血压疾病史，既往病史中有无原发性高血压、慢性肾炎、糖尿病等，孕前及妊娠20周有无水肿、高血压、蛋白尿及抽搐征象。发现阳性体征者，应密切观察血压的变化，将测得的血压与基础血压进行比较。还应高度重视蛋白尿，蛋白尿出现最晚。若孕妇出现头痛、眼花、胸闷、恶心、呕吐等症状时提示病情进一步加重，应积极处理。

（2）预防保健指导：①社区护士应该做好健康教育指导，使孕妇及家属了解妊娠期高血压疾病的相关知识，增强自我保健意识和自我监护能力。②定期随访指导产妇定期产前检查，及早发现异常及早治疗。③指导孕妇合理饮食，保证足够休息和睡眠，保证愉快心情。

（3）护理措施：妊娠期高血压疾病分轻、中、重度，其中中度和重度患者需要住院治疗。对轻度妊娠期高血压疾病患者可采取以下护理干预。①为孕妇创造安静的休息环境，保证良好的休息和睡眠。②指导并协助孕妇合理安排工作和生活，保证愉快的心情。③合理调整饮食，加强产前保健，密切监测病情变化，防止病情加重。

2．妊娠合并心脏病孕妇的护理

（1）护理评估：社区护士对有风湿性心脏病及先天性心脏病病史的孕妇，在产前检查过程中，应全面了解孕妇心功能情况，了解有无诱发心力衰竭因素。评估孕妇对妊娠的适应情况，胎儿宫内发育情况，评估孕妇及家属对心脏病自我保健知识的掌握情况和社会支持等。

（2）预防保健指导：①保证充分休息，避免劳累。②指导孕妇合理饮食，进高蛋白、高维生素、低盐、低脂肪饮食，适当控制体重。③预防产生引起心力衰竭的诱因，如上呼吸道感染、贫血等。④做好心理护理和健康教育，减轻孕妇及家属焦虑和恐惧心理，保持情绪稳定。并根据心功能及胎儿生长发育情况，建议孕妇根据情况提前住院待产。

（3）护理措施：①加强孕期保健，根据病情制订产前检查计划。定期产前检查或家庭访视，检查的次数和时间可按心功能的具体情况而定。②保证休息环境安静，空气新鲜 。每天至少获得 10 小时以上的睡眠时间，使生活有规律。睡眠时宜采取左侧卧位或半卧位。③加强监护，加强对胎儿生长发育情况的监护及孕妇心脏的监护。④心理护理。 心脏病孕妇的精神状态与预后密切相关，应鼓励和安慰患者避免不良的精神刺激，精神上给予支持，增加孕妇的安全感。⑤孕期顺利者应在孕 36 ~ 38 周提前入院待产。

3．妊娠合并糖尿病孕妇的护理

（1）护理评估：社区护士应全面了解有糖尿病病史及糖尿病家族史的孕妇怀孕情况，了解有无不良孕产史，了解本次妊娠经过情况，有无“三多一少”症状、外阴瘙痒、视物模糊等现象。评估胎儿宫内健康情况。

（2）护理措施：①按期检查，产科和内科共同监护。重视尿糖、尿酮体、B 超和宫底高度监测等，及早发现胎儿畸形和巨大儿，同时还应指导孕妇自查尿糖，向孕妇讲解糖尿病相关知识和控制血糖方法与母儿预后，减少她们的焦虑情绪。积极配合治疗和护理。②饮食控制是糖尿病治疗的基础，控制热量摄入，按 150kJ/kg 计算，提倡食用优质蛋白，补充维生素、钙、铁，多吃蔬菜和豆制品。原则上以控制血糖值达正常水平而孕妇又无饥饿感为理想，否则需增加药物治疗。③适量运动，可促进糖的利用，提高组织对糖的敏感性。如散步或同等量活动，每次 20 分钟，运动注意个体化，以孕妇不感到疲劳为宜。④正确使用药物治疗：不能使用磺胺类降糖药，因其能通过胎盘，对胎儿有损害。一般使用胰岛素治疗，剂量根据血糖值确定。用药期间，观察有无酮症酸中毒和血糖异常变化的临床症状，发现异常，积极处理。⑤社区护士应做好胎儿监护，加强高危孕妇的管理。预防感染，向孕妇讲解糖尿病发生感染的危险因素及易感部位并落实预防措施。

4．妊娠合并病毒性肝炎孕妇的护理

（1）护理评估：社区护士对于妊娠合并肝炎的孕妇要密切观察其皮肤和巩膜黄染情况，尿液的颜色及有无消化道症状，触诊检查有无肝大和肝区叩击痛，同时还要查阅有关诊断资料了解肝功能。评估孕妇及家属对病毒性肝炎知识的了解情况等、情绪状态及社会支持等。

（2）预防保健指导：①加强围生期保健。重视孕期监护，将肝功及肝炎病毒血清学抗原、抗体检测列为产前检测常规，并定期复查。对 HBsAg 和 HBeAg 阳性孕妇分娩时，应严格施行消毒隔离制度，防止产伤及新生儿损伤、羊水吸入等，以减少垂直传播。甲型肝炎急性期禁止哺乳。②阻断乙型肝炎母婴传播的有效办法是为孕妇注射乙型肝炎免疫球蛋白（HBIG），我国新生儿出生后常规进行免疫接种。③丙型肝炎的预防：目前丙型肝炎病毒尚无特异的免疫方法。

（3）护理措施：①开展卫生教育，传授相关的卫生知识，预防肝炎的发生。②注意休息、加强营养向患者解释合理饮食的重要性。给予高维生素、高蛋白、足量糖类、低脂肪饮食、保证足够热量并补充大量维生素。③加强孕期保健，讲解肝炎与母婴的相互影响转归及预后，帮助孕妇消除顾虑，树立信心，积极配合监护措施。④预防交叉感染，按传染科处理，严格执行隔离消毒措施。⑤落实孕期监护，定期产前检查。检查时注意执行隔离制度。

二、产褥期妇女的保健与护理

（一）产褥期检查

产褥期是指从胎盘娩出至产妇全身各器官除乳腺外恢复或接近正常未孕状态所需的一段时期。一般需 6 周。产褥期保健检查包括产妇的精神状态、睡眠情况、饮食及大小便等，要重点监测生命体征、排尿功能、乳房检查、子宫复旧及恶露等。乡镇卫生院、村卫生室和社区卫生服务中心（站）在收到分娩医院转来的产妇分娩信息后，应于 3 ～ 7 天内到产妇家中进行产后访视，进行产褥期健康管理，加强母乳喂养和新生儿护理指导，同时进行新生儿访视。

1．观察产后生命体征的变化　分娩的劳累和消耗可以使产妇的体温在产后 24 小时内略有升高，一般不超过 38℃。产后 3 ～ 4 天内由于乳房肿胀，体温可达到 39℃，持续数小时，最多不超过 12 小时，如产后体温持续升高，要查明原因，与产褥感染相鉴别。

2．乳房检查　主要检查乳头有无皲裂，乳腺管是否通畅，乳房有无红肿、硬结、乳汁的分泌量等。

3．子宫收缩情况检查　产褥期第一天子宫底为平脐，以后每天下降 1 ～ 2cm，产后 10 ～ 14 天降入骨盆，耻骨联合上方扪不到子宫底。如不按期复旧或有压痛，应进一步检查并及时处理。

4．恶露　产后随着子宫蜕膜的脱落，含有血液及坏死蜕膜组织的血性液体经阴道排出称为恶露。血性恶露持续 3 ～ 7 天，浆液性恶露持续 7 ～ 14 天，白色恶露 14 ～ 21 天，产后 3 周左右干净。如血性恶露持续两周以上，说明子宫复旧不好，如恶露变为浑浊并有臭味，量增多，持续时间长或伴有全身症状，可能提示产褥感染。

（二）产妇保健指导

1．产妇心理保健指导　产褥期是产妇心理转换时期，由于体内激素水平在产前产后变化较大，产后数天至数周内容易受体内外不良刺激而导致心理障碍，产后心理异常包括产后沮丧、产后抑郁。它是一组非精神病性抑郁综合征，表现为情绪低落、易哭、失眠、对事物缺乏兴趣、社会退缩行为、自责自罪等。不仅影响家庭功能还严重影响产妇及婴儿的健康与安全。因此，社区护士应科学指导产妇适应心理变化，不仅给予生理上的保健护理，同时在心理与社会诸方面采取相应的护理措施。

（1）解除产妇不良社会因素、心理因素，减轻心理负担和躯体症状。

（2）对于不良个性的产妇，给予相应的心理指导，减少和避免心理刺激，减轻生活中的应激压力。倾听产妇诉说心理问题。做好疏通指导工作。

（3）促进和帮助产妇尽快适应母亲角色，指导产妇为婴儿提供照护，培养产妇的自信心。

（4）发挥社会支持系统的作用，改善家庭关系、改善家庭生活环境。

（5）高度警惕产妇由于抑郁所致的自伤性行为，注意安全保护避免危险因素。重症者需要请心理医生或到相关医疗机构治疗。

2．产妇的生活保健指导　产褥期母体各系统变化很大，虽属生理范畴，但子宫内有较大创面，乳腺分泌功能旺盛，容易发生感染和其他病理情况。需要注意清洁卫生，加强产褥期护理，使身体尽快恢复。

（1）为产妇建立良好的休息环境，注意卫生。室内温度、湿度适宜，定时通风换气保持空气新鲜，避免产妇受凉或中暑。

（2）由于分娩时体力消耗大，身体内各器官要恢复，产妇的消化能力减弱，又要分泌乳汁供新生儿生长，所以产妇饮食营养非常重要。饮食要易于消化，营养丰富。要保证足够的热量、蛋白质和维生素。增加汤汁类食物以便增加乳汁分泌。

（3）产后阴道有恶露排出，要注意保持外阴部清洁，每日用温开水洗外阴，勤换内裤与卫生巾。避免感染。

（4）产妇要注意个人卫生，每天坚持梳洗、刷牙、勤换衣服和被单。

（5）产后要适当活动，进行体育锻炼，有利于促进子宫收缩及恢复，帮助腹部肌肉、盆底肌肉恢复张力，保持健康的形体，有利于身心健康。产后 24 小时以卧床休息为主，2 天后可在室内活动。剖宫产或行会阴侧切术者活动时间可推迟。

（6）在产褥期末，无论产后恢复情况如何，社区护士都要指导产妇进行产后复查，即产后 6 ～ 8 周门诊复查，以了解全身和盆腔器官的恢复情况，以便及时发现异常和及早处理。

3．母乳喂养指导　社区护士向产妇及家属提供有关母乳喂养的相关知识，说明母乳喂养的重要性，指导产妇掌握母乳喂养技巧，使其顺利进行母乳喂养。

（1）第一次哺乳前应将乳房、乳头用温肥皂水及温开水洗净，以后每次哺乳前均用温开水擦洗乳房及乳头。

（2）观察含接、吸允姿势是否正确，并给予正确指导。指导父母认识新生儿应按需哺乳，不限次数，夜间坚持喂乳以促进乳汁分泌。

（3）指导并为产妇设计食谱，保证其各种营养素的摄取，指导产妇食用有助于乳汁分泌的食物。

（4）观察乳腺有无凹陷、肿块、硬块、破损和皲裂等，应及时进行哺乳指导。若发现乳腺红、肿、热、痛等反应，应立即就医，并适时终止哺乳。

（5）产褥期避免性交，防止产褥感染。哺乳期坚持避孕，防止意外怀孕。

《国家基本公共卫生服务规范（2011 年）》中对孕产妇健康管理的服务流程进行了基本的设定，具体内容见图 5-2。

知识链接

孕产妇健康管理服务考核指标

1. 早孕建册率 = 辖区内孕 12 周之前建册的人数 / 该地该时间段内活产数 ×100%。

2. 孕妇健康管理率 = 辖区内按照规范要求在孕期接受 5 次及以上产前随访服务的人数 / 该地该时间内活产数 ×100%。

3. 产后访视率 = 辖区内产后 28 天内的接受过产后访视的产妇人数 / 该地该时间内活产数 ×100%。

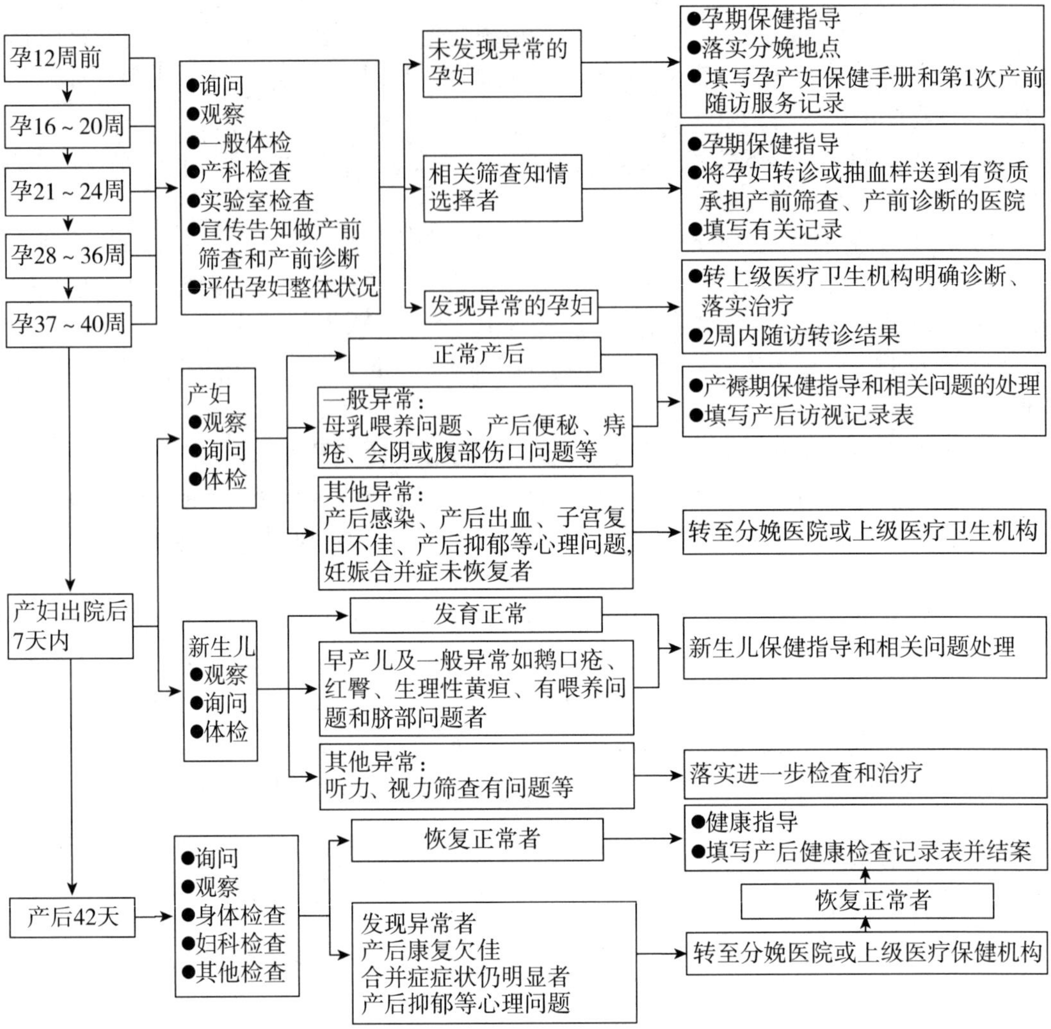

图 5-2　孕产妇健康管理服务基本流程

[摘自《国家基本公共卫生服务规范（2011 年）》]

（尹红梅）

第三节 老年人群

案例

李奶奶，85岁，育有1子1女。儿子52岁，长居美国，女儿60岁，居住地离李奶奶家约40分钟车程，女儿每周末均到李奶奶家看望母亲。3年前，李奶奶老伴去世，目前李奶奶独自居住于北京市某社区5层（无电梯）三室一厅中。李奶奶患高血压15年，每两周到社区卫生服务中心开药和测血压，目前血压控制稳定。李奶奶时常感头晕，并有关节和肌肉疼痛等问题，目前尚能忍受，未服用止痛药物。李奶奶去年在家中卫生间发跌倒过一次，目前每天上午散步1小时（包括去超市、菜市场购物）。饮食喜清淡，食欲缺乏，每日主食50g（1两）左右，睡眠良好。

问题与思考：

1．社区卫生人员应关注李奶奶哪些健康问题？

2．如何对李奶奶建立社区健康管理计划？

中国已经进入到老龄化社会，第六次全国人口普查结果显示，我国60岁及以上人口占总人口的13.26%，比2000年人口普查上升了2.93%，其中65岁及以上人口占8.87%，比2000年人口普查上升了1.91%。预计到2040年，65岁及以上老年人口占总人口的比例将超过20%，21世纪前期将是中国人口老龄化发展最快的时期。随着《中华人民共和国老年人权益保障法》和《中国老龄事业发展“十五”计划纲要》的颁布，老龄事业被明确地纳入了经济社会发展的总体规划和可持续发展战略中。我国政府提出了“家庭养老为主与社会扶持相结合”的养老保障制度。因此，老年人的社区保健与护理已成为社区卫生服务非常重要的内容之一。

一、老年人群的特点

衰老或老化是生命过程的自然规律。随着年龄的增长，人体对内外环境的适应能力、代偿能力逐渐减退。老年人在生理、心理和社会方面均有一定的变化特点。

1．生理方面的改变　人体在衰老的过程中，主要有以下生理改变。

（1）组织结构改变：细胞数减少，身体构成发生变化，其中脂肪成分增加，细胞内液相对减少。

（2）生理功能下降：呼吸、循环、消化及吸收、排泄、神经、免疫、造血、运动、感觉、性功能等均有不同程度的下降，进而导致整体适应力下降，老人自理能力受损。

（3）外貌体态变化：头发变白或脱落，皮肤出现皱褶及斑点，牙齿松动或脱落，身高变矮。

2．心理方面的改变　随着生理的衰老变化，老年人的心理方面也发生了明显的改变，主要有下述表现。

（1）记忆与思维的变化：老年人的记忆能力特别是近记忆力、机械记忆能力下降，而逻辑记忆能力没有明显下降。老年人由于在记忆方面的功能衰退，导致思维的敏捷程度、流畅性、灵活性、独特性以及创造性明显下降，出现思维迟钝、强制性思维以及逻辑障碍等表现。

（2）情绪情感与意志的变化：情感趋于平稳，因依赖倾向增加常会出现不安、无能为力感。老年人的情绪情感过程和意志过程因社会地位、生活环境、文化素质、个体特点的不同而同时存在较大的个体差异。

(3) 人格改变：老年人的人格较为稳定。老年人的人格改变主要表现为不同性质的行为障碍，如过于谨慎、固执、多疑、保守；因生理变化基础和其他社会原因引起老人的孤独感、焦虑不安、怀旧和发牢骚。

3．社会生活方面的改变　进入老年后，老年人的社会生活方面也发生变化。

(1) 生活方式的改变：老年人离退休后，家庭成为老年人生活的主要场所。老年人既往所承担的工作责任减少，在家中时间延长，家庭中的角色也发生了改变，使得老年人产生一系列与心理健康有关的健康问题，如离退休综合征就是指老年人由于离退休后不能适应新的社会角色、生活环境和生活方式的变化而出现的焦虑、抑郁、悲哀、恐惧等消极情绪，或因此产生偏离常态的行为的一种适应性的心理障碍，这种心理障碍往往还会引发其他生理疾病、影响身体健康。还有的老人表现为空巢综合征、孤独以及抑郁等，从而影响生理健康。

(2) 不幸生活事件发生：进入老年期后，老人会遇到一些不幸生活事件，如丧偶、晚年丧子（女）、朋友离世、经济困窘等。使得老年人精神压力增加，也可诱发一些躯体疾病，如冠心病、脑血管意外等，甚至在过大的精神压力下加速老年人的衰老和死亡。

知识链接

老年人生活自理能力评估表

表5-4为自评表，根据表中5个方面进行评估，将各方面判断评分汇总后，0 ~ 3分者为可自理；4 ~ 8分者为轻度依赖；9 ~ 18分者为中度依赖；≥ 19分者为不能自理。

表5-4　老年人生活自理能力评估表

评估事项、内容与评分	程度等级				
	可自理	轻度依赖	中度依赖	不能自理	判断评分
(1) 进餐：使用餐具将饭菜送入口、咀嚼、吞咽等活动	独立完成	—	需要协助，如切碎、搅拌食物等	完全需要帮助	
评分	0	0	3	5	
(2) 梳洗：梳头、洗脸、刷牙、剃须洗澡等活动	独立完成	能独立地洗头、梳头、洗脸、刷牙、剃须等；洗澡需要协助	在协助下和适当的时间内，能完成部分梳洗活动	完全需要帮助	
评分	0	1	3	7	
(3) 穿衣：穿衣裤、袜子、鞋子等活动	独立完成	—	需要协助，在适当的时间内完成部分穿衣	完全需要帮助	
评分	0	0	3	5	

知识链接

续表

评估事项、内容与评分	程度等级				
	可自理	轻度依赖	中度依赖	不能自理	判断评分
（4）如厕：小便、大便等活动及自控	不需协助，可自控	偶尔失禁，但基本上能如厕或使用便具	经常失禁，在很多提示和协助下尚能如厕或使用便具	完全失禁，完全需要帮助	
评分	0	1	5	10	
（5）活动：站立、室内行走、上下楼梯、户外活动	独立完成所有活动	借助较小的外力或辅助装置能完成站立、行走、上下楼梯等	借助较大的外力才能完成站立、行走，不能上下楼梯	卧床不起，活动完全需要帮助	
评分	0	1	5	10	
总评分					

（引自：王玉龙．康复评定．北京：人民卫生出版社，2000.）

二、社区老年人的健康需求及服务策略

以需求为导向是社区卫生服务的基本原则，因此社区老年人的健康状况、卫生服务的利用及需求状况等，是制定卫生政策及进行医疗体制改革、提供老年人满意的社区医疗护理服务需求的依据。

1．慢病管理的需求及服务策略　老年人常身患一种或多种慢性疾病，疾病的管理成为老年人生活的一部分，社区卫生服务应在慢病管理规范的基础上，为老年人提供更人性化、个性化和更有针对性的社区慢病管理服务。家庭病床、定期家庭访视、电话随访以及慢性病患者管理等都是目前在社区实践中较为广泛应用且取得很好效果的社区健康管理方式。

2．心理调适的需求及服务策略　老年人由于退休所致的社会角色、经济地位等变化，其生活空间和时间也随之改变，打破了以往的生活节奏，加上身体功能的衰退，常会出现身心不适，如孤独、恐惧、抑郁、自卑、多疑等。所以，需在充分认识现有条件的基础上，重新调整生活节奏及生活方式。①转变观念：由原来的职业角色转换为目前状况是一个自然而不可避免的过程，要把离退休看做是人生的一个新起点。家庭功能的角色的转变也是人生的正常过程，尤其是空巢老人，要学会适应独立的生活并尽可能自立。②合理应对：建立退休后有规律的作息制度，科学安排家庭生活，养成良好的起居生活习惯；学会独处，善于克服各种困难，能够主动寻找精神寄托；多与外界交往，扩大生活圈，积极参加适当的体育锻炼与活动，培养广泛的兴趣爱好，如书法、画画、园艺、钓鱼、编织、下棋、弹琴等，调节情绪，充实精神。③家庭与社会的支持：家庭和社会要给予老年人更多的关怀与关注，维护老年人在家庭中的地位和尊严。

3．社会交往的需求及服务策略　由于自身和外界的种种因素，老年人往往对各种社交

活动缺乏兴趣。但家庭、社会和社区应鼓励他们，并创造各种条件和机会使他们能更多地参与各种社交活动。社区和社区卫生服务机构应在帮助老年人做好角色转化和心理转换，帮助老年人正确认识处理好人际关系的重要性，树立和谐的人际关系观的基础上，通过社区老年人活动中心或组织老年人社区活动等多种形式满足老年人社会交往的需求。

4．自我实现的需求及服务策略　老年人渴望被社会认同，在离退休之后仍然渴望有所创造、有所建树，追求一种成就感。随着我国社区公共文化服务体系的不断完善，目前已经出现了通过在社区中设立老年人文化管理中心、开办老年大学、建立老年人就业指导办公室等方式，为老年人提供培养兴趣爱好、开展交流活动甚至就业和志愿服务等工作，以满足老年人的自我实现需求。

5．临终关怀需求及服务策略　死亡是生命必经的自然现象，临终是人生的最后体验。死亡对活着的每个人来说都未曾体验过，也没有可借鉴的经验。因此，常会使人产生恐惧和不安，大多选择回避的态度而忽略其存在。一些老人常来不及安排好自己的后事就谢世了，留给自己和家人很多的遗憾。针对老年人的临终体验和临终关怀教育已经在社区中逐渐开展起来，通过与生命及人生哲学的接触，如参观生命博物馆、讨论生与死的意义等活动，了解生命的自然过程及人生智慧，克服对死亡的恐惧。通过与临终关怀相关事宜的接触，如到临终关怀院探望临终者、殡葬文化介绍等活动，生前安排好各自的后事，从容应对自己及他人的临终及死亡。

三、社区老年人的健康管理

社区老年人健康管理对象为辖区内 65 岁及以上常住居民。基本内容为每年为老年人提供 1 次健康管理服务，包括生活方式和健康状况评估、体格检查、辅助检查和健康指导。主要包括：

（一）生活方式和健康状况评估

通过问诊及老年人健康状态自评了解其基本健康状况、体育锻炼、饮食、吸烟、饮酒、慢性疾病常见症状、既往所患疾病、治疗及目前用药和生活自理能力等情况。

1．饮食与营养　老年人的一些疾病往往与营养失衡有关，因此要保持营养平衡，应该适当限制热量的摄入，避免高糖、高脂肪食物的摄入；限制盐、胆固醇的摄入，不宜多食含胆固醇高的动物内脏、蛋黄、奶油等，健康老年人每天食盐量不超过 5g 为宜；积极补充优质蛋白质，如瘦肉、蛋、鱼、奶、大豆等；提倡使用植物油，饱和脂肪酸：单不饱和脂肪酸：多不饱和脂肪酸的比值以 1 ：1 ：1 为宜；适当增加富含钙质的食物，如奶类及奶制品、豆类及豆制品、核桃及花生等；鼓励老年人多饮水，一般每天饮水量在 1500ml 左右为宜，可避免脑血管意外和便秘的发生；每天食用至少 5 种蔬菜、500g 薯类、100g 水果可满足老年人对维生素和膳食纤维的需要。老年人消化功能减退，咀嚼能力也有所下降，因此食物加工应松细、软烂和清淡，烹调时宜采取蒸煮炖煨等方式，少用煎炸，同时注意食物的色香味俱全，以提高食欲。

老年人饮食应定时定量，少食多餐，可改为一日 5 餐，且饮食要有规律、有节制、不偏食，应细嚼慢咽、不暴饮暴食、不食过冷过热及刺激性食物。一般早餐多食含蛋白质丰富的食物，如牛奶、豆浆、鸡蛋等。午餐应食种类丰富。晚餐以清淡食物为佳，不宜过饱。早、中、晚餐的能量分配分别占总能量的 30%、40%、30%。选择恰当的进餐方式，如可以自理的老年人应鼓励其自己进餐，进餐有困难者可用一些特殊餐具，完全不能进餐者可以喂食。

老年人抵抗力下降，应防止病从口入，因此，应保持餐具的清洁卫生，饭前便后用流动水洗手，水果蔬菜洗净消毒；食物要新鲜，避免食用变质、烟熏、腌制的食物。

2．活动与运动　一般认为每天活动所消耗的能量，如果在4180kJ（1000kcal）以上，可以起到预防某些疾病及强身健体的作用。日常生活活动与家务活动是最基本的活动，不仅可增进老年人身体各系统的良好功能，同时还可提高老年人的自信心和自我认同感；职业活动是属于发展自我潜能的有益活动；娱乐活动可促进老年人的身心健康。老年人的运动时间以每天1～2次，每次30分钟左右，一天运动总时间不超过2小时为宜；最佳的运动时间为每天的15:00—17:00，若在饭前运动，至少要休息30分钟才可进餐，饭后则要至少休息1.5小时以上才可锻炼。

3．预防跌倒　①改善居住环境：房间布局简洁，家具摆放适当，卫生间靠近卧室，紧急用的电话号码、电话机等方便易取；地面平坦、无水不滑，卫生间及厨房有水的地方铺设防滑砖或防滑垫；照明开关方便，光线充足、不闪烁；床单元高度及床垫松软度适宜，防止坠床。②指导日常生活：衣裤长短合适，尽量不穿拖鞋，穿脱鞋、裤、袜要坐着进行。走动前先站稳再起步，变换体位动作要慢，日常生活起居做到“3个30秒”，即醒后30秒再起床，起床后30秒再站立，站立后30秒再行走；使用便器应双腿站稳，双手把住扶手，然后缓慢下蹲身体。跌倒后起身的方法：先从仰卧位转为俯卧位，再匍匐向前爬行，慢慢移到坚实可支撑的平面并向上引伸。

4．休息与睡眠　休息与睡眠可解除人体疲劳，降低老年人的精神压力，使其重新感到精力充沛，达到精神与身体活动的平衡，保证健康。老年人应注意劳逸结合，自行掌握休息与活动的节律。睡眠要充足，但不必整日卧床休息。适度而规律的活动又可促进睡眠。老年人需要较多的休息，但需注意休息的质量，而且合理的休息应穿插于整天的活动中。安排良好的睡眠环境，睡前避免饮浓茶、咖啡及服用兴奋中枢的药物。适度而规律的活动，是促进自然入睡的好习惯。

（二）体格检查

对老年人的体格检查包括体温、脉搏、呼吸、血压、身高、体重、腰围、皮肤、浅表淋巴结、心脏、肺部、腹部等常规体格检查，并对口腔、视力、听力和运动功能等进行粗测判断。

（三）辅助检查

包括血常规、尿常规、肝功能（血清丙氨酸氨基转移酶、血清天门冬氨酸氨基转移酶）、肾功能（血清肌酐和血尿素氮）、空腹血糖、血脂和心电图的检测。

（四）健康指导

告知健康体检结果并进行相应的健康指导。

1．将发现已确诊的原发性高血压和2型糖尿病等疾病患者纳入相应的慢性病患者健康管理。

2． 安全用药　老年人的用药原则要做到“六先六后”，即先诊断后用药，先其他疗法后药物疗法，先老药后新药，先外用药后内服药，先内服药后注射药，先中药后西药；尽可能减少药物种类；慎用或不用敏感药物；不滥用维生素、滋补药、抗衰老药、抗生素类药。用药指导时要指导老年人严格遵医嘱用药，坚持按时按量服药；能用非药物方式缓解症状或痛苦时不用药物，且不滥用药物；服用药物时，要用足量温水服药并多饮用几口水，使药片能顺利咽下，避免因药片粘在食管壁而刺激局部黏膜，并影响药物的吸收；服药期间，吸烟饮酒要节制，并注意药物与食物间的相互作用。

3．对体检中发现有异常的老年人建议定期复查。

4．进行健康生活方式以及疫苗接种、骨质疏松预防、防跌倒措施、意外伤害预防和自救等健康指导。

5．告知或预约下一次健康管理服务的时间。

老年人健康管理服务流程见图 5-3。

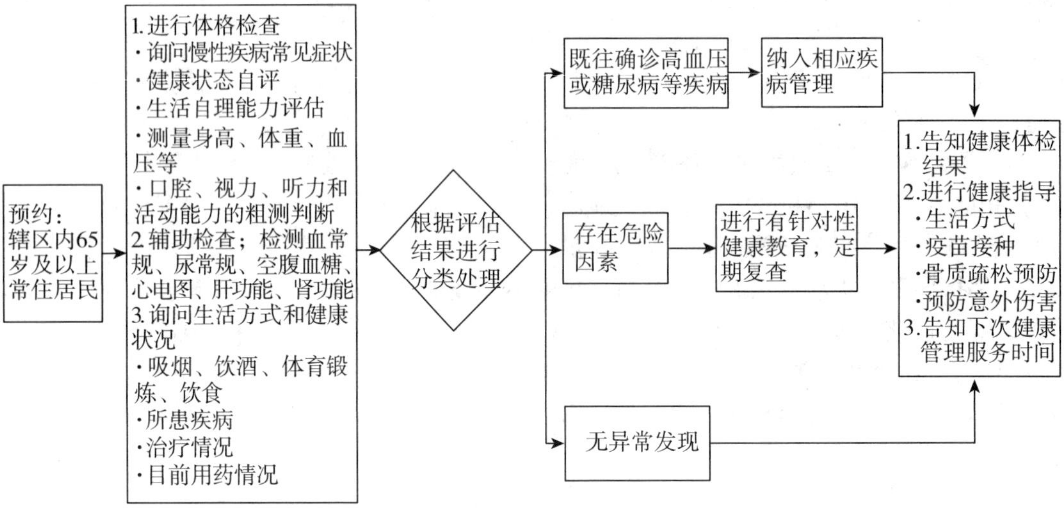

图 5-3　社区老年人健康管理服务流程

［摘自《国家基本公共卫生服务规范（2011 年）》］

知识链接

社区老年人健康管理考核指标

1. 老年人健康管理率 = 接受健康管理人数 / 年内辖区内 65 岁及以上常住居民数 ×100%。

2. 健康体检表完整率 = 抽查填写完整的健康体检表数 / 抽查的健康体检表数 ×100%。

［孙　静　刘　宇（北京大学医学部）］

练习题

一、名词解释

1．计划免疫

2．生理性黄疸

3．产褥期
4．先兆流产
5．离退休综合征

二、单项选择题

1．新生儿家庭访视的初访时间最迟不得超过出院回家后
A．12 小时
B．24 小时
C．36 小时
D．48 小时
E．72 小时
2．出生后生长发育的第一个高峰期是
A．新生儿期
B．婴儿期
C．幼儿期
D．学龄前期
E．学龄期
3．对 2 ~ 3 岁幼儿定期随访体格检查的时间为
A．每月 1 次
B．每 2 个月 1 次
C．每年 2 次
D．每年 3 次
E．每年 1 次
4．卡介苗接种的正确方法为
A．皮内注射
B．皮下注射
C．肌内注射
D．口服
E．以上均不对
5．孕妇孕期做第一次产前保健的时间是
A．停经 28 天
B．怀孕 12 周之内
C．怀孕 24 周之内
D．怀孕 12 周之后
E．怀孕 36 周之内
6．正确的孕期保健指导是
A．孕 28 周后每周 1 次
B．孕 24 周后每周 1 次
C．孕 36 周后每周 1 次
D．孕 36 周后每 4 周 1 次
E．孕 12 周后每 2 周 1 次
7．正确的孕期卫生保健指导是
A．孕妇在整个孕期都可以洗盆浴和淋浴
B．孕妇在睡眠时应采取侧卧位，最好是右侧卧位
C．孕妇在刷牙时应用软毛牙刷，动作轻柔
D．乳头凹陷或扁平不利于哺乳，可产后自行恢复
E．若发现乳腺红、肿、热、痛等反应，不必终止哺乳
8．对糖尿病孕妇护理不当的是
A．适当运动可促进糖利用，提高组织对胰岛素的敏感性
B．原则上控制血糖值达正常水平而孕妇又无饥饿感为宜
C．应使用胰岛素进行药物治疗治疗
D．可使用磺脲类降糖药治疗
E．应做好胎儿监护，加强高危孕妇的管理，预防感染
9．妊娠期的妇女在怀孕几个月内用药要特别慎重
A．3 个月以内
B．4 个月以内
C．5 个月以内
D．6 个月以内
E．7 个月以内
10．正常产妇产后下床活动的时间是
A．12 小时后
B．24 小时内
C．18 小时

D．24 小时后

E．2 小时

11．下列哪项不是老年人的生理特点

A．头发变白、脱落

B．胡须逐渐变白，皮肤松弛

C．出现老年斑

D．体型发胖，体重增加

D．视力下降，听力障碍，嗅觉迟钝

12．预防老年人跌倒的措施中错误的是

A．房间布局简洁，家具摆放适当

B．卫生间靠近卧室，紧急用的电话号码、电话机等方便易取

C．地面平坦，卫生间及厨房有水的地方应铺设防滑砖或防滑垫

D．照明开关方便，光线充足、不闪烁

E．在家尽量穿柔软舒适的拖鞋

三、多项选择题

1．新生儿日常保健指导的内容包括

A．喂养指导

B．皮肤护理

C．体重身长测评

D．卡介苗接种情况

E．室内适宜物理环境的指导

2．以下属于产褥期保健措施的是

A．产褥观察

B．产褥期日常生活保健

C．产褥期心理保健

D．胎教

E．母乳喂养指导

3．下列属于先兆临产的症状是

A．头晕

B．呕吐

C．胎儿下降感

D．见红

E．假临产

4．关于老年人用药安全中正确的是

A．慎用或不用敏感药物

B．服用口服药时要少喝水避免减弱药效

C．指导老年人严格遵医嘱用药，坚持按时按量服药

D．提倡服用维生素、抗衰老药；不滥用滋补药、抗生素类药

E．服药期间，吸烟饮酒要节制，并注意药物与食物间的相互作用

5．社区老年人的健康需求包括

A．慢病管理需求

B．自我实现需求

C．心理调适需求

D．社会交往需求

E．死亡教育

四、简答题

1．0 ~ 6 岁儿童社区健康指导内容包括哪些？

2．婴幼儿期社区健康管理服务主要内容有哪些？

3．孕期乳房保健的意义及保健方法是什么？

4．简述正确的产后休息与活动时间。

5．简述老年人的用药原则。

五、论述题

1．试述新生儿家庭访视的主要内容包括哪些？

2．什么是儿童期的计划免疫？“五苗防七病”的含义是什么？

3．请说明社区老年人的健康管理基本内容及用图示的方法绘制健康管理的基本流程。

4．王某，女，31 岁，初产妇，妊娠 35 周，自觉乏力，食欲差伴恶心、呕吐，小便深黄色 3 天。查体：体温 37.4℃，神志清，全身皮肤黄染，躯干及四肢可见散在出血点，胎心率 140 次 / 分。请问对这位患者应如何进行护理？

参考答案

一、名词解释

1．计划免疫是根据儿童的免疫特点和传染病的发生情况制订的免疫程序，有计划、有针对性地实施基础免疫（即全程足量的初种）及随后适时的加强免疫（即复种）。

2．新生儿生理性黄疸：新生儿黄疸是指新生儿时期，由于胆红素代谢异常，引起血中胆红素水平升高，而出现于皮肤、黏膜及巩膜黄疸为特征的病症。生理性黄疸在出生后 2 ～ 3 天出现，4 ～ 6 天达到高峰，7 ～ 10 天消退，属生理现象。无需特殊处理。

3．产褥期是指从胎盘娩出至产妇全身各器官除乳腺外恢复或接近正常未孕状态所需的一段时期。一般需 6 周。

4．先兆流产是分娩发动之前，出现预示孕妇不久即将临产的症状，称为先兆临产，先兆临产的症状有假临产、胎儿下降感和见红。

5．离退休综合征是指老年人由于离退休后不能适应新的社会角色、生活环境和生活方式的变化而出现的焦虑、抑郁、悲哀、恐惧等消极情绪，或因此产生偏离常态的行为的一种适应性的心理障碍，这种心理障碍往往还会引发其他生理疾病、影响身体健康。

二、单项选择题

1. B　2. B　3. C　4. A　5. B　6. C　7. C　8. D　9. A　10. D
11. D　12. E

三、多项选择题

1. ABE　2. ABCE　3. CDE　4. ACE　5. ABCDE

四、简答题

1．0 ～ 6 岁儿童社区健康指导内容包括：科学喂养、合理膳食、生长发育、疾病预防、意外伤害和口腔保健。

2．婴幼儿期社区健康管理服务主要内容包括：询问上次随访到本次随访之间的婴幼儿喂养、患病等情况，进行体格检查，做生长发育和心理行为发育评估，进行母乳喂养、辅食添加、心理行为发育、意外伤害预防、口腔保健、中医保健、常见疾病防治等健康指导。

3．孕期乳房保健意义在于：可以增加乳头皮肤韧性，又可以避免产后哺乳乳头皲裂。方法为用拇指和食指轻轻捏住乳头做环形运动，每日 10 ～ 20 次；如乳头扁平或凹陷者，应经常可以每日用手指轻轻向外牵拉乳头 1 ～ 2 次，以利产后哺乳。

4．产后要适当活动，进行体育锻炼，有利于促进子宫收缩及恢复，帮助腹部肌肉、盆底肌肉恢复张力，保持健康的形体，有利于身心健康。产后 24 小时以卧床休息为主，2 天后可在室内活动。剖宫产或行会阴侧切术者活动时间可推迟。

5．老年人的用药原则是：先诊断后用药，先其他疗法后药物疗法，先老药后新药，先外用药后内服药，先内服药后注射药，先中药后西药；尽可能减少药物种类；慎用或不用敏感药物；不滥用维生素、滋补药、抗衰老药、抗生素类药。

五、论述题

1．新生儿家庭访视的主要内容包括观察家居环境，询问和观察喂养、睡眠、大小便、黄疸、脐部情况、口腔发育等。为新生儿测量体温、记录出生时体重、身长，进行体格检查，同时建立《0 ~ 6 岁儿童保健手册》。根据新生儿的具体情况，有针对性地对家长进行母乳喂养、护理和常见疾病预防指导，并做好登记。

2．计划免疫是根据儿童的免疫特点和传染病的发生情况制订的免疫程序，有计划、有针对性地实施基础免疫（即全程足量的初种）及随后适时的加强免疫（即复种）。目前我国卫生和计划生育委员会规定的计划免疫为“五苗防七病”。“五苗”是卡介苗、脊灰疫苗、百白破三联疫苗、麻疹疫苗和乙肝疫苗，“七病”主要是结核病、脊髓灰质炎、百日咳、白喉、破伤风、麻疹和乙型肝炎。通过预防接种，可以有针对性地将生物制品接种到人体内，使人对某种传染病产生免疫能力，从而预防该传染病。

3．社区老年人健康管理对象为辖区内 65 岁及以上常住居民。基本健康管理内容为每年为老年人提供 1 次健康管理服务，包括生活方式和健康状况评估、体格检查、辅助检查和健康指导等。社区老年人的健康管理流程参见图 5-3。

4．（1）立即就诊，接受规范治疗。

（2）注意休息、加强营养，向患者解释合理饮食的重要性。给予高维生素、高蛋白、足量糖类、低脂肪饮食、保证足够热量并补充大量维生素。

（3）加强孕期保健，讲解肝炎与母婴的相互影响转归及预后，帮助孕妇消除顾虑，树立信心，积极配合监护措施。

（4）预防交叉感染，按传染科处理，严格执行隔离消毒措施。

（5）落实孕期监护，定期产前检查。检查时注意执行隔离制度。

［孙　静　尹红梅　刘　宇（北京大学医学部）］

第六章

社区传染病及突发公共卫生事件的预防与管理

学习目标

1. 掌握社区传染病的概念、传播流行的环节、预防原则，社区常见传染病的流行病学、社区护理、社区预防，传染病及突发公共卫生事件报告程序和时限，传染病及突发公共卫生事件报告和处理，卫生监督协管内容。
2. 熟悉传染病的分类、访视，社区常见传染病的流行病学、临床表现，传染病及突发公共卫生事件报告方式、订正报告和补报，食品安全信息报告、职业卫生咨询指导、学校卫生协管服务、饮用水卫生安全巡查的内容和方法，卫生监督协管的管理内容。
3. 了解社区常见传染病的治疗原则，卫生监督协管的意义，卫生监督协管的服务对象与服务要求。

第一节　传染病的防治原则

案例

小虎，男，5岁，在某幼儿园上中班，因班中有3名小朋友患有手足口病，其母很担心，清晨带着小虎来到社区卫生服务中心进行咨询。

问题与思考：

1. 如何指导家长对密切接触手足口病患儿者进行医学观察？
2. 如何保护易感人群？

近年来，传染病对人类和社会的健康威胁在逐年增加，特别是2003年重症急性呼吸综合征（severe acute respiratory syndrome，SARS）和2009年甲型H1N1流感在我国的流行，传染病的预防和控制受到普遍关注。社区护士由于工作在社区，在传染性疾病的防治中担负着重要的角色和责任，因此必须了解传染病的知识和社区预防管理措施，以保障社区居民的健康。

一、传染病的定义及流行环节

（一）传染病的概念

传染病是由病原体感染引起的，能在人与人、动物与动物或人与动物之间相互传播的一组疾病。常见的病原体包括病毒、细菌、衣原体、支原体、立克次体、真菌、螺旋体、原虫、蠕虫等。其中，由原虫和蠕虫感染人体后引起的疾病又称寄生虫病。传染病的突出特点是具有传染性和流行性。

（二）传染病流行过程的基本环节

1．传染源　是指病原体已在体内生长繁殖并能将其排出体外的人和动物。包括患者、隐性感染者、病原携带者和受感染的动物。患者是重要的传染源，包括急性期和慢性期患者，在社区护理中，更应重视病情较轻、数量多的轻型患者；隐性感染者也是重要的传染源；不显出症状而长期排出病原体的慢性病原携带者，具有重要的流行病学意义；某些动物间的传染病也可以传染给人类，如鼠疫、狂犬病等。

2．传播途径　是指病原体离开传染源后，到达另一个感染者所经过的途径。常见的传播途径有呼吸道传播、消化道传播（粪 - 口传播）、接触传播、虫媒传播、土壤传播、血液 - 体液传播、母婴垂直传播、医源性传播。上述途径中大部分传播途径与社区的环境管理密切相关。

3．易感人群　是指对某种传染病缺乏免疫力而易感染该病的人群。当易感者在人群中达到一定的数量时，则容易引起传染病的流行。

上述三个环节中缺少其中任一环节，传染就不会发生，也不会形成流行。因此，只要采取措施阻断三者的联系，就可中止传染病的流行。

二、传染病的分类

（一）传染病的种类

我国法定传染病报告的病种分甲类、乙类和丙类，共 39 种。

1．甲类传染病　共 2 种，包括鼠疫、霍乱。

2．乙类传染病　共 26 种，包括重症急性呼吸综合征、艾滋病、病毒性肝炎、脊髓灰质炎、人感染高致病性禽流感、麻疹、流行性出血热、狂犬病、流行性乙型脑炎、登革热、炭疽、细菌性和阿米巴性痢疾、肺结核、伤寒和副伤寒、流行性脑脊髓膜炎、百日咳、白喉、新生儿破伤风、猩红热、布鲁菌病、淋病、梅毒、钩端螺旋体病、血吸虫病、疟疾、甲型 H1N1 流感。而对重症急性呼吸综合征、炭疽中的肺炭疽和人感染高致病性禽流感，采取甲类传染病的预防、控制措施。

3．丙类传染病　11 种，包括流行性感冒，流行性腮腺炎，风疹，急性出血性结膜炎，麻风病，流行性和地方性斑疹伤寒，黑热病，包虫病，丝虫病，除霍乱、细菌性和阿米巴性痢疾、伤寒和副伤寒以外的感染性腹泻病，手足口病。

知识链接

手足口病是全球性传染病。1957 年新西兰首次报道，我国自 1981 年在上海始见本病，1983 年天津发生手足口病暴发流行，5—10 月份间发生了 7000 余病例，经过 2 年散发流行后，1986 年又出现暴发。2000 年 5—8 月份山东省招远市小儿手足口病大流行，在 3 个多月里，招远市人民医院接诊患儿 1698 例，2008 年疫情在多个省市爆发，为加强手足口病防治工作，原卫生部 5 月 2 日决定，将手足口病列入传染病防治法规定的丙类传染病进行管理。

2009 年 4 月 30 日凌晨，世界卫生组织把全球流行性感冒大流行警告级别提高到第 5 级。我国经国务院批准，原卫生部 4 月 30 日发布 2009 年第 8 号公告，明确将甲型 H1N1 流感纳入传染病防治法规定管理的乙类传染病，并采取甲类传染病的预防、控制措施。

（二）传染病的报告时限

责任报告单位和责任疫情报告人发现甲类传染病和乙类传染病中的肺炭疽、重症急性呼吸综合征、脊髓灰质炎、人感染高致病性禽流感患者或疑似患者时，或发现其他传染病和不明原因疾病暴发时，应于 2 小时内将传染病报告卡通过网络报告；未实行网络直报的责任报告单位应于 2 小时内以最快的通讯方式（电话、传真）向当地县级疾病预防控制机构报告，并于 2 小时内寄送出传染病报告卡。对其他乙、丙类传染病患者、疑似患者和规定报告的传染病病原携带者在诊断后，实行网络直报的责任报告单位应于 24 小时内进行网络报告；未实行网络直报的责任报告单位应于 24 小时内寄送出传染病报告卡。县级疾病预防控制机构收到无网络直报条件责任报告单位报送的传染病报告卡后，应于 2 小时内通过网络进行直报。

三、传染病的预防原则

（一）管理传染源

1．对患者的管理

（1）早期发现和早期诊断：健全社区初级卫生保健工作，提高医务人员的业务水平和责任感，普及社区群众的卫生常识是早期发现患者的关键。诊断可包括 3 个方面，即临床表现、实验室检查和流行病学资料。早期发现和早期诊断传染病患者既有利于对传染源进行控制，又可使患者有机会得到早期治疗，有利于患者的康复。

（2）传染病疫情报告：根据我国《传染病防治法》规定，疫情报告是疫情管理的基础，是每个卫生工作者重要的法定职责。

（3）早期隔离：将传染病患者隔离是防止疫情扩散的有效方法，隔离期限依各种传染病的最长传染期并参考检验结果而定。

（4）早期治疗：早期治疗可尽早地减少传染源，切断传染过程，防止传染病的传播和扩散。同时也可以防止某些传染病患者变成病原携带者。

2．对疑似患者的管理　应尽早明确诊断。甲类传染病的疑似患者必须在指定场所进行医学观察、隔离治疗和送检病原学标本，医疗机构或卫生防疫机构要在 2 日内明确诊断。乙类传染病的疑似患者，在医疗保健机构指导下治疗或隔离治疗，并在两周内明确诊断。疑似患者必须接受医学检查、随访和隔离治疗措施，服从医疗防疫部门做出的安排。

3．对病原携带者的管理　无论是病后携带者、慢性携带者或健康携带者都可能感染周围人群引起传染病传播甚至暴发，应进行严格管理和治疗。对病原携带者应做好登记与管理，并进行健康教育，使其养成良好的个人卫生习惯，并定期随访，如果 2 ～ 3 次病原学检查阴性可以解除管理。从事食品、服务、托幼、水源管理工作的病原携带者需暂时调离原工作岗位，久治不愈的伤寒或病毒性肝炎病原携带者不得再从事饮食、水源、服务及托幼等行业的工作。艾滋病、乙型肝炎、丙型肝炎、疟疾等疾病的病原携带者严禁做献血员。

4．对接触者的管理　接触者是指曾接触传染源或可能受到传染的人。接触者应接受检疫。检疫期限是从最后接触之日起，相当于该病的最长潜伏期。可采取以下措施，防止其发病或成为传染源。

（1）应急预防接种：对潜伏期较长的传染病接触者进行自动或被动免疫预防，如在麻疹流行时对接触者可注射麻疹疫苗。

（2）药物预防：对某些有特效药物防治的传染病，必要时可用药物预防，但药物预防只用于密切接触者。如疟疾流行时，密切接触者可用乙胺嘧啶预防。

（3）医学观察：一般对乙类、丙类传染病接触者可每日体检及测量体温等，注意早期症状的出现。接触者可正常工作和学习。

（4）留验：又称隔离观察，如甲类传染病接触者应在指定地点进行观察、检验等。

5．对动物传染源的管理　有经济价值、对人类危害不是很大的动物可由兽医部门进行隔离治疗；无经济价值、对人类危害很大者，则应予以杀灭，如老鼠、引起禽流感的家禽、患狂犬病的狗等。

（二）切断传播途径

1．消毒　是用化学、物理、生物的方法杀灭或消除环境中的致病微生物，达到无害化。消毒是切断传染病传播途径的有效措施之一。包括预防性消毒和疫源地消毒，如对饮用水、室内空气、医护人员手的消毒等属于预防性消毒；疫源地消毒包括终末消毒和随时消毒。

2．消除鼠害和蚊、蝇等病媒昆虫　杀灭能作为传染源的啮齿类动物以防止鼠源性疾病的传播；杀灭能传播疾病的媒介昆虫如蚊、蝇、蚤、虱、臭虫等来控制多种传染病的传播。

3．改善公共卫生设施　针对不同传染病的传播途径采取不同的措施。如呼吸道传染病应对空气进行消毒，保持室内空气流通；消化道传染病应加强饮食、饮水卫生，生活垃圾、污水、粪便等的管理等；血液传染病应加强对血液、血制品、理发馆、美容院等的管理等。

（三）保护易感人群

1．经常开展社区预防传染病的健康教育　社区护士应根据不同季节，有计划、有目的地宣传常见传染病的传播来源、传播途径、临床早期症状、自我保健及防治方法等；教育居民改善营养、锻炼身体，养成良好的生活习惯，建立规律的生活制度，加强个人防护（戴口罩、手套，使用安全套等）等，以提高社区居民的防病能力。

2．提高人群特异性免疫力　通过预防接种提高人群的主动或被动特异性免疫力，以提高个体和群体的免疫水平，预防和控制相应传染病的发生和流行。

（1）人工主动免疫：是通过接种菌苗（用细菌菌体本身制备）、疫苗（用病毒粒本身制备）、类毒素（用细菌外毒素制备）等，使机体产生对抗细菌、病毒、毒素的特异性免疫。一般接种后人体免疫力可在 1 ～ 4 周内出现，维持数月至数年。在我国，按卫生和计划生育委员会统一规定，要对 7 周岁以下儿童有计划地进行卡介苗、脊髓灰质炎减毒活疫苗（简称“糖丸”）、百白破三联混合制剂、麻疹疫苗和乙肝疫苗这五种疫苗的基础免疫及加强免疫接种，以预防肺结核、小儿脊髓灰质炎、百日咳、白喉和破伤风、麻疹、乙型病毒性肝炎的发生，简称为“接种五苗防七病”，即计划免疫。此外，还根据其他传染病的流行情况进行免疫接种，如流脑、乙脑、流感、甲肝等疫苗的接种。在特殊情况下还需进行紧急接种，如被狗咬伤后进行狂犬病疫苗的接种。免疫预防接种对传染病的控制和消灭起着关键性的作用。

（2）人工被动免疫：是给人体注射含有特异性抗体的免疫血清、以提高人体免疫力的方法。免疫血清注入人体后，立即获得免疫力，但持续时间仅 2 ～ 3 周。人工被动免疫主要用于某些传染病接触后的应急预防。

四、传染病的访视

传染病患者的社区访视目的是尽可能弄清楚传染病传播的来龙去脉。如弄清楚可能的传染源和接触者，同时，根据传染病的种类和流行特征采取必要的措施，以控制其流行的发生。

（一）初访要求

1．核实诊断　要求医院门诊发现传染病后，在填报“传染病报告卡”的同时，要填写该传染病的“诊断依据卡”，作为社区护士的参考。

2．调查传染源　调查该传染病何时、何地、如何传播，判断疫情的性质和蔓延情况。

3．采取切实可行的防疫措施　根据传染病流行的三个环节，实施有效的具体措施阻断传染病的传播。如以口头或示教的方法对患者和家属进行耐心的健康教育，使之真正掌握传染病的预防和控制方法。

4．做好疫情调查处理记录。

（二）复访要求

1．了解患者病情发展或痊愈情况，为进一步确诊或对原诊断提出修正提供依据。

2．了解患者周围的继发情况，对继发患者立案管理。

3．了解防疫措施落实情况，进一步进行卫生宣传教育。

第二节 社区常见传染病的护理与管理

案例

患者，男性，25岁，农民工。因发热、腹痛、腹泻一天来社区就诊。患者一天前开始腹泻，开始两次为稀便，以后每1～2小时排便一次，均为脓血便，量不多，并伴有阵发性腹痛。呕吐两次，均为胃内容物。患者患病前曾吃未经洗涤的西红柿两个。查体：体温38.5℃，脉搏98次/分，呼吸20次/分，血压110/70mmHg，口腔黏膜干燥，腹软，左下腹轻压痛，肠鸣音5次/分。血常规：血红蛋白122g/L，白细胞15.8×10^9/L，中性粒细胞88%，淋巴细胞 12%，血小板200×10^9/L。大便常规：黏液脓血便，红细胞3～5/HP，白细胞30～40/HP。

问题与思考：

1．初步诊断是什么？

2．该患者存在哪些患病危险因素？

3．社区护士应如何指导其居家护理？

一、病毒性肝炎

引起病毒性肝炎的病原体为肝炎病毒。病毒性肝炎是由多种肝炎病毒所引起的，以肝脏炎症和坏死病变为主的一组传染病。目前病毒性肝炎分甲、乙、丙、丁、戊（A、B、C、D、E）5型，我国病毒性肝炎多半为乙型。甲型和戊型主要表现为急性肝炎；乙型、丙型、丁型主要表现为慢性肝炎，并可发展为肝硬化和肝细胞癌，我国属于甲型和乙型肝炎的高发地区，社区较常见。

（一）流行病学

1．传染源　甲型病毒性肝炎和戊型病毒性肝炎的传染源是急性期患者和亚临床感染者。乙型、丙型、丁型病毒性肝炎传染源分别是急性、慢性（含肝炎、肝硬化）乙型、丙型、丁型病毒性肝炎患者和病毒携带者。

2．传播途径

（1）甲型、戊型病毒性肝炎传播途径相同，主要经粪-口途径传播。粪便中排出的病毒通过污染的手、水、苍蝇和食物等经口感染。水源污染和水生贝类如毛蚶受染可致暴发流行。日常生活接触或偶尔输血与注射感染者多为散在发病。

（2）乙型病毒性肝炎的传播主要包括血液（输血、血浆、血制品或使用污染病毒的注射器针头、针灸用针等）、母婴（分娩时接触母血或羊水和产后密切接触）、性接触和日常生活密切接触传播。

（3）丙型病毒性肝炎的传播途径与乙型病毒性肝炎相同，但以输血及血制品传播为主，母婴传播不如乙型病毒性肝炎多见。丁型病毒性肝炎的传播途径与乙型病毒性肝炎相同。

3．易感人群　人类对各型肝炎普遍易感。甲型病毒性肝炎多见于儿童、青少年，感染后机体可产生持久的免疫力。对于乙型病毒性肝炎，人群普遍易感，在高发地区新感染者及急性发病者主要为儿童，成人患者则多为慢性迁延型及慢性活动型肝炎。丙型病毒性肝炎成人多见，常与输血与血制品、药瘾注射、血液透析等有关。丁型病毒性肝炎的易感者为乙肝表面抗原（HBsAg）阳性者。戊型病毒性肝炎各年龄段普遍易感。

（二）临床表现

肝炎一般表现为：乏力、食欲缺乏、厌油腻、恶心、腹胀、活动后易感疲倦、巩膜黄染、肝大、脾大、肝区疼痛。

各型病毒性肝炎都有一定的潜伏期。甲型病毒性肝炎为 2 ～ 6 周，平均为 4 周；乙型病毒性肝炎为 1 ～ 6 个月，平均为 3 个月；丙型病毒性肝炎为 2 周～ 6 个月，平均为 40 天；丁型病毒性肝炎为 4 ～ 20 周；戊型病毒性肝炎为 2 ～ 9 周，平均 6 周。病毒性肝炎按临床经过可分为以下类型：

1．急性肝炎　各型肝炎都可有急性表现。

（1）急性黄疸型肝炎：分为三期。①黄疸前期：多有畏寒、发热，伴以全身乏力、食欲缺乏、恶心、呕吐、厌油、腹胀、尿色逐渐加深至浓茶色；少数患者可出现发热、头痛、四肢酸痛等上呼吸道感染症状。本期持续 5 ～ 7 天。② 黄疸期：发热消退，尿色进一步加深，巩膜及皮肤出现黄染，且逐日加深，多于数日至 2 周内达高峰。有些患者可出现皮肤瘙痒、大便颜色变浅、心动过缓等症状。本期可持续 2 ～ 6 周。③恢复期：黄疸消退，症状好转，肝功能恢复正常。本期持续 1 ～ 2 个月。

（2）急性无黄疸型肝炎：起病缓慢，临床症状较轻，仅有乏力、食欲缺乏、恶心等症状，不出现黄疸。多于 3 个月内逐渐恢复。不少病例并无明显临床表现。

2．慢性肝炎　乙型、丙型、丁型肝炎患者可发展为慢性肝炎。慢性肝炎是指病程超过半年或发病日期不明确或虽无肝炎病史，但根据肝组织病理学或根据症状、体征、化验及 B 超检查综合分析符合慢性肝炎表现者。

3．重型肝炎　又称肝衰竭，分为急性、亚急性、慢性三型。①急性重型肝炎：又称暴发型肝炎。常有身体过劳、精神刺激、营养不良、妊娠、合并感染（或重叠其他肝炎病毒感染）、饮酒及应用损害肝脏的药物等诱因。起病较急，可有高热、极度疲乏、恶心、呕吐和频繁呃逆等症状。黄疸迅速加深，肝进行性缩小，有出血倾向。肝功能异常，多数患者出现酶（氨基转移酶轻度增高或正常）胆（胆红素明显增高）分离现象和凝血酶原时间显著延长及凝血酶原活动度明显降低。起病 10 日内出现Ⅱ度以上肝性脑病表现。部分患者经积极治疗有望康复，但较多患者在后期常因发生肝、肾衰竭、大出血及脑水肿、脑疝等死亡。病程一般不超过 3 周。②亚急性重型肝炎：又称亚急性肝坏死。急性黄疸型肝炎起病 10 日以上，出现极度乏力、食欲明显减退或恶心、呕吐，黄疸迅速上升，重度腹胀及腹腔积液。可出现Ⅱ度以上肝性脑病或有明显出血现象，凝血酶原时间显著延长及凝血酶原活动度明显降低。肝功能严重损害。③慢性重型肝炎：临床表现同亚急性重型肝炎，但有慢性肝炎或肝炎肝硬化病史、体征和肝功能损害，预后较差，病死率高。

4．淤胆型肝炎　表现为较长时期的肝内梗阻性黄疸，出现皮肤瘙痒、大便颜色变浅等。

5．肝炎肝硬化　根据肝脏炎症情况分为活动性（有慢性肝炎活动的表现）与静止性两型。肝硬化患者有腹壁、食管静脉曲张，腹腔积液，肝缩小，质地变硬，脾进行性增大，门静脉、脾静脉增宽等门脉高压症表现。根据肝组织病理及临床表现又分为代偿性肝硬化和失代偿性肝硬化。

（三）治疗原则

病毒性肝炎目前还缺乏可靠的特效治疗方法。各型肝炎以足够的休息、营养为主，辅以适当药物，避免饮酒、过劳和损害肝细胞的药物为治疗原则。

（四）社区护理

1．指导患者疗养

（1）休息：急性肝炎早期应卧床休息，症状减轻后也应适当控制活动，最好在饭后能卧床休息 1 ~ 2 小时，使血液集中在胃、肠和肝，以利于肝血液循环。肝功能基本正常后，可适当增加活动，如散步、做广播操等，以不感觉疲劳为原则。

（2）饮食：急性肝炎应以清淡易消化的饮食为主，适当补充维生素，保证热量。高脂肪、高蛋白、高糖饮食不但不能达到营养目的，反而易产生有害代谢物质，增加肝负担。慢性肝炎患者应给予适当的高蛋白、高热量、高维生素、易消化的饮食，应防止进食过多而致肥胖。慢性肝炎患者有糖尿病倾向者，不宜吃糖太多，以免诱发糖尿病。

（3）其他：因酒精可加重肝细胞坏死，肝炎患者绝对禁忌饮酒。呕吐严重或进食少者，可静脉补充葡萄糖，以保证生理需要的热量供应。肝炎患者要遵照医嘱按时服药。药物不宜过多，以免增加肝负担。避免应用对肝细胞有损害的药物。

2．心理护理　尊重患者，引导患者主动了解病毒性肝炎的传播方式、防治等知识。避免过度的焦虑、忧郁，指导患者正确对待疾病，热爱生活，珍惜生命，保持乐观情绪，树立战胜疾病的信心。

（五）社区预防

1．管理传染源　急性期应隔离治疗；慢性患者和 HBsAg 携带者应定期检查各项传染性指标，应教育慢性乙肝表面抗原（HBsAg）携带者做到：①不献血；②注意个人卫生、经期卫生，个人用品等单独使用；③不从事饮食行业和托幼保健员工作。

2．切断传播途径　①防止甲型、戊型肝炎病毒的传播必须阻断粪 - 口传播途径，居家患者在家隔离消毒要按肠道传染病的有关环节进行；②防止乙型、丙型、丁型肝炎病毒传播需阻断血液传播途径。

3．保护易感人群

（1）重视预防接种：对流行区和将要进入流行区的高危人群应尽快接种甲肝疫苗。对乙型肝炎，要认真执行新生儿乙肝疫苗计划免疫。孕妇要做好产前检查，对携带者所产的新生儿，使用乙肝疫苗联合高效价乙型肝炎免疫球蛋白注射以阻断母婴传播。

（2）对接触者预防：甲型肝炎的接触者使用甲型肝炎疫苗进行预防。乙型肝炎的接触者，对肯定有明显感染者，要及时接种高效价乙型肝炎免疫球蛋白（HBIG）；对密切接触者需要进行血液抗体筛查，对易感者进行乙肝疫苗接种。

二、细菌性痢疾

细菌性痢疾，简称菌痢，是由志贺菌属细菌引起的肠道传染病。以直肠、乙状结肠的炎症与溃疡为主要病理变化。主要表现为畏寒、发热、腹痛、腹泻、排黏液脓血便以及里急后重等，严重者可出现感染性休克和（或）中毒性脑病。

（一）流行病学

1．传染源　包括急、慢性菌痢患者和带菌者。非典型患者、慢性患者及带菌者由于症状不典型且管理困难，在流行病学中具有重要意义。

2．传播途径　经粪-口途径传播。在流行季节如食物或饮水被污染，则可引起食物型或水型暴发流行。

3．易感染人群　人群普遍易感。病后可获得一定的免疫力，但持续时间较短，且不同菌群和血清型之间无交叉免疫，可反复感染。

（二）临床表现

潜伏期数小时至7天，多数为1～2天。病前多有不洁饮食史。

1．急性菌痢　可分为三种类型。

（1）普通型：起病急骤，畏寒、寒战伴高热，继以腹痛、腹泻和里急后重，每天排便10～20次，呈脓血便，量少，左下腹压痛伴肠鸣音亢进。一般1～2周内逐渐恢复或转为慢性。

（2）轻型：全身毒血症状和肠道表现均较轻，腹痛不显著。

（3）中毒型：多见于2～7岁体质较好的儿童。起病急骤，病初即可有高热、精神萎靡、面色青灰、四肢厥冷、呼吸微弱而浅表、反复惊厥、神志不清、皮肤花纹，可导致呼吸和循环衰竭，但肠道症状较轻，甚至无腹痛与腹泻，常需直肠拭子或生理氯化钠溶液灌肠，采集大便检查才发现黏液脓血便，镜下可见大量脓细胞和红细胞。

2．慢性菌痢　病程超过2个月即称慢性菌痢。

（三）治疗原则

1．一般治疗　注意生活节律，进食易消化、吸收的饮食，忌食生冷、油腻及刺激性食物。

2．病原治疗　可选用喹诺酮类、磺胺类等药物。

3．对症治疗　脱水者可口服补液或静脉补液；高热者可给予物理降温及药物降温；惊厥者可采用地西泮、水合氯醛等，反复惊厥者可用亚冬眠疗法；循环衰竭者可扩充血容量、纠正酸中毒、应用血管活性物质等。

（四）社区护理

1．休息　急性期患者要卧床休息，避免过度劳累。

2．饮食　发病初期饮食以少渣、易消化的流质或半流质为宜，鼓励患者饮白水、淡糖水、米汤、蛋花汤等，随病情好转逐渐过渡为稀饭、面条等，切忌给予刺激性、多渣、多纤维的食物。

3．按时服药　要坚持按照医嘱服药7～10天，不要因腹泻症状好转即刻停药。抗生素疗程不足易使细菌产生耐药性，转为慢性痢疾。

4．嘱患者排便不要用力过度，坐便时间不宜过长，以防腹压增高造成脱肛。如脱肛，可用消毒纱布涂以润滑油，用力轻柔局部，以助回纳；每天用1∶5000高锰酸钾溶液坐浴，以保持局部清洁，防止感染。

5．皮肤护理　由于大便次数增多，肛门周围皮肤受到刺激，容易溃破。因此，每次便后宜用软卫生纸轻轻按擦肛周皮肤，并用温水清洗，涂抹凡士林软膏。

（五）社区预防

在社区居民中广泛宣传细菌性痢疾的传播方式，教育社区居民养成良好的卫生习惯，如饭前便后洗手、不喝生水、食物加热再吃、生熟分开、防止苍蝇叮咬食物、剩饭菜热透再吃。做好“三管一灭”（管水、管粪、管食物、消灭苍蝇），对重点行业人群加强饮食卫生培训。

三、肺结核

肺结核是由结核分枝杆菌引起的肺部感染。结核分枝杆菌简称结核杆菌，又称抗酸杆菌。肺结核临床表现形式多样，多呈慢性过程，具有渗出、变质和增生三种基本病理变化，结核结节和干酪样坏死是其特征性改变。肺结核扩散可引起肺外结核。

知识链接

1882 年 3 月 24 日是世界著名的德国科学家科赫氏在柏林宣读发现结核菌的日子。在 1982 年纪念科赫氏发现结核菌 100 周年时，世界卫生组织（WHO）和国际防痨和肺病联合会（The International Union Against Tuberculosis and Lung Disease，IUATLD）共同倡议将 3 月 24 日作为“世界防治结核病日”，以提醒公众加深对结核病的认识。从那时起，国际防痨和肺病联合会和世界卫生组织就开始举办各种纪念活动，但局限在一定的活动范围，缺乏大规模行动。自 20 世纪 90 年代以来，由于全球流动人口增加、结核病防治工作受到忽视等多种因素，结核病再度在全球范围内流行。1993 年 4 月，世界卫生组织宣布全球处于结核病紧急状态。1995 年底，世界卫生组织与其他国际组织一起倡议，提高世界防治结核病日的影响力，以引起公众对结核病问题的关注。

（一）流行病学

1．传染源　为肺结核患者，长期排菌的开放性肺结核患者是主要的传染源，一个痰涂片阳性排菌者，每年可传染 5 ~ 10 人。因此，当前全球防治策略的主要问题是发现与治愈涂片阳性（排菌）肺结核患者。治愈排菌患者，有助于控制传染源及改善疫情。肺外结核病（如骨结核病、脑膜结核等）不具有传染性。

2．传播途径　呼吸道是肺结核的最主要传播途径，含有大量结核菌的痰液，通过咳嗽、打喷嚏、大声说话等方式经鼻腔和口腔喷出体外，在空气中形成气雾（或称为飞沫），较大的飞沫很快落在地面，而较小的飞沫很快蒸发成为含有结核菌的“微滴核”，并长时间悬浮在空气中。如果空气不流通，含菌的微滴核被健康人吸入肺泡，可能引起感染。

3．易感人群　人群普遍易感，但人体感染结核杆菌后是否发病，一方面取决于感染结核杆菌的数量和毒力，另一方面也取决于人体对结核杆菌的特异和非特异免疫，免疫力低下时易患本病。过度劳累、营养状况差、妊娠等都是本病的诱发因素。近年因艾滋病、吸毒、免疫抑制剂的应用，耐多药菌株的增加，结核病的发病率呈上升趋势。

（二）临床表现

1．全身中毒症状　长期午后低热、盗汗、乏力、食欲缺乏、体重下降、育龄妇女月经不调。

2．呼吸道症状

（1）咳嗽、咳痰：早期咳嗽较轻，干咳或少量黏液痰。空洞形成后，痰较多，可为脓性。

（2）咯血：约一半患者有咯血，多为痰中带血或少量咯血，少数患者可出现大咯血。

（3）胸痛：结核累及壁层胸膜引起相应部位疼痛，随呼吸运动和咳嗽而加重，可放射到上腹部和肩部等。

（4）呼吸困难：多见于慢性重症肺结核，如并发胸腔积液则会发生急剧呼吸困难。

（三）治疗原则

痰涂片阳性的肺结核患者是结核病治疗的主要对象。

1．化学治疗　是抗结核治疗最有效的方法。其原则是早期、规律、全程、适量、联合。整个化疗方案分为强化和巩固两个阶段。患者病情轻重及结核杆菌对药物的敏感性不同，选择疗程也不同，初治肺结核总疗程一般为 6 ～ 12 个月；复治肺结核总疗程一般为 8 个月；耐多药肺结核疗程要延长至 21 个月为宜。化学治疗成功的关键在于对肺结核患者实施有效治疗管理，即目前推行的在医务人员直接督导下化疗，确保肺结核患者在全疗程中规律、联合、适量和不间断地实施规范化疗，减少耐药性的产生。

常用抗结核药物有全杀菌剂如异烟肼、利福平，半杀菌剂如链霉素、吡嗪酰胺，抑菌剂如乙胺丁醇。可根据患者的具体情况选用抗结核药物。

2．对症治疗　对于全身中毒症状严重的患者，在化疗的基础上，可加用糖皮质激素；咯血的患者要卧床休息、镇静、止血等。

肺结核的复发原因：①不按时服药；②擅自停药（因症状减轻或毒副作用大）；③病情严重、就诊晚；④免疫力下降等。复发后要及时再治疗，仍需全程监督化疗。

（四）社区护理

1．环境　要为患者创造良好的休养环境。有条件者最好给患者准备好阳光充足的单间，经常开窗通风，保持室内空气流通。

2．养成良好个人卫生习惯　肺结核患者不要随地吐痰，应将痰吐在纸上焚烧；不面对他人大声说笑；咳嗽、打喷嚏时用手或纸巾掩住口鼻。患者的餐具煮沸后再用，被子、衣物应勤晒。

3．饮食管理　肺结核属于消耗性疾病，因此患者应增加营养，保证摄入足够的热量、蛋白质和维生素，多吃新鲜的鱼、虾、精肉、蛋、蔬菜、水果、豆类等。不饮酒，少吃或不吃辛辣煎炸的食物，饮食应清淡，易于消化。

4．休息　全身中毒症状严重时，应绝对卧床休息；病情轻、症状少者，也应早睡早起，每天睡眠不得少于 10 小时；没有明显全身中毒症状者，可做些力所能及的事情和适当的户外活动，但不可过度劳累；全身中毒症状消失时，可进行适当的体育运动，以锻炼身体，增强体质。

5．规律用药　肺结核的治疗需要一个长期的过程。患者要按医生制订的治疗方案，坚持按时、规律用药。切忌随意停药，剂量不准确，用药不规则，导致细菌产生耐药性，给治疗带来困难。

（五）社区预防

1．管理传染源　结核病的传染源主要是继发型肺结核的患者。痰涂片结核分枝杆菌阳性的患者具有传染性。因此，对于这些患者都必须给予彻底治疗，以切断结核杆菌在人群中的传播。

2．切断传播途径　飞沫传播是肺结核传播的主要途径。因此患者居住地要经常通风，患者要养成良好的卫生习惯。

3．保护易感人群　最重要的措施是接种卡介苗，提高人群免疫力。卡介苗是活的无毒力牛型结核菌疫苗，接种后可使人体产生对结核菌的获得性免疫力。卡介苗接种的主要对象是新生儿，接种后可预防发生儿童结核病，特别是可防止严重类型的结核病（如结核性脑膜炎）。加强锻炼、增强体质可提高非特异性免疫力。

四、艾滋病

艾滋病，全称为获得性免疫缺陷综合征（acquired immune deficiency syndrome，AIDS），是由人免疫缺陷病毒（human immunodeficiency virus，HIV）侵犯机体免疫系统，大量杀伤免疫细胞，使机体免疫功能缺陷及免疫监督功能低下，从而发生以感染及机会性恶性肿瘤为特征的慢性传染性疾病。该病目前尚无有效治愈方法，但是可以预防。

（一）流行病学

1．传染源　为艾滋病患者及 HIV 携带者。传染性最强的是临床无症状而血清 HIV 抗体阳性的感染者，其 HIV 分离率最高。无症状的感染者是艾滋病流行难以控制的重要原因。病毒阳性而抗体阴性的 HIV 感染者，是更危险的传播者。

2．传播途径　艾滋病患者及 HIV 携带者的血液、精液、阴道分泌物、唾液、眼泪、骨髓液、尿液、乳汁等体液，以及脑、皮肤、淋巴结、骨髓等组织内存在 HIV，可通过性接触、血液和母婴三种途径进行传播。

（1）性接触：在世界范围内，性接触是艾滋病最主要的传播途径。目前在我国共用注射器静脉吸毒是艾滋病的主要传播途径，但经性接触传播艾滋病的比例逐年上升。艾滋病可通过性交（阴道交、口交、肛交）的方式在男女之间和男性之间传播。性伴侣越多，感染艾滋病的危险越大。

（2）血液：共用注射器静脉吸毒是经血液传播艾滋病的重要危险行为。输入被艾滋病病毒污染的血液或血液制品，使用未经严格消毒的手术、注射、针灸、拔牙、美容等进入人体的器械，都能传播艾滋病。

（3）母婴传播：感染了艾滋病病毒的妇女通过妊娠、分娩和哺乳有可能把艾滋病病毒传播给胎儿或婴儿。

3．易感人群　人群普遍易感。下列人群感染的机会更大：男性同性恋者、性乱交者、静脉药物成瘾者、HIV 感染者所生的子女、血友病和多次输血者等。

因为 HIV 只有在人体内才能生存，所以下列情形不会感染艾滋病病毒：在日常生活和工作中接触患者及病毒感染者；一般接触如握手、拥抱、礼节性接吻、共同进餐，共用马桶圈、餐饮具、卧具、游泳池、公共浴池等公共设施；咳嗽、打喷嚏、蚊虫叮咬等也不会传播艾滋病。

（二）临床表现

根据艾滋病的临床表现，分为以下四期。

1．急性 HIV 感染期　部分患者在感染 HIV 1 ～ 2 周可出现发热、咳嗽、头痛、乏力、恶心、食欲缺乏、腹泻、皮疹等临床表现，约 1 个月内症状消失。HIV 进入人体 2 ～ 12 周后，机体才会产生 HIV 抗体，此前抗体检测呈阴性。本期 HIV 数量达到峰值，传染性极强。

2．无症状 HIV 感染期　感染者可无任何临床表现，部分人可出现持续淋巴结肿大。此阶段短至数月，长至 20 年，平均 8 ～ 10 年。这一阶段的病原携带者是重要的传染源。

3．艾滋病前期　此期临床表现复杂，常见症状包括：持续性的淋巴腺肿大，开始于颈部，其次为腋、腹股沟淋巴结等；持续发热、疲乏、盗汗、体重下降；发生单纯疱疹病毒、白色念珠菌等各种感染。

4．艾滋病期　患者免疫系统被严重破坏，出现各种致命性机会感染，各种恶性肿瘤极易发生。未经治疗者在进入此期后的平均生存期为 12 ~ 18 个月。

（三）治疗原则

目前尚无治愈药物，早期抗病毒治疗是治疗的关键，有效的治疗可减少病毒复制、延长生命、提高生命质量。较好疗效的方法是 3 ~ 4 种抗 HIV 药物联合使用。

（四）社区护理

1．对感染者的生活指导　由于艾滋病患者抵抗力低，在日常生活中指导患者及其家属正确的自我保护：①患者应尽量避免到公共场所，注意个人卫生，不接触结核病、水痘、带状疱疹等感染性疾病患者。②注意饮食卫生。③注意平衡膳食，增强机体抵抗力。④家庭成员应掌握自身防护的知识及方法，如对交谈、握手、共同进餐等一般生活接触不会传播 HIV 等相关知识知晓；不与 HIV 感染者共用牙刷、剃须刀等物品，性生活应用安全套，照顾者皮肤、黏膜有破损时不能接触患者体液等。

2．家庭隔离和消毒指导　虽然除了性接触外，感染者在一个家庭内的彼此相互横向传染的机会非常小，但家庭还应该采取必要的隔离和消毒措施：①接触被感染者血液、体液污染的物品和排泄物时，要戴橡胶手套，避免直接接触，同时防止皮肤损伤。②感染者的生活和卫生用具要单独使用。③女性患者月经期间使用过的卫生巾等弃物，要放入塑料袋中尽快焚烧；其他被血液或体液污染的物品要用 0.2% 次氯酸钠溶液消毒，床单、被罩等要单独浸泡后再清洗。

3．预防疾病的传播　由于到目前为止艾滋病还无预防的疫苗，各种治疗措施的应用只能延长其生存期。因此，预防艾滋病传播显得尤为重要。HIV 感染者应主动承担起预防艾滋病传播的责任。

（1）纠正不良行为：根据各患者感染 HIV 的途径，有针对性地帮助和指导 HIV 感染者戒除不良行为方式。

（2）避孕：严格地说男女双方中任何一方血清学阳性者，即使没有症状都应避孕。带病毒孕妇不但可使胎儿和新生儿感染，同时妊娠可能使无症状感染者发展为有症状的艾滋病患者。如已分娩，则宜避免母乳喂养。

（3）节制性生活：被诊断为 HIV 感染后无论有无症状，都应以适当的方式通知其配偶或性伴侣。HIV 感染者应节制性生活，在进行性行为时要使用避孕套，包括双方都有 HIV 感染者，以防其他致病菌交叉感染。当对方生殖器部位有损伤时应避免性行为。

（4）防止血液的污染：生活中发现皮肤、黏膜损伤要妥善包扎处理，不要让自己的血液（包括经血）污染物品。

（5）HIV 感染者不要接触有免疫缺陷的患者：HIV 感染者出现症状要及时住院治疗，禁止献血、供精子、供组织和器官。

（五）社区预防

1．宣传教育　教育社区居民正确认识艾滋病的传播途径，学习和掌握艾滋病防治的基本知识，避免危险行为，加强自我保护。

2．控制传染源　患者、病原携带者的血液、精子、子宫和阴道分泌物、唾液、眼泪等都含有病毒，具有传染性。因此，对患者及病原携带者应注意隔离。患者的血液、分泌物等应进行消毒。

3．切断传播途径　避免多个性伙伴，正确使用安全套；加强血液检测，保证安全用血；远离毒品、不吸毒，不与他人共用注射器；防止医源性感染，推广使用一次性注射器。

4．保护易感人群　加强公用生活用品的消毒，如理发店的刮胡刀、美容院的文身工具、穿耳器具等可能刺破和擦伤皮肤的共用器具。医务人员要加强自身防护，如注射、手术、拔牙等直接接触患者的血液、体液、黏膜和破损的皮肤时应戴手套，有创操作、诊断性治疗或治疗性的操作，应戴护眼罩、穿隔离衣，正确使用保护隔离设备；小心处理利器，避免损伤。避免不必要的注射、输血和使用血液制品。

五、性传播疾病

性传播疾病是主要通过性接触、类似性行为及间接接触传播的一组传染性疾病，不仅可在泌尿生殖器官发生病变，甚至可通过血行播散侵犯全身各重要组织和器官。我国传染病防治法规定的性传播疾病包括梅毒、淋病、尖锐湿疣、非淋菌性尿道炎（宫颈炎）、生殖器疱疹、软下疳、性病性淋巴肉芽肿和艾滋病八种。

（一）常见性传播疾病

1．梅毒　是由苍白密螺旋体引起的一种慢性传染病。传染源为梅毒患者。主要通过性接触传播，也可通过垂直传播传染给胎儿。

2．淋病　淋病是由淋病奈瑟球菌感染引起的泌尿生殖道的化脓性感染，是我国最常见的性病之一。淋病的传染源是淋病患者。主要通过性接触传播；也可通过污染的衣裤、毛巾、床上用品等间接感染；新生儿通过淋病母亲的产道，可引起新生儿淋菌性眼炎。

3．尖锐湿疣　是由人类乳头瘤病毒所致，常发生在肛门及外生殖器等部位，是最常见的性传播疾病之一。传染源为有症状的尖锐湿疣患者及亚临床感染者。传播方式为直接传播及间接传播，但以性接触最为常见，其次为直接非性接触，如自体传染及新生儿经产道传染，再次为间接传播。

4．生殖器疱疹　是由单纯疱疹病毒感染泌尿生殖器及肛周皮肤、黏膜引起的慢性、复发性的性传播疾病。生殖器疱疹患者及病毒携带者均为本病的传染源。主要通过性接触传播，新生儿可通过产道而被感染，本病也可通过唾液等间接传播。

（二）临床表现

1．梅毒　梅毒可根据传播途径的不同分为获得性（后天）梅毒和胎传性（先天）梅毒两种。

（1）获得性梅毒：①一期梅毒：主要表现为皮肤硬下疳和附近的淋巴结炎，硬下疳好发于外生殖器，男性多见于阴茎冠状沟、龟头、包皮及系带，女性多见于大小阴唇、阴唇系带、会阴、宫颈，表现为发病部位的无痛性炎症反应。淋巴结炎多发于硬下疳出现后 1 ～ 2 周，质地硬，表面无红肿、破溃。患者一般无全身症状。②二期梅毒：主要表现为全身皮肤梅毒疹、扁平湿疣、梅毒性秃发以及伴有口、舌、生殖器等黏膜损害，骨关节、眼、神经及其他内脏的损害等。梅毒疹传染性强，皮损可表现为斑疹、丘疹、疱疹性梅毒疹，患者在一定的时期常以一种皮损为主。③三期梅毒：皮肤、黏膜可出现结节性梅毒疹及梅毒性树胶肿，骨、眼、心血管、神经系统等都可出现梅毒病变。结节性梅毒疹好发于头面部、肩部、背部；梅毒性树胶肿又称为梅毒瘤，是三期梅毒的标志，是破坏性最强的一种皮损，好发于小腿。

（2）先天性梅毒：不发生硬下疳，早期病变较后天性梅毒重。早期可有皮肤、黏膜损害，皮损与二期获得性梅毒相似。晚期皮肤、黏膜、骨、神经、眼等器官都可出现梅毒病变，患者可出现失明、听神经受损、胸锁关节增厚等。

2．淋病　潜伏期一般为 2 ～ 10 天，平均 3 ～ 5 天。

（1）无并发症淋病：男性患者在急性期可有尿道口红肿、疼痛，继而有稀薄黏液流出；24 小时后症状加剧，分泌物由稀薄转为深黄色的脓液，出现尿频、尿痛、排尿困难、行动不便等。女性患者症状不明显，感染后 3 ～ 14 天出现症状，主要表现为尿道口发痒、刺痛、红肿、有大量稀薄黏液和脓性分泌物，检查可见阴道壁红肿，宫颈充血、糜烂等。

（2）有合并症淋病：如无合并症淋病未及时治疗，炎症可沿泌尿生殖系统向上扩散。男性可引起淋菌性前列腺炎、淋菌性精囊炎、淋菌性附睾炎等合并症。女性主要为淋菌性盆腔炎性疾病，包括子宫内膜炎、急性输卵管炎等。

3．尖锐湿疣　潜伏期 1 ～ 8 个月，平均 3 个月，多见于性生活活跃的青、中年男女，发病高峰年龄为 20 ～ 25 岁。多数患者无症状。男性患者好发于包皮系带、冠状沟、包皮、尿道、阴茎、肛门周围和阴囊。女性多见于大、小阴唇，阴道，阴道口，宫颈，会阴等部位。病初为淡红色粟状大小赘生物，性质柔软，顶端稍尖，逐渐长大或增多。可发展成乳头状或囊状。在肛门部常增大，状如菜花，表面湿润或有出血，在颗粒间常积存有脓液，散发恶臭气味，搔抓后可继发感染。

4．生殖器疱疹　临床上分为原发性、复发性和亚临床三型生殖器疱疹。

（1）原发性生殖器疱疹：潜伏期 2 ～ 14 天，临床表现为外生殖器或肛门周围有群簇或散在的小水疱，2 ～ 4 天破溃形成糜烂或溃疡，自觉疼痛，最后结痂自愈。皮损多发于男性包皮、龟头、冠状沟和阴茎等处；女性多见于大、小阴唇，阴阜，阴蒂，子宫等处。常伴腹股沟淋巴结肿大、压痛、发热、头痛、乏力等全身症状。

（2）复发性生殖器疱疹：原发性生殖器疱疹皮损消退后常于 1 ～ 4 个月内复发，复发感染一般常发生在原来部位，较原发时全身症状及皮损轻、病程短。表现为外生殖器或肛门周围群簇小水疱，破溃形成糜烂或浅溃疡，自觉症状轻，病程 7 ～ 10 天，可自愈。间隔 2 ～ 3 周或月余后可再发，感染 1 年后反复发作。

（三）预后

1．梅毒　一期经积极治疗预后良好，二、三期若出现眼、神经、心血管等损害，则预后不良；先天性梅毒患者可出现一些后遗症，如鞍鼻、特征性的皮肤瘢痕、视神经损伤，严重者可失明、神经性耳聋、幼年麻痹性痴呆等。

2．淋病　急性期及时治疗可痊愈。

3．尖锐湿疣　一般预后良好，但各种治疗都有可能复发。

4．生殖器疱疹　无根治药物，预后良好，但易复发。孕妇患生殖器疱疹可导致胎儿畸形、流产、死产。

（四）治疗原则

1．全身治疗　及早规律治疗，发现感染及时应用抗生素或抗病毒药物。

2．局部治疗　根据疾病的局部表现采用相应的治疗，如尖锐湿疣可选用激光、冷冻等疗法；生殖器疱疹皮损处可外用阿昔洛韦软膏等。

（五）社区护理

1．生活护理　急性期患者应卧床休息，饮食清淡、无刺激，淋病患者鼓励其多喝水，促进冲洗尿道脓液，生殖器疱疹有水疱破溃、渗液者先湿敷，预防继发感染。

2．消毒隔离　医务人员要加强自我防护，严防刺伤皮肤、黏膜；设单人房间，床旁隔离，医疗器械专用，污染的衣物、用具可煮沸消毒，被褥曝晒，患者痰液、排泄物等均应进行消毒。患者的血、痰、尿、粪标本应注明。

（六）社区预防

1．增强性传播疾病的预防意识。严禁卖淫嫖娼，洁身自爱。

2．加强自我防护，避免接触传染，不与他人共用生活用品，如内衣裤、毛巾、浴巾、牙刷、剃须刀等。

3．加强公共卫生设施及相关机构的监督与管理，如公共厕所中的坐式马桶的清洁卫生及消毒，并宜使用一次性座垫套；理发店相关物品、器械应严格消毒等。

（支颜霄）

第三节　突发公共卫生事件的管理

案例

王某，从事家禽养殖业5年。近日流涕、鼻塞、咳嗽、咽痛、头痛、全身不适，今晨起肌肉酸痛，呼吸急促，前来医院就诊，测量体温39.8℃，胸部X线检查显示单侧肺炎，并伴有少量胸腔积液，病原学检测分离出禽流感病毒。确诊为人感染禽流感。

问题与思考：

1．社区护士如何对患者家庭和社区内接触人员进行护理评估？评估后如何对其进行医学观察？

2．发现这一突发传染病事件后，在第一时间内如何上报和处理？

突发公共卫生事件（public health emergency）是指突然发生，造成或可能造成社会公众健康严重损害的重大传染病疫情、群体性不明原因疾病、重大食物和职业中毒，以及其他严重影响公众健康的事件。随着近年随着不明原因的疾病以及其他突发公共事件不断出现，给人类带来了巨大灾难，突发公共卫生事件已经受到各国政府的高度重视和公众的关注。

一、突发公共卫生事件的特点

1．发生时间紧迫　事件多为突然发生。由于事先没有预兆，所以不易预测，以致多数情况下，很难做出事件发生的预防措施。

2．危害大，涉及面广　突发公共卫生事件危害人数多、病情严重、死亡率高。另外，疾病传播速度快，给社会造成严重危害，影响全体公民，并对整个社会的正常生活构成威胁。

二、突发公共卫生事件的分类与分级

（一）分类

突发公共卫生事件通常分为自然灾害和人为灾害两大类。

1．自然灾害　常见于水灾、旱灾、地震、海啸、火山爆发等地质异常或气象原因导致的灾害。同时还包括异常出现的虫灾，鼠灾等对人体健康造成的灾害。

2．人为灾害　可分为人类无意和故意两种灾害。无意的人为灾害常见有重大交通事故、生物和化学泄露污染、重大工伤事故、群体食物中毒、火灾等。故意人为灾害最常见的有战争和恐怖事件。

（二）分级

依据突发公共事件危害程度大小，不同性质和波及范围，需采取相应的应急处理方式。因此，为了有效应对突发事件，将突发公共卫生事件分为不同的等级，并按照不同的等级制定不同应急处理方案。目前，我国根据《国家突发公共卫生事件应急预案》将突发公共卫生事件划分为四个等级：特别严重（Ⅰ级）、严重（Ⅱ级）、较重（Ⅲ级）和一般（Ⅳ级），依次用红、橙、黄、蓝表示，并依据级别进行预警预报。卫生行政部门负责组织人员对突发公共卫生事件进行核实、确认和分级，其中，特别重大的突发公共卫生事件主要包括：

1．在大、中城市发生肺鼠疫、肺炭疽并有扩散趋势或疫情波及2个以上省份，并有扩散趋势。

2．发生重症急性呼吸综合征、人感染高致病禽流感病例，并有进一步扩散趋势。

3．涉及多个省份的群体性不明原因疾病，并有扩散趋势。

4．发生新传染病或我国尚未发现的传染病发生或传入，并有扩散趋势，或发现我国已消灭的传染病重新流行。

5．发生烈性病菌株、毒株、致病因子等丢失事件。

6．周边以及与我国通航国家和地区发生特大传染病疫情，并出现输入性病例，严重危及我国公共卫生安全的事件。

7．国务院卫生行政部门认定的其他特别重大突发公共卫生事件。

知识链接

2006年我国国务院颁布了《国家突发公共卫生事件应急预案》。该预案分为总则，应急组织体系及职责，突发公共卫生事件的监测、预警与报告，突发公共卫生事件的应急反应和终止，善后处理，突发公共卫生事件应急处置的保障，预案管理与更新和附则八个部分。该预案是有效预防、及时控制和消除突发公共卫生事件及其危害，指导和规范各类突发公共卫生事件的应急处理工作，最大程度地减少突发公共卫生事件对公众健康造成的危害，保障公众身心健康与生命安全。

三、突发公共事件的预警

预警（warning）可分为广义和狭义两类。广义“预警”是指预测和报警，即在发生或进行之前先行推测或测定，并根据推测或测定的结果进行预先警报；狭义的“预警”是指预先发出警报，即在事情发生之前发出警报。

1．预警警情分类　突发公共卫生事件预警主要目的是阻止、控制和消除突发事件。预警类别：参照经济监测预警法，确定预警警情为五类：无警用“绿色”、轻警用“蓝色”、中警用“黄色”、重警用“橙色”、特警用“红色’表示。

2．预警原则　预警需要按疾病预防学体系规范及要求，通过对某一公共卫生事件从“起点”到“终点”的详细观察与分析，来反映事件形成因素与各种内因和外因的复杂关联以及发展趋势。

知识链接

经济预警

预警从性质上可分为经济预警与非经济预警（社会预警、军事预警等）。经济预警（economic early warning）的思想产生于19世纪末与20世纪初，如法国学者在1888年巴黎统计学会上，对经济进行气象式研究，用不同颜色描述经济运行状态。但是，从严格系统意义上讲，经济预警的正式产生应该定在20世纪30年代所发生的资本主义第一次全面深刻的经济危机之后。因为也只是从这个时候起，西方经济学家才开始普遍承认资本主义也有大危机，资本主义经济也会产生警情，因此产生了经济预警这一概念。

四、突发公共卫生事件的处理

突发公共卫生事件情况紧急，其事件发生后，根据紧急程度，应急指挥部有权对人员、交通工具、相应设备进行紧急调集，及做好物资储备工作；对人员进行隔离和疏散，必要时可依法对传染病疫区实施封锁。参加突发公共卫生事件应急处理的工作人员，应当按照预案的规定，采取卫生防护措施，并在专业人员的指导下进行工作，以便最大限度减少危害。

（一）突发公共卫生事件的应急反应

突发公共卫生事件一旦发生，将会造成不同程度的恶性影响，需要各部门积极配合，包括各级人民政府快速做出有效应答，以及各个医疗机构组织快速配合相应。医疗机构、疾病预防控制机构、非突发公共卫生事件发生地区都应根据《国家突发公共卫生事件应急预案》的规定做出相应、及时、正确的应急反应。

（二）突发公共卫生事件现场处理原则

对突发公共卫生事件，立即将受害者脱离现场，及时转诊，送往有条件的专科医院，必要时立即隔离，采取措施最大限度地减少危险因素的扩散，对疑似受害者以及其他有关高危人群，启动相应的医学观察程序，尽快查明事故原因。并书写医学记录及其他有关资料并妥善保管；协助本辖区内突发公共卫生事件开展流行病学调查，提供相关调查信息；根据突发公共卫生事件的性质和特点，开展相关知识技能和法律法规宣传教育。

（三）突发公共卫生事件的报告

传染病和突发公共事件情况紧急，必须及时向上级领导汇报，在2006年颁布的《国家突发公共卫生事件应急预案》中明确要求，任何单位和个人都有权向国务院卫生行政部门和地方各级人民政府及其有关部门报告突发公共卫生事件及其隐患，也有权向上级政府部门举报不履行或者不按规定履行突发公共卫生事件应急处理职责的部门、单位及个人。

1．报告程序和方式　具有网络直接条件的机构，在规定时间内进行传染病和（或）突发公共事件相关信息的网络直报；无网络直报条件的，按相关要求通过电话、传真等方式进行报告，同时向辖区县级疾病预防控制机构报送《中华人民共和国传染病报告卡》和（或）《突发公共事件相关信息报告卡》。

2．报告时限　发现甲类传染病和乙类传染病中的肺炭疽、重症急性呼吸综合征、脊髓灰质炎、人感染高致病性禽流感患者或疑似患者，或发现其他传染病、不明原因疾病暴发和突发公共卫生事件相关信息时，应按要求于2小时内报告。

3．订正报告和补报　报告错误时或报告病例转归或诊断情况发生变化时，应及时对《中华人民共和国传染病报告卡》和（或）《突发公共卫生事件相关信息报告卡》等订正；对漏报的传染病病例和突发公共卫生事件，及时进行补报。

（四）突发公共卫生事件的应急干预

突发公共卫生事件的应急干预措施应严格遵循“统一领导、分级负责、反应及时、措施果断、依靠科学、加强合作”的原则。当医疗机构接到疫情或险情通报后，根据卫生行政部门的安排，必须积极参与突发事件的调查处理，例如，疫点检疫及采样留验工作，医疗救治工作、同时积极配合属地疾病防治中心（Centers for Disease Control, CDC）进行流行病学调查。而社区护士在应急干预中承担着重要工作任务，其具体工作内容包括以下四个方面：

1．负责社区卫生服务机构的日常消毒和终末消毒。

2．隔离患者、留观密切接触者　发生重大疫情时，社区护士应协助有关部门，尽快把患者转送到距离最近的传染病专科医院，并协助CDC对密切接触者进行医学观察。

3．宣传卫生防病知识，加强健康教育。

4．科学合理开展预防投药或应急免疫接种

第四节　卫生监督协管

案例

某学校学生近日反映，所饮用水呈微黄色、沉淀后有沙样沉淀物。

问题与思考：

1．该事件属于哪项卫生监督协管范畴？

2．学校管理人员接到学生反映后应如何上报？上报内容包括哪些？

3．上级卫生监督机构接到上报通知后，如何进行样本采样核实？

卫生监督协管是指协助基层卫生监督机构开展巡查、信息收集、信息报告、协助违法行为调查，接受基层卫生监督机构的指导，为卫生监督网络体系建设的重要补充。

一、卫生监督协管的意义

卫生监督协管服务作为国家基本公共卫生服务项目，是国家关爱民生、彰显政府责任的重要体现，是实施基本公共卫生服务逐步均等化的重要举措，是贯彻落实医药卫生体制改革“保基本、强基层、建机制”的重要内容。原卫生部于 2011 年 11 月 2 日以卫监督发〔2011〕82 号印发《卫生部关于做好卫生监督协管服务工作的指导意见》，该《指导意见》充分认识了开展卫生监督协管服务的重要意义。

二、卫生监督协管的服务对象与服务要求

(一) 服务对象

辖区内城乡居民以及学校学生人群、职业危害接触人群等特殊人群。

(二) 服务要求

1．卫生监督协管服务职能定位　卫生监督协管主要是协助区（县）卫生监督机构开展工作，包括在辖区内协助开展职业卫生咨询指导、饮用水卫生安全、食品安全信息报告、学校卫生、非法行医和非法采供血信息报告等工作，接受辖区卫生监督机构的业务指导，并及时向其反馈各种卫生监督协管信息。其服务是对区县卫生监督工作的有力补充。

2．卫生监督协管服务工作要求

（1）整章建制：各级卫生行政部门要建立健全卫生监督协管工作制度和管理规定；乡镇卫生院、社区卫生服务中心要建立健全和落实卫生监督协管服务有关工作制度，配备专（兼）职人员负责卫生监督协管服务工作，明确责任分工，有条件的地区可以实行零报告制度。

（2）培训指导：各卫生监督机构要采用在乡镇、社区设派出机构或派出人员等多种方式，加强对基层医疗卫生机构开展卫生监督协管的指导、培训并参与考核评估，为基层医疗卫生机构开展卫生监督协管工作创造良好人力条件。

（3）提供服务：协管工作过程中，要按照国家法律、法规及有关管理规范的要求提供卫生监督协管服务，及时做好相关记录，记录内容应真实、准确，书写规范、完整。

三、卫生监督协管内容

(一) 食品安全信息报告

1．食品安全信息报告流程

（1）记录信息：对食物中毒、食源性疾病及食品污染事故等事件进行记录信息并初步核实。

（2）收集信息：收集已确诊或可疑食物中毒、食源性疾病、食品污染事故，及时做好事故相关信息记录，并初步核实事故相关信息。

信息收集的来源：①诊疗医生接诊报告的信息。要求初诊医生在诊疗过程中询问进食情况，发现食源性疾病患者或疑似患者后，通报卫生监督协管员。②食品安全事故发生单位与引发食品安全事故的食品生产经营单位报告的信息。③公众举报信息。

信息收集的内容：发生食品安全事故的单位、地址；事故发生或中毒患者发病时间、中毒人数、死亡人数；可疑中毒食品及进食时间、进食人数；患者中毒表现、就诊或所处地点、救治措施及患者情况；通讯等联系方式。

收集信息的核实：对公众举报信息和媒体披露与报道信息进行现场核实。

（3）报告信息：在对食品安全事故进行初步核实后应立即将事故信息通过电话等方式报告给属地的卫生行政部门。

（4）协助调查：协助相关部门开展应急救援及事故调查处理工作。

2．紧急食品安全事故或疑似食品安全事故报告要求

（1）紧急报告范围标准：凡中毒人数超过 30 人及以上或死亡 1 人及以上的；凡中毒事件发生在学校、幼儿园、建筑工地等集体单位及地区性或全国性重要活动期间且一次中毒人数 5 人以上的。

（2）紧急报告的方式及时限：在对事件初步核实后，应在 2 小时内将事故信息通过电话、传真等方式报告给属地的卫生行政部门或辖区卫生监督机构，同时填写《卫生监督协管信息报告登记表》（表 6-1）。

（3）紧急报告内容：报告事件发生时间、地点、暴露人数、发患者数、死亡人数、主要的临床症状及严重程度、可能原因、已采取的措施、报告单位、报告人员及联系方式等。

表 6-1　卫生监督协管信息报告登记表

机构名称：

序号	发现时间	发现地点	信息类别	信息内容	报告时间	报告人

注：①信息类别：食品安全、饮用水卫生、职业病危害、学校卫生、非法行医（采供血）。②信息内容：注明发现问题（隐患）的地点、内容等有关情况简单描述。

（二）职业卫生咨询指导

1．职业卫生咨询指导流程

（1）发现、登记：在医疗服务过程中发现患者疾病可能与职业有关，按照要求进行登记。

（2）咨询、指导：向职业人群（患者）提供必要的咨询和指导。

（3）报告：向职业病诊断机构和卫生监督机构报告。

2．职业卫生咨询指导内容、方式及程序

（1）内容：建立“登记报告记录表”，如实记录姓名、性别、年龄、身份证号、工作单位、工种、可疑职业病名称、个人及工作单位联系方式（表 6-2）。

（2）方式：采用电话报告或书面报告形式。

（3）程序：第一步：发现可疑职业病患者后，做好登记，并向辖区卫生监督机构报告。第二步：告知患者到有职业健康检查资质或职业病诊断资质的医疗卫生机构进行规范体检，以确定是否为疑似职业病。

表 6-2 疑职业病患者登记与报告记录表

姓名	性别	年龄	身份证号	工作单位	工种	可疑职业病（职业危害）名称	工作单位电话	患者电话	接报方单位、接报人姓名、电话	报告人	报告日期

3．职业病防治宣传教育、咨询、指导　为提高居民和企业工人的职业病防治法律和自我保护意识，普及职业病防治知识，在社区卫生服务中心、乡镇卫生院开展职业卫生法律法规宣传和职业病防治知识的宣传教育。

（1）社区职业卫生宣传：结合《职业病防治法》每年的宣传周及法制宣传日活动，配合辖区卫生监督机构采取向社区职业人群发放小册子、宣传传单、张贴宣传画等形式，集中开展 2 ～ 3 次职业病防治知识宣传。在一定条件下还可以利用触摸式电子屏幕、闭路电视、宽带网等现代媒体开展职业健康知识的普及活动（表 6-3）。

表 6-3 职业卫生服务宣传教育、咨询、指导记录表

时间：	地点：
形式：	主办单位：
合作单位：	参与人数：
宣传品发放种类及数量：	
宣传主题：	
宣传小结：	
宣传活动评价：	
负责人（签字）：　　填表时间：年 月 日	
存档材料附后：书面材料、图片材料、印刷材料、影音材料、签到表、其他材料	

（2）门诊职业卫生宣传：充分利用社区卫生服务机构内设置的卫生宣传栏，包括卫生墙报、宣传橱窗和流动宣传展板等宣传辖区内存在的常见职业病危害知识，内容精炼、直观、通俗易懂，可请当地卫生监督机构提供业务支持。

（3）医务人员职业健康教育、咨询、指导：①工作内容：门诊职业健康教育、咨询、指导主要指由医务人员开展的针对就诊者的个体化职业健康教育、咨询、指导。②方法和程序：职业卫生宣传需专人负责管理；针对每个就诊者的职业健康教育，结合本次就诊者的目的，指导时间不少于 5 分钟；职业健康教育或指导的主要内容，均应记录在就诊者的诊疗记录中，每期宣传内容都及时存档，便于自查反馈和信息动态跟踪。

（4）职业卫生宣传教育、咨询、指导工作总结与评估：对“职业卫生宣传教育、咨询、指导纪录表”效果分析，评估总结，针对存在问题，提出改进措施，修改下一年度工作计划和方案。

（三）饮用水卫生安全巡查

1．饮用水卫生的卫生监督协管流程

（1）饮用水卫生安全巡查：掌握辖区被巡查单位基本底数，做好登记；对辖区内农村集中式供水、城市二次供水和学校供水情况进行巡查（数量、位置、许可情况、供水质量等）；填写卫生监督协管巡查记录表，发现异常情况上报卫生监督机构；协助开展供水单位从业人员业务培训。

（2）饮用水水质卫生现场检测：对供水设施出口水进行检测；对居民家庭龙头水进行检测；对学校龙头水进行检测。填写卫生监督协管巡查记录表，上报卫生监督机构。

（3）异常情况报告：发现现场水质检测不合格、接到水质异常反映、发现 24 小时内出现 3 例以上有共同饮水史的疑似病例，填写《卫生监督协管信息报告登记表》，立即报告卫生监督机构。

2．饮用水卫生的卫生监督协管内容及方法

（1）城市二次供水及单位：城市二次供水是指集中式供水在入户前经再次存储、加压和消毒或深度处理，通过管道或容器输送给用户的供水方式。

巡查内容：①是否有明确的管理人员和责任单位。②查看是否有水箱定期清洗消毒记录。③查看水池周围 2m 内是否有垃圾堆、渗水坑、化粪池等污染源；水箱周围 2m 内是否有污水管线及污染物。④查看供水设施近期是否有施工（管线改造、粉刷油漆等）。⑤查看是否有水质检测报告。

（2）农村集中式供水及单位：农村集中式供水是指农村地区自水源集中取水，通过输配水管网送到用户或公共取水点的供水方式。农村集中式供水单位主要有乡镇水厂、单或联村供水设施，企事业单位建设的公共供水设施。为公共场所、居民社区提供分质供水和为用户提供日常饮用水的供水站也属于集中式供水。分质供水是指以自来水为原水，把自来水中生活用水和直接饮用水分开，另设管网，直通住户，实现饮用水和生活用水分质、分流，达到直饮的目的，并满足优质优用、低质低用的要求。

巡查内容：①查看是否具有卫生许可证，许可证是否在有效期内。②查看水泵房、蓄水池、沉淀池周围 30m 内是否有渗水坑、旱厕、垃圾堆、畜禽养殖厂、化粪池、废渣及污水渠道；查看自水源（备井井口、河流、湖泊的取水口）周围 100m 内是否有旱厕、渗水坑和畜禽养殖厂、垃圾堆、化粪池、废渣和污水渠道。③检查水质消毒设施是否齐全和运转情况。④查看供水设施近期是否有施工（管线改造、粉刷油漆等）。⑤查看是否有水质检测报告。

（3）学校供水设施：城乡学校供水设施包括学校内二次供水单位和学校内自建集中式供水设施。学校内二次供水单位巡查内容参考城市二次供水及单位巡查内容；学校内自建集中式供水设施巡查内容参考农村集中式供水及单位巡查内容。

（4）水质检测方法：采样要求：①供水设施出口水：二次供水的设施出口水应当为蓄水池或水箱出水口处，采样时应先打开取水口（水龙头）放水 5 分钟；集中式供水单位的设施出口水采集位置在水处理完成后进入输送管道前的取水口处。②学校龙头水：采集位置是学校水房的水龙头处，采样时应先打开龙头放水 5 分钟。③居民家庭龙头水：采集位置是居民家中厨房的水龙头处（不要选择安装家用水质处理器后的水样），采样时应先打开龙头放水 5 分钟。检测项目及方法见表 6-4。

表 6-4 水质检测项目及方法

检测项目	方法	步骤	结果判断
肉眼可见物	直接观察法	首先将水样摇匀，然后在光亮处迎光直接观察，查看水中是否有泥沙、悬浮颗粒、藻类、线虫等可见物。	不得有肉眼可见物
臭和味	嗅气和尝味法	先取 100ml 水样，倒入 250ml 锥形瓶或其他洁净容器，振摇后直接从瓶口闻水的气味（如无异味、腥味、土臭味等）。取少量水放入口中，勿下咽（此水样应对人体无害），描述味道。	不得有异味
pH 值	方法一：玻璃电极法	步骤：用洁净的广口容器接取适量水样，将电极放入水样中通过精密酸度计读数。	测量范围 0 ～ 14，读数精度≤ 0.02
	方法二：试纸法	用 pH 试纸蘸取水样，显色后用比色卡比色读数。	pH：6.5 ～ 8.5
游离氯	DPD* 分光光度法	取 10ml 水样置于分光光度计（配比色管）中，加入 DPD 试剂，反应充分后放入分光光度计中比色读数。(实际操作步骤以仪器所配说明书为准)。对农村集中式供水单位监测时，检测此项目，且只在供水单位使用次氯酸钠消毒时测量游离余氯含量，其他消毒方式不检测此项	集中式供水设施出口水 ≥ 0.3mg/L；龙头水≥ 0.05mg/L.

*DPD：N,N- 二乙基 1,4- 苯二胺。

（5）异常情况报告：①现场水质检测过程中，水样的任何指标不合格，及时报告卫生监督机构。报告内容包括检测单位名称、地点，检测水样种类，检测不合格项目。②群众反映水质感官出现异常（异色、异味、异物、温度异常）时，立即电话报告卫生监督机构并在报告后即刻到现场进行核实。报告内容包括，出现水质异常的单位名称、地址、水质异常的表现，影响范围，有无人员发病。③社区卫生服务中心、乡镇卫生院在 24 小时内接诊 3 例以上有共同饮水史的集中病例时，立即电话报告卫生监督机构。

（四）生活饮用水卫生标准

原卫生部和国家标准化管理委员会对原有标准进行了修订，联合发布了新的强制性《中华人民共和国生活饮用水卫生标准》(GB 5749-2006)（下称新标准）。该标准于 2007 年 7 月 1 日起实施。

1．新标准对水质的基本要求

（1）生活饮用水应经过消毒处理。

（2）生活饮用水的感官性状良好。

（3）生活饮用水不得含有病原微生物。

（4）生活饮用水中化学物质不得危害人体健康。

（5）生活饮用水中放射物质不得危害人体健康。

2．新标准的特点

（1）新标准加强了对水质有机物、微生物和水质消毒等标准指标的要求。

（2）新标准实现了饮用水标准与国际标准接轨：新标准的指标限值主要来自 WHO 的《饮用水水质准则（2004)》及补充本（2006）的限值标准，根据国际饮水标准发展趋势，水质指标增加、标准更加严格，基本实现了饮用水标准的国际接轨。

（3）新标准统筹考虑城乡饮用水卫生问题：新标准适用于城乡各类集中式供水和分散式供水，考虑到一些农村地区受限条件，完全达到新标准的要求尚存在困难，对农村小型集中式供水和分散式供水部分水质指标，现阶段适当放宽限值要求。

（4）新标准与其他标准协调一致：新标准引用了 8 个相关国家标准或行业标准、规范，包括饮用水水源水质、二次供水、涉水产品、供水单位的卫生要求和水质监测等，使标准内容与现有标准协调一致，不重复、不冲突。

知识链接

新标准中的饮用水水质指标由原标准的 35 项增至 106 项，其中，饮用水消毒剂指标由 1 项增至 4 项，微生物指标由 2 项增至 6 项，毒理指标中无机化合物由 10 项增至 21 项，毒理指标中有机化合物由 5 项增至 53 项，放射性指标仍为 2 项，感官性状和一般理化指标由 15 项增至 20 项。

但是，由于我国地域广阔，各地实际情况存在较大差异，新标准中的水质非常规指标及限值的实施项目和日期将由各级人民政府根据当地实际情况确定，全部指标于 2012 年 7 月 1 日已经发布实施。另外，当发生影响水质的突发性功公共事件时，经市级以上人民政府批准，感官性状和一般化学指标的评价阈值可在一定范围内降低。

学校是一个易感人群相对集中而又稳定的重要公共场所，一旦发生传染病等突发公共事件，极易引起暴发和流行，直接影响到学校的全部教育过程、建筑设备条件、生活学习环境、膳食营养、体育与劳动锻炼、心理卫生、健康教育和卫生保健，这些因素与学生健康密切相关。而学校卫生监督协管对做好学校卫生工作，提高学生健康水平具有重要意义。

1．学校卫生监督协管的主要工作内容

（1）掌握辖区内学校基本情况，收集信息。

（2）对辖区内学校教学、生活环境卫生，饮用水卫生和传染病防控措施落实情况进行巡查。

（3）协助学校开展相关卫生知识宣传及培训。

（4）对巡查中发现的问题及时报告。

2．学校卫生监督协管流程　通过巡查发现问题，将上报信息和基本信息上报卫生监督机构，卫生监督协管员，辖区内学校相关部分进行巡查、收集信息上报，针对问题进行宣传和培训。

（1）巡查：掌握学校基本情况；对学校饮用水、教学环境卫生和传染病防控措施落实情况等开展巡防，对巡防中发现的问题及时上报；协助开展相关卫生知识宣传及培训；指导学校建立、健全各项卫生制度并督促学校落实。

（2）信息收集上报：包括上报信息、基本信息和巡防信息。填写《卫生监督协管巡查登记表》及《卫生监督协管信息报告登记表》，协助卫生监督机构做好其他信息报告工作。

（3）宣传与培训：确定宣传内容；准备宣传资料；组织实施宣传工作；整理宣传记录；

开展定期培训。

3．学校卫生监督协管巡查管理　巡查人员首先联系辖区卫生监督机构，与监督员共同开展巡访工作。每年春季、秋季开学第一个月由巡查人员对本辖区内学校卫生工作开展巡访。主要巡查方式是现场询问、查看，查阅相关资料并填写巡查登记表等，针对巡访中发现的问题及时告知校方、指导改正，做好记录并定期回访，同时将相关情况上报卫生监督机构。具体巡查管理内容如下。

（1）学校教学、生活环境卫生巡查管理：①教室面积与空间要求：小学普通教室人均使用面积不低于 $1.15m^2$，中学不低于 $1.22m^2$。教室前排课桌前缘与黑板距离应在 2m 以上，教室内各列课桌间应保持 0.6m 以上纵向过道，教室后应设置 0.6m 以上的横行过道，后排课桌后缘距黑板不超过 9m。②教室采光：单侧采光的教室，光线应从学生座位左侧射入，而双侧采光的教室，主采光窗户应设在左侧。教室墙壁和顶棚为白色或浅色，窗户为无色透明玻璃。教室采光玻地比（窗的透光面积与室内地面面积之比）应高于 1 ∶ 6。③教室照明：教室照明应配备 40W 荧光灯 9 盏以上，并符合节能环保要求。灯管宜垂直与黑板布置。灯具不能为裸灯，应带有灯罩，灯具与桌面的悬挂高度为 1.7 ~ 1.9m。黑板照明应设配有灯罩的 40W 荧光灯 2 盏。课桌面和黑板照度应分别高于 150LX 和 200LX，照明分布均匀。自然采光不足时，应辅以人工照明。④黑板：黑板应完整无损、无炫光。黑板下缘与讲台地面垂直距离为 0.8 ~ 0.9m（小学），为 1 ~ 1.1m（中学）。讲台桌面距教室地面高度一般为 1.2m。⑤课桌椅：学生每人一单独座位。每个教室内至少设有 2 种不同高低型号的课桌椅。⑥教室内微小气候：教室应设有通气窗，寒冷地区应设有取暖设备。新装修的教室应进行室内装修检测，符合《室内空气质量标准》的可投入使用，并保持经常通风换气。⑦学生宿舍：学生宿舍不应与教学用房合建，男女宿舍应分区或分单元布置，一层出入口及门窗，应设置安全防护设施。人均使用居室面积不低于 $3.0m^2$。学生一人一床，上铺应设有符合安全标准的防护栏，宿舍通风良好，设有厕所、盥洗设施。寒冷地区设有取暖设备和换气窗。

（2）学校生活饮用水巡查管理：参照饮用水卫生协管巡防内容。

（3）学校传染病防控巡查管理：①具有以学校校长为第一负责人的学校传染病防治管理机构，并指定专人负责本单位传染病疫情等突发公共卫生事件工作。②建立卫生防病管理组织，制定传染病管理制度和突发公共卫生事件应急预案。③开展健康教育，能够根据不同季节宣传传染病防治知识，加强学生自我保健能力；加强学生锻炼，增强体质；加强饮食、饮水卫生管理工作，防止食源性和水源性传染病；定期开展爱国卫生运动，改进环境卫生；保持教室卫生，经常开窗通风，湿式清扫；做好学生预防接种工作，对小学新生入学预防接种证（卡）查验登记。④晨检情况登记，以便对传染病早发现、早诊断、早报告、早隔离和早治疗。⑤学生病假与患病情况登记，对密切接触者和病原携带者进行医学观察、留检或隔离。⑥加强疫源地的管理，严格对被污染物品、食物及排泄物消毒。⑦具备疫情信息上报流程和相关上报人员设备。

4．学校传染病疫情报告要求

（1）指定一名对传染病防控相关知识了解的在编人员作为具体负责本单位传染疫情和疑似传染病疫情等突发公共卫生事件报告工作，定期对学生的健康状况及出勤情况进行巡查，指导学生晨检方法。

（2）应建立“学生 - 教师 - 学校疫情报告人 - 学校领导”等级关系的传染病疫情发现、信息登记与报告制度：①建立学生晨检查、病假原因追查与登记制度。由班主任和卫生委员对早晨到校的每个学生进行观察、询问，了解学生出勤、健康状况。如果发现学生有诸如发热、腹泻、呕吐、皮疹等疑似传染病症状，应及时报告学校疫情上报管理人员。学校疫情上报管理人员即刻进行排查，以确保做到对传染病患者的早发现、早报告，并做好相关信息的登记。②学校传染病疫情报告程序：a．报告内容及方式：同居住一宿舍或同一班级的学生，1 天内有 3 例或连续 3 天有 5 例以上学生患病，并有相似症状或有共同用餐、饮水经历时，学校疫情报告人应当在 24 小时内报出相关信息；当学校发现传染病或疑似传染病患者时，学校疫情报告人应当立即上报相关信息；个别学生出现不明原因高热、呼吸急促或剧烈呕吐、腹泻等症状时，学校疫情报告人应当在 24 小时内上报相关信息；学校发生群体性不明原因疾病或者其他突发公共卫生事件时，学校疫情报告人应当在 24 小时内上报出相关信息。b．报告方式：当出现上述情况时，学校疫情报告人应选用最方便的通讯方式，如电话、传真等，向属地疾病预防控制机构报告，同时，向属地教育行政部门报告。

（张琳琳　刘　雷）

练习题

一、名词解释

1．传染病

2．易感人群

3．农村集中式供水

4．城市二次供水

二、单项选择题

1．甲类或乙类传染病上报时限要求不超过

A．0.5 小时

B．1 小时

C．1.5 小时

D．2 小时

E．2.5 小时

2．社区卫生中心、乡镇卫生院接诊在（　）小时内有（　）例以上共同饮水史并集中发病时，立即打电话通知卫生监督部门

A．4　2

B．8　3

C．12　2

D．24　3

E．48　2

3．食品安全信息报告流程正确的是

A．收集信息、协助调查、报告信息

B．收集信息、分析信息、报告信息

C．分析信息、收集信息、报告信息

D．收集信息、报告信息、协助调查

E．协助调查、收集信息、报告信息

4．学校龙头水检测采样时

A．应先打开取水口（水龙头）2 分钟后接水检测

B．应先打开取水口（水龙头）3 分钟后接水检测

C．应先打开取水口（水龙头）4 分

钟后接水检测

D. 应先打开取水口（水龙头）5分钟后接水检测

E. 直接打开取水口（水龙头）取水即可检测

5. 传染病流行过程的基本条件是

A. 患者、病原携带者、受感染的动物

B. 传染源、传播途径、易感人群

C. 散发、流行、暴发流行

D. 周围性、地区性、季节性

E. 自然因素、社会因素

6. 控制传染源的措施为

A. 进行免疫接种

B. 良好的生活习惯

C. 对传染病患者早发现、早报告、早隔离、早诊断、早治疗

D. 采用物理、化学方法对污染物或环境进行消毒

E. 向社区居民普及传染病的知识

7. 传染病防治法将法定管理传染病分为甲、乙、丙三类，它们是

A. 甲类2种，乙类26种，丙类11种

B. 甲类2种，乙类25种，丙类10种

C. 甲类2种，乙类25种，丙类11种

D. 甲类2种，乙类24种，丙类11种

E. 甲类2种，乙类24种，丙类10种

8. 对HBeAg阳性母亲所生下的新生儿预防HBV感染最有效的措施是

A. 丙种球蛋白

B. 高效价乙肝免疫球蛋白

C. 乙肝疫苗

D. 乙肝疫苗+丙种球蛋白

E. 乙肝疫苗+高效价乙肝免疫球蛋白

9. 下列哪种行为不会造成艾滋病（AIDS）的传播

A. 无保护的性接触

B. 输血和输血液制品

C. 与HIV感染者握手、交谈

D. HIV携带的母亲为其婴儿哺乳

E. 用消毒不严格的器具修脚、拔牙

10. 突发公共卫生事件通常分为哪两大类

A. 自然灾害和人为灾害

B. 天然灾害和社会灾害

C. 战争灾害和恐怖灾害

D. 故意灾害和无意灾害

E. 物理灾害和化学灾害

11. 某护士在给一位HBsAg、HBeAg阳性患者采血时，不幸刺破手指。下列哪项处理最为重要

A. 立即乙醇溶液消毒

B. 接种乙肝疫苗

C. 肌内注射高价乙肝免疫球蛋白

D. 肌内注射高价乙肝免疫球蛋白，2周后接种乙肝疫苗

E. 定期复查肝功能

12. 提高人群免疫力起关键作用的是

A. 改善营养

B. 锻炼身体

C. 预防接种

D. 防止感染

E. 预防服药

13. 细菌性痢疾的传播途径主要是

A. 呼吸道传播

B. 粪-口传播

C. 性传播

D. 血液传播

E. 昆虫媒介传播

三、多项选择题

1. 水质监测时，以下哪种现象属于水质感官异常

A. 异色

B. 异味

C. 异物

D. 温度异常

E．以上都不是
2．水质监测结果判定正常应符合以下哪项标准
A．不得有肉眼可见物
B．不得有异味
C．测量范围 0 ～ 14pH 单位，读数精度≤ 0.02pH 单位
D．pH 为 6.5 ～ 8.5
E．集中式供水设施出口水≥ 0.3mg/L；龙头水≥ 0.05mg/L
3．卫生监督协管包括在辖区内协助开展的工作内容有
A．职业卫生咨询指导
B．饮用水卫生安全
C．食品安全信息报告
D．学校卫生协管服务
E．非法行医和非法采供血信息报告
4．下列属于乙类传染病的是
A．麻疹
B．肺结核
C．传染性非典型肺炎
D．霍乱
E．梅毒
5．肺结核患者的家庭隔离消毒措施包括
A．患者咳嗽、打喷嚏时要用手捂住口鼻，不要大声喧哗
B．食具、衣服、卧具等要分开使用
C．家人可与患者同床就寝，以便照顾
D．患者痰液消毒后再倒掉
E．居室经常通风换气
6．特别重大的突发公共卫生事件主要包括
A．在大、中城市发生肺鼠疫、肺炭疽并有扩散趋势或疫情波及 2 个以上省份，并有扩散趋势
B．发生重症急性呼吸综合征，人感染高致病禽流感病例，并有进一步扩散趋势
C．发生新传染病或我国尚未发现的传染病发生或传入，并有扩散趋势，或发现我国已消灭的传染病重新流行
D．发生烈性病菌株、毒株、致病因子等丢失事件
E．周边以及我国通航国家和地区发生特大传染病疫情，并出现输入性病例，严重危及我国公共卫生安全的事件
7．下列可通过血液传播的肝炎有
A．甲肝
B．乙肝
C．丙肝
D．丁肝
E．戊肝
8．下列哪些行为是感染艾滋病的危险行为
A．多伴侣性交
B．共享牙刷与剃刀
C．口交或肛交
D．无保护性性行为
E．共用注射器吸毒

四、简答题

1．我国传染病疫情报告规定是什么？
2．针对疑似传染病患者如何进行管理？
3．艾滋病的传播途径有哪些？
4． 如何进行肺结核社区预防？
5． 如何对上报错误或延误的信息进行订正报告和补报？
6． 简述卫生监督协管的概念及协管对象。

7．卫生监督协管内容主要包括哪几个方面？

8．简述可疑职业病患者报告程序。

9．目前，我国根据《国家突发公共卫生事件应急预案》将突发公共卫生事件划分等级，是如何划分级别的？

10．简述突发公共卫生事件的特点。

11．简述突发公共卫生事件现场处理原则。

12．如何加强社区中细菌性痢疾的防护？

13．性传播疾病在社区中应如何在社区中有效预防？

五、论述题

1．某学校学生李阳，体温高达 39 ~ 40℃，持续 3 天，急诊入院。主诉：近一周内表现极度乏力、头痛、肌肉酸痛、食欲缺乏、腹胀、便秘，即日突然高热。查体右下腹部轻度压痛，脾大，胸腹部皮肤见多处淡红色小斑丘疹，从斑疹刮取物标本中分离到伤寒杆菌。初步诊断为伤寒。

（1）按照有关规定的要求，对该传染病应该如何上报？

（2）按照有关规定的要求，对该传染病应该如何处理？

2．某工厂食堂内，2/3 员工在就餐 20 分钟后，突然出现腹痛、头痛、腹胀、腹泻、视物模糊。急诊送至医院，初步确定为食物中毒。

（1）根据紧急食品安全事故报告范围标准，论述该事件是否属于紧急食品安全事故？

（2）针对该事件，紧急报告的方式、时限要求是什么？紧急报告内容包括哪些？

3．患者，男，16 岁，学生，因发热、食欲缺乏、恶心 2 周，皮肤黄染 1 周入院。患者 2 周前无明显诱因发热 38.4℃，无发冷、寒战，之后出现全身不适、乏力、食欲缺乏，恶心偶尔呕吐，厌油腻，右上腹不适。1 周前，皮肤出现黄染，尿色黄，进行性加重，似浓茶色，大便正常。查体：体温 38.0℃，脉搏 88 次 / 分，呼吸 18 次 / 分，血压 120/80mmHg，皮肤、巩膜黄染，肝大，质软，轻压痛和叩击痛。肝功能检查：ALT1256U/L，AST768 U/L，总胆红素 130umol/L，结合胆红素 80 umol/L，非结合胆红素 50umol/L，白蛋白 42g/L，球蛋白 33 g/L，诊断为急性黄疸型肝炎。

若患者在家中，家庭成员应如何照顾患者？

参考答案

一、名词解释

1．传染病是指由病原微生物引起的，能在人与人、动物与动物或人与动物之间相互传播的一组疾病。

2．易感人群是指对某种传染病缺乏免疫力而易感染该病的人群。

3．农村集中式供水是指农村地区自水源集中取水，通过输配水管网送到用户或公共取水点的供水方式。

4．城市二次供水是指集中式供水在入户前经再次存储、加压和消毒或深度处理，通过管道或容器输送给用户的供水方式。

二、单项选择题

1. E　2. D　3. D　4. D　5. B　6. C　7. A　8. E　9. C　10. A　11. D　12. C　13. B

三、多项选择题

1．ABCD　2．ABCDE　3．ABCDE　4．ABCE　5．ABDE　6．ABCDE　7．BCD　8．ABCDE

四、简答题

1．责任报告单位和责任疫情报告人发现甲类传染病和乙类传染病中的肺炭疽、重症急性呼吸综合征、脊髓灰质炎、人感染高致病性禽流感病人或疑似患者时，或发现其他传染病和不明原因疾病暴发时，应于2小时内将传染病报告卡通过网络报告；未实行网络直报的责任报告单位应于2小时内以最快的通讯方式（电话、传真）向当地县级疾病预防控制机构报告，并于2小时内寄送出传染病报告卡。对其他乙、丙类传染病患者、疑似患者和规定报告的传染病病原携带者在诊断后，实行网络直报的责任报告单位应于24小时内进行网络报告；未实行网络直报的责任报告单位应于24小时内寄送出传染病报告卡。县级疾病预防控制机构收到无网络直报条件责任报告单位报送的传染病报告卡后，应于2小时内通过网络进行直报。

2．应尽早明确诊断。甲类传染病的疑似患者必须在指定场所进行医学观察、隔离治疗和送检病原学标本。医疗机构或卫生防疫机构要在2日内明确诊断；乙类传染病的疑似患者，在医疗保健机构指定下治疗或隔离治疗，并在两周内明确诊断。疑似患者必须接受医学检查、随访和隔离治疗措施，服从医疗防疫部门做出的安排。

3．艾滋病的传播途径有：

（1）性接触：在世界范围内，性接触是艾滋病最主要的传播途径。

（2）血液：共用注射器静脉吸毒是经血液传播艾滋病的重要危险行为。输入被艾滋病病毒污染的血液或血液制品，使用未经严格消毒的手术、注射、针灸、拔牙、美容等进入人体的器械，都能传播艾滋病。

（3）母婴传播：感染了艾滋病病毒的妇女通过妊娠、分娩和哺乳有可能把艾滋病传染给胎儿或婴儿。

4．肺结核进行社区预防的方法有：

（1）管理传染源：结核病的传染源主要是继发型肺结核的患者。痰涂片结核分枝杆菌阳性的患者具有传染性。因此，对于这些患者都必须给予彻底的治疗，以切断结核分枝杆菌在人群中的传染环节。

（2）切断传播途径：飞沫传播是肺结核传播的主要途径。因此，患者居住地要经常通风，患者要养成良好的卫生习惯。

（3）保护易感人群：最重要的措施是接种卡介苗，提高人群免疫力。卡介苗是活的无毒力牛型结核菌疫苗，接种后可使人体产生对结核菌的获得性免疫力。卡介苗接种的主要对象是新生婴幼儿，接种后可预防发生儿童结核病，特别是能防止那些严重类型的结核病，如结核性脑膜炎。

此外，加强锻炼、增强体质可提高非特异性免疫力。

5．报告错误时或报告病例转归或诊断情况发生变化时，应及时对《中华人民共和国传染病报告卡》和（或）《突发公共卫生事件相关信息报告卡》等订正；对漏报的传染病病例和突发公共卫生事件，及时进行补报。

6．卫生监督协管是指协助基层卫生监督机构开展巡查、信息收集、信息报告、协助违法行为调查，接受基层卫生监督机构的指导，为卫生监督网络体系建设的重要补充。其服务对象是辖区内居民以及学校学生人群、职业危害接触人群等特殊人群。

7． 卫生监督协管内容主要包括食品安全信息报告、职业卫生咨询指导、饮用水卫生安全巡查和学校卫生协管服务四个方面的内容。

8．可疑职业病患者报告程序：第一步：发现可疑职业病患者后，做好登记，并向辖区卫生监督机构报告。第二步：告知患者到有职业健康检查资质或职业病诊断资质的医疗卫生机构进行规范体检，以确定是否为疑似职业病。

9．划分为四个等级：特别严重（Ⅰ级）、严重（Ⅱ级）、较重（Ⅲ级）和一般（Ⅳ级），依次用红、橙、黄、蓝表示。

10．突发公共卫生事件的特点有：①发生时间紧迫：事件多为突然发生。由于事先没有预兆，所以不易预测，以致多数情况下，很难做出事件发生的预防措施。②危害大，涉及面广：突发公共卫生事件危害人数多、病情严重、死亡率高。另外，疾病传播速度快，给社会造成严重危害，影响全体公民，并对整个社会的正常生活构成威胁。

11．对突发公共卫生事件，立即将受害者脱离现场，及时转诊，送往有条件的专科医院，必要时立即隔离，采取措施最大限度地减少危险因素的扩散，对疑似受害者以及其他有关高危人群，启动相应的医学观察程序，尽快查明事故原因。并书写医学记录及其他有关资料并妥善保管；协助本辖区内突发公共卫生事件开展流行病学调查，提供相关调查信息；根据突发公共卫生事件的性质和特点，开展相关知识技能和法律法规宣传教育。

12．在社区居民中广泛宣传细菌性痢疾的传播方式，教育社区居民养成良好的卫生习惯，如饭前便后洗手、不喝生水、食物加热再吃、生熟分开、防止苍蝇叮咬食物、剩饭菜热透再吃。做好“三管一灭”（管水、管粪、管食物、消灭苍蝇），对重点行业人群加强饮食卫生培训。

13．预防性传播疾病在社区中的传播方法是：①增强性传播疾病的预防意识。严禁卖淫嫖娼，洁身自爱。②加强自我防护，避免接触传染，不与他人共用生活用品，如内衣裤、毛巾、浴巾、牙刷、剃须刀等。③加强公共卫生设施及相关机构的监督与管理，如公共厕所中的坐式马桶的清洁卫生及消毒，并宜使用一次性坐垫套；理发店相关物品、器械应严格消毒等。

五、论述题

1．（1）报告程序和方式：如果当地具有网络直接条件，在规定时间内进行将伤寒患者相关信息进行网络直报；如无网络直报条件，按相关要求通过电话、传真等方式进行报告，同时向辖区县级疾病预防控制机构报送《中华人民共和国传染病报告卡》和（或）《突发公共事件相关信息报告卡》。报告时限：按要求于2小时内报告。

（2）对患者李阳必要时立即隔离，启动相应的医学观察程序，尽快阐明事故原因；协助开展与李阳接触者的追踪、查找，对集中或居家医学观察者提供必要的基本医疗和预防服务；协助李阳所在学校和社区开展流行病学调查，提供相关调查信息；做好医疗机构内现场控制、消毒隔离、个人防护、医疗垃圾和污水的处理工作。协助被污染场所的卫生处理工作，开展杀虫、灭鼠等工作；协助开展应急接种、预防性服药、应急药品和防护用品分发等工作，并提供相应指导；开展传染病相关知识技能和法律法规宣传教育。

2．（1）凡中毒人数超过 30 人及以上或死亡 1 人及以上的；凡中毒事件发生在学校、幼儿园、建筑工地等集体单位及地区性或全国性重要活动期间且一次中毒人数 5 人以上的均属于紧急食品安全事故。所以该事件属于紧急食品安全事故。

（2）紧急报告的方式及时限：在对事件初步核实后，应在 2 小时内将事故信息通过电话、传真等方式报告给属地的卫生行政部门或辖区卫生监督机构，同时填写《卫生监督协管信息报告登记表》。

紧急报告内容：事件发生时间、地点、暴露人数、发病人数、死亡人数、主要的临床症状及严重程度、可能原因、已采取的措施、报告单位、报告人员及联系方式等。

3．若患者在家中，家庭成员应这样照顾患者：

（1）指导患者疗养：①急性肝炎早期应卧床休息，症状减轻后也应适当控制活动，最好在饭后能卧床休息 1 ~ 2 小时，使血液集中在胃、肠和肝，以利于肝血液循环。肝功能基本正常后，可适当增加活动，如散步、做广播操等，以不感觉疲劳为原则。②急性肝炎应以清淡易消化的饮食为主，适当补充维生素，保证热量。③ 肝炎患者绝对禁忌饮酒。呕吐严重或进食少者，可静脉补充葡萄糖，以保证生理需要的热量供应。肝炎患者要遵照医嘱按时服药。药物不宜过多，以免增加肝负担。避免应用对肝有损害的药物。

（2）心理护理：尊重患者，引导患者主动了解病毒性肝炎的传播方式、防治等知识。避免过度的焦虑、忧郁，指导患者正确对待疾病，热爱生活，珍惜生命，保持乐观情绪，树立战胜疾病的信心。

（张琳琳　刘　雷）

第七章

社区急救与护理

学习目标

1. 掌握院前急救的基本原则，心脏骤停临床表现，徒手心肺脑复苏术技术，灾难医疗救援中的护理工作内容，急性中毒的救护原则，一般损伤的处理原则。
2. 熟悉院前急救的特点，院前急救的技术指标，心脏骤停的病因，社区常见急性中毒，常见意外伤害的急救与护理。
3. 了解社区急救的管理，院前急救的主要任务，灾难救援护理人员的基本素质要求，护理人员组织管理工作。

第一节　院前急救

案例

王某，在进行户外电缆维修时，不慎从11m高的电线杆上跌落，头颈部有出血，同事马上呼唤其姓名，无反应。初步判断王某头部外伤出血、颈椎骨折、意识丧失。

问题与思考：

1. 现场人员应如何对王某进行院前急救？
2. 在实施院前急救时，应遵循哪些急救原则？

院前急救（prehospital emergency）也称院外急救，是指到达医院前急救人员对急、危、重症和（或）创伤患者开展现场或转运途中的医疗救护，包括现场紧急处理、转运及途中监护。社区常是院前急救的第一现场，社区急救的成功与否直接影响到被救护者的生命安全和预后。在社区实施有效的院前急救，可最大限度地缩短被救护者的无治疗时间，使其在进入医院前能得到及时救治。

一、社区急救的管理

（一）管理人员设置

社区卫生服务中心设有 1 ～ 2 名经过专业急救知识和技能培训的医务人员，社区卫生服务中心急救站需 2 人以上 24 小时值班。

（二）紧急疏散标志

社区卫生服务中心应设立醒目的紧急救护标志，使社区人群能够了解社区紧急救护的地址及电话，以便发生紧急情况迅速联系。

（三）抢救物品准备

社区卫生服务中心配置必要的抢救药品和器械，主要药品有呼吸兴奋药、抗休克药、止血药、镇痛药及抗过敏药等，可制成急救箱或急救包以便携带。同时，配置一定器械，如氧气瓶或氧气袋、心电图机、复苏垫板、外伤固定器具、搬运器具等及各种注射器、输液器和针头等无菌用物。

二、院前急救的主要任务

（一）信息枢纽

对现场求救的应答和承担急救通讯指挥，即保持联络急救中心（站）、医院和上级行政部门的信息通畅。

（二）现场急救

对突发公共卫生事件、灾难事故或战争时伤员进行现场生命支持、急救处理、快速稳定病情及安全转运等紧急院前急救。

（三）特殊场景救护

在特殊任务，如重大集会、重要会议、各种重大赛事和重要人物活动中承担意外的救护。

三、院前急救的基本原则

（一）先复苏后固定

是指遇有呼吸心搏骤停且骨折的患者，应首先给予心肺复苏术，直至心率、呼吸恢复后，再进行骨固定。

（二）先止血后包扎

是指遇有大出血又有创口的患者时，首先立即用指压、止血带等方法进行快速有效止血，然后再消毒进行包扎。

（三）先重后轻

是指同时遇有垂危的和较轻的伤病员时，应优先抢救危重者，后抢救较轻的伤病员。

（四）先救后送

为了赢得抢救时机，应就地施救，然后运送。在运送伤病员到医院的途中，密切观察病情变化，保持抢救状态，注意保暖，尽量减少颠簸，平安送至医院。

（五）急救与呼救并重

在遇有成批伤病员时，又有多名救护人员在现场情况下，急救和呼救可同时进行，以较快地争取到急救外援。

四、院前急救的特点

（一）突发意外性

经常由于意外突发事件出现伤员或病员，有时是个体的，有时是成批的，有时是分散的，有时是集中的。伤员病情较为严重，不仅需要在场人员立即施救，更需要启动急诊医疗服务体系。急诊医疗服务体系（emergency medical service system，EMSS）是集院前急救、院内急诊科诊治、重症监护病房救治和各专科的“生命绿色通道”为一体的急救网络。

（二）紧迫危险性

伤病员的情况多为复杂，一人可以有两个以上器官同时受损，病情垂危，如果是成批伤病员，需要及时判断出重伤病员，并优先救护。因此，救护工作具有紧迫性，真正体现出“时间就是生命”。

（三）灵活应变性

院前急救常是在医疗条件较差、设备药品缺乏的情况下进行，因此，在救治过程中要有一定灵活性。如可以就地取材制作简易担架、高度酒代替消毒液消毒伤口、衣服制成固定带等。

五、院前急救的技术指标

（一）院前急救时间

1．急救反应时间　是从接到求救电话到派出救护车抵达伤病现场的平均时间。受通讯、交通状况、急救人员数量、车辆配置、急救站点分布和急救半径等因素的影响。国际目标要求为 5 ～ 10 分钟。

2．现场抢救时间　是急救人员在现场对伤员救治的时间，要视伤员情况允许安全转运而定，也根据是否急需送往医院接受确定性治疗的要求而定。

3．转运时间　即从现场到医院的时间，往往取决于交通状况、可送往医院的分布等因素。

（二）院前急救效果

急救反应时间、急救设施、急救人员能力和急救技术水平，以及院前急救系统的管理水平都会影响急救的实际效果。院前心脏骤停的复苏成功率是评价急救效果的主要客观指标之一。

（三）院前急救需求

随着人们对 EMSS 的认识和了解，院前急救需求也在不断增加，而救护车数量、分布、急救电话和急救人员反应状况等都会制约对急救需求的满足。对突发公共卫生事件或灾害事故的紧急救援能力是满足需求的重要指标，这需要急救医疗机构与其他救援机构相互协调，共同完成救援任务。从这一角度看院前急救也是政府通过急救机构履行向公众提供急救医疗服务的职能。

第二节 灾难救援

案例

2008年5月12日14时28分04秒，汶川发生8级地震。这是新中国成立以来破坏性最强、波及范围最大的一次地震，地震中共有6万多遇难者，受伤者达到30万以上，直接经济损失高达8000多亿元人民币。面对如此巨大的灾难，需要大量医护人员前往灾区进行救援工作。

问题与思考：

1．前往灾区救援的护士应该具备哪些素质要求？

2．灾区救援的护士主要护理任务和工作内容有哪些？

世界卫生组织（World Health Organization，WHO）对灾难的定义为：指任何给灾区造成重大破坏、严重经济损失，给人类生命造成大量伤亡，在一定程度上损害健康和破坏卫生服务的事件，也就是突发事件造成伤病者的数目与治疗所需医疗资源失衡的情形。

灾难救援是指灾难发生后进行的一系列救援活动，包括紧急医疗救援、后续医疗救援及恢复期医疗救援，救援内容涵盖身心两方面的救援。而灾难中的护理工作是灾难医疗救援工作的重要组成部分。

一、灾难护理人员的基本素质要求

（一）职业道德素质要求

护理人员对国家和人民应具有高度责任心、同情心和爱心。在灾难的医疗救援过程中，要体现护士爱护生命、保护健康的天职。面对灾区人民，应给予充分的理解和关心，并及时提供有效的支持和帮助。

（二）专业素质要求

1．具备不断学习的能力　护理人员可通过进修学习《灾难护理学》相关课程，或者强化不同课程中与灾难有关的相关内容，具备灾难护理的基本理论、知识和技能。如预检分诊、心肺复苏、人工气道建立、创伤的止血、清创、缝合与包扎及骨折的固定等，以便在灾难医疗救援过程中能够准确进行评估，快速反应，正确处置伤员。

2．具备一定的管理和决策能力　灾区伤员多、病种多、病情复杂。常常是少量的医护人员要救治大批伤员，有时需要在短时间内迅速做出判断和处置，这就要求护士要有独立的思考和分析问题能力。

3．具备良好沟通协调能力　灾难医疗救援不但是医学意义上的救治，而且是一项复杂的社会系统工程。在救援过程中，护理人员需要多个组织部门、多类型救援人员开展广泛协作，才能使救援效果达到最佳化，这就要求其应具有良好的沟通协调能力，在工作中能够兼顾各种社会关系。

4．具备卫生防疫知识　灾难医疗救援过程中，护理人员应能够熟练地进行传染病的预防控制。

5．具备一定心理疏导与心理干预技术　灾难医疗救援后期，护理人员应能够有效开展心理健康指导。

（三）心理素质要求

参与灾难救援的护理人员在灾难现场能够保持平静稳定的情绪和良好的心理素质，这样可以避免灾难造成的悲惨局面而导致自身心理失衡而严重影响救援工作。

（四）身体素质要求

在灾难救援现场，由于生活环境和工作环境较差，护理人员要承担超负荷的工作，不能按时休息和进食，容易导致身体抵抗力下降，增加患病和感染的危险，所以，护理人员必须有良好的道德身体素质，才能较好履行职责，治病救人。

二、灾难医疗救援中的护理工作内容

灾难医疗救援中的护理工作贯穿整个医疗救援过程，护士发挥着至关重要的作用。灾难护理救援工作与临床常规护理工作内容具有显著差异，主要体现在救治任务艰巨、救治时间紧迫、救治技术专业、救治工作复杂等方面。

（一）灾难前准备期（preparedness）

1．护理人员知识、技能的训练　灾难发生前，按照灾难护理人员的素质要求，包括身体素质、心理素质、专业技能、心理救援指导及团队沟通合作能力等方面进行培训，护士能够应对和胜任灾难救治工作。

2．应急预案的制订　依据《国家突发公共卫生事件应急预案》，根据灾难发生性质、危害程度、涉及范围配合制订应对各种灾难的应急预案。预案内容包括预案编制依据，适用范围，工作原则，应急组织体系及职责，事件灾难的检测、预警及报告，灾难事件的应急反应和终止，善后处理，应急处置和保障、预案管理与更新等。

（二）灾难救治期（implementation）

1．现场急救　主要是紧急处理危及生命的损伤，预防严重并发症的发生，维持基本生命体征，保证伤员能够安全转送医院。常规技术范围包括通气、基础生命支持、止血、包扎、固定、搬运、抗休克等。

2．建立其他部门或机构内人员的通讯联系。

3．建立伤员接收点　将接受点尽量安置在通讯、转运、水电供应及物资供应比较便利的场所。并设立分检室（帐篷）或分类场。一般分为下车区、分类区和车辆调整区。在接收点区域，要求伤员单向流动，防止轻伤员或其他无关人员擅自进入抢救区。由于灾难事故多为突发，不易预测，所以在环境恶劣时，不必苛求条件，各项工作因地制宜，分秒必争抢救伤员。

4．分检

（1）分检种类：①收容分类：是分检的第一步，目的是在接触伤员的第一时间内将伤员合理安排到相应区域，以便接受进一步检查和治疗。②救治分类：在收容分类后，快速判断伤员创伤的严重程度和主要损伤部位，据此决定救治措施，根据救治的紧迫程度，结合实际条件统筹安排救治顺序。③转运分类：根据救治需要、转运条件及转运工具等现状，合理安排伤员转运顺序、转运工具、转运救护人员、转运地点等。

（2）分检依据：参加救援的护理人员应该具备创伤损伤机制、病情判定及观察等相关知识和技术。通常情况下，分检依据为：①致伤方式：诸如高速撞击、塌压事故、6m 以上高处的坠落、有死亡发生的事故等严重致伤方式，可以帮助救治者确定受伤程度和确定进一步检查项目。②生理体征：血压、脉搏、呼吸、体温及瞳孔等变化情况；③解剖损伤：两处以上近侧长骨骨折；头、颈背、躯干、四肢近心端穿透伤；15% 以上体表面积、面部和呼吸道的烧伤；浮动胸壁、骨盆骨折及瘫痪等严重程度的创伤和损伤。④伤员人口学特点及病史：分拣时依据伤者的一般人口学特点及病史，如年龄在 5 岁以下，55 岁以上者；心脏或呼吸系统疾病；糖尿病、肝硬化、肥胖、出血性疾病病史者等需要特别分检。

（3）分检工具：通过护理人员对伤员病情的初步判断，按照伤情对伤员进行分类，并进行相应标志；检伤分类标志在灾难现场通常以颜色醒目的卡片或胶带表示伤病者的分类，通常采用红、黄、绿（或蓝）、黑四个颜色系统。红色标签是优先救治组的标志，代表重伤，威胁生命，需要第一优先救治和转运；黄色标签是延迟救治组的标志，代表中度伤，但暂无生命危险，需要第二优先救治和对症处理；绿（或蓝）色标签是等待救治组的标志，代表轻伤，暂时不需要手术和急症处理，需要第三优先确定和处理隐匿的病理生理性变化；黑色标签代表致命伤，指已死亡、没有生还可能性，治疗为时已晚的伤病者。

5．伤员的院前转运　院前转运是指创伤者从现场到医院的转送，是院前救治的重要组成部分，一是对伤员进行合理的分流，二是使伤员得到更好的救治。院前转运是现场急救与院内救治的重要连接部分。最大限度缩短路途转运时间可为患者的救治创造有利条件。在转运过程中护士要配合其他人员进行安全转运评估、转运联系及转运护送等工作。

（1）转运安全性评估：①评估原则：转运应遵循 NEWS 原则。N（necessary）是指每一步骤是否具有必要性；E（enough）是指治疗是否充分；W（working）是指治疗是否有效；S（secure）是指转运是否安全。②评估基本内容：检查气道，确定是否需要气道插管；检查所有插管位置或装置是否可靠固定；为防止使用镇静剂或插管患者误吸，必要时可安置胃管；危重患者应在监护下转运，密切检测和记录呼吸、心率、脉搏、氧饱和度和血压；记录神经系统检查结果，以便适当给予镇静药物。

（2）转运联系：转运中保持通讯通畅，护士与医院（或急救机构）调度人员电话联系，并在途中给予伤员病情观察，向医院人员介绍病情等。

（3）转运顺序：首先转运已经危及生命需要立即治疗的严重创伤者；其次是可能有生命危险，需要急诊救治的患者；再次是需要医学观察的非急性损伤；最后是不需要医疗救治或现场已经死亡者。

（4）转运方法：①转运前的准备：对有意识的患者，护士应在转运前应首先做好患者的心理疏导，使患者主动配合，确保安全转运；对于无意识的患者，尽量现场救治，意识恢复后进行转运。②密切观察病情，预先估计转运途中可能发生的应急情况，保持良好的身心状态，随时做好急救准备。

6．灾难救治中的护理技术　灾难救助中的护理技术与临床护理技术基本相同，主要包括生命体征的检测、输液、输血、伤口护理、氧疗与机械通气等。

（三）灾难恢复期（reconstruction）

灾难的破坏虽然暂时停止，但灾后救援仍十分重要，护理将继续承担相关工作任务。

1．检查和补充医疗救治必需品　护士在救援过程中要随时对医疗设备、用具、药品等救治必需品进行检查、补充和完善，以确保救援工作的顺利进行。

2．协助受灾人员的心理救援　护士在灾后重建期主要做好相关心理救援专业人员的协助工作：①建立心理卫生服务小组：该小组主要由心理咨询人员和护士组成，主要任务是采集受灾人员的一般人口学资料，了解目前心理状态、情绪、意识、行为、应急强度、有无自杀危险等情况。②受灾人员的访谈：访谈时应尊重、理解和同情受灾人员，建立良好沟通关系；适应受灾人员的风俗习惯、文化背景；访谈环境尽可能安排私人空间，谈话内容应给予保密；倾听为主，帮助释怀压抑、焦虑和恐惧；避免使用专业性术语交流；一次访谈时间应控制在 10 ~ 15 分钟为宜。③陪护性支持：必要时，对受灾人员安排家人或朋友进行陪护，提供其生活照顾，感情交流，有利于减少患者的恐惧，增加舒适感和安全感。

3．协助灾后传染病控制　灾后由于动物和（或）人体的尸体腐烂、环境破坏等原因，将会导致传染病的发生，护士应积极配合相关机构做好传染病的防治工作。传染病的防治原则和方法详见本教材第六章第一节。

4．配合严重事故者的报告　按照突发公共事件上报程序和规定，护士配合相关医疗机构对灾难救治过程中的严重事故者逐级上报。

三、护理人员组织管理工作

（一）灾难救援前的护理组织管理系统

目前，我国尚未设立系统的全国性灾害医学救护管理系统，灾害发生后，通常由政府临时组织抢救领导小组，作为权威机构负责抢救的组织管理工作。在一些重大的灾害事故中，救援工作将来自不同单位的各级各类人员参加，各救灾机构之间需要密切联系。灾害护理和预防专家认为，一个灾害救援护士应当具备必要的计划、交流、组织管理、检伤分类、庇护护理、恢复公众健康的能力，建立护理救援管理系统，应对各种灾害事件。

（二）灾难现场的护理组织管理

院前救治是灾难伤害救援工作的关键组成部分，现场的组织管理是否合理顺畅直接影响到伤员的救治效果，而护理人员在现场救治的组织管理工作中必不可少，主要内容包括做好伤员现场分类、合理使用技术力量、组织伤员的安全转运等。具体内容参见本节灾难救治期内容。

（三）灾后组织管理工作

灾难事件发生后，护士应积极参与相关医疗机构的经验总结交流。尤其是灾难救治过程中的组织实施工作，并将经验教训、成果向其他地区相关医疗机构进行宣传，使其根据现有经验，制订适合本地区的救治预案，为今后更好地进行灾难护理学救援的准备和实施奠定基础。

知识链接

随着全球灾难事件不断发生，具有前沿性地在护理专业增设灾难学和灾难护理基础教育是非常有必要的。可以通过开设选修课的方式，使学生掌握灾难医学相关知识和技能；对在职护士开展灾难医学和灾难护理学相关知识和技能培训，如灾难医学的相关概念、灾难医学心理疏导技能、伤员转运及灾后防疫等，以提高护理人员队伍对突发公共卫生事件的救护能力，同时也有益于学科专业发展。

（张琳琳）

第三节 心脏骤停

案例

某社区卫生服务站王兰护士在对一名脑梗死恢复期患者唐某进行家访时，患者突然晕倒，呕吐大量食物，呼唤时无任何反应。护士立即进行评估，初步判断唐某发生心脏骤停。

问题与思考：

1．社区护士对唐某如何实施徒手心肺脑复苏术？

2．如何判断复苏效果？

3．复苏后在转运医院途中需要注意哪些问题？

心脏骤停（cardiac arrest）是指各种原因所致的心脏射血功能的突然停止，有效泵血功能丧失，血液循环中断，引起全身严重缺血、缺氧。心脏骤停后应争分夺秒地连续进行抢救，尽快恢复有效的血液循环和气体交换，使整个机体生命活动和功能得以恢复。一般认为心脏骤停 4 ~ 6 分钟内，如积极抢救，患者有可能复活。否则，将发生不可逆的脑损害，即使心跳、呼吸恢复，中枢神经系统也往往丧失正常的功能。因此，及时、有效的心肺脑复苏是挽救患者生命和提高生存质量的关键。

一、心脏骤停的常见原因

除心脏本身病变外，缺氧、休克、中毒、呼吸系统疾病、严重水电解质代谢紊乱等均可导致心脏骤停。心脏骤停最常见的直接原因是心室颤动，根据原发病因，可分为两种。

（一）心脏病变

75% ~ 80% 的心脏骤停患者是由冠状动脉粥样硬化性心脏病（冠心病）所致，其他还有风湿性心瓣膜病、病窦综合征、梗阻性肥厚型心肌病、急性心肌炎、先天性心脏病、急性肺源性心脏病等。

（二）非心脏病变

常见的有急性缺氧、触电、溺水和急性颅脑损伤等。另外，洋地黄类、奎尼丁等药物中毒，麻醉、心脏手术、某些特殊检查及治疗，如气管插管、心包穿刺和心导管检查，以及严重酸碱平衡失调及电解质紊乱亦可引起。

二、心脏骤停的临床表现

心脏骤停的典型表现为突发意识丧失、呼吸停止和大动脉搏动消失。

1．发作前可无任何先兆，部分患者发作前数天或数分钟可有心前区痛、胸闷等。

2．发作时患者突然晕倒，意识丧失，面色迅速变为苍白或青紫，可伴有短阵抽搐，呼吸短促乃至停止，瞳孔散大，对光反射消失。

3．触及不到颈动脉、股动脉搏动；呼吸停止或叹息样呼吸，继而停止。

4．双侧瞳孔散大。

5．可伴有因脑缺氧引起的抽搐和大小便失禁，随即全身松软。

6．心电图表现为心室颤动；无脉性室性心动过速；心室停搏；无脉性心电活动。

三、心脏骤停的社区急救与护理

一旦发生心脏骤停，应迅速、准确、熟练地进行现场施救，保证心肺脑复苏成功。心肺脑复苏（cardiopulmonary cerebral resuscitation，CPCR）是对心脏骤停患者采用人工方法建立和恢复自主循环和自主呼吸功能，同时加强脑保护措施的一系列抢救措施，包括基础生命支持（basic life support, BLS）、进一步生命支持（advanced life support, ALS）和延续生命支持（prolonged life support, PLS）三个阶段。本节仅介绍 BLS。ALS 和 PLS 参见本系列教材《内科护理学》相关内容。

BLS 又称初期复苏处理或现场急救。其主要目的是维持心、脑等全身主要脏器所需要的最低氧供。主要过程包括：判断意识，检查循环体征、启动 EMSS、安置体位、恢复循环（circulation，C）、开放气道（airway，A）、人工呼吸（breathing，B）和除颤（defibrillation, D）及人工除颤。

知识链接

2010 年在心肺复苏问世 50 周年之际，《2010 美国心脏协会心肺复苏和心血管急救指南》（以下简称为《2010 指南》）在基于大量复苏文献资料研究的基础上，对急救技术中的重要问题提出新的建议，以提高心脏骤停患者的存活率：

1. 将"A-B-C"改变为"C-A-B"。《2010 指南》中建议将成人、儿童及婴幼儿（不包括新生儿）的"A-B-C"（开放气道、人工呼吸、胸外按压）改变为"C-A-B"（胸外按压、开放气道、人工呼吸）。

2. 简化 BLS 流程。"看，听，感知"已从流程中删除，所有无反应、无呼吸或无正常呼吸（仅有喘息）的成年患者，立即启动急救反应系统。

3. 强调胸外按压。在给予人工呼吸之前，开始胸部按压。速率至少 100 次 / 分，幅度成人至少 5cm，以保证完成高质量的 CPR。

（一）判断病情及启动急救医疗服务系统

1．判断患者意识　可轻拍或轻摇动患者，并大声呼叫其姓名。

2．检查循环体征　专业人员检查大动脉搏动，而非专业施救者不需判断有无搏动，而是检查有无呼吸即可。仅有临终呼吸应判断为心搏骤停，即刻可实施心肺脑复苏术。

3．启动急救医疗服务系统　一旦判定患者意识丧失，无论能否肯定有无循环体征，施救人员都应立即实施 CPCR。同时呼救，呼喊附近人员参与急救或帮助拨打当地急救电话。

（二）安置体位

1．复苏体位　将患者平卧在平地或硬板上，双上肢置于身体两侧。

2．恢复体位　经施救后，对于无反应但已经有呼吸或循环体征的患者，将其重置侧卧位，原则是尽量采取正侧位。

（三）恢复循环（circulation, C）

1．安置体位 按压时患者保持平卧位，为使血液易流向头部，头部位置应低于心脏。安置患者在木板或硬板床上，以保证按压的有效性。施救者应紧靠患者一侧，并据患者位置高低，分别采取跪、站、踩板凳等姿势，以保证按压力垂直并有效地作用于患者胸骨。

2．按压部位 胸骨中、下 1/3 交界处，男性患者为双乳头连线中点。

3．按压方法 定位后，利侧手在下，双手重叠，十指交叉向上翘起，用掌根的合力，使肩与掌根垂直，肘不能弯曲，使身体稍前倾，利用上半身的体重、肩部的肌肉向下按压（图 7-1）。连续按压不间断可以使灌注至脑部、心脏及其他重要器官的血流增加。需要注意的是：按压深度 4 ～ 5cm；按压频率为 100 次 / 分；按压力度和速度的要求是硬压、快压；按压与放松比例为 1 ：1，各占 50% 的时间，让胸廓完全反弹，但要注意手不能离开皮肤；按压时应高声报数，匀速读数；按压通气比为 30 ：2(适用于新生儿以外所有年龄段的患者)。

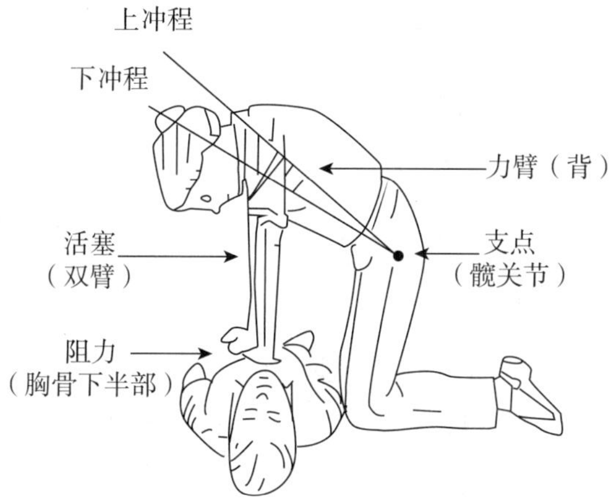

图 7-1 胸外按压

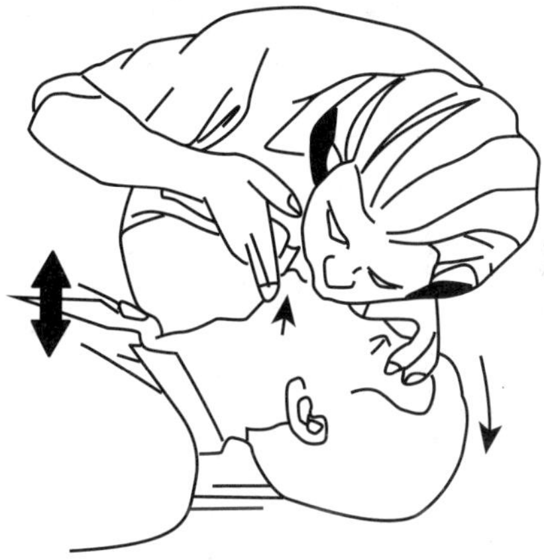

图 7-2 口对口人工呼吸

4．注意事项 每 5 个按压通气循环（或 2 分钟）检查一次按压效果；有两位复苏者时每 2 分钟改变一次按压和通气的角色，以避免按压疲劳和胸部按压质量的下降，有多个复苏者时，每 2 分钟改变一次按压者，以上操作换人时间最好小于 5 秒，以减少停止胸部按压的间隙。对于所有的抢救操作，包括置入人工气道、用药及反复评估患者等，都应该以尽量少打断胸外按压的方式进行。在心肺复苏的同时要注意脑的保护，在现场多采取简易冰帽降温，可降低颅内压和脑代谢，一般以 32℃为宜。

（四）开放气道（airway, A）

迅速清除口腔黏液、呕吐物或其他异物，发现义齿立即取下，检查气道内有无阻塞物，并及时清除。由于患者无意识，肌张力下降，舌体和会厌后坠堵塞咽喉部，引起呼吸道不畅通，施救者应立即为患者开放气道。开放气道常应用压额举颏法（图 7-3）、压额抬颈法（图 7-4）及托颌法（图 7-5）。

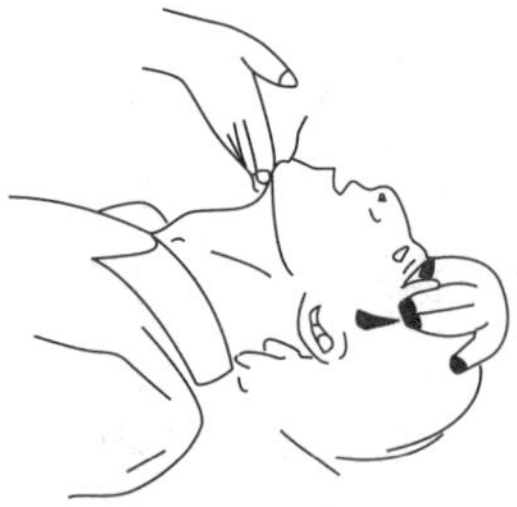

图 7-3　压额举颏法

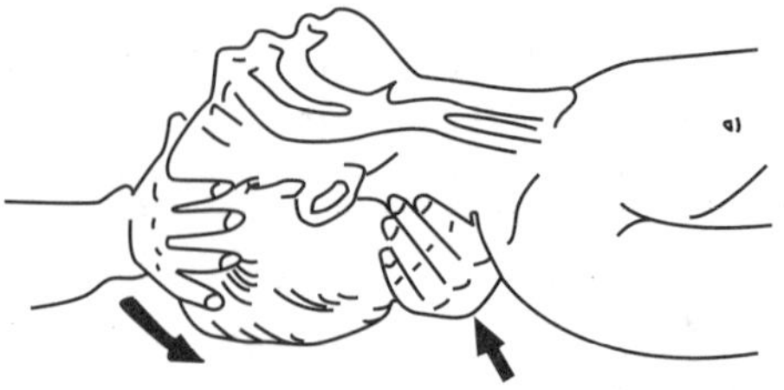

图 7-4　压额抬颈法

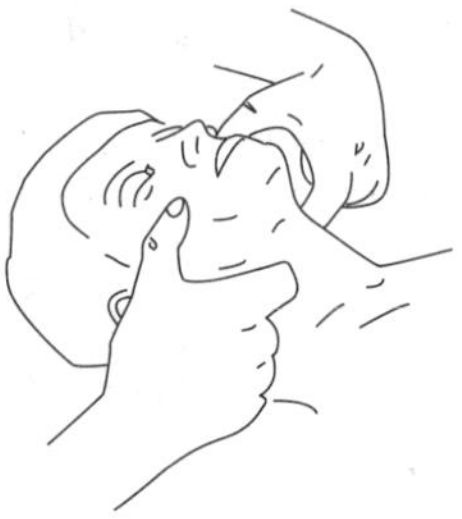

图 7-5　托颌法

（五）人工呼吸（breathing，B）

在保持气道通畅的同时，进行人工呼吸，常用的方法有口对口人工呼吸（图 7-2）、口对鼻人工呼吸、口对通气防护装置、放置气管插管后行简易呼吸器人工呼吸。人工呼吸的具体要求：

1．呼吸判断时间控制在 10 秒以内。

2．缓慢吹气，首次吹气应持续 2 秒以上，以后每次吹气时间为 1 秒，连续给 2 次人工通气。

3．给予小潮气量吹入，400 ～ 600ml/ 次或见胸廓上抬即可。

4．目前主张低频率通气，一般为 10 ～ 12 次 / 分。

（六）除颤

目击心脏骤停后，应即刻给予除颤。一般采用体外非同步直流电除颤。据统计，心脏骤停患者中 80% 为室颤，自行转复者极少。除颤电极分别置于胸骨右缘第 2 肋、左乳头的外侧；除颤能量单向波首选 360J，双向波首选 120 ～ 200J。未目击心脏骤停的或不能立即除颤，先做 5 轮以上 CPR，再除颤。除颤后不要立即检查心律和脉搏，应立即行 5 轮 CPR 后再检查，因除颤后多数患者心电图仍为无脉心电活动、心脏收缩无力。其他还需注意：①电极位置正确，保证最大的电流通过；②电极板连接良好、导电糊涂抹均匀（或衬盐水垫）、紧贴皮肤，以避免灼伤；③除颤时要求他人离开病床；④装有起搏器者，电极应离开起搏器 15cm。但在不具有电除颤器的情况下，常用心前区叩击法替代电除颤器进行除颤。该方法通过机械 - 电转换产生一个低电流（5 ～ 15Ws）起到除颤作用。具体操作方法：以空心拳的小鱼际肌侧朝向患者胸壁，距离胸壁 20 ～ 25cm 高度，垂直向下锤击心前区（胸骨下段）1 ～ 2 次，力度适中，锤击不宜反复进行，最多不超过两次，捶击时用力不可过猛，以免损伤胸骨。

知识链接

自动体外除颤（automated external defibrillator，AED），为一种便携式除颤方法，专为现场急救设计的急救设备，具有各种型号和式样（图 7-6）。可以经内置电脑分析和确定患者是否需要予以电除颤。除颤过程中 AED 的语音提示和屏幕显示操作简单易行。使用流程为：①开机；②贴电极片；③插好电极片接头；④自动分析节律；⑤充电；⑥除颤。

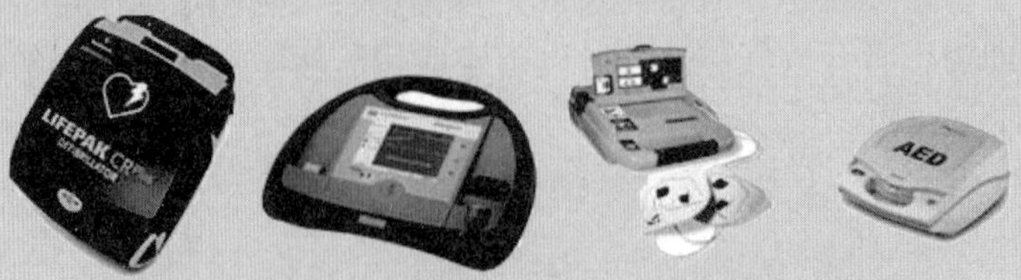

图 7-6　自动体外除颤

第四节 急性中毒

案例

患者，女性，28岁，晚上和朋友在出租房内生火炉且门窗关闭。凌晨5点左右出现头痛、头晕、恶心、呕吐，将其他人叫醒，述说也有头痛、头晕等症状，于是向外求救，之后被送到社区卫生服务中心。

问题与思考：

1. 请判断该患者可能出现的问题。
2. 对患者应该采取哪些紧急救护措施？

某些物质进入人体后与机体相互作用，扰乱甚至破坏机体正常的生理功能，使机体发生暂时或永久性病理损害的全身性疾病称为中毒。引起中毒的物质称毒物。毒物主要经呼吸道、消化道、皮肤、黏膜进入人体。中毒可分为急性和慢性，主要由接触毒物的剂量和时间来决定。急性中毒是短时间内接触大量毒物，发病急剧，症状严重，变化迅速，可危及生命；慢性中毒为长时间接触小剂量毒物所致，起病缓，病程长，多属职业病范畴。本节重点介绍社区常见的急性中毒。

一、概述

（一）中毒的病因

1．职业性中毒　在生产中与有毒物质密切接触时，因设备密封不严或个人防护不足，毒物污染皮肤或湿透衣物由皮肤吸收，或以粉尘、蒸气、气体、烟雾的形式吸入呼吸道所致。

2．生活性中毒　日常生活由于药物过量、误食、自杀、谋杀、饮用或食入被毒物污染的水源或食品等造成的中毒，大多数毒物经口食入。

（二）发病机制

人体接触毒物后，在体内毒性大小与个体对毒物的敏感性、毒物的毒性、毒物吸收进入体内的方式、量等均有密切关系。毒物种类繁多，可由呼吸道、消化道、皮肤及黏膜侵入人体。毒物被吸收进入血液后，迅速分布于全身的体液及组织，并到达效应部位，通过不同的作用机制造成机体损伤。常见中毒机制如下：

1．抑制生物酶活性　毒物本身或其代谢产物通过抑制生物酶的活性而产生毒性作用。如有机磷农药抑制胆碱酯酶；氰化物抑制细胞色素氧化酶等。

2．致机体缺氧　一氧化碳、硫化氢、氰化物等毒物可阻碍氧的吸收、利用或转运，致机体缺氧，尤其脑和心肌对缺氧敏感，易发生损害。

3．中枢的麻醉性　有机溶剂和吸入性麻醉药有强亲脂性，且可通过血 - 脑屏障，脑组织和细胞膜脂类含量高，毒物进入脑内而抑制脑功能。

4．组织的腐蚀性　强酸、强碱可吸收组织中的水分，并与蛋白质或脂肪相结合，使细胞变性、坏死。

（三）急性中毒的救护原则

急性中毒者病情急，损害严重，需要紧急处理。因此，在急性中毒的急救中应做到“快、稳、准、动”。“快”即迅速，分秒必争；“稳”即沉着、镇静、胆大、果断；“准”即判断准确，不要采用错误的方法急救；“动”即动态出现的症状，措施是否对症。具体有以下几点。

1．有心脏、呼吸骤停者，首先行心肺脑复苏。

2．简要评估，明确毒物的种类、剂量、进入人体的方式、中毒时间，估计中毒程度。

3．立即终止接触毒物。

4．应用催吐或洗胃方法，尽快排出尚未被吸收的毒物，阻止毒物的进一步吸收。

5．促进已吸收毒物的排出，常用方法包括输液和利尿、吸氧、透析、血液灌流等。

6．应用特殊解毒剂。

7．积极支持疗法，纠正体液、酸碱失衡和电解质紊乱等，保护重要脏器。

二、食物中毒

食物中毒是指食用了被生物性、化学性有毒有害物质污染的食品，或者食用了含有毒有害物质的食品后所出现的急性、亚急性食源性疾病。食物中毒不包括因暴饮暴食所引起的急性胃肠炎、食源性肠道传染病和寄生虫病，也不包括因一次大量或长期摄入某些有毒有害物质而引起的以慢性毒害为主要特征（如致癌、致畸、致突变）的疾病。引起食物中毒的因素较复杂，有细菌性食物中毒（生活中最常见）、有毒动植物中毒、化学性食物中毒。下面主要介绍细菌性食物中毒。

（一）临床表现

食物中毒的临床表现大同小异，主要是急性胃肠炎，严重者可因剧烈腹泻、腹痛、脱水、休克、呼吸衰竭而危及生命。

1．胃肠型食物中毒　胃肠型食物中毒多见于气温较高、细菌易在食物中生长繁殖的夏秋季节，以恶心、呕吐、腹痛、腹泻等急性胃肠炎症状为主要特征。

2．葡萄球菌性食物中毒　是由于进食被金黄色葡萄球菌及其所产生的肠毒素所污染的食物而引起的一种急性疾病。引起葡萄球菌性食物中毒的常见食品主要有淀粉类（如剩饭、粥、米面等）、牛乳及乳制品、鱼肉、蛋类等，被污染的食物在室温 20 ～ 22℃搁置 5 小时以上时，病菌大量繁殖并产生肠毒素，此毒素耐热力很强，经加热煮沸 30 分钟，仍可保持其毒力而致病。该病以夏秋二季为多。

3．副溶血性弧菌食物中毒　是由于食用了被副溶血性弧菌污染的食品后出现的急性、亚急性疾病。副溶血性弧菌是常见的食物中毒病原菌，在细菌性食物中毒中占有相当大的比例，临床上以胃肠道症状，如恶心、呕吐、腹痛、腹泻及水样便等为主要症状。该菌引起的食物中毒具有暴发起病（同一时间、同一区域、相同或相似症状、同一污染食物）、潜伏期短（数小时至数天）、有一定季节性（多夏秋季）等细菌性食物中毒的常见特点。

4．变形杆菌食物中毒　是由于摄入大量变形杆菌污染的食物所致，属条件致病菌引起的食物中毒。变形杆菌是革兰阴性杆菌，根据生化反应的不同可分为普通变形杆菌与奇异变形杆菌，有 100 多个血清型。大量变形杆菌在人体内生长繁殖，并产生肠毒素，导致食物中毒。夏秋季节发病率较高，临床表现为胃肠型及过敏型。

（二）社区急救

1．迅速排出毒物　如食入中毒食物不久，可催吐、洗胃以促进毒物排出；如食入中毒食物时间长可用导泻、灌肠的方法；如患者已有剧烈呕吐与腹泻或消化道损伤，则不宜进行此处理。

2．对症处理　治疗腹痛、腹泻，纠正酸中毒及补液，抢救循环衰竭和呼吸衰竭。

3．特殊治疗　细菌性食物中毒一般可用抗生素治疗，但对葡萄球菌肠毒素中毒者慎用。

4．留标本送检　患者呕吐物及其他可疑物品应及时采样送检。采样时被检样品的质量固体为 100 ～ 150g，液体为 100 ～ 150ml。采样后应避免发生变质和再污染，细菌样品应在无菌条件下采样和低温保存运送，挥发性样品更应注意密闭，样品中不得加入防腐剂。

三、有机磷杀虫药中毒

有机磷杀虫药（又称有机磷农药）是我国应用最为普遍的农业杀虫药，具有杀虫效率高，对农作物、果树药害小等优点。本类药属于有机磷酸酯类化合物，稍有挥发性，有蒜味，在酸性环境中较稳定，在碱性条件下易水解而失效。常用药有敌敌畏、美曲膦酯（敌百虫）、乐果、氧化乐果、甲基对硫磷、对硫磷（1605）、甲拌磷（3911）等。因美曲膦酯（敌百虫）在碱性溶液中可变为毒性较高的敌敌畏，故禁用碱性溶液洗胃。

（一）进入人体的主要途径

1．经口进入　如误服、自服或摄入残留农药的蔬菜、水果等。

2．经皮肤及黏膜进入　多见于热天喷洒农药时有机磷落到皮肤上，由于皮肤出汗及毛孔扩张，加之有机磷农药多为脂溶性，故容易通过皮肤及黏膜吸收进入体内。

3．经呼吸道进入　如空气中的有机磷随呼吸进入体内。口服毒物后多在 10 分钟至 2 小时内发病。经皮肤吸收发生的中毒，一般在接触有机磷农药后数小时至 6 天内发病。有机磷杀虫药的主要毒性是抑制乙酰胆碱酯酶活性，引起乙酰胆碱蓄积，使胆碱能神经持续冲动，导致先兴奋后衰竭的一系列症状，严重者可发生昏迷、肺水肿、呼吸麻痹、呼吸衰竭，甚至死亡。

（二）临床表现

有机磷杀虫药急性中毒后全身损害最为突出，其他表现还包括迟发性多发神经病、中间型综合征、局部损害等。急性中毒的全身损害表现为：

1．胆碱能神经兴奋

（1）毒蕈碱样（M 样）症状：为出现最早的一组症状，表现为瞳孔缩小、视力模糊、恶心、呕吐、腹痛、腹泻、多汗、流泪、流涕、流涎、尿频、心跳过慢或过快或心律失常、呼吸困难，严重者出现肺水肿。

（2）烟碱样（N 样）症状：主要表现为骨骼肌的兴奋，常首先发生在小肌群，如颜面、眼睑、舌肌颤动，并逐渐发展至四肢和全身横纹肌发生颤动，甚至全身肌肉痉挛性强直，而后发生肌力减退和瘫痪。呼吸肌麻痹引起周围性呼吸衰竭。

（3）中枢神经系统症状：主要表现为头晕、头痛、乏力、烦躁不安、谵妄，严重者出现抽搐、昏迷，可因呼吸衰竭、脑水肿而死亡。

2．中间综合征　中间综合征是指有机磷毒物排出延迟、在体内再分布或用药不足等原因，使胆碱酯酶长时间受到抑制，蓄积于突触间隙内，高浓度乙酰胆碱持续刺激突触后膜上烟碱受体并使之失敏，导致冲动在神经肌肉接头处传递受阻所产生的一系列症状。一般在急性中毒后 1 ~ 4 天急性中毒症状缓解后，患者突然出现以呼吸肌、脑神经运动支支配的肌肉以及肢体近端肌肉无力为特征的临床表现。患者发生颈、上肢和呼吸肌麻痹。累及脑神经者，出现睑下垂、眼外展障碍和面瘫。肌无力可造成周围性呼吸衰竭，此时需要立即给予呼吸支持，如未及时干预则容易导致患者死亡。

3．有机磷迟发性神经病　有机磷农药急性中毒一般无后遗症。个别患者在急性中毒症状消失后 2 ~ 3 周可发生迟发性神经病，主要累及肢体末端，且可发生下肢瘫痪、四肢肌肉萎缩等神经系统症状。目前认为这种病变不是由胆碱酯酶受抑制引起的，可能是由于有机磷农药抑制神经靶酯酶，并使其老化所致。

4．有机磷杀虫药中毒的分级　为了便于观察病情及治疗，将急性中毒分为轻、中、重三级。

（1）轻度中毒：头晕、头痛、恶心、呕吐、多汗、流涎、视力模糊、瞳孔缩小，全血胆碱酯酶活力一般在 70% ~ 50%。

（2）中度中毒：除上述症状外，还出现肌纤维颤动、轻度呼吸困难、大汗、腹痛、腹泻、意识清楚或轻度障碍。全血胆碱酯酶活力降至 50% ~ 30%。

（3）重度中毒：除上述症状外，发生肺水肿、抽搐、昏迷及呼吸肌麻痹。全血胆碱酯酶活力降至 30% 以下。

（三）社区急救

1．脱离中毒环境　吸入中毒者，应立即撤离中毒环境，呼吸新鲜空气。皮肤接触中毒者，应立即脱去被毒物污染的衣服、鞋帽，用肥皂水清洗污染的皮肤、毛发和指甲，但忌用能促进毒物吸收的热水和酒精擦洗。

2．促进毒物排出

（1）催吐：适用于神志清楚且合作的口服中毒者，每次饮 300 ~ 500ml 温水后，用手指或压舌板刺激咽后壁或舌根诱发呕吐，尽量使胃内容物排空，如此反复进行。催吐过程应严防吸入气管导致窒息。

（2）洗胃：是迅速清除胃内毒物的有效方法，用 2% 碳酸氢钠（对美曲膦酯中毒禁用）、温水或 1∶5000 高锰酸钾（对 1605、1059、乐果中毒禁用）洗胃。应尽早进行，服毒后 6 小时内效果好。每次灌注洗胃液量以 200 ~ 250ml 为宜，抽吸洗胃液时要控制负压不要过大。灌入及抽吸时应掌握先吸出后灌入、快入快出、出入量基本相等原则，一直洗到使洗胃液干净无味为止，一般药物中毒总洗胃液量至少 2 ~ 5L，甚至可用到 6 ~ 10L。拔出胃管时应注意先将胃管尾部管口夹住，防止拔管过程中管内液体反流入气管，导致吸入性肺炎。

（3）其他：应用导泻药如硫酸镁。眼部污染可用 2% 碳酸氢钠或生理盐水冲洗。

3．应用解毒药物

（1）抗胆碱药：首选阿托品，应用原则是早期、足量、反复给药。阿托品的药理作用是拮抗乙酰胆碱对副交感神经和中枢神经系统毒蕈碱受体（M 受体）的作用，消除和减轻毒蕈碱样症状和中枢神经系统症状，并能兴奋呼吸中枢，对抗呼吸中枢抑制。阿托品对烟碱样症状作用不明显。阿托品的用量应根据中毒的程度来掌握，直至阿托品化。阿托品化的指征包括瞳孔较前扩大、颜面潮红、口干、皮肤干燥、心率加快、肺部啰音消失。患者出现阿托品化表现后，即可逐渐减少阿托品的用量，延长给药间隔时间，切忌大幅度减量或骤然停药。用药过程中密切观察患者全身反应和瞳孔大小，并随时调整剂量。若出现瞳孔散大、高热、意识模糊、躁动不安、抽搐、昏迷和尿潴留等阿托品中毒症状，应立即停药。

（2）胆碱酯酶复活药：能使被抑制的胆碱酯酶恢复活性，消除和减轻烟碱样症状，对毒蕈样症状作用不明显。常用的药物有氯解磷定和碘解磷定。氯解磷定为首选药物。胆碱酯酶复活药对已老化的胆碱酯酶无复活作用，故中毒超过 72 小时者无效。用药原则为尽早给药、首次足量、重复应用。一般对轻度中毒可单独给予阿托品或胆碱酯酶复活药，两种药物联合使用适于中度或重度中毒患者，但注意阿托品应适当减量。

4．对症治疗

（1）维持呼吸循环功能：应严密观察呼吸、血压，若呼吸肌麻痹或呼吸中枢抑制者，可吸氧、气管插管或切开，使用呼吸兴奋剂，进行人工呼吸等。休克时给予输液和血管活性药物，以维持血液循环。

（2）防治脑水肿、肺水肿：可用脱水剂、利尿剂和糖皮质激素等。

（3）补充液体及营养：输液可加速毒物排泄，维持水、电解质、酸碱平衡。

（4）防治感染　使用抗生素治疗。

四、一氧化碳中毒

一氧化碳是煤炭、木炭和可燃气（液）体在燃烧不完全时产生的一种无色、无臭气体。一氧化碳中毒俗称煤气中毒，多发生在冬季。一氧化碳中毒主要引起组织缺氧。一氧化碳吸入人体后，与血液中血红蛋白结合形成碳氧血红蛋白（COHb），使血红蛋白失去携氧能力。另外，一氧化碳可抑制细胞色素氧化酶，造成体内严重缺氧而中毒。短期吸入高浓度一氧化碳可致呼吸停止而死亡。

（一）临床表现

1．急性一氧化碳中毒表现　分为轻、中、重三度，症状严重程度与血液中 COHb 含量密切相关。正常人血液中 COHb 含量为 5% ～ 10%。

（1）轻度中毒：血液中 COHb 浓度一般可高于 10% ～ 20%，患者可出现剧烈头痛、头晕、口唇黏膜呈樱桃红色、四肢无力、胸闷、心悸、恶心、呕吐、嗜睡或意识模糊等。此时如能及时脱离中毒环境，吸入新鲜空气，症状可较快消失。

（2）中度中毒：血液中 COHb 浓度可高达 30% ～ 40%，除上述症状加重外，常出现呼吸困难、意识丧失、昏迷（多为浅昏迷），患者面色潮红、口唇呈樱桃红、脉快、多汗。如能及时脱离中毒环境，经积极抢救，常于数小时后清醒，一般无明显的并发症。

（3）重度中毒：血液中的 COHb 浓度可高于 50%，患者出现深昏迷、呼吸浅而快，面色苍白、四肢湿冷、大小便失禁、血压下降，可呈去大脑皮质状态，即可睁眼、无意识、不语不动、肌张力增强，最后可因脑水肿、呼吸循环衰竭而死亡。昏迷时间超过 48 小时者，迟发性脑病发生率较高。

2．迟发性脑病（神经精神后发症）　急性一氧化碳中毒患者在清醒后，经过 2 ～ 60 天的“假愈期”，可出现精神意识障碍、锥体外系神经障碍、锥体系神经损害或大脑皮质局灶性功能障碍、脑神经及周围神经损害等临床表现，称为迟发性脑病。

（二）社区急救

1．脱离中毒环境　立即将患者移至通风良好、空气清新地带，解开衣扣，保持呼吸道通畅，防止呕吐物吸入造成窒息。注意保温。

2．给氧　用鼻导管或面罩高浓度给氧，氧流量 8 ～ 10L/min 吸氧至症状完全消失。中、重度患者转送到有高压氧舱的医院。

3．预防脑水肿　氢化可的松 200 ～ 400mg 或地塞米松 10 ～ 30mg 加在 250ml 20% 甘露醇或 25% 山梨醇中静脉滴入，于 20 分钟内滴完。脱水过程中应注意水、电解质平衡。

4．改善脑组织代谢　细胞色素 C、辅酶 A、三磷腺苷和大量维生素 C 和 B 族维生素。

5．冬眠疗法　昏迷伴有抽搐、发热患者可施行人工冬眠，以头部冰帽给予降温为主，使体温保持在 34℃左右，同时防止并发症发生。

6．对呼吸、心搏停止的患者应立即实施心肺脑复苏。

五、急性镇静催眠药中毒

急性镇静催眠药中毒是指一次性或短时间内服用大剂量具有镇静催眠作用的药物，引起包括延髓在内的全身性麻醉或抑制状态，严重者可导致死亡。镇静催眠药可分为苯二氮䓬类（如地西泮、利眠通等）、巴比妥类（如苯巴比妥、异戊巴比妥、司可巴比妥、硫喷妥钠等）和其他类（水合氯醛、格鲁米特、甲喹酮等）。目前临床上所见到的急性镇静催眠药物中毒主要是以苯二氮䓬类药物为主。

（一）临床表现

1．轻度中毒　患者处于嗜睡状、言语不清、感觉迟钝、判断力及定向力障碍，各种反射存在，生命体征平稳。

2．中度中毒　患者处于昏睡状，不能回答问题，腱反射消失，呼吸浅慢，手指、眼球和嘴唇可出现震颤。

3．重度中毒　患者处于深昏迷状态，早期四肢强直，后期全身迟缓，各种反射消失，瞳孔缩小（濒临死亡时可扩大）、呼吸浅慢或不规则、脉搏弱或触摸不清、四肢厥冷、血压下降。

（二）社区急救

1．清除毒物　催吐、洗胃，给予活性炭或泻剂。

2．维持生命功能　保持呼吸道通畅，吸氧，必要时气管插管；补充血容量，维持血压；纠正心律失常。

3．特效治疗　如为苯二氮䓬类镇静催眠药中毒，使用氟马西尼拮抗剂，每次 0.2mg 稀释后缓慢静注，可重复使用。

4．对症治疗　注意保暖，加速排泄，强力利尿，碱化尿液，防治急性肾衰竭。

5．可采用血液透析和血液灌流。

六、急性酒精中毒

急性酒精中毒俗称醉酒，是指一次大量饮酒后导致中枢神经系统抑制，表现为中枢神经先兴奋后抑制的一种暂时性的神经、精神障碍，甚至麻痹而致死。

（一）临床表现

急性酒精中毒呼气及呕吐物均有酒精味，血尿中可测到乙醇，若血中酒精浓度大于 400mg/dl，预后不良。大多数成年人酒精致死量为 5 ～ 8g/kg。临床表现可大致分为兴奋期、共济失调期和昏睡期，但各期之间界限不明显。

1．兴奋期　眼部充血，面色潮红或苍白，眩晕；自控力丧失，有欣快感，说话滔滔不绝，哭笑无常。

2．共济失调期　动作不协调，步态蹒跚，语无伦次，精神错乱。

3．昏睡期 瞳孔散大，呼吸减慢，甚至大小便失禁、抽搐、昏迷，呼吸衰竭死亡。

（二）社区急救

1．轻度中毒 卧床休息，注意保暖，喝浓茶或咖啡，自行康复。

2．中、重度中毒抢救

（1）催吐、洗胃：应迅速催吐，用0.5%活性炭或1%碳酸氢钠洗胃，并导泻。

（2）促进氧化：50%葡萄糖100ml加胰岛素12～16U静脉滴注，同时肌内注射维生素B_1、维生素B_6、烟酸。

（3）纳洛酮的应用：纳洛酮是阿片受体特异性拮抗剂，对麻醉性镇痛药中毒有特异性拮抗作用，对酒精中毒、急性呼吸抑制也有良好治疗作用。①兴奋期、共济失调期者，5%葡萄糖液20～40ml加纳洛酮0.4～0.8mg静脉注射。②昏睡期：静脉滴注纳洛酮0.8～1.2mg，必要时在1小时后重复静脉滴注0.4～0.8mg，促进患者及早清醒。

（4）补液、利尿及对症治疗：过度兴奋者给予地西泮（安定）5～10mg，肌内注射镇静。呕吐者清洁口腔，保持呼吸道通畅，平卧，头偏一侧，预防窒息。

（5）观察生命体征，如呼吸、心跳停止，立即实施心肺脑复苏。

七、鼠药中毒

目前对鼠类有极强杀灭效果的灭鼠药，对人、畜毒性很强。常用灭鼠药可按其毒性作用速度分为两大类：一类是速效剂，其特点是毒性强，起效快，多见于食入后短时间内引起人、畜急性中毒。常见的药物有磷化钙、磷化锌、氟乙酰胺、氟乙酸钠、毒鼠强、安妥等。另一类是缓效剂，其特点是起效缓慢，症状出现前有一段潜伏时间，易误诊为内科其他疾病。常见的药物有敌鼠钠盐、华法林钠（杀鼠灵）等。

（一）速效药中毒

毒鼠强是一类有机氮化合物，化学名为四亚甲基二砜四胺，在环境和生物体内代谢缓慢，不易降解。毒鼠强化学性质稳定，为白色粉末，无臭、无味。主要通过消化道被人体吸收。在体内经酰胺酶的作用，形成氟乙酸，干扰三羧酸循环的正常代谢，引起中枢神经系统兴奋性增高。大多数人由于误服、自服或食入被毒鼠强毒死的畜、禽肉而中毒。人的口服致死量为0.1～0.2mg/kg体重。

1．临床表现 急性中毒潜伏期一般为10～60分钟，多数中毒者在进食30分钟左右发病。主要症状是头痛、头晕、乏力、胸闷、恶心、呕吐、腹痛、烦躁不安，可伴有抽搐等。严重时意识丧失、昏迷，并伴有剧烈抽搐和强直性惊厥。

2．社区急救

（1）促进毒物清除：立即催吐，采取洗胃、导泻等措施。

（2）对症治疗：可用半胱氨酸、辅酶A、细胞色素C等静脉滴注。抽搐时将用多层纱布包裹的压舌板从一侧口角放入，以防止舌部损伤。频繁抽搐时可用苯巴比妥类药物。心力衰竭时禁用洋地黄。

（3）毒鼠强中毒目前尚无特效解毒剂。

（4）急送医院抢救。

（二）缓效药中毒

敌鼠钠盐，亦称敌鼠钠，或双苯杀鼠酮钠，为淡黄色固体粉末，无臭，易溶于水，也可溶于乙醇。它干扰肝对维生素K的利用，影响凝血致活酶和凝血酶原的合成，使出、凝血时间延长，并有直接损害毛细血管的作用。人误服、自服或食入被毒死的禽、畜肉而发生急性中毒。

1．临床表现　一般中毒后 3 ～ 10 天出现乏力、食欲缺乏、腹痛、腹泻、呕吐。继之出现鼻出血、齿龈出血、皮肤紫癜、尿血、便血、咯血等，严重者发生休克。患者出现贫血，出、凝血时间延长，血小板减少等。

2．社区急救

（1）多数患者在接触毒物 3 天后就诊，故不需洗胃、导泻。

（2）对症治疗：给予足量维生素 C 和短期适量的糖皮质激素，贫血严重者可输新鲜血。

（3）应用特效解毒剂：维生素 $K_1$100 ～ 200mg 加入 10% 葡萄糖溶液 500ml 静脉滴注，出血停止后改为 20 ～ 30mg 肌内注射，每日 3 次，待凝血时间恢复后，再应用 3 ～ 7 天。

第五节　意外伤害

案例

小李，社区护士，一天傍晚在河边散步，忽然听见有人呼救，原来是有人溺水，在大家的努力下，溺水者被救上岸，此时溺水者呼之不应，面部发绀，口鼻充满污泥，四肢厥冷，上腹部膨隆。

问题与思考：

1．小李对该溺水者首先应做什么处理？

2．救护车到来之前，应怎样抢救？

一、概述

在日常生活及工作中，人们可能因一时不慎受到皮肉的伤害，如擦伤、割伤、刺伤等，也可因某些突发事件如车祸等造成组织器官在解剖上的破坏和生理功能的紊乱。如果对人体意外伤害处理不当或延误时机都会造成生命危险。

（一）常见意外损伤种类

1．按解剖和组织器官划分　分为颅脑损伤、胸部损伤、腹部损伤、泌尿系统损伤、骨关节损伤、手部损伤、多发伤和复合伤。

2．按皮肤的完整性划分　分为闭合性损伤和开放性损伤。

3．按受损伤的原因划分　分为机械性损伤、温度性损伤、毒虫蜇伤、虫兽咬伤、异物阻塞等。

（二）一般损伤处理原则

1．止血　对大量出血的患者，应立即止血，以免失血过多而致休克或死亡。止血的方法有以下几种。

（1）指压止血法：指抢救者用手指按压出血部位近端的动脉血管，使血管闭塞、血流中断而达到止血目的。这是一种快速、有效的首选止血方法。止住血后，应根据具体情况换用其他有效的止血方法，如填塞止血法、止血带止血法等。这种方法仅是一种临时的，用于动脉出血的止血方法，不宜持久采用。

（2）加压包扎止血法：伤口覆盖无菌敷料后，再用纱布、棉花、毛巾、衣服等折叠成相应大小的垫，置于无菌敷料上面，然后再用绷带、三角巾等紧紧包扎，以停止出血为度。这种方法用于小动脉以及静脉或毛细血管的出血。但伤口内有碎骨片时禁用此法，以免加重损伤。

（3）填塞止血法：用无菌的棉垫、纱布等，紧紧填塞在伤口内，再用绷带或三角巾等进行加压包扎，松紧以达到止血目的为宜。本法用于中等动脉止血。大、中静脉损伤出血，或伤口较深、出血严重时，此法还可直接用于不能采用指压止血法或止血带止血法的出血部位。

（4）止血带止血法：为四肢较大动脉出血时救命的重要手段，用于其他止血方法不能奏效时。如使用不当可出现肢体缺血、坏死，以及急性肾衰竭等严重并发症。

2．包扎　为保护伤口、防止感染，应用洁净水冲净创面，并用干净的软布或毛巾等盖住伤口并包扎。如切伤或刺伤，创面规则，可挤出少量的血液，以排出伤口中的灰尘或细菌，再行包扎。

3．固定　骨、关节损伤时必须采取固定措施，以使其制动，避免骨折断端错位或刺伤周围组织、血管和神经。较严重的软组织损伤也宜将其局部固定，保护受伤肢体，减轻疼痛，便于转运。简单的处理后，将患者送至医院清创缝合，注射破伤风抗毒素等。头、胸、腹等部位受伤时，还应检查有无内脏器官损伤或发生内出血等。

二、电击伤

电流或电能量（静电）作用于人体引起局部损伤、全身性损伤分别称为电灼伤和电击伤。电击对人体伤害严重程度取决于电流强度、电压、交流电或直流电、频率、接触时间及电流在体内的经路等因素。电击伤电流通过心脏，可引起严重的心律失常（如心室纤颤），导致心脏骤停，并使呼吸中枢抑制、麻痹，呼吸停止。电灼伤轻者出现水疱，组织破坏；重者出现血液凝固、血管栓塞、肌肉和心肌断裂及血管破裂等，肌间隙大量渗出、肿胀、筋膜内压增高影响循环，使肢体远端缺血缺氧，造成肌肉不可逆性坏死。

（一）临床表现

1．全身表现

（1）轻者心悸、惊吓、发麻、四肢软弱、头晕、乏力或短暂的记忆障碍等。心电图示心律失常及 ST 段改变。

（2）重者出现强直性肌肉收缩、昏迷、心室纤颤等。低压电流造成心脏骤停，若不及时抢救，可立即死亡。高压电流主要伤害呼吸中枢，呼吸麻痹是主要的死因。

2．局部表现　局部烧伤。低压电流所致伤口小，呈焦黄，较干燥。高压电流所致伤口面积大，伤口深，重者可伤及肌肉、肌腱、血管、神经和骨骼。

3．并发症　肢体瘫痪，继发出血、感染、急性肾衰竭等。

（二）急救处理

如果发现有人触电，作为救助者必须争分夺秒，充分利用当时当地的现有条件，使触电者迅速脱离电源。绝不可用手直接去拉触电者，这样不仅使触电者再次充当导体增加了电流的损伤，而且使救助者自身的生命安全受到电击的威胁。正确的救护方法是：首先使触电者脱离电源。

1．脱离电源　迅速切断电源，关闭电闸，或用木棒、竹竿等绝缘物使患者迅速脱离电源。切勿直接触及带电的人和物，同时做好保护工作以免摔伤。

（1）关闭电源：如触电发生在家中，可迅速采取拔去电源插座、关闭电源开关、拉开电源总闸的办法切断电流。

（2）斩断电路：如果在野外郊游、施工时因碰触被刮断在地的电线而触电，可用木柄干燥的大刀、斧头、铁锹等斩断电线，中断电流。

（3）挑开电线：如果人的躯体因触及下垂的电线被击倒，电线与躯体连接很紧密，附近又无法找到电源开关，救助者可站在干燥的木板或塑料等绝缘物上，用干燥的木棒、扁担、竹竿、手杖等绝缘物将接触人身体的电线挑开。

（4）拉开触电者：触电者的手部如果与电线连接紧密，无法挑开，可用大的干燥木棒将触电者拨离触电处。

2．心肺复苏　心脏、呼吸骤停者，立即进行心脏除颤、心肺复苏。

3．判断伤情　简要了解病史、快速检查。应在最短时间内完成，亦可边检查边处理。发现危及生命的因素，及时对症处理。

4．保护创面、预防感染　用无菌或清洁敷料覆盖、包扎，并应用抗生素。

5．维持血循环　静脉补液以维持血压，应用5%碳酸氢钠纠正酸中毒。

三、溺水

溺水是人体淹溺于水中后，呼吸道堵塞而引起窒息、缺氧、血流动力学及血液生化改变的一系列病理变化。人体溺水后，先屏气和挣扎，很快由于被迫吸入的水刺激引起反射性喉痉挛而窒息；继之喉松弛，大量水进入气管、肺或食管、胃内。如未及时抢救出水，可因窒息缺氧，呼吸、心脏骤停而死亡。

（一）临床表现

1．昏迷，发绀，双眼充血，口鼻充满泡沫或有污泥、藻类，肢体厥冷。

2．呼吸困难、快而不规则、微弱或呼吸停止。

3．心音不规则、减弱或心搏停止。

4．胃内充满积水者，上腹部膨胀。

5．可出现脑水肿、急性呼吸窘迫综合征、急性肾衰竭等及肺部感染。

（二）急救处理

1．保持呼吸道通畅　患者救出水面后，立即清除口、鼻腔内污泥异物，将舌头拉出，保持呼吸道通畅。令溺水者头低位，拍打其背部，使进入呼吸道和肺中的水流出；或抱住患者的两腿，腹部放在救护者肩部，奔跑而使其积水倒出。注意倒水动作要快，时间不宜过长，切不可因倒水影响其他抢救措施而延误抢救时机。

溺水者倒水方法：①肩背倒立倒水法：将溺水者双脚提起，使溺水者呈倒立状，用手轻拍溺水者背部。②伏膝倒水法：抢救者左脚跪地，将溺水者腹部置于右大腿上，使其头部及上肢下垂，抢救者左手将溺水者头部稍抬起使其脸朝地面，右手轻拍溺水者腰背部。

2．心肺复苏　如呼吸停止，立即进行口对口人工呼吸；如摸不到大动脉搏动，立即进行心外按压。有条件时，尽早给予气管内插管和吸氧。

3．建立输液通路　纠正酸中毒，维持水、电解质平衡。

4．迅速转送，做进一步抢救，防治急性肾衰竭和弥散性血管内凝血，防治继发感染等。

四、烧伤

烧伤是热力、电能、化学物质（如强酸、强碱）及放射线或有害气体及烟雾等作用于人体引起的损伤。烧伤急救是使患者尽快脱离现场或迅速消除致伤因素，并及时予以适当处理，尽可能减轻损伤程度，为进一步治疗创造有利条件。

（一）临床表现

烧伤严重程度主要取决于烧伤面积和深度。轻者损伤皮肤，出现肿胀、水疱、疼痛。重者皮肤烧焦，甚至血管、神经、肌腱等同时受损，可因剧烈疼痛和皮肤渗出等因素导致休克、感染而危及生命。

1．烧伤面积计算

（1）中国九分法：成人头颈部体表面积为9%（1个九）；双上肢为18%（2个九）；躯干（含会阴1%）为27%（胸腹前侧13%，背部13%）（3个九）；双下肢（含臀部）为46%（5个九+1）；共为11个9%+1%=100%。12岁以下小儿头部面积相对较大，双下肢面积相对较小，故12岁以下小儿烧伤面积可参照表7-1所列公式计算。其中Ⅰ度烧伤不计入烧伤面积。

表7-1　烧伤面积计算（中国九分法）

部位	成人面积／（%）	小儿面积／（%）
头颈	9×1=9（发部3 面部3 颈部3）	9＋（12－年龄）
双上肢	9×2=18（双手5 双前臂6 双上臂7）	9×2=18
躯干	9×3=27（腹侧13 背侧13 会阴1）	9×3=27
双下肢	9×5＋1=46（双臀5 双足7 双小腿13 双大腿21）	46－（12－年龄）

（2）手掌法：以患者自己的一个手掌（五指并拢）面积为1%计算。此法适用于小面积烧伤或特大面积烧伤。此法欠准确。

2．烧伤深度估计　按热力损伤组织的深度采用三度四分法，见表7-2。

表7-2　烧伤深度

分度	临床特点	局部感觉
Ⅰ度	局部红肿，无水疱	感觉过敏，灼痛
浅Ⅱ度	水疱较大，疱皮薄，去除疱皮后其基底潮红	剧痛
深Ⅱ度	可有小疱，疱皮厚，去除疱皮后其基底苍白，干燥后可见栓塞血管	感觉迟钝，拔毛痛
Ⅲ度	无水疱，创面蜡白或焦黄，皮革状，甚至炭化，可见树枝状栓塞血管	感觉消失

3．烧伤程度判断　见表7-3。

表 7-3　烧伤程度判断

严重程度	烧伤总面积（%）	Ⅲ度面积（%）	并发症
轻度烧伤	≤ 9	0	无
中度烧伤	10 ~ 29	≤ 9	无
重度烧伤	30 ~ 49	10 ~ 19	休克、呼吸道烧伤、较重的复合伤
特重烧伤	≥ 50	≥ 20	有严重并发症

（二）急救处理

1．去除伤因，脱离环境

（1）火焰烧伤和热液烫伤：尽快离开火源，脱去着火的衣服或卧倒慢慢滚动灭火。也可用毯子、大衣、被子等覆盖着火处或用水浇，跳入水池灭火。切勿奔跑、呼叫或用手扑打，以免助长燃烧并引起头面、呼吸道及上肢烧伤。脱离致热源后，立即用冷水或冰水浸泡伤处，降低表面温度，以减轻疼痛和损伤程度。

（2）化学物质烧伤　迅速清除残留化学物质。被少量强酸、强碱烧伤，立即用纸巾、毛巾等蘸吸，并用大量流动清水冲洗烧伤局部。大量强酸、强碱烧伤，立即脱去被污染、浸渍的衣服，并用大量流动清水冲洗烧伤局部，冲洗时间应在 20 分钟以上，以达到除去残留物或稀释的目的。反复冲洗后用无菌敷料或清洁布单覆盖包扎，以保护创面，防止污染。

2．保持呼吸道通畅　清除口、鼻腔分泌物和异物，注意有无呼吸道烧伤。呼吸困难者，尽快去除原因、给氧。必要时气管切开或环甲膜处穿刺通气。

3．补充液体　口服烧伤饮料（每 100ml 中含氯化钠 0.3g，碳酸氢钠 0.15g，苯巴比妥 0.03g）或含盐饮料。切忌喝白开水以免水中毒。应尽早静脉输液。

4．对症治疗　对剧烈疼痛患者给予镇静剂，必要时用吗啡止痛。但有呼吸功能障碍、合并颅脑损伤者及婴儿应禁用吗啡类止痛剂。注射抗生素药物和破伤风抗毒素，防治感染。

五、外伤与骨折

外伤与骨折的救护应遵循保存生命第一、恢复功能第二、顾全解剖完整性第三的原则。具体措施包括：

1．脱离危险环境　迅速使患者安全地脱离危险环境，免受致伤因子的继续伤害（如搬去压在患者身上的塌方）。

2．判断伤情　在最短的时间内初步检查生命体征，以及头、颈、胸、腹、脊柱、骨盆和四肢伤情。心脏骤停者，立即进行心肺复苏。现场有多个患者时，应组织人力协作，不可忽视“沉默”患者。

3．保持呼吸道通畅。

4．有效止血　根据具体情况选用止血方法。常用压迫止血的方法，然后加压包扎并抬高患肢以控制出血，避免滥用止血带。

5．包扎、固定　包扎、固定可保护创面、压迫止血、固定骨折。包扎伤口时应用无菌敷料覆盖创面；若条件有限，可用清洁布单、毛巾等覆盖创面，外用绷带或布条包扎固定。创面中外露的骨折端、内脏，原则上不应在现场还纳，以免将污染物带入伤口深部。

6．有休克倾向者，应积极给予抗休克治疗。

知识链接

骨折固定的注意事项

当骨折与危及生命的情况同时存在时，应先处理危及生命的情况，再行固定，固定时应先固定骨折近端，然后固定远端，固定要牢固，但应注意松紧适宜，在夹板与骨隆突处，应垫适量的软物，以防局部受压过久导缺血坏死，如果骨断端暴露，不要拉动或送回伤口内，固定伤肢后，应尽可能将伤肢抬高。

（吴春凤）

练习题

一、名词解释

1．院前急救（prehospital emergency）
2．心脏骤停
3．心肺脑复苏（CPCR）
4．基础生命支持（BLS）
5．中毒
6．中间综合征
7．阿托品化

二、单项选择题

1．单向波除颤器除颤的能量首选
A．60J
B．100J
C．160J
D．260J
E．360J

2．双向波除颤器的能量首选
A．40 ~ 120J
B．60 ~ 140J
C．80 ~ 160J
D．100 ~ 180J
E．120 ~ 200J

3．急救反应时间是从接到求救电话到派出救护车抵达伤病现场的平均时间。受通讯、交通状况、急救人员数量、车辆配置、急救站点分布和急救半径等因素的影响，国际目标要求的时间是
A．4 ~ 6 分钟
B．5 ~ 10 分钟
C．6 ~ 12 分钟
D．10 ~ 15 分钟
E．15 ~ 20 分钟

4．心脏骤停最常见的直接原因是
A．心室颤动
B．心房颤动
C．缺氧
D．休克

E．中毒

5．不明毒物中毒时适用洗胃的物质为

A．生理氯化钠溶液

B．醋酸溶液

C．高锰酸钾溶液

D．碳酸氢钠溶液

E．硫酸钠溶液

6．最简单的临时止血方法是

A．包扎止血

B．加压包扎止血

C．填塞止血法

D．止血带止血法

E．指压止血法

7．瞳孔缩小可见于

A．有机磷农药中毒

B．一氧化碳中毒

C．阿托品中毒

D．乙醇溶液中毒

E．山莨菪碱（654-2）过量

8．为有机磷农药中毒清除肠内毒物，最好在中毒后多久进行洗胃

A．6 小时内

B．10 小时内

C．12 小时内

D．24 小时内

E．36 小时内

9．一氧化碳中毒后具有特征性的临床症状是

A．恶心、呕吐

B．血压降低

C．口唇樱桃红色

D．疲乏无力

E．呼吸浅快

10．某患者，男，30 岁，自服敌敌畏 90ml 自杀，经急救后病情好转。4 天后患者突然发生肺水肿导致死亡，这种现象称为

A．阿托品中毒

B．迟发性神经病变

C．中间综合征

D．毒蕈碱样症状

E．烟碱样症状

11．现场救援中，分检工具由哪几种颜色构成

A．红色、黄色、绿色（或蓝色）、黑色

B．红色、黄色、绿色（或蓝色）、白色

C．红色、黄色、绿色、蓝色

D．红色、黄色、绿色（或蓝色）、白色、黑色

E．红色、黄色、绿色、白色

12．下面哪种颜色标签代表中度伤，但暂无生命危险，需要第二优先救治和对症处理

A．红色

B．黄色

C．蓝色

D．黑色

E．白色

13．安全转运评估应遵循 NEWS 原则，其中 E 代表的内容是

A．每一步骤是否具有必要性

B．转运是否安全

C．治疗是否有效

D．治疗是否充分

E．转运医院条件如何

14．灾难救治中，重症伤员分检卡片的代表颜色是

A．绿色

B．蓝色

C．黄色

D．橙色

E．红色

15．关于烧伤患者的现场急救措施，错误的是

A．迅速脱离热源

B．镇静止痛

C．保持呼吸道通畅

D．创面可涂药保护

E．大面积烧伤早期应避免长途转运

16．水中救护溺水者，正确的做法是

A．迅速接近溺水者，从其后面靠近

B．迅速接近溺水者，从其前面靠近

C．不要让慌乱挣扎中的落水者抓住

D．从后面双手托住落水者的头部，采用仰泳将其带至安全处

E．把溺水者打晕，在将其带至安全处

17．重度有机磷中毒时，全血胆碱酯酶活力应为

A．70% 以下

B．60% 以下

C．50% 以下

D．40% 以下

E．30% 以下

18．下列哪项是有机磷农药中毒的特效解毒药

A．纳洛酮

B．阿托品

C．氟吗西尼

D．尼可刹米

E．激素

19．某患者双手烧伤，局部有水疱，基底红润，肿胀剧痛，估计烧伤深度为

A．Ⅰ度

B．浅Ⅱ度

C．深Ⅱ度

D．Ⅲ度

E．Ⅳ度

三、多项选择题

1．基础生命支持 BLS 包括的阶段有

A．判断意识

B．检查循环体征

C．启动 EMSS

D．安置体位、开放气道

E．人工呼吸、恢复循环和除颤

2．院前急救的基本原则是

A．先复苏后固定

B．先止血后包扎

C．先重后轻

D．先救后送

E．急救与呼救并重

3．灾难救援护理人员应具备的专业素质有

A．具备不断学习的能力

B．具备一定的管理和决策能力

C．具备良好沟通协调能力

D．具备卫生防疫知识

E．具备一定心理疏导与心理干预技术

4．毒物进入人体的常见途径包括

A．皮肤、黏膜

B．呼吸道

C．消化道

D．辐射

E．血液

5．为急性中毒患者促进已吸收毒物排出可采取的方法为

A．催吐

B．洗胃

C．血液净化疗法

D．利尿

E．导泻

6．如果被火焰烧伤，哪种处理方法可行

A．立即脱去燃烧的衣裤

B．用身边的水扑灭火焰

C．快速奔跑，手扑打灭火

D．就地卧倒，翻滚灭火

E．用厚被子或毯子扑盖灭火

7．下列哪种灾害属于自然灾害

A．地震

B．水灾

C．虫灾

D．群体食物中毒

E．火灾

四、简答题

1. 简述心前区叩击的作用和方法。
2. 现场实施 CPCR 时的注意事项有哪些?
3. 简述心脏骤停的临床表现。
4. 简述急性中毒的救护原则。
5. 简述一氧化碳的社区急救原则。
6. 灾难救援中伤员转运的安全性评估基本内容包括哪些?
7. 如何在灾难救援现场建立伤员接收点?
8. 简述溺水者倒水的方法。
9. 简述烧伤深度的估计。

五、论述题

1. 王某，男性，48 岁，在商场购物时突然晕倒在地，目击者轻拍患者，并大声呼叫其姓名，无反应。

该目击者应如何对王某进行现场急救?

2. 护士王丽，在某三级甲等医院急诊科工作 15 年，近期要派往某地震区参加灾区救助工作。

(1) 王丽在去往灾区前应该做哪些准备工作?

(2) 前往灾区后，王丽要如何实施救灾工作?

参考答案

一、名词解释

1. 院前急救也称院外急救，是指到达医院前急救人员对急、危、重症和(或)创伤患者开展现场或转运途中的医疗救护。

2. 心脏骤停是指各种原因所致的心脏射血功能的突然停止，有效泵血功能丧失，血液循环中断，引起全身严重缺血、缺氧。

3. CPCR(心肺脑复苏)是对心脏骤停患者采用人工方法，建立和恢复自主循环和自主呼吸功能，同时加强脑保护的一系列抢救措施，包括基础生命支持、进一步生命支持和延续生命支持三个阶段。

4. BLS 又称初期复苏处理或现场急救，其主要目的是维持心、脑等全身主要脏器所需要的最低氧供。

5. 某些物质进入人体后与机体相互作用，扰乱甚至破坏机体正常的生理功能，使机体发生暂时或永久性病理损害的全身性疾病称为中毒。

6. 中间综合征是指有机磷毒物排出延迟、在体内再分布或用药不足等原因，使胆碱酯酶长时间受到抑制，蓄积于突触间隙内，高浓度乙酰胆碱持续刺激突触后膜上烟碱受体并使之失敏，导致冲动在神经肌肉接头处传递受阻所产生的一系列症状。

7．阿托品化的指征包括瞳孔扩大、颜面潮红、口干、皮肤干燥、心率加快、肺部啰音消失等一系列生理指征的变化。

二、单项选择题

1. E 2. E 3. B 4. A 5. A 6. E 7. A 8. A 9. C 10. C 11. B
12. B 13. D 14. E 15. D 16. D 17. E 18. B 19. B

三、多项选择题

1. ABCDE 2. ABCDE 3. ABCDE 4. ABC 5. CD 6. ABDE 7. ABC

四、简答题

1．在不具有电除颤器的情况下，常用心前区叩击法替代电除颤器进行除颤。该方法通过机械 - 电转换产生一低电流（5 ～ 15Ws）起到除颤作用。具体操作方法：以空心拳的小鱼际肌侧朝向患者胸壁，距离胸壁 20 ～ 25cm 高度，垂直向下捶击心前区（胸骨下段）1 ～ 2 次，力度适中，捶击不宜反复进行，最多不超过两次，锤击时用力不可过猛，以免损伤胸骨。

2．现场实施心肺脑复苏（CPCR）时的注意事项有：每 5 个按压通气循环或 2 分钟检查一次按压效果；有两个复苏施救者时每 2 分钟改变一下按压和通气的角色，以避免按压疲劳和胸部按压的质量的下降，有多个复苏者施救者时，每 2 分钟改变一下按压者，以上操作换人时间最好小于 5 秒，以减少停止胸部按压的间隙。对于所有的抢救操作，包括置入人工气道、用药及反复评估患者等，都应该以尽量少打断胸外按压的方式进行。在心肺复苏的同时注意对脑的保护，在现场多采取简易冰帽降温，可降低颅内压和脑代谢，一般以 32℃为宜。

3．心脏骤停的典型表现为突发意识丧失、呼吸停止和大动脉波动消失，具体如下：

（1）发作前可无任何先兆，部分患者发作前数天或数分钟可有心前区痛、胸闷等。

（2）发作时患者突然晕倒，意识丧失，面色迅速变为苍白或青紫，可伴有短阵抽搐，呼吸短促乃至停止，瞳孔散大，对光反射消失。

（3）触及不到颈动脉、股动脉搏动；呼吸停止或叹息样呼吸，继而停止。

（4）双侧瞳孔散大。

（5）可伴有因脑缺氧引起的抽搐和大小便失禁，随后全身松软。

（6）心电图表现：心室颤动；无脉性室性心动过速；心室停搏；无脉性心电活动。

4．急性中毒的救护原则包括以下七个原则：①必要时先行心肺脑复苏；②简要评估；③终止接触毒物；④应用催吐或洗胃方法；⑤促进已吸收毒物排出；⑥应用特殊解毒剂；⑦积极支持疗法。

5．一氧化碳的社区急救原则包括以下六个原则：

（1）脱离中毒环境：立即将患者移至通风良好、空气清新地带，解开衣扣，保持呼吸道通畅，防止呕吐物吸入造成窒息。注意保温。

（2）给氧：用鼻导管或面罩高浓度给氧，氧流量 8 ~ 10L/min, 吸氧至症状完全消失。中、重度患者转送到有高压氧舱的医院。

（3）预防脑水肿：氢化可的松 200 ～ 400mg 或地塞米松 10 ～ 30mg 加在 250ml 20% 甘露醇或 25% 山梨醇中静脉滴入，于 20 分钟内滴完。脱水过程中应注意水、电解质平衡。

（4）改善脑组织代谢：细胞色素 C、辅酶 A、三磷腺苷和大量维生素 C 和 B 族维生素。

（5）冬眠疗法：昏迷伴有抽搐、发热患者可施行人工冬眠，以头部冰帽给予降温为主，使体温保持在34℃左右，同时防止并发症的发生。

（6）对呼吸、心脏停搏的患者应立即实施心肺脑复苏。

6．具体内容包括：①检查气道，确定是否需要气道插管；②检查所有插管位置或装置是否可靠固定；③为防止使用镇静剂或插管患者误吸，必要时可安置胃管；④危重患者应在监护下转运，密切检测和记录呼吸、心率、脉搏、氧饱和度和血压；⑤记录神经系统检查结果，以便适当给予镇静药物。

7．将收受点尽量安置在通讯、转运、水电供应及物资供应比较便利的场所。并设立分拣室（帐篷）或分类场。一般分为下车区、分类区和车辆调整区。在接收点区域，要求伤员单向流动，防止轻伤员或其他无关人员擅自进入抢救区。由于灾难事故多为突发，不易预测，所以在环境恶劣时，不必苛求条件，各项工作因地制宜，分秒必争抢救伤员。

8．溺水者倒水的方法有：①肩背倒立倒水法：将溺水者双脚提起，使溺水者呈倒立状，用手轻拍溺水者背部。②伏膝倒水法：抢救者左脚跪地，将溺水者腹部置于右大腿上，使其头部及上肢下垂，抢救者左手将溺水者头部稍抬起使其脸朝地面，右手轻拍溺水者腰背部。

9．用表格的形式总结烧伤深度的估计方法：

分度	临床特点	局部感觉
Ⅰ度	局部红肿，无水疱	感觉过敏，灼痛
浅Ⅱ度	水疱较大，疱皮薄，去除疱皮后其基底潮红	剧痛
深Ⅱ度	可有小疱，疱皮厚，去除疱皮后其基底苍白，干燥后可见栓塞血管	感觉迟钝，拔毛痛
Ⅲ度	无水疱，创面蜡白或焦黄，皮革状，甚至炭化，可见树枝状栓塞血管	感觉消失

五、论述题

1．判断患者意识丧失后，立即检查有无呼吸。同时呼救，呼喊附近人员参与急救或帮助拨打当地急救电话，启动EMSS。施救人员立即实施心肺复苏术（CPR）。

（1）安置体位：将患者平卧在平地或硬板上，双上肢置于身体两则。

（2）开放气道：迅速清除口腔黏液、呕吐物或其他异物，发现义齿立即取下，检查气道内有无阻塞物，及时取出，立即为患者开放气道。

（3）人工呼吸：呼吸判断时间控制在10秒以内；缓慢吹气，首次吹气应持续2秒以上，以后每次吹气时间为1秒，连续给2次人工通气；给予小潮气量吹入，400～600ml或见胸廓上抬即可；低频率通气频率，一般为10～12次/分。

（4）恢复循环：在开始2次人工呼吸后，10秒内迅速再次评估循环的体征。如果不能肯定是否有循环，应立即开始胸外按压。具体操作如下：①按压时患者保持平卧位，头部位置应低于心脏。②按压双乳头连线中点。③定位后，利侧手在下，双手重叠，十指交叉向上翘起，用掌根的合力，使肩与掌根垂直，肘不能弯曲，使身体稍前倾，利用上半身的体重、肩部的肌肉向下按压。按压深度4～5cm；按压频率为100次/分；按压与放松比例为1:1，各占50%的时间，但要注意手不能离开皮肤；按压时应高声报数，匀速读数；按压通气比为30:2。

（5）除颤：目击心脏骤停后，应即刻给予除颤；除颤后立即行5轮CPR后再检查生命体征。

（6）注意在心肺复苏的同时注意脑的保护，在现场多采取简易冰帽降温，可降低颅内压和脑代谢，一般以 32℃为宜。

2.（1）在救灾准备期，护士王丽主要完成以下工作任务：①个人准备训练，包括身体素质与适应性训练，情感预期训练，灾难反应能力训练，军事技能训练及家庭支持和准备训练。②专业技能训练：病伤分类、创伤救治技能、工作程序、设备使用及病情评估等技能的训练。③团队训练：团队协调、合作及管理能力训练、团队及单位整合和认同能力训练等。④物资储备与管理、护士灾难急救培训、公众灾难自救与互救培训及灾难综合演练等。⑤灾难护理应急预案及应急反应计划的制订。

（2）在实施期，护士王丽主要完成以下工作任务：①建立其他部门或机构内人员的通讯联系；②建立伤员接收点、检伤、分类并分流伤员；③建立分类区域；④保证灾难安全保障，防止无关人员进入处置区域；⑤救援物资管理、护理人力资源调配；⑥协助卫生防御管理等。

（吴春风　张琳琳）

第八章

社区常见慢性病患者的护理与管理

学习目标

1. 掌握慢性病的概念和特点，以社区为基础的慢性病防治的策略，高血压、糖尿病、冠心病、脑卒中、慢性阻塞性肺疾病、肿瘤的家庭与社区护理。
2. 熟悉以社区为基础的慢性病防治的工作程序，高血压、糖尿病、冠心病、脑卒中、慢性阻塞性肺疾病、肿瘤的临床表现及治疗原则。
3. 了解常见慢性病的病因与危险因素，高血压、糖尿病、冠心病、脑卒中、慢性阻塞性肺疾病、肿瘤的流行病学特点。

第一节 概 述

随着工业化、城镇化和老龄化进程的加快，我国人群的疾病谱和死因构成发生了很大的变化，以高血压、糖尿疾病、心脑血管疾病、恶性肿瘤等为代表的慢性病患者人数快速上升，成为重大的公共卫生问题。目前我国已确诊的慢性病患者达2.6亿人，慢性病导致的死亡人数已经占到总死亡人数的85%，慢性病导致的疾病负担已占总疾病负担的70%。慢性病是目前我国民众的头号健康威胁，慢性病的防治是当前我国公共卫生的当务之急及政府的重点工作，也是我国基本公共卫生服务的重要内容。

一、基本概念

慢性病，全称慢性非传染性疾病，是对一类起病隐匿，病程长且病情迁延不愈，缺乏确切的传染性生物病因证据，病因复杂的疾病总称。我国常见的慢性病有心脑血管疾病（如高血压、冠状动脉粥样硬化性心脏病、脑卒中）、代谢性疾病（如糖尿病）、慢性呼吸系统疾病（如慢性气管炎、慢性阻塞性肺疾病）、恶性肿瘤等几类。

慢性病是相对于传染性疾病和急性疾病而提出的。随着全球经济的增长和人口老龄化的到来，人类生活方式的改变，慢性病的流行已经成为全球性的危机，在几乎所有的国家，所有收入群体，无论男性和女性，或是老人和儿童，都面临着疾病不断增加的风险。慢性病已不是单纯个体疾病防治的问题，已经是人群的健康问题。

目前各种常见的慢性病，尽管表现不同，但有一些共同的特点，即病因复杂、起病隐匿，病程长、器官损害不可逆、需要长期的照顾，发病率、致残率和死亡率高，严重耗费社会资源、危害人类健康。

二、病因与危险因素

慢性病病因复杂，不同于一般的传染性疾病，它是多因素长期作用所致，其危险因素包括不良的生活方式和行为习惯、遗传生物因素、自然环境和社会环境因素等多方面。其中，不良的生活方式和行为习惯是慢性病的主要危险因素，也是社区慢性病防治的重点。

（一）不良的生活方式和行为习惯

1．不合理膳食　大量研究证实，膳食中高盐是高血压发病的重要危险因素，高脂肪、高胆固醇膳食引起的血清总胆固醇和低密度脂蛋白胆固醇升高是动脉粥样硬化、冠心病和缺血性脑卒中的危险因素，长期高热量饮食和高脂饮食还是 2 型糖尿病的危险因素，高动物脂肪、低膳食纤维可以增加胃癌、乳腺癌、结直肠癌和前列腺癌的患病风险，食物中长期缺乏微量元素（如硒等）、新鲜蔬菜和水果（维生素 C 的主要来源）是食管癌和胃癌的危险因素，经常食用霉变食物（含黄曲霉素）、腌制和烟熏制食物（含亚硝胺类化合物）发生肝癌、食管癌等肿瘤的危险性增加。

2．体力活动减少　体力活动减少是造成肥胖的重要原因，也是高血压、糖尿病、冠心病、脑卒中的重要危险因素。据 WHO 报道，规律的体育锻炼对健康有许多好处，如每天至少 30 分钟适度的体育锻炼，可以减少心脏病和直肠癌发病风险 50%，减少 2 型糖尿病发病风险 50%，减少女性骨质疏松的发病风险 50%。

3．吸烟、酗酒　已知吸烟是恶性肿瘤、高血压、冠心病、脑卒中、慢性阻塞性肺疾病（COPD）等的重要危险因素，而且吸烟与这些慢性病发生的危险性有着明显的剂量关系，开始吸烟年龄越早，吸烟时间越长，日吸烟量越大，吸入部位越深，患病的危险性越大。烟草对机体的损害主要是烟草中的尼古丁和烟草燃烧产生的一氧化碳。长期酗酒是脂肪肝、肝硬化、肝癌等的重要危险因素。酒精可使血液中血小板数量增加，脑血流调节不良，可导致高血压、心律失常与高血脂。无论是一次醉酒或长期酗酒，都会增加出血性脑卒中的风险。

4．社会心理因素　情绪和生活事件可以是慢性病的直接致病因素，也可以是慢性病发生的诱发或促发因素。例如，家庭社会生活引起的精神紧张、人际关系不协调、亲属死亡、各种挫折等导致的长期消极情绪，可引发抑郁症，也是肿瘤、心血管疾病发病的重要心理因素；情绪的激动与重大的生活事件常常是急性心肌梗死、出血性脑卒中的诱发因素。个体的性格特征也与慢性病有一定的关系。例如，A 型性格者冠心病发病率、复发率与死亡率均较其他性格类型高，C 型性格则与恶性肿瘤的发生明显相关。

（二）个体的遗传生物因素

1．遗传因素　遗传是多种慢性病（如肿瘤、心脑血管疾病、高血压、糖尿病等）的重要危险因素，且这些疾病多属于多基因遗传病范畴，即由两个以上微效基因共同作用，每个基因作用较小，但有累积效应。因此，在临床上可以观察到，慢性病患者常有家族史，许多慢性病的发病呈家族聚集性。某些家族中的人具有某种疾病的遗传素质，这种现象称为遗传易感性。但是，具有遗传易感性的个体最终是否发病，还与个体的生活方式和行为习惯、生态环境等环境因素是否健康密切相关。

2．年龄　慢性病可以发生在任何年龄，但是多数慢性病发病率随着年龄的增大而升高。

老龄是慢性病的重要危险因素，人口老龄化是目前慢性病爆发流行的重要原因之一。晚年起病，显示了慢性病发病过程中环境与遗传作用的累积效应。

（三）自然环境和社会环境因素

1. 自然环境　自然环境的破坏，如空气污染、噪声污染、水源土壤污染等，均与肿瘤的发病密切相关。

2. 社会环境　社会环境中社会经济发展水平、社会组织健全程度、教育普及程度、社会居住条件、医疗保健服务体系等均会直接或间接地影响人们的生活方式和行为习惯，从而影响慢性病的发生。慢性病在世界各国分布广泛，但在不同国家、不同地区存在明显的差别，其中很重要的原因就是社会环境的差别。在工业发达国家，慢性病患病率与死亡率持续升高维持在一个较高水平，且居高不下，而发展中国家慢性病呈迅速上升的趋势，增幅显著。

三、以社区为基础的慢性病防治

（一）防治策略

社区是人们生活和工作的场所，社区卫生服务对于广大居民具有可及性、综合性、持续性等特点，是慢性病管理的最佳场所。慢性病的发生、发展是一个连续、动态的过程，慢性病防治须将疾病的预防和治疗有机地结合。根据我国慢性病的流行病学特点，以社区为基础的慢性病防治策略包括以下几个方面：

1. 以三级预防为框架。
2. 积极面向一般人群、高危人群和患者人群三类人群。
3. 重点关注危险因素控制、早诊断早治疗和规范化管理三个重要环节。
4. 综合运用健康促进、健康教育和健康 / 疾病管理三个手段。
5. 重点针对性干预烟草使用、不合理膳食、身体活动不足三种行为危险因素。
6. 降低超重 / 肥胖、血压升高、血糖升高和血脂异常四种危险因素。
7. 重点防控心脑血管疾病、恶性肿瘤、慢性呼吸系统疾病和糖尿病等慢性病。

知识链接

慢性病的三级预防

慢性病的三级预防是根据对疾病病因的认识、机体的调节功能和代偿状况以及对疾病自然史的了解，针对疾病自然史的不同阶段采取相应措施，阻止疾病发生和发展的连续性的、梯次性的过程，包括一级预防、二级预防和三级预防。

一级预防（primary prevention）亦称为病因预防，是在疾病尚未发生时针对病因（或危险因素）采取措施，也是预防疾病和消灭疾病的根本措施。WHO 提出“合理膳食、适量运动、戒烟限酒、心理平衡”人类健康四大基石是一级预防的基本原则。

二级预防（secondary prevention）亦称“三早”预防，即早发现、早诊断、早治疗，是防止或减缓疾病发展而采取的措施。

三级预防（tertiary prevention）亦称临床预防，主要是通过积极的治疗和康复，防止伤残和促进功能恢复，提高生存质量，延长寿命，降低病死率。

（二）工作程序

1．社区动员　其目的是把为满足社区居民需求的社会目标转化成群众广泛参与的社区行动。具体内容和手段包括：了解慢性病现状，向政府和卫生行政领导报告与宣传，利用新闻媒介传播手段进行广泛的宣传教育，建立网络组织，进行技术培训等。

2．社区诊断　其目的是为了确定社区的主要公共卫生问题，寻找造成这些公共卫生问题的可能原因和影响因素，确定本社区综合防治的健康优先问题与重点干预人群，为社区综合防治效果的评价提供基础资料。内容有社会人口学诊断，流行病学诊断，行为与环境诊断，教育与组织诊断，管理与政策诊断。

3．制订慢性病防治规划　其目的是规划和配置社区内社会资源和卫生资源，明确综合防治的基本步骤、基本措施、实施方法和评价方法的决策程序和工作流程。制订规划应掌握五项原则，即综合性、计划性、科学性、可评价性及针对性。内容包括策略、对策、措施、场所与目标的确定。

4．实施社区综合防治干预措施　其目的是针对社区不同目标人群，通过有计划、有组织的健康促进、健康教育、健康/疾病管理，最终提高人群的生活质量。一般来说，干预的近期目标为人群知识、态度和行为的改变，也可为社区环境、政策和服务的改变，中期目标为危险因素改变，远期目标为疾病相关临床指标改变。

5．建立社区防治监测系统　其目的是通过长期系统地收集、分析有关资料，适时地进行评价，使公共卫生政策不断完善。

6．社区干预评价　其目的是通过对整个综合防治规划各项活动的发展和实施、适合程度、效率、效果、费用等进行分析比较，反馈信息，改进和调整规划的实施，为确定是否终止或扩大现有的规划，或设计新的规划提供依据。

第二节　高血压

案例

刘先生，56岁，退休工人，因“头晕伴耳鸣2个月”咨询社区卫生服务中心的护士。体格检查发现患者血压180/90mmHg。2年前，患者例行体检时曾发现血压150/90mmHg，但因当时没有任何症状未予以重视，未就诊。

问题与思考：

1．2年前患者血压仅轻度升高，又没有任何症状，是否可以排除高血压？

2．社区护士应如何对该患者实施健康管理？

原发性高血压（primary hypertension）是以血压升高为主要临床表现，伴或不伴多种心血管危险因素的综合征，通常简称为高血压。高血压是多种心、脑血管疾病的重要病因和危险因素，影响心、脑、肾等重要脏器的结构和功能，最终导致这些器官的功能衰竭。在世界许多国家，高血压是造成残疾及死亡的主要原因之一。因此，高血压被认为是一种危害社区人群健康最严重的疾病，被列为国家社区慢性病管理和预防的重点疾病。

根据1999年世界卫生组织和国际高血压学会（WHO/ISH）高血压治疗指南，高血压诊断标准为：未服抗高血压药的情况下，收缩压≥140mmHg和（或）舒张压≥90mmHg。WHO/ISH提出的高血压分类标准，见表8-1。

表8-1　血压的定义和分类（WHO/ISH，1999）

类别	收缩压（mmHg）	舒张压（mmHg）
正常血压	＜120	＜80
正常高值	120～139	80～89
高血压		
1级（轻度）	140～159	90～99
2级（中度）	160～179	100～109
3级（重度）	≥180	≥110
单纯收缩期高血压	≥140	＜90

注：当收缩压和舒张压分别属于不同分级时，以较高的级别作为标准。该标准适用于任何年龄的成年男性和女性。

一、病因及流行病学特点

（一）病因

1．遗传　高血压具有明显的家族聚集性，父母均有高血压，子女的发病概率高达46%，约60%高血压患者可有高血压家族史。

2．超重或肥胖　超重或肥胖是血压升高的重要危险因素。一般采用体质指数（body mass index，BMI）来衡量肥胖程度，即体重（kg）/身高(m)^2（以20～24为正常范围）。血压与BMI呈正相关，腹型肥胖者容易发生高血压。

3．钠盐摄入过多　流行病学研究显示，不同地区人群血压水平和高血压的患病率与钠盐摄入量呈正相关，摄盐越多，血压水平和高血压患病率越高。此外，还有研究显示，钾摄入量与血压呈负相关，低钙饮食与高血压发生有关。

4．高脂血症　血液中过量的胆固醇和脂肪可引起动脉硬化，广泛的动脉硬化又可导致高血压。

5．吸烟　烟雾中的有害物质可损伤动脉内膜，引起动脉粥样硬化，并刺激交感神经引起小动脉收缩，使血压升高。吸烟者高血压患病率明显高于非吸烟者。

6．大量饮酒　长期大量饮酒容易引起顽固性高血压。乙醇（酒精）可使高血压患者对降压药物的敏感性下降。

7．精神应激　人在长期精神紧张、压力、焦虑或长期环境噪音、视觉刺激下均可引起高血压，因此，城市脑力劳动者高血压患病率超过体力劳动者，从事精神紧张度高的职业和长期噪音环境中工作者患高血压较多。

（二）流行病学特点

高血压患病率在全世界都高，其患病率与工业化程度相关，同时存在地区和种族差别。欧美等发达国家的成人高血压患病率为10%～20%。我国高血压的患病率不如西方国家，但却呈上升趋势。我国高血压患病率和流行存在地区、城乡和民族差别，北方高于南方，东部高于西部，城市高于农村，高原少数民族地区患病率较高。高血压的患病率也随年龄而上升，发病率在性别差别上男性高于女性。据2002年卫生部组织的全国居民营养与健康状况调查资料显示，我国成人高血压患病率为18.8%。2010年《中国慢性病及其危险因素监测报告》显示，我国18岁及以上居民1/3（33.5%）患高血压，而在高血压患者中，仅有1/3（35.7%）被医疗机构明确诊断并知晓，在已知晓的高血压患者中，4/5（80.4%）患者接受了药物治疗。我国高血压患病率迅猛提高的趋势不容忽视。

二、临床表现

本病通常起病缓慢，早期常无症状，可于例行检查时发现血压升高。少数患者则在发生心、脑、肾等重要脏器损害的并发症后才被发现。高血压的主要危害是持续血压升高可导致人体重要组织器官功能损害。

1．脑血管　头痛、头晕是高血压患者常见症状，如血压急剧增高可引起脑血管痉挛，短暂的脑血管痉挛可引起一时性脑缺血，患者可出现头痛、失语、肢体瘫痪，数分钟或数天恢复；广泛而剧烈的脑血管痉挛可引起脑水肿，使颅内压增高，表现为患者血压显著增高，头痛剧烈，可合并呕吐、抽搐或昏迷，这种情况又称高血压脑病。血压骤然升高还可导致脑出血，表现为发病急、头痛、失语、面瘫、呕吐、嗜睡或昏迷。

2．心脏　长期高血压可引起心脏组织结构和功能的改变，包括心肌肥厚、心脏扩大。在心功能代偿期可无明显症状，当心功能失代偿时常发生左心衰竭；在病变晚期患者可出现心律失常。合并冠心病的患者可发生心绞痛或出现心肌梗死。

3．肾　长期高血压造成肾小动脉硬化，可导致肾功能减退。患者可出现夜尿增多，尿中出现蛋白、管型和红细胞；晚期可出现氮质血症和尿毒症。

4．眼底改变　高血压引起的眼底病变早期可见视网膜动脉痉挛，动脉变细；逐步发展致视网膜动脉狭窄，动静脉交叉压迫，眼底出血或棉絮状渗出、视神经盘水肿。

三、治疗原则

治疗高血压的目的是降低血压，防止和减少靶器官损伤，最大限度地降低死亡率和病残率。需长期，甚至终身治疗。治疗方法包括两大类：

1．非药物治疗　包括适当运动、减轻体重、控制热量摄入、合理膳食、降低血脂、限制钠盐、保持心理平衡、戒烟等，是轻度高血压的主要疗法及控制中、重度高血压的基础。

2．药物治疗　目前常用降压药物包括利尿剂（如氢氯噻嗪、呋塞米）、β受体阻滞剂（如美托洛尔、阿替洛尔）、钙通道阻滞剂（如硝苯地平、地尔硫䓬、尼群地平、非洛地平）、血管紧张素转换酶抑制剂（如卡托普利、贝那普利）、血管紧张素Ⅱ受体阻滞剂（如氯沙坦、缬沙坦）、α_1受体阻滞剂（如哌唑嗪、特拉唑嗪）等6大类，可单用或联合应用。一般需长期、甚至终身治疗。

四、家庭与社区护理

（一）家庭用药指导

对于高血压的治疗，社区护士的重要任务之一就是通过健康教育，提高患者和家属的遵医行为，提高对药物治疗的依从性，保证药物的作用，达到将患者血压控制在理想水平、防止血压大范围波动的目的。社区护士应指导患者遵医嘱用药，不要随意增减剂量或更换药物，更不要随意停药。用药期间定期测量血压。

（二）饮食护理指导

1．限制钠盐摄入。在日常生活中，大多数人群膳食的含盐量为 10 ～ 15g，远远超过机体的需要量。WHO 发布的标准是每人每天盐的摄入量不超过 6g，中国营养学会发布的标准是每人每天盐的摄入量不超过 10g，但目前我国每人每天盐的摄入量达到 15 ～ 20g。护士应教会患者及家属盐腌食物尽量不吃，味精、小苏打以及饮料中的防腐剂因含有钠盐，也应少用。

2．保证充足的钾、钙摄入。指导患者多食绿色蔬菜、水果、豆类、家禽、鱼、瘦肉、牛奶、虾皮、蘑菇、紫菜等含钾、钙高的食物。

3．限制能量摄入，控制体重。指导患者可适当进食瘦肉、家禽、鱼类、牛奶、鸡蛋等，并适当进降脂食物，如洋葱、大蒜、香菇、木耳、紫菜、海带等，尽量不进食刺激性食物，如辣椒、花椒、桂皮等。

4．减少脂肪摄入，补充适量蛋白质，如牛奶、鱼类等。

5．忌酗酒，宜戒烟。指导高血压患者适量饮酒，并逐渐戒酒。吸烟能促进动脉硬化性心脏病发生和发展，劝导患者应完全戒烟。

6．增加粗纤维食物摄入，预防便秘，因用力排便可使收缩压上升，甚至造成血管破裂。

（三）日常生活指导

1．注意劳逸结合，坚持有规律生活，保证有充足睡眠时间，做到不熬夜、不长时间看书、看电视、上网等。

2．注意心理平衡，保持轻松稳定情绪，遵循治疗方案，建立与高血压做长期斗争的信心，树立积极向上的生活态度，消除或避免各种不良因素对情绪的影响。

3．注意饮食要少量多餐，不宜过饱，保持大便通畅，坚持低盐、低脂、低胆固醇和少糖、高纤维素的饮食原则，坚持戒烟限酒。

4．注意洗澡应在血压稳定期，且水温不宜过热或过冷，以保持在 40℃为宜，洗澡时间不要过长，不要洗蒸气桑拿浴。

5．注意适量运动，选择骑自行车、健身操、快步行走、游泳等方式进行循序渐进的有氧运动，做到持之以恒，避免参加举重、俯卧撑等运动，避免参加竞争性质的活动。

（四）随访管理

定期对社区高血压患者随访，评估血压、心率、体重、体质指数（BMI）等各项健康指标，询问患者疾病情况和生活方式，了解患者服药情况、治疗和护理的效果，根据高血压患者管理规范给予相应的干预，并填写随访服务记录表（表 8-2）。随访可采取预约患者到门诊就诊、电话追踪和家庭访视等多种方式。对原发性高血压患者，每年要提供至少 4 次面对面的随访。

表 8-2 高血压患者随访服务记录表

姓名：　　　　　　　　　　　　　　　　　　　　　　　编号□□□-□□□□□

随访日期		年 月 日	年 月 日	年 月 日	年 月 日
随访方式		1门诊2家庭3电话□	1门诊2家庭3电话□	1门诊2家庭3电话□	1门诊2家庭3电话□
症状	1 无症状 2 头痛头晕 3 恶心呕吐 4 眼花耳鸣 5 呼吸困难 6 心悸胸闷 7 鼻出血不止 8 四肢发麻 9 下肢水肿	□/□/□/□/ □/□/□/□ 其他：	□/□/□/□/ □/□/□/□ 其他：	□/□/□/□/ □/□/□/□ 其他：	□/□/□/□/ □/□/□/□ 其他：
体征	血压（mmHg）				
	体重（kg）	/	/	/	/
	体质指数	/	/	/	/
	心率				
	其他				
生活方式指导	日吸烟量（支）	/	/	/	/
	日饮酒量（两）	/	/	/	/
	运动	次/周 分钟/次	次/周 分钟/次	次/周 分钟/次	次/周 分钟/次
	摄盐情况（咸淡）	轻/中/重	轻/中/重	轻/中/重	轻/中/重
	心理调整	1良好 2一般 3差 □	1良好 2一般 3差 □	1良好 2一般 3差 □	1良好 2一般 3差 □
	遵医行为	1良好 2一般 3差 □	1良好 2一般 3差 □	1良好 2一般 3差 □	1良好 2一般 3差 □
辅助检查*					
服药依从性		1规律 2间断 3不服药□	1规律 2间断 3不服药□	1规律 2间断 3不服药□	1规律 2间断 3不服药□
药物不良反应		1无 2有______□	1无 2有______□	1无 2有______□	1无 2有______□
此次随访分类		1控制满意 2控制不满意 3不良反应 4并发症 □	1控制满意 2控制不满意 3不良反应 4并发症 □	1控制满意 2控制不满意 3不良反应 4并发症 □	1控制满意 2控制不满意 3不良反应 4并发症 □

续表

姓名：　　　　　　　　　　　　　　　　　　　　　　编号□□□-□□□□□

随访日期		年　月　日		年　月　日		年　月　日		年　月　日	
用药情况	药物名称 1								
	用法用量	每日　次	每次　mg	每日　次	每次　mg	每日　次	每次　mg	每日　次	每次　mg
	药物名称 2								
	用法用量	每日　次	每次　mg	每日　次	每次 mg	每日　次	每次　mg	每日　次	每次　mg
	药物名称 3								
	用法用量	每日　次	每次　mg	每日　次	每次　mg	每日　次	每次　mg	每日　次	每次　mg
	其他药物								
	用法用量	每日　次	每次　mg	每日　次	每次　mg	每日　次	每次　mg	每日　次	每次　mg
转诊	原 因								
	机构及科别								
下次随访日期									
随访医生签名									

五、预防

高血压的三级预防可提高知晓率、服药率和控制率，预防和控制高血压并发症，降低致残率和死亡率。

1．一级预防　其目的是避免和推迟高血压的发生。通过以倡导健康生活方式为主要内容的健康教育和健康促进活动，提高社区人群对高血压危害性的认识和重视，帮助社区人群树立自我保健意识和提高自我监测能力。健康教育和健康促进活动的内容主要是指导社区人群养成良好的生活方式，即合理饮食、适当运动、保持心态平衡、戒烟限酒等；定期健康体检，如测量血压、体重等。

2．二级预防　其目的是早发现、早治疗。对社区内年龄≥ 35 岁常住居民进行高血压筛查，一般一年至少测量一次血压，高危人群每半年至少测量一次血压，并接受医务人员的生活方式指导。对第一次发现收缩压≥ 140mmHg 和（或）舒张压≥ 90mmHg 的居民在去除可能引起血压升高的因素后预约其复查，非同日 3 次血压高于正常，可初步诊断为高血压。对已确诊的原发性高血压患者纳入高血压患者健康管理，通过定期随访、指导用药和健康教育等手段，进行规范化治疗与管理。社区高血压筛查流程见图 8-1。

3．三级预防　加强患者随访，积极治疗高血压，每年进行一次较全面的健康检查，及早发现并积极治疗并发症，同时进行康复治疗。

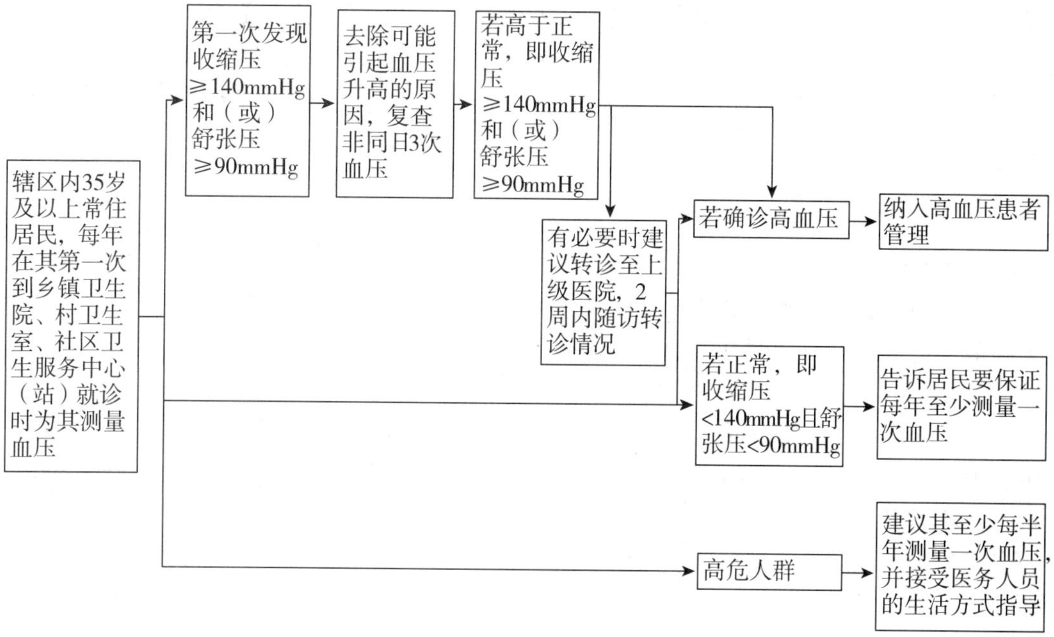

图 8-1 社区高血压筛查流程

第三节 糖尿病

案例

王先生，45岁，软件工程师，患2型糖尿病5年，目前采用二甲双胍治疗，但服药不规律，未监测血糖，除偶感疲乏，无其他不适主诉。平时食欲佳，饮食未控制，喜欢吃肉，不喜欢吃蔬菜，每日进食肉类约250g，进食主食约400g。不喜欢运动，每日以车代步。对糖尿病知识不太了解，认为“想吃就是身体需要”“自己没有不舒服，身体就没什么事”。妻子非常关心他的身体，陪同他到社区服务中心就诊。患者身高167cm，体重78kg，血压150/85mmHg，体型肥胖。查餐后2小时血糖12mmol/L，糖化血红蛋白8.5%。

问题与思考：

1. 目前患者糖尿病控制是否达标？
2. 目前患者糖尿病管理中最重要的问题是什么？应如何处理？

糖尿病（diabetes mellitus）是由遗传和环境因素相互作用而引起的、以胰岛素分泌缺陷和（或）胰岛素作用缺陷为主要病理生理改变的、以慢性高血糖为特征的代谢紊乱综合征。胰岛素分泌缺陷和（或）胰岛素作用缺陷是糖尿病发病的两个基本环节。

糖尿病分为 1 型糖尿病、2 型糖尿病、其他特殊类型糖尿病和妊娠期糖尿病。其中最常见的为2型糖尿病，占糖尿病患者的90% ~ 95%，其次为1型，占5% ~ 10%，其他特殊类型糖尿病仅占不足1%。妊娠期糖尿病患者大多在分娩后可能恢复正常，但相当多的患者以后可发展为2型糖尿病。2型糖尿病是社区最常见的类型，也是本节讨论的重点。

一、病因及流行病学特点

（一）病因

糖尿病的病因和发病机制尚未完全明了。目前认为糖尿病的发生与遗传、自身免疫和环境等因素有关。2型糖尿病的发病尤其与下列危险因素有关。

（1）遗传因素：2型糖尿病发病常有家族聚集性。美国卫生和营养调查发现约35% 2型糖尿病患者的双亲，有1位或2位患有糖尿病，糖耐量减低者中有27%的双亲中有1位或2位患有糖尿病。目前与2型糖尿病发病相关的基因尚不明确，但可以肯定的是，该病是由多个基因及环境因素综合引起的复杂疾病。

（2）肥胖：肥胖是2型糖尿病的一个重要危险因素。糖尿病的患病与肥胖程度和肥胖类型有密切关系。中心型肥胖，或称腹型、内脏型、苹果型肥胖（主要是大网膜和肠系膜脂肪增多），与2型糖尿病的发生尤为密切。

（3）总热量摄入过多和（或）体力活动减少：在发展中国家，由于国民经济迅速发展，人民生活水平不断改善，营养过剩，体力活动明显减少，超重和肥胖者急剧增多，乃是2型糖尿病患病的重要因素。

（4）人口老龄化：糖尿病的患病率随年龄的增加而增高。由于经济的发展和医疗条件的改善，人均寿命延长，不少国家逐步进入老年社会，也是糖尿病患病率增高的因素。

（5）其他：临床流行病学调查表明，原发性高血压、高脂血症、吸烟、妊娠妇女和宫内营养不良出生低体重的人群均是2型糖尿病的高危人群。

（二）流行病学特点

当今世界，随着经济的高速发展和工业化进程的加速，糖尿病患病率和糖尿病患者数量急剧上升，糖尿病及其并发症给人类健康和社会发展带来了严重的负担。根据国际糖尿病联盟（International Diabetes Federation，IDF）统计，在2000年全球有糖尿病患者1.51亿，而目前糖尿病患者已达2.85亿，按目前的增长速度，估计到2030年全球将有近5亿人患糖尿病。值得注意的是，糖尿病已不仅仅是发达国家的“富贵病”，包括中国在内的发展中国家也已成为糖尿病的重灾区。

近30年我国糖尿病发病率持续急剧的增长，引起了国内外的广泛关注。2008年中华医学会糖尿病学分会（Chinese Diabetes Society，CDS）的调查显示，在20岁以上的人群中，糖尿病患病率为9.7%，而糖尿病前期的比例更高达15.5%，相当于每4个成年人中就有1个高血糖状态者，更为严重的是我国60.7%的糖尿病患者未被诊断而无法及早进行有效的治疗。由于中国是世界上人口最多的国家，其庞大的人口基数使中国背负着极大的糖尿病负担，糖尿病患者人数占全球糖尿病患者总数的1/3，居世界第一位。

糖尿病的慢性血管并发症对患者的生命和生活质量威胁极大，给家庭以及患者个人带来了沉重的经济负担。2010年全世界11.6%的医疗卫生费用花费在防治糖尿病上，WHO估计2005年至2015年中国由于糖尿病及相关心血管疾病导致的经济损失达5577亿美元。而糖尿病复杂的发病过程使人类至今尚未找到根治的方法，这就意味着患者需要终身接受治疗，但遗憾的是，即使是在发达国家，也有约 2/3 的患者得不到有效管理。在发展中国家，糖尿病控制状况更不容乐观，据我国 2003 年、2004 年、2006 年大中型城市门诊的调查表明，仅有 1/4 的糖尿病患者糖化血红蛋白（HbA1c）达标（< 6.5%）。2013 年最新的全国性调查表明，血糖、血压、血脂等代谢指标均达标率不足 10%。据估计，我国每年糖尿病医疗费用已达到 1734 亿元人民币，是非糖尿病患者的 3 ～ 4 倍，约占家庭收入的 22%。

二、临床表现

本病多数起病缓慢，逐渐进展。临床表现可归纳为两方面：糖、脂肪及蛋白质代谢紊乱症候群；器官并发症及伴发病的功能障碍表现。初诊时糖尿病患者可呈现以下一种或几种表现。

1．慢性代谢紊乱　典型的“三多一少”症状（即多饮、多食、多尿、体重减轻），仅见于部分患者。2 型糖尿病患者如出现典型的“三多一少”症状常提示已发病至少 5 ～ 10 年，可能已合并不同程度慢性并发症。

2．急性代谢紊乱　酮症酸中毒最多见。1 型糖尿病患者常有自发酮症倾向，2 型糖尿病患者常在某些应激情况（如感染、手术、外伤等）下发生。非酮症高渗综合征虽相对少见，但死亡率高，多见于 50 ～ 70 岁的老年人，约 2/3 患者于发病前无糖尿病病史或仅为轻症，常见诱因有感染、急性胃肠炎、脑血管意外、不合理限制饮水等，少数未诊断糖尿病者可因输入葡萄糖液或因口渴而大量饮用含糖饮料诱发。

3．慢性器官功能障碍　患者可因眼、肾、神经、心血管等器官和组织的糖尿病慢性并发症的表现就诊。糖尿病的慢性并发症分为大血管病变和微血管病变两大类。前者主要累及大、中血管引起冠心病、脑血管病、肾动脉硬化、下肢动脉硬化等，后者主要累及微血管引起糖尿病肾病、视网膜病变和神经病变等。糖尿病各种慢性并发症是糖尿病患者致残和死亡的主要原因。糖尿病患者并发冠心病者比非糖尿病高 2 ～ 3 倍，并发脑卒中者比非糖尿病高 4 ～ 10 倍，心脑血管疾病是 2 型糖尿病患者的主要死因。因糖尿病肾病致尿毒症者比非糖尿病高 17 倍，因糖尿病下肢血管病变而截肢者比非糖尿病高 20 倍，因糖尿病视网膜病变致盲者比非糖尿病高 25 倍。另外，继发于神经病变、下肢血管病变和感染等因素的糖尿病足可致残，并严重影响糖尿病患者的生活质量。

4．感染　患者可因并发皮肤、外阴、泌尿系感染或肺结核就诊时检查而发现糖尿病。

5．无任何症状　仅在常规健康检查、手术前或妊娠常规化验中被发现。必须指出，糖尿病流行病学调查表明至少约一半糖尿病患者无任何症状，仅在检测血糖后确诊。

三、治疗原则

糖尿病的治疗应采用综合性治疗的策略，包括降糖、降压、调脂、抗凝、控制体重和改善生活方式等治疗措施。治疗是终生的，必须长期坚持。其中，降糖治疗包括糖尿病自我管理教育、饮食治疗、运动治疗、自我监测及药物治疗五方面。

糖尿病自我管理教育是提高患者自我管理能力和促进糖尿病长期管理的主要手段。饮食治疗是最基本的治疗措施，应以控制总热量为原则，实施高糖类（碳水化合物，占总热量的 55% ～ 65%）、低脂肪（占总热量的 20% ～ 30%）、适当蛋白质（总热量< 15%）、高纤维素、

维生素丰富的饮食，同时强调少量多餐、定时、定量。运动治疗的原则强调因人而异、循序渐进、相对定时定量、适可而止。自我血糖监测是判断血糖控制效果的有效手段。药物治疗，包括口服降糖药物、胰高血糖素样肽 -1（GLP-1）受体激动剂、胰岛素治疗，是糖尿病血糖控制的主要手段。口服降糖药物包括双胍类、磺脲类及非磺脲类胰岛素促泌剂、α- 葡萄糖苷酶抑制剂、胰岛素增敏剂、二肽基肽酶 -4（DPP-4）抑制剂等。胰岛素治疗又分为超短效、短效、中效及长效等制剂。

2 型糖尿病高血糖治疗路径见图 8-2。

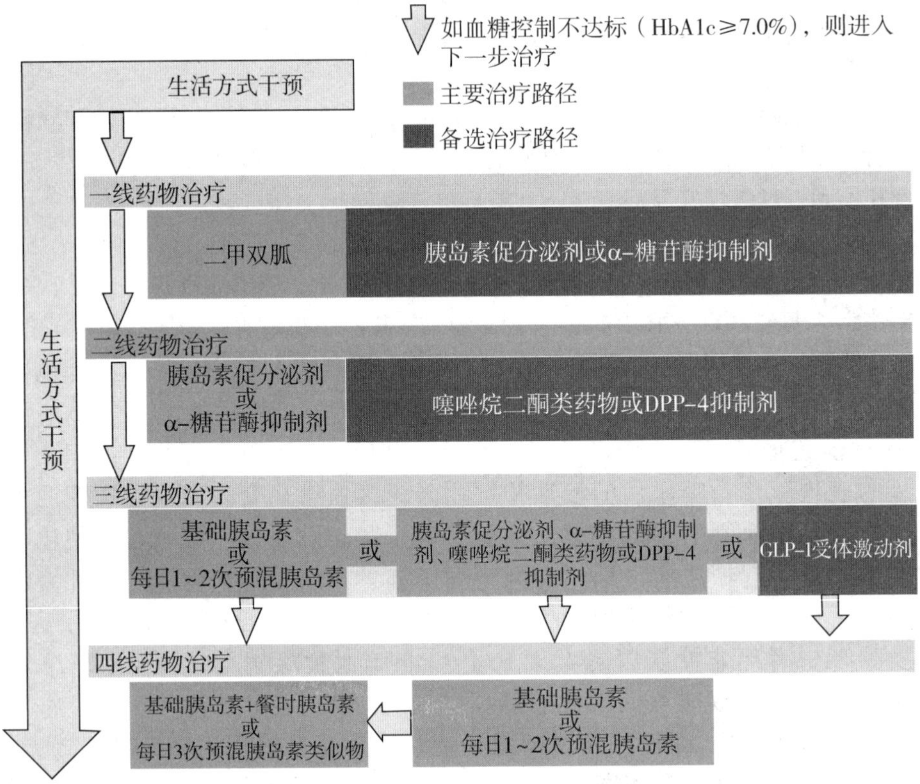

图 8-2　型糖尿病高血糖治疗路径

注：HbA1c 为糖化血红蛋白；DPP-4 为二肽基肽酶 -4；GLP-1 为胰高血糖素样肽 -1。

2 型糖尿病理想的综合控制目标视患者的年龄、合并症、并发症等不同而异，详见表 8-3。HbA1c 是反映血糖控制水平的主要指标之一。一般情况下，HbA1c 的控制目标应小于 7%。但血糖控制目标应个体化，病程较短、预期寿命较长、没有并发症、未合并心血管疾病的 2 型糖尿病患者在不发生低血糖的情况下，应使 HbA1c 水平尽可能接近正常。治疗未能达标不应视为治疗失败，控制指标的任何改善对患者都将有益，将会降低相关危险因素引发并发症的风险。

表 8-3 2 型糖尿病的控制目标

检测指标	目标值
血糖[1]（mmol/L）	4.4 ~ 7.0（空腹） ＜ 10.0（非空腹）
HbA1c（%）	＜ 7.0
血压（mmHg）	＜ 140/80
总胆固醇（mmol/L）	＜ 4.5
HDL-C（mmol/L）	>1.0(男 性) >1.3(女 性)
甘油三酯（mmol/L）	＜ 1.5
LDL-C（mmol/L）	＜ 2.6(未合并冠心病) ＜ 1.8(合并冠心病)
体重指数（kg/m^2）	＜ 24.0
尿白蛋白 / 肌酐比值（mg/mmol）	＜ 2.5（男性 22.0mg/g） ＜ 3.5（女性 31.0mg/g）
尿白蛋白排泄率	＜ 20.0 μ g/min（30.0mg/24h）
主动有氧活动（分钟 / 周）	≥ 150

注：1 毛细血管血糖。1mmHg=0.133kPa。HbA1c：糖化血红蛋白。HDL-C：高密度脂蛋白胆固醇。LDL-C：低密度脂蛋白胆固醇

四、家庭与社区护理

1．糖尿病自我管理教育　糖尿病是一种终身性疾病，患者的行为和自我管理能力是疾病控制是否成功的关键。因此，糖尿病的控制不是传统意义上的治疗而是系统的管理。社区护理工作中，教育形式可以是大课堂式、小组式和个体化的咨询与指导。具体内容可包括：疾病的自然进程、临床表现、危害以及如何防治急慢性并发症，个体化的治疗目标、生活方式干预措施和饮食计划、规律运动和运动处方，药物治疗配合，胰岛素注射、自我血糖或尿糖监测的操作方法，口腔护理、足部护理、皮肤护理的技巧，当发生特殊情况的应对（如疾病、低血糖、应激和手术时），孕期指导和监护等。

2．饮食护理　与患者共同讨论饮食控制的重要意义，在控制总热量的前提下，根据患者的口味和患者共同制定可以长期执行的饮食治疗食谱，给予个体化的指导。

3．运动与休息　平日鼓励患者运动，选择快走、慢跑等中低强度的运动方式，宜于餐后 1 小时进行，每日 30 分钟以上，同时指导患者注意运动安全，避免发生低血糖。

4．药物护理　强调坚持正确服药以及和饮食配合的重要性，必要时让家人参与，提醒患者。对于使用胰岛素的患者，教会其本人及家人辨认不同剂型、准确抽吸和注射以及注射部位的轮换等技巧，定期评估注射部位，预防脂肪萎缩和硬结形成。

5．预防损伤和感染　保持皮肤清洁，尤其是口腔、会阴、足部的清洁；勤剪指甲，避免搔抓损伤皮肤；教会正确剪趾甲的方法，注意安全，预防损伤；内衣宽松透气，注意鞋袜干净、合适；注意热水、热水袋、电暖气等的安全使用，预防烫伤。每日检查足部等易损伤部位，及早发现微小损伤和感染。

6．低血糖的处理　低血糖是糖尿病治疗过程中常见的并发症。轻度低血糖时可出现心悸、手抖、出冷汗等表现；严重时可出现昏迷、甚至死亡。预防低血糖应注意以下几点：药物治疗逐渐加量，谨慎进行调整；定时、定量进食；在体力活动前吃一些碳水化合物；不饮酒过量。如出现低血糖症状，意识清醒的患者应尽快口服含糖的饮料，或吃一些糖果、点心等。意识不清的患者应立即送医院治疗。低血糖诊治流程见图 8-3。

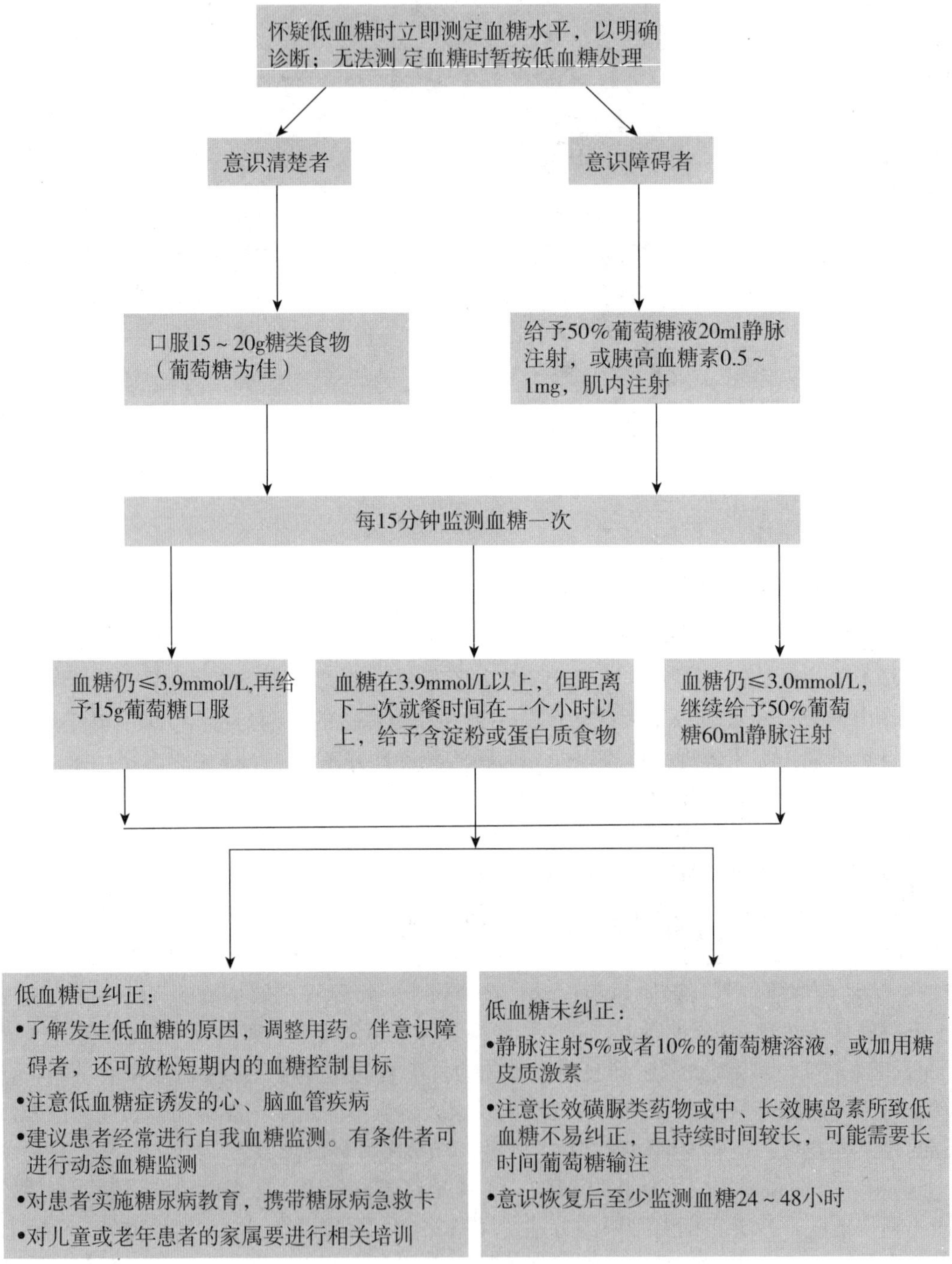

图 8-3　低血糖诊治流程

五、预防

1．一级预防 一级预防的目标是纠正可控制的糖尿病危险因素，预防糖尿病的发生。针对一般人群，加强宣传糖尿病知识，提高人群对糖尿病及其危害性的认识；提倡健康的生活方式；定期体检，一旦发现血糖异常，及早进行干预。针对高危人群，开展糖尿病教育，强调调节体重至正常，防止摄入能量过多，避免肥胖，鼓励体育活动，宣传情绪和心理状态与糖尿病的关系以及糖尿病的各种危险因素等。

对糖尿病前期的人群进行干预治疗和管理，预防或延迟糖耐量异常（impaired glucose tolerance，IGT）向 2 型糖尿病转变。干预治疗包括行为方式和药物干预两方面。行为方式的干预包括限制总热量摄入，降低饮食中脂肪（主要是饱和脂肪酸的含量）含量，增加纤维素的含量，以及增加体育活动等；药物干预可采用二甲双胍、α - 葡萄糖苷酶抑制剂（阿卡波糖）和胰岛素增敏剂等。

2．二级预防 二级预防的目标是尽早发现无症状的糖尿病患者，及早给予规范治疗，预防并发症发生风险。

对高危群体的糖尿病筛查是糖尿病二级预防中的重要环节，推荐采用口服葡萄糖耐量试验（oral glucose tolerance test, OGTT），根据空腹血糖和糖负荷后 2 小时血糖结果进行诊断。行 OGTT 有困难的情况下可筛查空腹血糖。但仅筛查空腹血糖会有漏诊的可能性。

对新诊断和早期 2 型糖尿病患者，采用严格控制血糖的策略；对于没有明显糖尿病血管并发症但具有心血管疾病危险因素的 2 型糖尿病患者，采取降糖、降压、降脂［主要是降低低密度脂蛋白胆固醇（LDL-C）］和应用阿司匹林来预防心血管疾病和糖尿病微血管病变的发生。

3．三级预防 针对已确诊的糖尿病患者采取各种综合措施，预防和延缓各种糖尿病慢性并发症及其导致的残疾。具体措施如下：

（1）积极进行糖尿病自我管理教育，提高患者对糖尿病慢性并发症的认识和自我管理的能力。

（2）认真实施日常糖尿病规范的管理，控制与各种慢性并发症有关的危险因素。首先要积极控制高血糖，合理进行血压控制、血脂控制和阿司匹林的使用，这是防治糖尿病慢性并发症的基础。但是，在年龄较大、糖尿病病程较长和已经发生了心血管疾病的患者中，要充分平衡血糖控制的利弊，在血糖控制目标的选择上采用个体化的策略。对年龄较大、糖尿病病程较长和已经发生了心血管疾病的 2 型糖尿病患者，应在个体化血糖控制的基础上采取降压、调脂（主要是降低 LDL-C）和应用阿司匹林的措施来减少心血管疾病反复发生和死亡，并减少糖尿病微血管病变发生的风险。

（3）并发症的早期诊断、早期治疗。糖尿病慢性并发症起病隐匿，早期常无明显临床表现。一旦进展至临床阶段，其病变和功能常已不可逆转，并呈进行性恶化，因而，定期进行尿白蛋白、血压、血脂和眼底检查等对预后是十分重要的。

（李明子 刘 雷）

第四节　社区冠心病患者的护理与管理

案例

张先生，54岁，一年前曾被诊断为心绞痛，经治疗后病情稳定。近日因工作劳累出现心前区疼痛，疼痛发作时含服硝酸甘油无效，即去医院就诊，在急诊候诊的过程中突然出现心前区疼痛，急诊医生下医嘱给硝酸甘油舌下含服，很快缓解。张先生的硝酸甘油是8月前购买的，曾用过2次效果明显。

问题与思考：

1．为什么张先生此次服用硝酸甘油没有效果？

2．社区护士如何指导张先生避免疾病的复发？

冠状动脉粥样硬化性心脏病（coronary atherosclerotic heart disease）又称缺血性心脏病，简称冠心病，是指冠状动脉粥样硬化使管腔狭窄或阻塞，和（或）因冠状动脉功能性改变（痉挛）导致心肌缺血、缺氧或坏死而引起的心脏病。冠心病可分为无症状性心肌缺血、心绞痛、心肌梗死、缺血性心肌病和猝死等类型。

一、病因及流行病学特点

（一）病因

1．高血压　国内外研究表明，无论是收缩压还是舒张压升高，冠心病的危险性随之增高。血压升高可导致冠状动脉或脑动脉粥样硬化，冠状动脉粥样硬化患者 60% ~ 70% 伴有高血压，高血压患者患冠心病者是血压正常者的 3 ~ 4 倍。

2．吸烟　吸烟可造成动脉壁氧含量不足，促进动脉粥样硬化的形成。吸烟者与不吸烟者相比，本病的发病率和病死率增高 2 ~ 6 倍，且与每天吸烟的支数呈正比，被动吸烟也是冠心病的危险因素。

3．血脂异常　血脂异常是 65 岁以上老人冠心病最基本的危险因素。总胆固醇、甘油三酯、低密度脂蛋白增高，以及高密度脂蛋白降低是冠心病的危险因素。

4．肥胖　肥胖往往并发血脂异常、高血压病等。如体重超过正常的 20%，尤其是在短期内明显增加者，动脉硬化可急剧发展。

5．糖尿病　由于糖尿病患者多伴有血脂代谢紊乱，同时高血糖对动脉血管内膜的损伤、凝血Ⅷ因子增高、血小板黏附增加，使动脉硬化发病率明显增加。糖尿病患者中心血管疾病风险较非糖尿病者增加 2 ~ 5 倍。

6．饮食习惯　研究表明胆固醇、动物脂肪以及热量摄入过多而体力活动较少的人，易发生营养过剩，导致肥胖，其冠心病发病率增高。

7．缺少活动　不喜欢运动常与肥胖、血中高密度脂蛋白减少有关，而经常锻炼者的血脂异常发生率低，较少发生动脉粥样硬化。

8．遗传因素　在家族中，特别是双亲或直系亲属中男性 55 岁前、女性 65 岁前被确诊为冠心病或猝死者，其子女将来患冠心病的可能性很高。

9．性格和社会心理因素　研究结果表明 A 型性格与冠心病的发生有直接联系。冠心病与长期焦虑、性情急躁、好胜心和竞争性强、不善于劳逸结合等一些社会心理因素有关。

（二）流行病学特点

冠心病是严重危害人民健康的常见病。近年来，中国冠心病的发病率和死亡率迅速上升。本病多发生在 40 岁以后，男性多于女性，脑力劳动者多于体力劳动者，城市多于农村。随着生活方式的改变，冠心病发病率还呈现出年轻化的趋势。

二、临床表现

1．疼痛　主要表现为发作性胸痛或胸部不适。疼痛部位多发生于胸骨上、中段，可波及心前区，常放射至左肩等处。疼痛性质多为突然发作的压榨性紧缩感、心前区发闷，或感窒息样疼痛。疼痛发作时患者可感头晕、心悸，同时伴有面色苍白，出冷汗；患者表现焦虑、紧张、恐惧，严重者可有濒死感。心绞痛持续时间多为 3 ～ 5 分钟，一般不超过 15 分钟，口含硝酸甘油 1 ～ 5 分钟后可缓解。如果持续时间延长，超过 30 分钟，服硝酸甘油无效，则高度怀疑急性心肌梗死，患者需紧急抢救。

2．心律失常　冠心病患者如发生急性心肌梗死常伴有心律失常，如室性心律失常、房室传导阻滞等，多发生在起病 1 ～ 2 天，24 小时内发生率最高，对患者的健康有极大的威胁，是急性心肌梗死患者主要的死亡原因。

3．低血压和休克　急性心肌梗死的患者在发病后数小时至 1 周内可出现疼痛引起的血压下降，严重者可出现烦躁不安、面色苍白、皮肤湿冷、尿量减少等休克表现。主要是心肌广泛坏死，心排出量急剧下降所致。

4．心力衰竭　急性心肌梗死患者在发病最初几天或疼痛休克好转时出现不同程度的左心衰竭，严重者可发生急性肺水肿。患者表现为呼吸困难、咳嗽、发绀、烦躁等。

三、治疗原则

冠心病的治疗原则是改善冠状动脉的供血和减轻心肌的耗氧，同时治疗动脉粥样硬化。具体的治疗措施应针对患者的具体情况，选择不同的治疗方法。治疗冠心病的方法有药物治疗、介入治疗、手术治疗等。

1．药物治疗　可用硝酸酯类、β 受体阻滞药、钙离子阻滞药、抗血小板药物、抗凝药物、溶栓药物、降血压药物、调节血脂药物以及中药等治疗。

2．介入治疗　最常用的包括经皮冠状动脉腔内成形术（PTCA）、支架置入术等方法。

3．手术治疗　有冠状动脉搭桥术等。

四、家庭与社区护理

1．家庭日常护理　①居住环境应舒适安静，保持适宜的温湿度，空气新鲜。②控制体重：体重超重者要适当增加体力活动，改善饮食结构，减轻体重。③戒烟：积极劝导患者戒烟，并实施戒烟计划。④保持大便通畅：预防并及时治疗便秘，提倡坐位大便，禁忌蹲位大便或大便时过分用力，以免诱发心绞痛。⑤ 指导患者洗澡时水温适中，不宜过高或过低，洗澡时间以不超过半小时为宜，以免加重心脏负担。⑥根据天气变化增减衣物，预防感冒。指导患者定期到医院做身体检查。教会患者及家属识别心绞痛和心肌梗死发作的典型和非典型症状，前者如胸痛，后者如腹部疼痛和不适。对老年人或有高血压、糖尿病、心脏病家族史的人，若出现不寻常的严重消化不良症状，持续 20 ～ 30 分钟，应怀疑是心脏病发作。

2．用药指导　社区护士应指导患者和家属提高服药的依从性，督促患者按时服药，提醒患者外出时随身携带硝酸甘油、速效救心丸等药物。硝酸甘油见光易分解，应放在棕色瓶内，药瓶开封后每 6 个月更换 1 次。硝酸甘油不要与乙醇溶液（酒精）、咖啡、浓茶同时服用。

3．疼痛发作护理　社区护士指导患者及家属在心绞痛发作时立即采取有效措施控制心绞痛，首先立即停止正在进行的活动，就地休息，稳定情绪，休息环境应保持安静，尽量减少干扰；其次让患者迅速舌下含服硝酸甘油 0.3 ～ 0.6mg，1 ～ 2 分钟显效，如服药后 3 ～ 5 分钟仍不缓解可重复使用，每 5 分钟一次，连续 3 次仍未缓解，要及时就医。

4．饮食护理　合理膳食，宜摄入低热量、低脂、低胆固醇、低盐饮食，多食新鲜蔬菜、水果及粗纤维食物如芹菜、糙米等，避免暴饮暴食，注意少量多餐。

5．康复运动　应视患者的情况指导患者选择合适的运动方式、运动量等。一般选用有氧运动，如做力所能及的家务活、骑自行车、步行、登山、游泳等；运动方式有间断性和连续性运动；根据个体心肺功能，循序渐进，选择 40% ～ 80%VO_2max 靶心率范围控制运动强度；运动时间一般为 30 ～ 60 分钟 / 次，运动频率每周 3 ～ 5 天。指导患者每次运动的过程要包括准备活动、训练活动和结束活动，充分的准备与结束活动是防止训练意外的重要环节。指导患者要根据天气情况调整运动量，寒冷和炎热气候要相对降低运动量和运动强度，避免在高温时做剧烈运动。

6．保持心情舒畅　指导患者保持乐观、平和的心情，正确对待自己的病情。指导患者家属对患者要积极配合和支持，并创造一个良好的身心修养环境，生活中避免对其施加压力，当患者出现紧张、焦虑或烦躁等不良情绪时，应予以理解并设法进行疏导。教会患者处理应激的技巧和放松方法等。

知识链接

冠心病康复治疗分期

根据冠心病康复治疗的特征，国际上将康复治疗分为三期：Ⅰ期：指急性心肌梗死或急性冠脉综合征住院期康复，冠状动脉分流术（CABG）或经皮冠状动脉腔内成形术（PTCA）术后早期康复阶段，一般为发病后 1 ～ 2 周开始。Ⅱ期：自患者出院开始，至病情完全稳定为止，时间 5 ～ 6 周。Ⅲ期：指病情长期处于较稳定状态，或Ⅱ期过程结束的冠心病患者，包括陈旧性心肌梗死、稳定型心绞痛及隐性冠心病，CABG 或 PTCA 后的康复患者。一般为 2 ～ 3 个月，患者的自我锻炼应该持续终身。

五、预防

降低发病的危险因素是社区人群预防冠心病的关键。实施社区人群健康教育，通过三级预防措施，提高社区人群的自我保健意识和能力。

1．一级预防　主要针对有危险因素的高危人群进行预防。通过体检、门诊检查等找出人群中有危险因素的个体，如高血脂、高血压、糖尿病、长期吸烟和体重超重者，针对危险因素，通过药物和非药物方法控制高血脂、高血压、高血糖。体重超重的人要增加体力活动，改善饮食结构，减轻体重。预防冠心病要从儿童、青少年入手，培养良好的生活习惯，坚持运动、合理膳食、不吸烟、不酗酒、防止肥胖及高脂血症；在成人中宣传吸烟对人体的危害，做到不吸烟或主动戒烟，避免长期精神紧张，情绪过分激动。通过对高危人群的健康教育，改变不良的生活方式，降低危险因素和发病率，做到早期预防。

2．二级预防　重点是社区人群的监测和发病筛查，做到早发现、早治疗。对已确诊的冠心病患者采取药物或非药物方法预防冠心病复发或加重，做好用药和生活方式指导。

3．三级预防　主要针对患病者采取一系列保健措施，包括疾病的治疗与护理、并发症的预防和治疗、康复护理、功能恢复等，并做好病情急变的抢救等，做到控制病情，最大限度地改善患者生活质量。

第五节　脑血管疾病

案例

患者，男，70岁，高血压病史十余年，因脑出血导致左侧上、下肢体偏瘫，2天前刚出院，现患者神志清楚，大小便能控制，在家休养，妻子身体健康，能照顾患者。

问题与思考：

1．作为社区护士，如何指导和帮助患者在家中康复?

2．社区护士应指导患者完成哪些日常活动训练?

脑血管疾病（cerebral vascular diseases）又称脑血管意外或脑卒中，是由各种病因使脑血管发生病变而导致以脑神经功能缺失的一组疾病的总称。脑血管疾病分为出血性脑血管疾病和缺血性脑血管疾病。前者包括脑出血和蛛网膜下腔出血，后者包括短暂性脑缺血发作、脑血栓形成和脑栓塞。脑血管疾病是社区常见病、多发病，病死率和致残率均高，它与心血管疾病、恶性肿瘤成为多数国家的三大致死疾病。

一、病因及流行病学特点

（一）病因

1．高血压　是最重要的、独立的各类型脑卒中的危险因素。无论收缩期或舒张期血压增高都会增加脑卒中的发病率并有线性关系；而且，血压与脑出血或脑梗死的发病危险性均呈正相关。

2．心脏病　如心脏瓣膜病、非风湿性心房纤颤、冠心病、心肌梗死、二尖瓣脱垂、心脏黏液瘤和各种原因所致的心力衰竭均会增加脑卒中（特别是缺血性脑卒中）的发病率。

3．糖尿病　是缺血性脑卒中的重要的危险因素。高血糖可进一步加重卒中后的脑损害。

4．高胆固醇和高脂血症　高脂血症可增加血液黏稠度，加速脑动脉硬化的发生。高胆固醇血症，特别是低密度脂蛋白（LDL）水平增加，与缺血性脑卒中的发生有关。

5．短暂性缺血性发作（transient ischaemic，TIA） TIA为各型脑卒中特别是缺血性脑卒中最重要的危险因素。约20%脑梗死患者有TIA史，TIA患者脑卒中的年发生率为1% ～ 5%；TIA发作愈频繁，发生脑卒中的危险性愈高。

6．吸烟和饮酒　吸烟可加速血管硬化，促使血小板聚集，降低高密度脂蛋白水平；烟草中的尼古丁刺激交感神经可使血管收缩、血压升高；脑卒中的危险性与吸烟量及持续时间有关。酗酒者脑卒中的发病率是一般人群的4 ～ 5倍，特别是可增加出血性脑卒中的危险。

7．其他因素　包括体力活动减少、饮食（高盐、高脂肪、高胆固醇食物）、肥胖、药物滥用、长期服用含雌激素的避孕药、高龄、性别、遗传、寒冷的环境气候及社会心理因素等亦与脑卒中的发生有关。

（二）流行病学特点

在我国，脑卒中已成为当今严重危害中老年人生命与健康的主要公共卫生问题。根据我国7个城市和21个省农村神经疾病流行病学调查结果显示，城市与农村脑血管病的年发病率分别为219/10万人口和185/10万人口，年死亡率分别为116/10万人口和142/10万人口；我国居民死因中脑卒中居第二位。脑卒中还成为重要的严重致残疾病，据统计，在存活的脑血管疾病患者中约3/4有不同程度的劳动能力丧失，其中重度致残者占40%以上，给社会和家庭带来极大的负担。

二、临床表现

1．右侧大脑卒中　左侧躯体如左侧面部、左臂或左腿的无力、瘫痪或协调困难；左侧躯体没有感觉和失去位置感；对物体的距离、大小、位置、形状和运动速度的判断能力下降；思维混乱；对视野内左侧的物体没有感觉，也叫做左侧忽视；行为改变（变得快速而冲动）；不能画图、穿衣服或者不能看地图。

2．左侧大脑卒中　右侧躯体如右侧面部、右臂或右腿的无力、瘫痪或协调困难；右侧躯体没有感觉和失去位置感；听讲、说话（讲话含糊不清）、阅读、书写和计算能力的下降或丧失，或者不能理解别人说的话；对视野内右侧的物体没有感觉，也叫做右侧忽视；行为改变（变得缓慢、小心、杂乱无章）。

3．食欲或睡眠障碍　脑卒中可影响到大脑内控制睡眠和食欲的神经中枢，导致患者的睡眠和食欲障碍。

4．排便异常　脑卒中患者会因控制排便的神经中枢受损而失去小便或大便的感觉，而时常出现大、小便失禁；长期卧床、活动减少，常导致便秘。

5．情绪情感问题　在脑卒中发生后，大多数患者因长期患病导致生活能力下降，都会有一些情绪情感的问题，如间歇性忧伤、抑郁等。

三、治疗原则

（一）急性期治疗原则

1．出血性脑卒中　针对阻止继续出血及稳定出血，以免导致急性脑功能障碍进行治疗，采取控制脑水肿、降低颅内压、调控血压、止血、处理并发症等综合措施。

2．缺血性脑卒中　针对病因采用溶栓、调整血压、防治脑水肿、抗凝等治疗方案，防止并发症的出现。

（二）恢复期治疗原则

其目的是纠正脑卒中病因或危险因素，防止复发。

1．促进瘫痪肢体和语言障碍的功能恢复，改善脑功能，减少后遗症。

（1）非药物治疗可选用功能锻炼、理疗、体疗及针灸等。

（2）药物治疗可选用促进神经代谢药物，如吡拉西坦、胞磷胆碱、脑活素、γ-氨酪酸、辅酶Q10、维生素B类、维生素E及扩张血管药物等，也可选用有活血化瘀、益气通络、滋补肝肾、化痰开窍等功能的中药方剂。

2．预防复发 控制高血压，避免情绪激动，生活要规律，饮食要适度，预防和治疗便秘。

四、家庭与社区护理

1．家庭日常护理 社区护士应根据Barthel指数评分（参见第十章）确定患者的日常生活活动能力，并根据自理程度给予相应的协助。指导患者家属进行以下日常护理。① 加强皮肤护理：长期卧床患者定时翻身、按摩，床铺保持清洁、干燥、平整，有条件应使用气垫床或自动解压床，以防压疮的发生；每天全身温水擦拭1～2次，促进肢体的血液循环，增进睡眠。② 口腔护理：保持口腔清洁，饭后及时漱口，及时清除呼吸道分泌物，预防卧床期间呼吸道感染。③日常生活活动能力训练：训练内容包括进食方法、个人卫生、穿脱衣裤鞋袜、床椅转移、洗澡等。为完成日常生活活动能力训练，可选用一些适用的生活用具，如便于进食的特殊器皿（便于患者抓握的筷子及汤勺，碗盘底部附有吸盘以防其晃动等）、改装的牙刷、便于穿脱的衣服、拐杖、轮椅等。

2．饮食护理 对脑卒中患者应维持足够的营养和水分的摄入。评估患者呕吐反射与吞咽的功能，对口腔咽喉部有部分瘫痪的患者，要耐心地喂饭，让患者采取半坐卧位，将食物由患者健侧放入口中，避免呛咳或吸入。患者常因害怕呛入或进食困难，感到窘迫与挫折，减少进食，无法获得足够的营养。鼓励患者尽量自行进食，如果无法吞咽，应协助鼻饲。

3．康复护理 在社区中主要为脑卒中缓解期或有后遗症的患者，如脑卒中后偏瘫、失语、意识障碍者等进行康复训练，根据病情，指导患者合理选用针灸、理疗、按摩等辅助治疗，促进身体功能的恢复。

（1）运动训练：对于偏瘫患肢，注意偏瘫患肢的摆放，防止关节变形而失去正常功能。运动训练应考虑患者的年龄、性别、体能、疾病性质及程度，选择合适的运动方式、持续时间、运动频率和进展速度。瘫痪患者的肌力训练应从助力活动开始，鼓励主动活动，逐步训练抗阻力活动；当肌力小于2级时，一般选择助力活动，当肌力达到3级时，训练患肢独立完成全范围关节活动，肌力达到4级时应给予逐进抗阻训练。在恢复期，运动训练包括转移动作训练、坐位训练、站立训练、步行和实用步行训练、平衡共济训练、日常生活活动训练等，要循序渐进，持之以恒。

（2）语言功能训练：① 指导家属与失语症患者说话时应耐心，并给予患者充分思考与反应时间。② 与患者讲话时，尽量简短、易懂，一次只说一件事。③ 与患者交流其最关心的问题，鼓励患者讲话。④ 维持双眼接触，并可利用手势等身体语言来代替言语沟通。患者回答问题时，可让患者用“是”或“否”作答，并给予鼓励，减轻患者的挫败感。⑤ 对失语的患者可采用发音练习，强化刺激，反复矫正，直至患者理解。

(3) 排便功能训练：① 保证入量充足，以防泌尿道感染，晚间适当减少饮水，以免干扰夜间睡眠。② 保持会阴部清洁，让患者定时排尿。尿失禁患者应勤换衣裤和床单，注意预防压疮。可间歇导尿，以增强膀胱括约肌的控制功能。③ 便秘患者应增加饮水量及粗纤维食物的摄入，按摩下腹部促进肠蠕动，预防肠胀气；指导患者养成每天定时排便的习惯，以逐步恢复或重新建立排便反射。

4．安全护理　社区护士要指导家属对于运动障碍的患者要防止坠床和跌倒，确保安全。家里的床铺高度适中，应有保护性床栏；走廊、卫生间要装扶手；地面保持平整干燥，防湿、防滑；穿防滑橡胶底鞋等。

5．心理护理　脑卒中患者病后常留有严重的后遗症，如失语、偏瘫、意识障碍等，常表现不同程度的焦虑、抑郁等情绪反应，社区护士应指导家属关心爱护患者，不能嫌弃患者，指导家属要为患者创造良好生活环境，教会患者一些减压技巧（如转移注意力、想象、重构、自我鼓励、放松训练、音乐疗法等），以利于病情恢复。

五、预防

1．一级预防　不良的生活习惯和行为是脑血管疾病发生的原因之一，可通过个人、家庭和社会的共同努力，加以改善。社区护士可利用一切与患者和家属接触的机会，采用专题讲座、板报、宣传资料等多种形式，在社区中开展预防脑血管疾病的专题宣传教育，使居民了解脑血管疾病的危险因素，在生活中注意改变不良的生活习惯，如避免精神紧张和过度劳累、注意合理饮食、进低胆固醇、低脂、高钙饮食，戒烟戒酒，多食蔬菜水果，控制体重，积极治疗高血压、冠心病、糖尿病等疾病，定期随访，以达到预防脑血管疾病发生的目的。

知识链接

按压人迎穴降血压

古代医籍《灵枢·寒热》中记载“阳逆头痛，胸满不得息，取之人迎”，阳逆头痛即指肝阳上逆而引起的头痛，相当于现代医学的原发性高血压头痛。刺激人迎穴可以治疗高血压病。人迎穴属足阳明胃经，又位于颈部的重要位置上，为足阳明经脉气所发，刺之有疏通阳明经气、平降气血之效。同时，人迎又为胆经与胃经的交会之穴，故又有泻肝胆之热，平肝降逆、熄风潜阳之作用，而收平降血压之功。人体人迎穴位于颈部，喉结旁，胸锁乳突肌的前缘，颈总动脉搏动处。取此穴道时要让患者采用正坐或仰靠的姿势。具体按压方法如下：除拇指外，并拢其余 4 指，左手指从左，右手指从右，分别挟住喉结两侧，用手指按压于人迎穴区，轻缓加大压力，使脖颈先缓慢向右侧倾斜，然后再缓慢向左侧倾斜，如此反复地做 7 ~ 15 次为一回。一般可每日操作 2 ~ 3 回，坚持每日进行，血压可逐渐地降低并保持稳定。

2．二级预防　高血压是脑血管疾病的重要危险因素，许多脑血管疾病是在高血压的基础上发生的，高血压治疗是预防脑血管疾病的重要措施之一。可通过定期测量体重、血压、血脂、血黏稠度等，对社区居民进行筛选，做到早期发现脑血管疾病的高危人群，及早对他们做出诊断，及早进行治疗，以减少脑卒中发生的可能，并尽可能减少后遗症的出现。

3．三级预防　指导脑血管疾病患者和家属树立战胜疾病的信心，通过积极治疗、护理和功能锻炼，使患者恢复部分甚至全部机体功能，提高患者生活质量。社区护士要教育患者主动参与康复训练，并持之以恒；积极配合原发病的治疗；指导有规律的生活，合适饮食，适当活动，睡眠充足，消除不良嗜好，培养积极的兴趣爱好；争取获得有效的社会支持，包括家庭、朋友、同事、单位等的支持。

第六节　慢性阻塞性肺疾病

案例

患者，男，65岁。咳嗽，咳痰，喘憋15年，确诊为慢性支气管炎、肺气肿。患者近半年经常因为感冒加重病情而住院治疗。

问题与思考：

1．社区护士如何指导患者及家属避免频繁发生的感冒？

2．如何指导患者增强肺功能，提高生活质量？

慢性阻塞性肺疾病（chronic obstructive pulmonary disease，COPD）是指由慢性支气管炎或肺气肿所致的以气流受限为特征的一组疾病；气流受限不完全可逆，呈进行性加重，可伴有气道的高反应性。COPD 是一种反复发作、病情不断恶化的慢性疾病，在每次急性发作之后，尽管临床症状有所缓解，但往往肺功能继续恶化，最终导致肺源性心脏病。COPD 是社区呼吸系统疾病中的常见病和多发病，患病率与死亡率均很高。因肺功能进行性减退，严重影响 COPD 患者的生活质量。

一、病因及流行病学特点

（一）病因

1．吸烟　为重要的危险因素，吸烟者慢性支气管炎的患病率较不吸烟者高 2 ~ 8 倍。吸烟时间愈长，吸烟量愈大，COPD 患病率愈高。

2．职业性粉尘和化学物质　职业性粉尘和化学物质，如烟雾、过敏原、工业废气及室内空气污染等，浓度过大或接触时间过长，均可导致与吸烟无关的 COPD。

3．大气污染　大气污染严重地区肺气肿发病率较污染较轻地区高。近年来各地发生的阴霾天气可诱发或加重慢性支气管炎等。

4．感染　感染是 COPD 发生发展的重要因素之一，长期、反复感染，尤其病毒、细菌和支原体感染是本病急性加重的重要因素。

5．其他因素　如机体呼吸道防御功能及免疫功能降低、自主神经功能失调、营养、气温的突变也可诱发 COPD 的发生或加重病情。

知识链接

霾

霾是一种天气现象，是由空气中的灰尘，多种微小颗粒以及硫酸、硝酸、碳氢化合物、含氯化合物等化学物质组成的气溶胶系统。和雾一样，霾也能使大气透明度降低，变得浑浊，导致大气能见度恶化。当水平能见度小于10 000m时，将这种非水成物组成的气溶胶系统造成的能见度障碍称为霾。因为霾的组成复杂，组成霾的颗粒核心可能有炭黑、碘化银、燃烧颗粒核、粉尘、土尘、铸造尘、煤尘、雨滴、雾和硫酸雾等，这些颗粒会吸附空气中的其他污染物如有机物、重金属、微生物及病毒等，因此霾对人体是非常有害的。

（二）流行病学特点

COPD是目前世界第四位死亡原因。在我国COPD居死亡原因的第三位，居农村死因的首位。根据对我国7个城市40岁以上人群进行的流行病学调查，40岁以上人群患病率为8.2%，其中男、女患病率分别为12.4%和5.1%，男性明显高于女性，农村与城区的患病率分别8.8%和7.8%，农村的患病率高于城区。COPD造成巨大的社会和经济负担，根据世界银行、WHO发表的研究，至2020年，COPD将成为世界疾病经济负担的第五位。

二、临床表现

1．咳嗽、咳痰　由慢性支气管炎引起的肺气肿，咳嗽、咳痰常已有多年。慢性咳嗽随病情发展可终身不愈，咳痰量在急性发作期常增多，并可有脓性痰。

2．呼吸困难　早期仅在劳动时出现，以后逐渐加重，轻度活动甚至休息时也出现明显的呼吸困难，感染时呼吸困难加重。

3．肺气肿典型体征　桶状胸，呼吸浅快；触觉语颤减弱或消失；叩诊过清音，心浊音界缩小，肺下界和肝浊音界下降；两肺呼吸音减弱，呼气延长，可闻及干性啰音和（或）湿性啰音。

4．其他健康问题　病情晚期有体重下降，食欲减退等。

三、治疗原则

COPD的治疗原则是保持呼吸道通畅以改善呼吸功能、积极控制感染、合理使用抗生素。此外，还应包括合理给氧，解痉、平喘、止咳、祛痰等药物的使用。治疗目的是阻止症状发展和疾病反复加重；延缓肺功能减退；改善患者活动能力，提高生活质量。

四、家庭与社区护理

1．家庭日常护理　①保持室内空气清新，每天定时通风2次，每次15～30分钟，避免刺激性气体、烟尘等，保持室内温度18～20℃，湿度50%～60%。②指导患者采取舒适体位，保证充足睡眠；视患者具体情况适当安排活动量，以不感到疲劳为宜。③ 注重患者个人卫生，加强口腔护理及皮肤护理，预防感染。

2．饮食护理指导 ① 保证充足的营养以利于身体的恢复，给予高蛋白、高热量、富含维生素、易消化的食物；② 少量多餐，以免过饱引起不适；③ 避免食用过冷、过热、生硬食物；④ 避免食用汽水、啤酒、豆类、马铃薯等易产气的食品，以防腹胀影响膈肌运动。

3．肺功能康复指导

（1）有效咳嗽及排痰：指导患者尽可能取坐位，先缓慢深呼吸（腹式呼吸）5 ～ 6 次，然后深吸气，吸气后屏气片刻，躯干前倾，将两臂屈曲用肘部轻轻向两下肋部加压，连续咳嗽 2 ～ 3 声，张口咳出痰液。之后平静呼吸片刻，准备再次咳嗽。

（2）呼吸肌训练：加强胸、膈呼吸肌肌力和耐力，改善呼吸功能。① 腹式呼吸训练：训练时让患者取立位、坐位或半卧位。指导患者用鼻吸气，经口呼气，呼吸要缓慢、均匀，切勿用力呼气。吸气时腹肌放松，腹部鼓起；呼气时腹肌收缩，腹部下陷，可用手轻轻下压。开始训练时，患者可将一手放在腹部，一手放在前胸，以感知胸腹起伏。呼吸时应使胸廓保持最小的活动度，吸气与呼气时间之比为 1∶2 或 1∶3，每日训练 2 次，每次 10 ～ 15 分钟。熟练后可增加训练次数和时间，并可采取各种体位随时练习。② 缩唇呼吸训练：患者闭嘴经鼻吸气后，将口唇收拢为吹口哨状，让气体缓慢地通过缩窄的口形徐徐吹出。吸气与呼气时间之比为 1∶2 或 1∶3，7 ～ 8 次 / 分，每次 10 ～ 20 分钟。

（3）胸部叩击：教会家属胸部叩击的方法：患者取侧卧位或坐位，操作者五指并拢，掌心空虚，呈杯状，以手腕力量，从肺底自下而上，由外向内，迅速而有节律地叩击胸壁。每次叩击时间为 5 ～ 15 分钟为宜，一般安排在餐后 2 小时至餐前 30 分钟完成，叩击时注意观察患者的反应。

（4）全身运动锻炼 根据患者病情选择各种锻炼方式，如行走、慢跑、登梯、骑自行车、做操等，逐步提高患者呼吸肌的耐力，改善肺功能。

4．长期家庭氧疗的护理 长期家庭氧疗可提高患者生活质量、延长寿命。① 应向患者说明长期家庭氧疗的目的、作用及注意事项。② 供氧装置周围严禁烟火，防止氧气燃烧爆炸。③ 氧气导管应每天更换，以防堵塞。④ 一般采用鼻导管持续低流量吸氧，氧流量为 1 ～ 2L/min（氧浓度 25% ～ 29%），吸氧时间应在每日 15 小时以上，随时监测氧流量，防止随意调高氧流量。⑤ 氧气装置定期更换、清洗、消毒，以防感染。

5．心理护理 COPD 患者由于长期缺氧，常使患者产生濒死感，甚至对疾病的治疗失去信心和勇气。在疾病的代偿期，患者易抱侥幸心理，对疾病的预防和康复训练不重视，而不能有效地控制疾病的发展。因此，应通过不同的心理治疗和护理方法，使患者能在较短的时间内接受现实、稳定情绪，积极主动预防疾病的发作，坚持治疗与康复训练，最大限度地改善疾病预后和身心状况。

五、预防

1．一级预防 针对健康人群尤其是高危人群进行各种形式的健康教育，在生活中避免 COPD 的病因及诱因；保持健康的生活习惯，戒烟戒酒；注意环境卫生，房间应经常通风，避免有害物质和气体的吸入；注意锻炼身体和耐寒锻炼，提高抗病能力；在寒冷季节或气候转变时，注意保暖，防止感冒的发生；注意进食高热量、高蛋白、高维生素饮食。提高健康人群对该病的危险因素的认知，增强自我保健意识。

2．二级预防　通过对危险因素筛查发现潜在的患者，及时进行管理，做到早发现、早诊断、早治疗。对高危人群建立健康档案，及时监测各种指标，分析危险因素，确定可干预因素，如针对吸烟、职业接触、环境污染等，实施有针对性的干预策略。

3．三级预防　通过指导COPD患者积极防治呼吸道疾病，多饮水以稀释痰液；使用控制感染、祛痰镇咳、解痉平喘药物；恢复期进行康复训练指导，如呼吸体操、腹式呼吸、缩唇呼吸及全身运动锻炼等，以维持健康状态，延缓病情的发展和并发症的出现，提高患者的生活质量。

第七节　肿　瘤

案例

患者，女，45岁，3周前发现右侧乳房无痛性肿块入院，确诊为右侧乳腺癌，进行乳腺癌根治术。现已拆线，出院在家休养。

问题与思考：

1．社区护士如何指导患者进行康复训练？

2．患者可能出现那些心理问题？护士应如何对患者进行心理护理？

肿瘤是机体中正常细胞在不同的始动与促进因素长期作用下，增生与异常分化形成的新生物。新生物一旦形成后，不受正常机体生理调节，也不会因病因消除而停止增生，而是破坏正常组织与器官。肿瘤分两种：一种是良性肿瘤，肿瘤细胞分化较成熟，组织结构较接近正常，大多对人体危害不大；另一种是恶性肿瘤，细胞分化不成熟，与正常细胞结构和功能区别很大，生长迅速、浸润破坏组织器官，易发生转移，对人体危害严重。恶性肿瘤严重威胁人类健康和生命，它和心血管疾病构成全世界死亡原因的前两位。

一、病因及流行病学特点

（一）病因

1．外界因素

（1）化学因素：①烷化剂，如有机农药、硫芥等，其生物学作用类似X射线，可致肺癌及造血器官肿瘤等。②多环芳香烃类化合物，如煤烟垢、煤焦油、沥青等，与该类物质经常接触的工人易患皮肤癌与肺癌。③氨基偶氮类化合物，易诱发膀胱癌、肝癌。④亚硝胺类，与食管癌、胃癌和肝癌的发生有关。⑤真菌毒素和植物毒素，如黄曲霉素易污染粮食，可致肝癌、肾癌、胃与结肠的腺癌；苏铁素、黄樟素及蕨类毒素也可致肝癌。⑥其他，如金属（镍、铬、砷）可致肺癌等，氯乙烯能诱发人肝血管肉瘤，二氯二苯基、三氮乙烷和苯可致肝癌。

（2）物理因素：①电离辐射，如由于X线防护不当所致的皮肤癌、白血病等，一度成为放射工作者的职业病。此外，吸入放射污染粉尘可致骨肉瘤和甲状腺肿瘤等，也属医源性致癌的原因之一。②紫外线，可引起皮肤癌，尤对易感性个体（着色性干皮病患者）作用明显。③其他，如烧伤深瘢痕长期存在易癌变，皮肤慢性溃疡可能致皮肤鳞癌，石棉纤维与肺癌有关，这些可能是局部物理刺激作用所致。

（3）生物因素：主要为病毒。致癌病毒可分为 DNA 肿瘤病毒与 RNA 肿瘤病毒两大类。前者如 EB 病毒与鼻咽癌、伯基特淋巴瘤相关，单纯疱疹病毒反复感染与宫颈癌有关，乙型肝炎病毒与肝癌有关，C 型 RNA 病毒则与白血病、霍奇金病有关。此外，幽门螺杆菌感染与胃癌的发生有关；埃及血吸虫可致膀胱癌，华支睾吸虫与肝癌有关，日本血吸虫病可引起大肠癌。

2．内在因素

（1）遗传因素：遗传与人类肿瘤的关系虽无直接证据，但肿瘤有遗传倾向性，即遗传易感性，如结肠息肉病、乳腺癌、胃癌等。BRCA-1 基因突变者易患乳腺癌；APC 基因突变者易患肠道息肉病。相当数量的食管癌、肝癌、鼻咽癌患者也有家族史，故遗传易感性不可忽视。

（2）内分泌因素：与肿瘤发生有关的激素，较明确的有雌激素和催乳素与乳腺癌有关；雌激素与子宫内膜癌有关等。生长激素可以刺激癌的发展。

（3）免疫因素：先天或后天免疫缺陷者易发生恶性肿瘤，如丙种球蛋白缺乏症患者易患白血病和淋巴造血系统肿瘤，获得性免疫缺陷综合征（艾滋病）患者易患恶性肿瘤，肾移植后长期使用免疫抑制剂者肿瘤发生率较高。

（4）心理 - 社会因素：人的性格、情绪、工作压力及环境变化等，可通过影响人体内分泌、免疫功能等而诱发肿瘤。

（二）流行病学特点

1．肿瘤的发病和分布规律　近几十年来恶性肿瘤发病率、死亡率有明显增加的趋势。全世界每年约有 900 万人新患癌症。发达国家主要肿瘤为肺癌、直肠癌、结肠癌、乳腺癌、胃癌和前列腺癌，而发展中国家主要为宫颈癌、胃癌、口癌、咽癌、食管癌和乳腺癌。中国由于人口的逐渐老龄化，以及吸烟、感染等问题的存在，肿瘤防治所面临的形势极为严峻。我国目前每年平均约有 200 万人新患癌症，每年约有 140 万人死于癌症。其中以肺癌、胃癌、食管癌、肝癌、乳腺癌、宫颈癌最为多见，约占全部恶性肿瘤的 70% ～ 80%。我国最常见的恶性肿瘤，在城市依次为肺癌、胃癌、肝癌、肠癌、乳腺癌。在农村为胃癌、肝癌、肺癌、食管癌、肠癌。

2．人群分布

（1）年龄：任何年龄均可患肿瘤，但就大多数肿瘤而言，发生肿瘤的危险性随年龄增长而增大。

（2）性别：一般恶性肿瘤，男性比女性高发。在各部位肿瘤中，发病率男性显著高于女性的有上消化道肿瘤和呼吸道肿瘤；女性多发的肿瘤有乳腺、生殖器官、胆囊和甲状腺肿瘤。

（3）职业：如扫烟囱工人好发阴囊癌，联苯胺生产厂工人膀胱癌多发，石棉生产厂工人多发肺癌、间皮瘤等，研究证实均与相应化学致癌物有关。

（4）婚姻状况：婚姻状况与某些恶性肿瘤有关。如早婚、过早性生活或性生活紊乱、多配偶及多产与宫颈癌高发有关；未婚者、修女宫颈癌低发。

二、临床表现

肿瘤的临床表现取决于肿瘤性质、发生组织、所在部位及发展程度。不同类型肿瘤表现不一，但有其共同特点，如局部表现（包括肿块、疼痛、溃疡、梗阻、浸润与转移症状等），全身表现（一般早期无特殊症状，晚期癌症患者出现全身衰竭，呈现恶病质）。

知识链接

肿瘤疼痛的原因包括：①癌症浸润所致的疼痛：占癌症疼痛的80%。当癌症细胞直接浸润、压迫或转移至骨、神经、内脏器官、皮肤和软组织时，可能引起严重的癌症疼痛。②肿瘤治疗所致的疼痛：手术、放疗及化疗等抗癌治疗，可损伤神经等组织导致患者出现疼痛；手术后切口瘢痕的疼痛。③与肿瘤病变相关的疼痛：患者长期卧床造成的压疮、便秘、肌肉痉挛等都可能引起疼痛。④肿瘤患者因并发症而引起的疼痛：如患者合并骨关节炎、痛风、糖尿病周围神经病变等引起的疼痛。

三、治疗原则

恶性肿瘤治疗多采用综合治疗方法，目前主要有手术治疗、放射治疗、化学治疗、生物治疗、中医中药和内分泌治疗等。手术治疗和放射治疗可作为局限性恶性肿瘤的根治性治疗。一旦发生局部复发、播散和远处转移，手术治疗和放射治疗常难以控制。化学治疗为全身性治疗手段，对于全身性恶性肿瘤（如白血病、骨髓瘤、淋巴瘤等）和临床及亚临床远处转移性恶性肿瘤或局部晚期恶性肿瘤，化学治疗常为唯一可选择的有效治疗手段。生物治疗是一种很有前途的全身治疗手段，包括免疫治疗和基因治疗。中医中药治疗是应用中医扶正法、化瘀散结、清热解毒、通经活络等原理，以中药补益气血、调理脏腑，配合手术及放、化疗，促进肿瘤患者的康复。内分泌治疗针对与体内激素水平密切相关的某些肿瘤。

四、家庭与社区护理

（一）饮食

进食高蛋白、高维生素、高热量、易消化、可口的饮食，根据患者的消化功能，可给流食、半流食和软饭为佳，少量多餐。向患者说明保证营养的重要性，鼓励其主动进餐。若患者食欲较差且恶心、呕吐严重，必要时可用高能量静脉营养疗法。营养改善是进行化疗、手术后恢复的重要保证。

（二）休息与活动

保证身心休息，以降低基础代谢率。间断起床活动，在室内或到室外空气新鲜、人群稀少的地方，活动量以自觉无疲劳感为度，少量多次活动为宜。

（三）症状护理

观察病情变化，倾听患者的不适主诉，积极对症处理，提高其舒适度，尽可能提高其生活质量。如出现呼吸困难，应根据医嘱给予吸氧；出现疼痛，让患者采取舒适体位，可尝试转移其注意力、听音乐、做深呼吸、按摩、针灸等缓解疼痛，如效果不佳可遵医嘱给予止痛剂，目前多推荐WHO的“三阶梯止痛法”。

（四）化疗与放疗的护理

了解患者放化疗方案、常见不良反应及其出现时间。注意定期查血象，监测白细胞和血小板水平；事先向患者说明可能发生脱发，经过一段时间，头发还可长出，解除其顾虑，期间可推荐假发。加强放疗照射部位的皮肤护理，避免搔抓和搓擦，不用肥皂，不涂化妆品和难以清洗的软膏、红汞等，如有渗出性皮炎，局部可涂具有收敛、保护作用的鱼肝油软膏。

（五）预防感染

由于患者免疫力低下，应保持口腔、皮肤清洁，定时漱口，勤换内衣。久卧床者应勤翻身，定时做上下肢活动，有呼吸道感染者应学会深呼吸、有效咳嗽，定时做胸部叩击，进餐饮水要慢，以免发生误吸，防止下肢静脉血栓形成和坠积性肺炎的发生。

（六）终末期恶性肿瘤患者的护理

尽管恶性肿瘤治疗所取得的巨大进展提高了恶性肿瘤的治愈率，延长了恶性肿瘤患者的生存期，但就目前的治疗水平，只有大约 1/3 的患者获得治愈的机会，其余大多数恶性肿瘤患者经历各种治疗后复发、转移并最终走向死亡的过程。对这些濒临死亡的“终末期”患者的护理是社区肿瘤护理工作的重要任务。

1．终末期护理的概念和任务　终末期是指恶性肿瘤患者已无法治愈，将要面临死亡的时期。因此对这些患者的护理必须认识到治愈或长期控制是不可能的事实，关心的是患者的生活质量而不是生命的长短，治疗的目的是帮助患者达到和维持机体、情感、精神、职业和社会行为能力诸方面尽可能好的状态，而疾病的发展使患者在上述诸方面受到限制。为此，终末期恶性肿瘤患者护理的主要任务包括：为患者减轻疼痛和其他不适症状，从心理上关心患者，帮助患者在面临死亡的时候尽可能保持生活的勇气，在亲人患病和病故期间支持患者的家庭。

2．终末期恶性肿瘤患者的常见护理问题　终末期恶性肿瘤患者常见的症状有体重减轻、疼痛、厌食、呼吸困难、咳嗽、便秘、衰弱、恶心呕吐、水肿和胸、腹腔积液、失眠等，为了更好地达到控制症状的目的，护理时应注意下面几个问题：

（1）一定要让患者和家属知道，当他们处于紧急状态时应找谁。

（2）正确评估致恶性肿瘤患者症状出现的主要因素，如恶性肿瘤本身、治疗引起、不活动和长期卧床、并发第二种疾病等。治疗时应因症而异，因人而异。

（3）经常向患者进行解释，在制订治疗与护理方案时可让患者参与，与患者进行讨论，以减轻患者的心理压力。

（4）积极采取措施，除使用药物之外，应使用多种缓解症状的办法，如改变环境、饮食习惯。

（5）与患者家属交谈，取得家属合作。

（6）密切监测和定期进行疗效评估。

3．临终患者心理护理、对家庭和亲友的支持参见临终关怀一章。

五、预防

随着肿瘤病因及发病学研究的不断深入，人们对肿瘤的病因及其致癌机制的认识也逐渐加深。国内外的研究经验证明，1/3 的恶性肿瘤可以预防；1/3 的恶性肿瘤如能早期发现并得到合适的治疗是可以治愈的；合理有效的姑息治疗可使剩余的 1/3 肿瘤患者的生存质量得到改善。

1．一级预防　是指采用有效措施，减少或消除各种致癌因素对人体产生的致癌作用，治疗癌前病变，降低恶性肿瘤的发病率。约 80% 以上的恶性肿瘤与环境因素相关，因此，一级预防的措施在于保护环境，控制大气、水源、土壤等污染；改变不健康的生活习惯和行为（戒烟、限酒、少吃或不吃油炸类食品、烟熏及霉变的食物）；采取合理膳食；积极接种疫苗等。

2．二级预防　是指利用普查和早期诊断的方法，发现早期恶性肿瘤患者，使他们得到早期治疗，取得良好的疗效。如通过健康教育帮助人们掌握肿瘤的一些早期表现和自我检查的方法；组织特定人群的癌症普查工作。

3．三级预防　是指在治疗恶性肿瘤时，设法预防复发和转移，防止并发症和后遗症，提高生存质量、减轻痛苦、延长生命。

（任海燕）

练习题

一、名词解释

1．慢性病

2．慢性病的三级预防

3．原发性高血压

4．糖尿病

5．冠状动脉粥样硬化性心脏病

6．脑血管疾病

二、单项选择题

1．慢性病的共同特点不包括

A．病因复杂

B．起病隐匿

C．病程长

D．器官损害可逆

E．需要长期照顾

2．胃癌与何种不合理膳食有关

A．高盐

B．高热量

C．高脂

D．低膳食纤维

E．缺乏新鲜蔬菜和水果

3．二级预防是指

A．病因预防

B．早发现、早诊断、早治疗

C．预防疾病和消灭疾病的根本措施

D．在疾病尚未发生时针对病因（或危险因素）采取措施

E．通过积极的治疗和康复，防止伤残和促进功能恢复

4．低膳食纤维与下列哪种慢性病的发生有关

A．结直肠癌

B．高血压

C．冠心病

D．脑卒中

E．COPD

5．在下列我国冠心病患者群分布的描述中，错误的是

A．男性高于女性

B．中老年人为主要患病人群

C．城市发病率高于农村

D．体力劳动者高于脑力劳动者
E．发病呈年轻化的趋势

6．下列饮食中，一般认为不是慢性病危险因素是
A．高胆固醇饮食
B．高盐饮食
C．辛辣饮食
D．高动物脂肪饮食
E．低纤维素饮食

7．对有高血压家族史及高危因素的45 ~ 55岁人群每年测量血压至少
A．1次
B．1 ~ 2次
C．2 ~ 4次
D．4 ~ 6次
E．12次

8．WHO提倡高血压患者每人每天盐的摄入量不超过
A．2g
B．4g
C．6g
D．10g
E．14g

9．下列哪些因素与糖尿病发病无关
A．遗传因素
B．运动量过低
C．身体消瘦
D．肥胖
E．病毒感染

10．目前造成2型糖尿病死亡的主要并发症是
A．神经病变
B．肢体坏疽
C．肾衰竭
D．心脑血管疾病
E．失明

11．患者女性，54岁，因冠心病、心功能Ⅲ级入院治疗2周，刚出院，最近3天患者未解大便，自诉腹胀、食欲缺乏、排便困难。对患者不正确的指导是
A．不可用力排便
B．训练床上排便
C．必要时使用开塞露
D．饮食中增加含粗纤维食物
E．可加大活动量，以促进肠蠕动

12．患者，男性，60岁，突感胸骨后压榨性疼痛，伴恶心、出汗，含服硝酸甘油并休息后仍不能缓解。该患者最可能的诊断是
A．高血压性心脏病
B．心绞痛
C．心肌炎
D．急性心肌梗死
E．充血性心力衰竭

13．发生脑出血的诱因不包括
A．安静睡眠
B．情绪紧张
C．气候变化急剧
D．排便用力
E．过度体力劳动

14．下列哪项不是脑出血常见的临床表现
A．截瘫
B．偏瘫
C．头痛
D．意识障碍
E．大小便失禁

15．患者男性，80岁，有高血压病史28年，3周前因“脑梗死”住院治疗，现已经出院。对患者的家庭保健指导不包括
A．定期医院复查
B．晨间醒后10分钟缓慢起床
C．遵医嘱服用抗凝药物
D．尽早开始肢体锻炼
E．迅速降低血压

16．慢性支气管炎最突出的症状是
A．长期反复咳嗽
B．经常咳痰
C．时有喘息

D．反复发热

E．偶有心悸

17．缺氧伴二氧化碳潴留的患者宜采用

A．高压吸氧

B．高浓度吸氧

C．间歇吸氧

D．酒精湿化吸氧

E．低浓度低流量吸氧

18．腹式呼吸训练的正确指导方法是

A．取坐位或平卧位

B．用鼻吸气，用口呼气

C．深呼缓吸

D．吸气时用力收腹

E．呼气时用力挺腹

19．与肺癌关系最密切的危险因素是

A．空气污染

B．酗酒

C．吸烟

D．营养不良

E．感染

20．下列恶性肿瘤患者三级预防的描述不正确的是

A．一级预防是通过健康教育提高人群的认知

B．三级预防是促使人群采取有益于健康的生活方式

C．二级预防是早发现、早诊断、早治疗

D．三级预防是针对已确诊的患者的治疗及护理

E．三级预防包括康复治疗和护理

21．属于癌症的二级预防措施是

A．健康教育

B．癌症筛查

C．停止吸烟

D．控制过量饮酒

E．运动锻炼

22．与肿瘤有关的内源性因素不包括

A．家族史

B．长期吸烟

C．内分泌异常

D．精神压抑，心情差

E．长期使用免疫抑制剂

23．与肿瘤有关的外源性因素不包括

A．日光照射

B．慢性炎症刺激

C．长期局部物理刺激

D．病毒感染

E．长期使用免疫抑制剂

三、多项选择题

1．长期摄入高动物脂肪与下列哪些疾病有关

A．胃癌

B．肝癌

C．乳腺癌

D．结直肠癌

E．前列腺癌

2．烟草对机体的损害主要是

A．尼古丁

B．胆固醇

C．黄曲霉素

D．一氧化碳

E．亚硝胺类化合物

3．社区为基础的慢性病防治策略应积极面向的人群包括

A．一般人群

B．高危人群

C．患病人群

D．临终人群

E．脆弱人群

4．社区为基础的慢性病防治策略应重点关注的重要环节包括

A．危险因素控制

B．消毒隔离

C．早诊断、早治疗

D．感染管理

E．规范化管理

5．对于社区高血压患者除进行用药指导外，还应指导
A．改善饮食结构
B．坚持适当的体育运动
C．心态保持平衡
D．控制体重
E．戒烟酒

6．冠心病的危险因素包括
A．吸烟
B．病毒感染
C．高血压
D．肥胖
E．缺少活动

7．心绞痛发作时的护理措施包括
A．立即舌下含服硝酸甘油
B．停止正在进行的活动，就地休息
C．保持情绪稳定
D．安置半坐卧位
E．吸氧

8．出血性脑卒中的治疗原则有
A．降低颅内压
B．控制血压
C．止血
D．控制脑水肿
E．处理并发症

9．脑卒中发生的危险因素有
A．高血脂
B．高血糖
C．高血压
D．遗传
E．吸烟

10．对瘫痪患者日常生活护理内容包括
A．洗漱
B．如厕
C．进食
D．衣着
E．翻身

11．COPD 患者的家庭日常护理措施有
A．定时通风
B．调节室内温度 18 ~ 20℃，湿度 50% ~ 60%
C．安置舒适体位
D．加强口腔护理
E．适当活动

12．下列关于疼痛药物治疗的叙述正确的是
A．采用个体化治疗方案
B．最好的给药途径是口服
C．对于持续性癌痛，以定时给药为基础
D．需要长期用阿片类药物，则不要选用哌替啶
E．哌替啶可以用于长期连续的慢性疼痛

四、简答题

1．列举出 10 个与慢性病发病有关的不良生活方式和行为习惯。
2．简述社会心理因素与慢性病发病的关系。
3．简述恶性肿瘤一级预防的主要措施。
4．简述冠心病患者疼痛发作时的护理措施。
5．简述冠心病一级预防的主要措施。
6．列举脑血管疾病的常见病因和危险因素。
7．简述指导患者进行有效咳嗽的方法。
8．简述长期家庭氧疗的护理措施。

五、论述题

1. 试述以社区为基础的慢性病防治策略。

2．患者，男性，66 岁，退休教师，2 型糖尿病病史 15 年，目前采用胰岛素治疗，平时饮食控制较严格，喜欢运动，对糖尿病知识有所了解。1 个月前查糖化血红蛋白为 6.5%。近 2 周来，患者经常于运动后感心慌、手抖、出虚汗，进食后缓解。今日上午 11 时许在公园活动后，再次感到心慌、出虚汗，遂来到社区卫生服务中心就诊。

问题：(1) 目前患者最可能是出现了什么问题？须立即进行的检查是什么？

(2) 应如何处理患者目前的症状。

3．患者，男性，45 岁，体检发现血压为 150/90mmHg，无明显不适。身高 175cm，体重 85kg。患者大学文化，会计职业，经常加班，睡眠不深。饮食口味偏重，常饮酒。性格内向型，自信心强，忍耐性好。3 口之家，家庭关系和睦，同事关系融洽。父亲 5 年前因“脑卒中”去世，姐姐患有“高血压”。根据以上这些资料，你作为一名社区护理人员，请分析患者高血压的危险因素。

参考答案

一、名词解释

1．慢性病，全称慢性非传染性疾病，是对一类起病隐匿，病程长且病情迁延不愈，缺乏确切的传染性生物病因证据，病因复杂的疾病总称。

2．慢性病的三级预防：是根据对疾病病因的认识、机体的调节功能和代偿状况以及对疾病自然史的了解，针对疾病自然史的不同阶段采取不同的相应措施，阻止疾病发生和发展的连续性的、梯次性的过程，包括一级预防、二级预防和三级预防。

3．原发性高血压：是以血压升高为主要临床表现，伴或不伴多种心血管危险因素的综合征，通常简称为高血压。

4．糖尿病：是由遗传和环境因素相互作用而引起的、以胰岛素分泌缺陷和（或）胰岛素作用缺陷为主要病理生理改变的、以慢性高血糖为特征的代谢紊乱综合征。

5．冠状动脉粥样硬化性心脏病，又称缺血性心脏病，简称冠心病，是指冠状动脉粥样硬化使管腔狭窄或阻塞，和（或）因冠状动脉功能性改变（痉挛）导致心肌缺血、缺氧或坏死而引起的心脏病。

6．脑血管疾病，又称脑血管意外，或脑卒中，是由各种病因使脑血管发生病变而导致以脑神经功能缺失的一组疾病的总称。

二、单项单选题

1. D　2. E　3. B　4. A　5. D　6. C　7. C　8. C　9. C　10. D　11. E
12. D　13. A　14. A　15. E　16. A　17. E　18. B　19. C　20. B　21. B　22. B
23. E

三、多项选择题

1. ACDE　2. AD　3. ABC　4. ACE　5. ABCDE　6. ACDE　7. A BCE
8．ABCDE　9．ABCDE　10．ABCDE　11．ABCDE　12．ABCD

四、简答题

1．不良的生活方式和行为习惯是慢性病的主要危险因素，常见的有：①高盐是高血压发病的重要危险因素；②高脂肪、高胆固醇膳食是动脉粥样硬化及冠心病和缺血性脑卒中的危险因素；③长期高热量饮食和高脂饮食是2型糖尿病的危险因素；④高动物脂肪、低膳食纤维可以增加胃癌、乳腺癌、结直肠癌和前列腺癌的患病风险；⑤食物中长期缺乏微量元素（如硒等）、新鲜蔬菜和水果（维生素C的主要来源）是食管癌和胃癌的危险因素；⑥经常食用霉变食物（含黄曲霉素）、腌制和烟熏制食物（含亚硝胺类化合物）发生肝癌、食管癌等肿瘤的危险性增加；⑦体力活动减少是造成肥胖的重要原因，也是高血压、糖尿病、冠心病、脑卒中的重要危险因素；⑧已知吸烟是恶性肿瘤、高血压、冠心病、脑卒中、慢性阻塞性肺疾病（COPD）等的重要危险因素；⑨长期酗酒是脂肪肝、肝硬化、肝癌等的重要危险因素；⑩情绪的激动与重大的生活事件常常是急性心肌梗死、出血性脑卒中的诱发因素。

2．社会心理因素中，情绪和生活事件可以是慢性病的直接致病因素，也可以是慢性病发生的诱发或促发因素。例如，家庭社会生活引起的精神紧张、人际关系不协调、亲属死亡、各种挫折等导致的长期消极情绪，可引发抑郁症，也是肿瘤、心血管疾病发病的重要心理因素；情绪的激动与重大的生活事件常是急性心肌梗死、出血性脑卒中的诱发因素。个体的性格特征也与慢性病有一定的关系。例如，A型性格者冠心病发病率、复发率与死亡率均较其他性格类型高，C型性格则与恶性肿瘤的发生明显相关。

3．恶性肿瘤的一级预防是指采用有效措施，减少或消除各种致癌因素对人体产生的致癌作用，治疗癌前病变，降低恶性肿瘤的发病率。具体措施有评估危险因素，开展各种形式的活动，教育人们改变不健康的生活习惯和行为（戒烟、限酒、少吃或不吃油炸类食品以及烟熏食物），采取合理膳食、积极进行乙肝疫苗接种、控制环境污染、改变生活和工作环境等。

4．冠心病患者疼痛发作时，首先立即停止正在进行的活动，就地休息，稳定情绪，休息环境应保持安静，尽量减少干扰；其次让患者迅速舌下含服硝酸甘油0.3 ~ 0.6mg，1 ~ 2分钟显效，如服药后3 ~ 5分钟仍不缓解可重复使用，每5分钟一次，连续3次仍未缓解，要及时就医。

5．冠心病的一级预防主要针对有危险因素的高危人群进行预防。通过体检、门诊检查等找出人群中有危险因素的个体，如高血脂、高血压、糖尿病、长期吸烟和体重超重者，针对危险因素，通过药物和非药物方法控制高血脂、高血压、高血糖。体重超重的人要增加体力活动，改善饮食结构，减轻体重。预防冠心病要从儿童青少年入手，培养良好的生活习惯，坚持运动、合理膳食、不吸烟、不酗酒、防止肥胖及高血脂；在成人中宣传吸烟对人体的危害，做到不吸烟或主动戒烟，避免长期精神紧张，情绪过分激动。通过对高危人群的健康教育，改变不良的生活方式，降低危险因素和发病率，做到早期预防。

6．脑血管疾病的常见病因和危险因素包括：高血压、心脏病、糖尿病、高脂血症、短暂性缺血性发作、吸烟和饮酒，其他因素包括体力活动减少、饮食（高盐、高脂肪、高胆固醇食物）、肥胖、药物滥用、长期服用含雌激素的避孕药、高龄、性别、遗传、寒冷的环境气候及社会心理因素等亦与脑卒中的发生有关。

7．指导患者进行有效咳嗽，首先让患者尽可能坐位，先缓慢深呼吸（腹式呼吸）5 ~ 6次，然后深吸气，吸气后屏气片刻，躯干前倾，将两臂屈曲用肘部轻轻向两下肋部加压，连续咳嗽2 ~ 3声，张口咳出痰液。之后平静呼吸片刻，准备再次咳嗽。

8．长期家庭氧疗的护理措施包括：① 应向患者说明长期家庭氧疗的目的、作用及注意事项。② 供氧装置周围严禁烟火，防止氧气燃烧爆炸。③ 氧气导管应每天更换，以防堵塞。④ 一般采用鼻导管持续低流量吸氧，氧流量为 1 ～ 2L/min（氧浓度 25% ～ 29%），吸氧时间应在每日 15 小时以上，随时监测氧流量，防止随意调高氧流量。⑤ 氧气装置定期更换、清洗、消毒，以防感染。

五、论述题

1．以社区为基础的慢性病防治策略包括：以三级预防为框架；积极面向一般人群、高危人群和患者群三类人群；重点关注危险因素控制、早诊断早治疗和规范化管理等三个重要环节；综合运用健康促进、健康教育和健康 / 疾病管理三个手段；重点针对干预烟草使用、不合理膳食、身体活动不足三种行为危险因素；降低超重 / 肥胖、血压升高、血糖升高和血脂异常四种危险因素；重点防控心脑血管疾病、恶性肿瘤、慢性呼吸系统疾病和糖尿病等慢性病。

2．(1) 患者可能发生了低血糖，应立即进行血糖检测。

(2) 因患者目前意识清楚，可口服 15 ～ 20g 葡萄糖，之后 15 分钟再检测一次血糖。如血糖仍小于 3.9mmol/L，再给予 15g 葡萄糖口服；如血糖大于 3.9mmol/L，则正常进食午餐。低血糖纠正后，要了解低血糖的原因，建议咨询医生调整治疗，同时建议患者经常进行血糖的自我监测。教会患者低血糖的自救，并嘱其随身携带糖尿病急救卡。

3．患者高血压的危险因素有：①肥胖：身高 175cm，体重 85kg。②职业：会计，生活不规律，经常加班。③饮食习惯：饮食口味偏重。④嗜好：常饮酒。⑤遗传：父亲 5 年前因“脑卒中”去世，姐姐患有“高血压”。

（李明子　任海燕）

第九章

社区常见精神疾病患者的护理与管理

学习目标

1. 掌握特殊状态下精神障碍患者的护理及意外事件的处理，精神分裂症、抑郁障碍、老年痴呆、酒依赖和酒精中毒性精神障碍患者的护理及管理措施。
2. 熟悉社区精神障碍患者的特点，精神分裂症、抑郁障碍、老年痴呆、酒依赖和酒精中毒性精神障碍的主要症状表现及治疗原则。
3. 了解精神障碍、精神残疾、精神康复的概念，精神分裂症、抑郁障碍、老年痴呆、酒依赖和酒精中毒性精神障碍患者的病因及流行病学特点。

精神疾病是一类严重威胁人们健康的疾病，患者在急性发作期住院治疗，其他时间则长期生活在社区中，需要社会与家庭的照料。因此精神疾病的社区护理是精神科护理学的重要内容。

社区精神障碍护理是精神病护理学的一个分支，是应用社会精神病学与其他行为科学的理论、技术和护理，对一定地域内人口的精神障碍进行预防、治疗、康复和社会适应的指导及管理。本章重点介绍在社区中常见精神障碍的护理。

第一节　概　述

一、相关的基本概念

1．精神障碍　是指在躯体与环境各种致病因素的影响下，大脑的功能活动发生紊乱，导致精神活动显著偏离正常，出现精神症状或精神病性症状和个人（社会）功能受损以及（或）本人感到精神痛苦［《国际疾病诊断分类（第 10 版）》］。

2．精神残疾　是指精神障碍患者患病 1 年以上未痊愈，同时导致对家庭、社会应尽职能出现一定程度的障碍（中国残疾人实用评定方案）。要判定精神残疾必须有社会功能的缺陷。

3．精神康复　又称心理康复。其主要内容是对精神疾病的患者进行训练和再训练。尽量采用各种措施改善其精神功能，重点在于心理与社会功能的训练。

二、社区精神障碍护理管理的特点

（一）社区精神障碍患者的特点

1．轻度精神障碍者多，如神经症、人格障碍、适应障碍及发育障碍。

2．慢性精神障碍患者、精神残疾和智力残疾者多。社区中的慢性精神障碍患者，最重要的问题是社会残疾，即患者的社会功能有明显障碍或缺陷，不能完成其应有的社会角色。

（二）社区慢性精神障碍患者的护理特点

1．康复护理贯穿于整个过程的护理服务。

2．防治结合与健康教育为一体的护理服务。

3．系统的、持续的、全方位的护理服务。

4．社区基层保健机构、学校团体、患者单位及亲友家属等各种资源参与的护理服务。

（三）社区精神障碍护理管理的特点

1．政府主导，广泛参与　精神障碍社区护理是一项社会性很强的工作，涉及许多部门和社会的方方面面，需要各部门通力合作方可完成。是需要政府牵头，全社会参与的事业。要开展好精神障碍的卫生服务不仅要靠政府的力量，同时也需要各社区精神卫生服务机构，街道、社区居委会及家庭的协作共同努力去完成。护理人员应妥善利用协调各种资源，调动社会力量积极参与社区精神护理服务，是护理慢性精神障碍患者不可缺少的工作内容。

2．分片管理、持续服务　精神障碍的社区护理服务是按区域划分的，以不同的强度提供形式多样的服务，如外展服务、门诊服务、日间治疗和护理、住院治疗和护理、心理治疗、各种技能训练，以满足不同患者的需求。社区精神卫生服务是由护士、精神科医生、社会工作者、个案管理者、心理工作者组成的团队，按分工和协作完成的。应努力建立患者可在各组成部分之间自由流动的服务体系，防止患者在多种服务项目中出现无人照顾的局面。患者的需求是多方面的，这也决定了护理问题的性质和种类是多面性，也决定了护士要为患者提供系统的、持续的、全方位的护理服务。努力促进患者独立生活的水平及社会功能水平的提高，将康复护理措施贯穿于护理服务全过程。

3．防治结合、全面康复　社区精神卫生服务是一个动态过程，对精神疾病的连续治疗服务很重要，但更重要的是预防疾病的发生。早发现、早诊断、早治疗是社区精神卫生工作的优势，而预防精神疾病的发生是社区精神卫生工作的最高目标。

精神障碍的社区管理工作强调群众性，应面对整个社区居民开展服务。应调动患者和家庭成员积极主动参与精神卫生工作，他们既是护理服务的对象，又是护理计划的制订者和执行者。护理人员应对社区居民提供心理咨询和心理指导，举办精神卫生和心理知识讲座，提高社区居民的心理健康水平。对慢性精神患者可通过药物治疗、心理干预、工娱治疗和职业康复的综合手段，使患者的社会功能、劳动技能逐渐恢复，降低精神残疾的发生，从而达到医学、心理、和职业的全面康复。

知识链接

国外社区精神卫生服务体系

国外的社区精神卫生服务经过多年的发展，形成了比较完善的服务体系，为不同疾病和需求的患者提供不同形式和内容的服务：

1. 片区精神卫生中心属于区域性的精神卫生服务与管理机构，主要负责精神卫生计划的制订、人员培训、组织实施、效果评估等，同时也提供包括门诊、急诊及住院治疗等在内的临床服务。

2. 片区内精神卫生服务站在每一个片区根据人口多少，设立数量不等的服务站，为患者提供多方位的服务，同时提供门诊、急诊治疗，必要时还可以接受短期的住院观察服务。

3. 日间医院：适于病情不稳定但白天又得不到家人照顾的患者，在某种程度上分担了精神病院的功能，有利于恢复和保持患者的社会功能。

4. 晚间医院：与日间医院一样，均属于部分住院形式。即患者白天在社区，晚上来医院。主要针对家庭一时不愿接受、家庭不在当地或家庭不愿照顾的患者。晚间医院同样为患者提供治疗和康复措施。

5. 过渡性居住设施：又称为中途宿舍，是国外发达城市中对精神病患者过渡性康复的一类庇护性设施。

6. 过渡性就业设施：这是比较接近现实的工作就业场所，主要培养患者的工作习惯和训练职业技能，为就业做准备。这些设施均穿插安排某些行为康复训练和社交娱乐活动，也配以基本的医疗设备和条件。

7. 过渡性娱乐设施：为精神病患者设立“社交俱乐部”或“康乐中心”等，配备有一定的文化娱乐设施，并有专人负责组织管理，还鼓励恢复期患者作为志愿者共同协助工作。

8. 长期看护所：又称托管站或康复站，主要针对慢性精神分裂症患者的治疗与康复。

9. 主动性家庭访视小组：主要针对不愿意看病的患者。服务小组主动上门，提供咨询、评估与治疗等。

10. 自助团体：由患者或家属自发组织，分享成功的经验，彼此相互鼓励。

11. 心理康复会所：这种社区照顾模式的主要功能在于积极推动患者自助和体现了反偏见的价值。这种俱乐部模式是一种过渡形式。依靠俱乐部的成员，在娱乐、工作及居所监管范围内，逐渐承担越来越多的责任和权力。

三、家庭与社区护理干预

（一）康复期精神障碍患者的家庭护理

康复期护理管理的关键是争取患者及其家庭成员与医护人员的配合，从而保证康复工作的顺利进行并达到目标。尤其是家庭干预对精神康复具有重要意义。因此社区护士需给予家属必要的指导，经常进行卫生宣教。

1．心理干预

（1）消除对疾病的恐惧、不安及焦虑：采取交谈的方式，结合患者的具体情况，耐心帮助和启发患者认识自己疾病的现象、状态产生的机制，并强调这种疾病的后果是乐观的，以解除其由于症状的缠绕而产生的焦虑情绪，消除自卑感，发挥治疗的主观能动性。使患者提高自知力，增强治疗信心，敢于正视困难、克服困难，在生活实践中逐步锻炼自己的意志，以求巩固疗效和防止复发。

（2）鼓励患者与社会环境接触：经常向家属和社会宣传，使他们对精神障碍患者有正确认识、给予更多关爱。鼓励患者参加集体活动，促进患者与社会环境的接触，从而减轻患者的衰退。同时社区可以组织丰富的体育和文娱活动以丰富精神障碍患者的精神生活，活跃患者的情绪。这是防止复发和社会治疗的重要手段。

2．做好家属的健康教育

（1）指导家属正确对待精神病患者：社会对精神病患者的歧视，往往给患者及家属造成了一定的压力。要向家属、单位和周围的群众做好说服解释工作，宣传精神病的相关科普知识，争取社会舆论的谅解与家属的合作，促使患者早期就医，迅速康复。

（2）指导家属维持药物治疗：指导家属维持药物治疗，对家庭护理有十分重要的作用。要告知家属坚持院外治疗的重要性，了解药物不良反应的相关注意事项以及患者藏药或一次性大量顿服的危险性。要告知家属定期门诊复诊，切不可自行更改药物或药量。治疗用药应由家属妥善保管，不能让患者自取，家属要定时、定量给患者服药，并注意防止患者藏药。如发现患者有明显药物不良反应时，及时与相关医护人员联系采取适当措施。

（3）指导家属观察病情变化：家属对患者的病情特点要心中有数，及时与社区护士联系。指导家属注意观察患者的言语、行为、情绪有无异常，生活是否规律，有无睡眠障碍等，以了解疾病复发先兆。家中的危险物品要收藏好，贵重物品应妥善保管。一旦发生意外事件家属应冷静。

（4）指导家属做好心理干预：心理干预是预防复发的重要一环。因此要将心理干预的方法教给家属，使患者随时得到家属的帮助，启发患者对病态的认识，从矛盾意向中解脱出来。同时对家庭成员的情感表达给予指导，为患者创造良好的家庭氛围，以利于康复。

3．常用技能训练干预技术

（1）生活技能训练：患者生活能够实现自理是社区精神护理的基本要求，也是患者回归社会的必要准备。生活技能训练是让精神残疾者逐步掌握其生活环境的行为技能。

日常生活自理训练重点在于培养患者独立生活的能力，日常生活的规律性和主动性，消除患者始动性缺乏行为，增进自尊，逐步提高患者掌握其适应生活环境的行为能力。生活技能训练内容包括：个人卫生、饮食、衣着、排便、基本对话、作息时间安排、钱物管理等。例如：可以与患者共同制订日常活动计划，并借助活动反馈表，来训练患者管理好自己日常生活（表 9-1）

表 9-1 日常活动反馈表

时间	活动计划	实际完成情况	自我感受
上午：7：00—8：00	起床、洗漱、吃早餐		
上午：8：00—9：00	室外散步		
上午：9：00—10：00	阅读		
上午：10：00—11：00	听音乐或看电视		
上午：11：00—12：00	吃午餐、洗碗		
中午：12：00—13：00	午睡		
……	……		

（2）社会交往技能训练：社会交往技能训练是主要用于慢性精神分裂症患者的康复手段。重点在于增进患者交往技能，促进社会融合，改善人际关系，增加社会支持，减少应激、孤独感和无价值感，以逐步改变患者的社会功能缺损，重返社会。社会交往技能训练内容包括在特定场合做出恰当反应、解决问题技能、角色扮演以及休闲娱乐活动，循序渐进地进行训练，应保持经常性。

（3）家庭职能的训练：家庭成员应督促和指导患者参加日常家务料理，如准备食品、保持生活环境整洁、外出购物。作为家庭成员应准许患者参与家庭事务的讨论，如子女培养、家庭开支、钱财管理等。

（4）职业技能的训练：社区护理的目标是使患者的工作和学习得到重新安置，使其尽可能恢复病前的职业技能或发展他们有兴趣或有专长的新技能，以适应职业的需要。职业技能训练的内容包括以下几项：① 工作技能的评估：即评估患者病前工作能力，这是职业训练效果评定的重要标志及设计训练计划的重要依据。② 工作后的心态调整：指患者参加工作后生活规律有改变，而且必须处理人和事物所造成的精神压力，培训患者应付压力的能力。这是搞好职业技能训练的重要步骤。③ 工作技能的训练：根据患者原有职业的特点、兴趣爱好及目前状态，选择相应的职业技能训练。培训的形式有中途宿舍、日间住院或夜间住院等，我国一般在精神疾病防治站或残疾人职业培训中心进行。④ 庇护工厂工作：是为患者正式恢复工作或就业前做准备。在此期间仍有护理人员的照料，工作时间较短，但其工作性质及数量与一般工厂近似，以利于患者恢复工作。

职业技能训练的目标包括：① 有自我处置症状的能力，以减轻功能缺陷；② 能灵活、自如地处置与人接触所遇到的问题，能和健康人一样生活和工作；③ 能参加工作中的竞争而获得适合自己的职业；④ 经济上能独立。为了使患者能保持住自己的工作，护理人员应定期访视患者，予以指导，以不断提高工作及适应能力。

（二）特殊状态下的家庭护理

1．攻击行为　往往在妄想和幻觉等精神症状支配下产生，危及患者、家庭及社会的安全。

首先，家庭成员应与患者建立信任的人际关系，以耐心、和蔼的态度与患者接触，及时发现患者的需要并加以满足，或予以耐心的解释，避免对患者做出无法履行的承诺以及不适宜的态度和行为。

其次，可根据患者的特长，让他参加适当的体力劳动和体育活动，转移患者对症状的关注程度，同时使其精力得到应有的发泄，也可促进晚间睡眠。同时应注意安全保护性措施，减少环境中的不良刺激，限制一定的人际交往。

知识链接

社会功能缺陷筛选量表（SDSS，表 9-2）：主要用于社区中慢性精神疾病患者的评估。

表 9-2　社会功能缺陷筛选量表

	无缺陷	有些缺陷	严重缺陷
1. 职业和工作	0	1	2
2. 婚姻职能	0	1	2
3. 父母职能	0	1	2
4. 社会性退缩	0	1	2
5. 家庭外的社会活动	0	1	2
6. 家庭内活动过少	0	1	2
7. 家庭职能	0	1	2
8. 个人生活自理	0	1	2
9. 对外界的兴趣和关心	0	1	2
10. 责任心和计划性	0	1	2

对于躁狂患者，多用正面教育，多表扬少批评，善于诱导，并用转移其注意力的方法引导到有益于健康的方面。要防止很多人围观及挑逗，避免患者因激惹而更加兴奋。

对幻觉、妄想比较丰富的患者尽量避免触及其病理体验，防止突然发生冲动行为。家庭成员应了解患者的妄想内容，协助患者减轻或摆脱精神症状的干扰，消除其紧张和烦躁不安的心理，增强患者控制行为的能力。同时为患者提供充足的高热量饮食及水分。安排有规律的生活，保证充足的睡眠，以防体力消耗。与此同时，应及时采用各种有效治疗措施，力求缩短兴奋过程，防止因过度兴奋引起衰竭及延长患者痛苦。

2．自杀、自伤行为　自杀、自伤是精神障碍患者常见的危险行为，导致患者自杀有多种原因。因此，家庭成员要密切观察病情变化以及异常的言语和行为表现，及时采取有效措施加以看管监护。加强危险物品的保管，如患者所服药物由家人保管，定时、定量发放并确保服下；患者居住的地方用具要简单，凡有跳楼、触电、服毒、刎颈、自缢等各种自杀条件的，都要加以防范。必要时送医院诊治。其次，加强治疗、改善患者情绪与睡眠，是防止自杀的有效措施。同时家庭成员要与患者建立良好的亲属关系，帮助患者培养兴趣，增强战胜疾病的信心。

3．木僵　木僵状态是一种较深的精神运动性抑制。患者违拗、不合作，有的患者甚至完全失去生活自理能力。所以，做好家庭护理是保证患者躯体健康、促进疾病痊愈的关键。家属应将患者安置在单间，室内温度、湿度要适宜，避免不良刺激。家属应保证患者足够营养及水分，轻度木僵者可以耐心喂食，或在夜深人静时，在患者床旁放置食物。严重者由专业人员给予鼻饲。同时应密切观察病情变化，注意安全，室内陈设要简单，不要放置任何危险性物品，防止患者突然兴奋冲动而发生意外。其次，注意患者大、小便情况，保持口腔、皮肤清洁；注意体位舒适和保暖。必要时及时就医。

4．走失 在家庭护理中，防患者走失也是一个重要环节。家属应与患者经常谈心，了解其思想动态，时刻注意患者的动向，加强管理。家里要常有人，不能让患者单独外出。鼓励患者参加集体活动，分散不良情绪，指导患者正确认识和适应环境，消除恐惧和顾虑。一旦患者走失，要及时查找。找回患者后，不可指责或恐吓患者，应从中吸取教训，防止再次走失。

（三）家庭精神障碍患者意外事件的处理

1．自缢 发现患者自缢，不要离开现场，要抓紧抢救时机，首先为患者脱开缢套。如发现患者悬挂自缢，应立即紧紧抱住患者身体向上抬举，解除颈部受压迫状态。若患者在低处勒缢，应立即剪断绳索，脱开缢套。可在现场立即将患者放平，保持仰卧位，颈部伸直，托起下颌，用舌钳拉出舌头，以防舌后坠堵塞气道。立即进行口对口人工呼吸和胸外按压术，不间断进行，直至自主呼吸恢复后再搬移患者，并与医生配合，做进一步的复苏治疗处理。

2．外伤 较严重的外伤为撞击伤、坠跌伤和切刺伤。

若当时发现患者撞击，应立即抱住患者阻止行动，或迅速用手保护患者头部，以缓解撞击力度。一旦发生撞击，应立即检查处理伤情，如有无开放伤口、出血情况、有无颅骨骨折。重点检查有无急性颅内血肿征兆，若患者出现呼吸加深、脉搏缓慢、血压升高、意识障碍、瞳孔不等大、偏瘫或头痛、喷射性呕吐等颅内压增高症状，应立即送医院处理。

坠跌伤常见于有自杀企图或企图外走的患者。一旦患者攀登高处，应耐心劝解患者从原路返回，或为患者搭放梯子，或组织人力从四面围拢患者，保护患者安全返回。注意不可威胁患者或恐吓、斥责患者，以免患者因紧张、恐惧急促坠跌。一旦发生坠跌，应立即检查伤情，有无颅脑损伤、内出血、骨折等。若发生开放性骨折，应包扎、固定，若发生脊椎骨折，应将患者仰卧于硬板床上，搬运时三人必须协调一致，保持脊柱原位，以免引起脊髓横断面损伤，造成残疾。

患者以锐利器具切刺血管，可引起大出血，严重者可导致休克。应立即急救止血，送医院处理。

3．服毒 部分患者可能匿藏大量精神药物或镇静催眠药，集中吞服，蓄意自杀。一经发现应迅速洗胃排除毒物。如果患者出现休克状态，应首先抢救休克，待一般情况好转后，立即进行洗胃。洗胃方法参见第七章相关内容。

4．噎食 当患者因吞咽困难发生噎食，大量食物阻塞气道或误入气管引起窒息，要立即使患者进食停止，采取紧急措施，迅速恢复气道通畅。

（1）噎食早期，大量食物积存口腔咽喉前部，阻塞气道，患者面部涨红并有呛咳反射，应立即清除口内积食。对意识清晰患者，可让其吐出食物，或用手掏出口内积存的食物。

（2）窒息早期，食物卡在咽喉部位，患者有胸闷窒息感，又吐不出食物。此时可用竹筷或牙刷柄刺激咽喉部位引吐，或置患者侧卧，头低45°，用手拍击胸背，协助患者吐出食物。

（3）若患者出现额头大汗，面色苍白，口唇青紫，昏倒在地，提示食物已误入气管不能取出，处于窒息状态。此时应将患者置仰卧位，肩下垫高，颈部伸直，使气管位置尽量接近于表面皮肤，立即用一粗针头迅速在环状软骨下方 1 ～ 2cm 处刺入气管，暂时做初步处理。送医院后进一步处理。

四、精神障碍的社区预防

（一）一级预防

一级预防为病因学预防，预防的目标是消除和减少病因或致病因素，以防止和减少精神疾病的发生。

1．增进精神健康的保健工作　大力宣传重视精神健康、保持情绪稳定的重要意义，把预防、保健、诊疗、护理、康复和健康教育融为社区医护工作的一体。

2．特殊防护和预防工作　开展疾病监测，减少因心理因素导致的疾病，消除精神障碍，减少致病因素，提高个体及家庭成员的适应能力，保护高危人群。

3．健康教育及心理咨询　注意心理卫生教育，培养个体的应变及适应能力，加强各生理阶段的精神卫生指导；开展各年龄阶段的精神卫生、心理咨询门诊，如家庭咨询、青春期少年心理咨询、高危儿童咨询、婚姻咨询、父母咨询等。

（二）二级预防

二级预防为临床前期预防。预防的目标是早期发现、早期诊断、早期治疗各类精神疾病。

1．早期发现　通过定期对社区居民进行精神健康调查、社区居民中自我精神健康评估检查、家访巡回和提供咨询等护理活动时，发现初发患者与病情复发患者。

2．确认引起精神健康的危险因素和相关因素　收集影响精神健康并造成精神疾病、精神疾病边缘状态的危险因素和相关因素。

3．及时帮助和护理精神障碍及精神疾病边缘者　指导精神障碍患者及精神疾病边缘者及时就诊，明确诊断，接受治疗；定期家访，提供咨询及相应的医护干预；指导患者坚持治疗、合理用药，教会家庭成员观察病情、预防暴力行为和意外事件发生的方法。

（三）三级预防

三级预防为康复期预防。预防目标是防止和减少精神残疾。

1．防止疾病恶化　为保证患者在家庭、社会生活时能继续治疗，要指导患者或家庭成员坚持治疗，督促患者按时按量服药，给患者心理上的支持，使患者情绪稳定，配合疾病的治疗和康复。

2．防止病残　在治疗、护理过程中，尽可能使患者最大限度恢复心理和社会功能，预防疾病复发，减少后遗症及并发症。

3．康复护理　如建立各种工娱治疗站、作业站、娱乐站，对患者进行各种康复训练，同时进行健康教育、精神康复、疾病咨询等，使患者早日恢复家庭生活和回归社会。

4．调整环境　指导并协助家庭成员调整出院患者或家居患者的生活环境，安排好生活日程，适当地解决与患者精神有关的问题等。

5．做好管理工作　包括康复之家、患者公寓、寄养家庭、环境布置、设施装备的管理，以帮助患者享受社会生活，预防疾病复发，减轻医院及家庭负担。同时结合工作中所获得的信息，分析社区服务对象的精神健康问题，制订出比较完善的社区护理、管理内容及相关制度。

（赵丽俊　许冬梅）

第二节　精神分裂症

案例

患者，男，28岁，未婚，2007年到某公司工作时发现其孤僻，不与人来往，不能完成分配的工作任务，好计较且与人争吵。认为公司里其他员工能住好房子，为什么自己不能住，将自己住的房间门窗拆下，壁纸撕掉，搬到单位礼堂去住。到处找领导要房子、工资、不上班，将自己的东西拍卖，逐渐发展到流浪街头，到餐馆讨饭，时常喊母亲的名字（其母亲已经自缢死亡）。在马路中间走，认为汽车不敢撞他，偶有自语。

问题与思考：

1．该患者的主要精神症状是什么？

2．针对该患者应如何进行护理？

精神分裂症（schizophrenia）是一组病因未明的常见精神疾病，多起病于青壮年，常缓慢起病，可以引起感知觉、思维、情感、行为等多方面的精神活动障碍及精神活动本身的不协调并与周围环境脱离。病程多迁延，呈反复加重或恶化，并可以导致精神残疾；部分患者痊愈或基本痊愈。

一、病因及流行病学特点

（一）病因

病因尚不明确，可能是多因素综合作用的结果。

1．遗传因素　家系调查发现亲属中的患病率比一般居民高约10倍，与患者血缘关系越近，患病率越高。双生子研究报告单卵双生比双卵双生患病率高4～6倍，提示遗传因素在精神分裂症发病中的主要作用。

2．心理社会因素　没有证据表明心理社会因素就是病因，但对精神分裂症的发生起到了一定的诱发作用，如失恋、失业、破产、家庭纠纷、升学受挫、丧失亲人等。还有部分患者可能在躯体疾病之后诱发起病。

3．个性特征　临床上发现大多数患者的病前性格多表现为孤僻少语、怕羞胆怯、敏感、内向、好幻想、思维缺乏逻辑性等，称其为分裂型人格。

（二）流行病学特点

精神分裂症的患病率在所有精神障碍中居最高，在成年人口中终生患病率为1%左右，可见于各种社会文化和各个社会阶层。但在世界不同地区患病率的差异可以很大，总的来看发展中国家的平均患病率要低于发达国家，这与采用的诊断标准不一致有重要相关性。我国精神分裂症的发病高峰集中在成年早期这一年龄段：男性为15～25岁，女性稍晚。女性患病率高于男性，性别差异在35岁以上年龄组较明显；城市患病率高于农村，精神分裂症的患病率与家庭经济水平呈负相关。

知识链接

精神分裂症的由来

自19世纪中叶开始，欧洲精神病学家曾将本病的不同症状分别看成独立的疾病。20世纪瑞士精神病学家布鲁勒（E· Bleuler，1911）对本病进行细致临床观察，指出本病的临床特点：联想障碍、情感淡漠、意志缺乏和继之而来的内向性，提出了精神分裂的概念，因此而命名。

二、主要症状表现

1．精神分裂症的特征性症状　本病的临床症状复杂，不同类型、不同阶段可有很大区别，但均有特征性的思维、情感、行为的不协调和脱离现实环境的特点。

（1）思维联想障碍：思维联想过程缺乏连贯性和逻辑性，是精神分裂症最具有特征性的障碍。常见的有思维破裂，患者在意识清楚的情况下，谈话时句子与句子之间缺乏逻辑联系。临床上还可见思维松弛、思维中断、思维云集、病理性象征性思维、语词新作等。

（2）情感障碍：情感淡漠或迟钝，显著的情感表达减少或缺乏，情感反应与思维内容以及外界刺激不配合，是精神分裂症的重要特征。此外，可见情感反应在本质上的倒错，即患者的情感与其言语和内心想法不协调，如患者笑着叙述自己的痛苦和不幸，称为情感倒错。

（3）意志行为障碍：患者活动减少、主动性缺乏，行为被动、退缩，即意志活动减退。临床还可见意向倒错、矛盾意向、违拗、被动服从、模仿言语、模仿动作，严重者可出现蜡样屈曲。

2．其他常见症状

（1）幻觉和感知综合障碍：幻觉是精神分裂症的主要知觉障碍，即患者的体验和知觉是在缺乏现实刺激的条件下产生的。最常见是幻听，主要是言语性幻听，如评论性幻听、争论性幻听、思维冥想。幻听可以是真性的，也可以是假性的。幻视常常与其他幻觉一起存在。

（2）妄想：妄想是精神分裂症最常见的症状之一。内容以关系妄想、被害妄想和影响妄想最为常见。内容离奇、荒谬，发生突然；有扩大和泛化趋势，或具有特殊意义；且对妄想内容不愿暴露。

（3）紧张综合征：表现为紧张性木僵。患者缄默、不动、违拗或呈被动性服从，并有肌张力增高，可出现空气枕头（患者卧床后，头与枕头之间保持一定距离）、蜡样屈曲。有时突然出现冲动行为，即紧张性兴奋。

3．慢性精神分裂症的主要症状　临床主要是以思维贫乏、情感淡漠、意志缺乏、孤僻内向为主，又称为阴性症状。

三、治疗原则

（一）药物治疗

抗精神病药物治疗是首选的治疗措施，精神分裂症的药物治疗应系统而规范，强调早期、足量、足疗程的“全病程治疗”。

1．常用抗精神病药

（1）第一代抗精神病药物：目前作为二线药物使用。代表药有：氯丙嗪、氟哌啶醇、五氟利多、奋乃静、氟奋乃静、舒必利，主要作用机制是阻断脑内多巴胺受体。氯氮平对5-羟色胺有拮抗作用。

（2）第二代非典型精神病药物：目前临床作为一线治疗药物选用。代表药有：①非典型抗精神病药物：不良反应相对较小，具有较高的5-羟色胺受体阻断作用，同时也阻断多巴胺受体，称为多巴胺/5-羟色胺拮抗剂。包括利培酮、奥氮平、喹硫平、齐拉西酮、阿立哌唑、帕利哌酮、氨磺必利等。②第二代抗精神病药物长效针剂：利培酮微球、帕利哌酮的长效针剂。长效针剂用于维持治疗，也可用于治疗不合作、服药依从性差的患者。

2．治疗疗程

（1）急性期治疗：首次发病或复发的急性期患者的治疗。治疗要求系统和充分，以求达到完全的临床缓解，即症状消失，自知力恢复。足量药物治疗，一般疗程为8～10周。

（2）恢复期（巩固期）治疗：急性期症状得到控制后，继续使用，防止已缓解的症状复发，使用原有效药物和剂量继续治疗，疗程至少3～6个月。

（3）维持期（康复期）治疗：维持病情稳定，防止疾病复发，坚持药物治疗，根据个体病情确定维持药物剂量，疗程不少于2～5年。若一次复发，维持治疗的时间不少于3年。两次或以上复发，则不宜轻易停药。

维持治疗对减少复发有肯定作用。通常第一次发作维持治疗1～2年，第二次发作或多次发作者维持治疗时间要更长一些，甚至终生服药。原则上单一用药，作用机制相似的药物原则上不宜合用。

（二）无抽搐电休克治疗

1．适应证　精神分裂症急性期；严重兴奋躁动、冲动、伤人毁物者，需尽快控制精神症状者；强烈自责自罪、自伤、自杀行为者；拒食、违拗和紧张木僵者；药物治疗无效或对药物不能耐受者及难治性精神分裂症患者。

2．一般疗程　6～12次，疗效可靠。

（三）环境、心理治疗及康复治疗

精神分裂症发生是易感素质和环境的不良影响、生活中的应激因素相互作用的结果，除药物治疗外综合治疗十分必要，特别是在巩固期和维持期，心理社会治疗构成精神分裂症治疗的必需要素。

1．心理治疗　心理治疗可以改善患者的精神症状，提高自知力，增加依从性，促进患者康复。

2．心理社会康复　患者重返社会应重视日常生活能力和社交能力的训练，通过行为治疗、认知治疗、社会技能训练、职业康复、家庭治疗等，从患者的生活能力培养，加强社会交往及适应能力训练，矫正不良生活习惯及错误的思维、行为模式，并鼓励患者参加社会活动和从事力所能及的工作。开展家庭教育，帮助建立健康的庭模式，从而实现帮助患者认识疾病，稳定病情，提高患者的应对技能，改善患者家庭环境中的人际关系，最大限度恢复社会功能的目标，减少复发。

四、家庭与社区护理

（一）做好基础护理

1．常用评估工具　日常生活能力量表（activity of daily living scale，ADLS）由美国 Lawton 和 Brode 于 1969 年制订。由躯体生活自理量表和工具性日常生活活动量表组成。主要用于评定被试的日常生活能力，共 14 条目，其中躯体生活自理量表包括 6 项，分别为如厕、进食、穿衣、梳洗、行走、沐浴；工具性日常生活活动量表包含 8 项，分别为打电话、购物、备餐、做家务、洗衣、使用交通工具、服药和自理经济。

2．饮食护理　营养失调是精神分裂症患者护理中经常面临的问题。

患者出现拒食时，首先要评估拒绝进食的原因，对受幻觉、妄想支配拒食的患者，耐心解释，鼓励其与家人共同进餐或让患者观摩做饭的全过程，以消除患者的疑虑，必要时就医，给予补液治疗。

对兴奋躁动患者宜单独进食或喂食，避免干扰。

对吞咽困难的患者，宜进半流食或容易消化的食物，并有专人守护以防噎食。

3．睡眠护理　睡眠障碍是精神分裂症初发、复发最常见的症状之一。因此要密切观察患者的睡眠情况。首先，家庭要为患者创造良好的睡眠环境，减少不良刺激；减少患者白天的睡眠时间；睡前避免过度兴奋；对紧张恐惧的患者做好心理疏导，消除不良情绪等。出现睡眠障碍时，首先要评估患者失眠的原因，并给予相应的处理。必要时到医院就诊，给予催眠药物或调整抗精神病药物剂量。

4．个人卫生的护理　慢性精神分裂症患者生活懒散，不关心、不料理个人卫生，导致感染增多，对健康造成危害，因此，对患者进行卫生护理是家庭护理的重点之一。首先要准确评估患者的自理程度，制订生活计划，并督促患者落实计划，按时洗漱、定时更衣、沐浴，培养良好的卫生习惯。对女患者要注意做好经期卫生的宣教。

5．做好排泄护理　长期服用抗精神病药物容易引起便秘，严重者可导致肠梗阻。因此要每日观察患者大、小便情况，12 小时无尿者可采取诱导方法刺激排尿，无效时到医院就医给予导尿或相应处理。同时应鼓励患者多饮水、多活动、多进食蔬菜水果，预防便秘。对于便秘者，可按医嘱给予缓泻剂或灌肠。

（二）加强症状的观察及护理

1．常用评估工具

（1）简明精神病量表（the brief psychiatric rating scale,BPRS）：由 Overall 和 Gorham 于 1962 年编制，主要适用于精神分裂症等精神障碍患者，包括 18 条目，采用 1 ～ 7 分的 7 分级评分法，信度、效度良好，能够比较全面地反映患者的精神状况。

（2）阳性与阴性症状量表（positive and negative syndrome,PANSS）：主要用于评定精神症状的有无各项症状的严重程度；区分以阳性症状为主的Ⅰ型和以阴性症状为主的Ⅱ型精神分裂症。该量表阳性量表 7 项、阴性量表 7 项和一般精神病理量表 16 项，共 30 项。另有 3 个补充项目评定攻击危险性，按精神病理水平递增 7 级评分，1- 无，2- 很轻，3- 轻度，4- 中度，5- 偏重，6- 重度，7- 极重度。主要适用于成年人。

（3）临床总体评定量表（clinical grobal impressions scales,CGI）：属非定式检查工具，主要用于判断总的疾病严重程度、总的改善、效果指数。适用于对各种精神疾病的病情评估和疗效观察。

2．幻觉　观察患者的言语、情绪和行为表现，评估患者幻觉出现的时间、次数和内容，以及引起的相应情感和行为上的反应，加强安全护理。有意识地组织患者参加娱乐活动，转移注意力。

3．妄想　与患者接触时，尽量不触及妄想内容，不与患者争辩和反驳妄想内容，防止加重妄想，增加对家人或护士的敌意。在患者面前不可交头接耳，以免引起猜疑。不可从背后拍打患者，避免由此产生的冲动。注意患者妄想有无泛化，防止与他人发生冲突。

4．兴奋躁动　与患者交谈时出言谨慎，尽量避免激惹患者，将患者与他人分开以减少伤害事故。与患者接触时要和颜悦色，口气平和，安抚其烦躁情绪，缩短兴奋过程，配合医生应用抗精神病药物控制症状，必要时进行住院治疗。

（三）实施针对性的心理支持

与患者建立良好的护患关系是实施的关键。

1．耐心倾听患者的主诉，对诉说做适当的限制，不要与患者争辩，适时对其病态体验提出合理解释，并注意患者的反应。鼓励患者说出对疾病和症状的认识及感受，做好支持性和认知性心理护理。

2．劝告患者不要逢人便讲自己的幻觉和妄想，以免使自己陷入困难处境，同时协助患者处理正面临的紧张刺激，让患者增强自己的控制感和责任感。

3．提高患者对心理社会因素的认识并使之适应，对恢复期患者，解除其自卑心理，协助患者维持心身平衡，达到维护健康、预防复发、促进康复的目标。

4．与恢复期的患者一起协商，制订切实可行的短期目标和长期目标，以增强患者的自信心，减少其自卑和失望心理。

（四）提供必要的宣传教育和指导

1．常用评估工具

（1）家庭关怀度指数问卷（family APGAR index）：由 Smilkstein 医师编制，用于评定家庭支持功能，问卷由 5 个项目组成，包括适应度、合作度、成长度、情感度、亲密度，分 3 级评分，2= 经常，1= 有时，0= 很少。7 ～ 10 分表示家庭功能良好。4 ～ 6 分表示家庭功能中度障碍，0 ～ 3 分表示家庭功能严重障碍。

（2）家庭功能评定（FAD）：是一个筛选问卷，能简单有效地找到家庭系统中存在的问题。共 60 个条目，含 7 个分量表，评分为 1 ～ 4 四级评分，每个量表各条目得分的平均数即为该量表的得分。

2．提高患者治疗依从性　向患者介绍疾病的有关知识，指导患者掌握症状复发的先兆、预防复发及发现药物不良反应的方法。帮助患者明确坚持服药、定期门诊复查的必要性，强化患者对纠正不良生活习惯、提高综合性自我护理能力重要性的认识。

3．加强宣教提高家庭功能　指导家属学习有关疾病知识及如何预防疾病复发的常识。教会家属为患者创造良好的家庭护理环境、改善患者在家庭环境中人际关系的方法。指导家属学会简单的观察、识别、判断症状复发的方法，同时向家属宣教督促患者服药、监护患者行为变化的意义。

4．调整家属的情感表达方式　家属的高情感表达，有可能导致患者病情复发。因此，应指导家属从批判及过分介入转变到接纳与鼓励患者独立上，用正面的表扬和建议替代批判和指责。

5．建立家属组成的自助组织　为家属提供交流的平台，减少家属的心理困扰，指导他们更好地对待、处理患者。

五、预防

预防的重点应放在早期发现、早期治疗和预防复发上。

1．在群众中普及精神疾病防治知识，消除对精神疾病患者的歧视，定期进行家访，了解本社区精神疾病患者的情况，做到及早发现、及早治疗。

2．动员家庭和社会力量为患者制订社区康复计划，创造康复条件。

3．指导训练患者，提高患者的社会适应能力，减少心理应激，坚持服药，避免复发，减轻残疾。

4．遗传素质是精神分裂症发生的因素之一，建议处于生育年龄的患者，在精神症状明显时，不宜生育子女。

5．对高危人群的家庭及时进行咨询，做好母亲孕期和分娩过程的保健，为子女成长发育创造良好的心理健康发育环境。

（赵丽俊　许冬梅）

第三节　抑郁障碍

案例

患者，女，28岁，已婚，汉族，初中文化，无业，患者无明显诱因渐感觉胸闷、气短、急躁、易怒、失眠、易醒、夜晚觉醒次数多，食欲缺乏，饭量少，语少，喜静，对任何事情均不感兴趣，不愿意做家务，自认为是家人的负担，觉得活着没意思，有轻生的念头，并企图通过服大量药片及过量吸入汽车尾气方式自杀，但均因舍不得家人而自行终止自杀行为，临床诊断：复发性抑郁障碍，目前为不伴有精神病性症状的重度发作。

问题与思考：

1．患者抑郁核心症状是什么？

2．针对患者的自杀观念及行为的护理措施有哪些？

抑郁障碍是一种常见的心境障碍，可由各种原因引起，以显著而持久的心境低落为主要临床特征，且心境低落与其处境不相称，病情严重者可出现幻觉、妄想等精神病性症状。

一、病因及流行病学特点

（一）病因

本病的病因尚不十分清楚，大量研究资料提示遗传和心理社会因素对本病的发生有明显影响。

1．遗传因素　抑郁障碍与遗传因素有关，但遗传方式尚不肯定。家系调查结果表明，患者亲属患病率比一般人群高 10 ～ 30 倍，血缘关系越近则患病率越高，单卵双生比双卵双生的患病率高。

2．心理社会因素　创伤性生活事件与抑郁症发病关系密切，有报道近 6 个月内有重大生活事件者，抑郁发作的危险率可增加 6 倍，自杀危险率增加 7 倍。生活事件的严重程度与发病时间有关，如意外灾害、亲友亡故、经济损失等，一年内抑郁发作危险性比正常人群高。慢性心理刺激如失业、慢性病等也会导致抑郁发作。但应指出，并非所有遭受重大事件者都发病。

（二）流行病学特点

WHO（1993）的多中心全球合作研究中，上海调查表明，在综合医院内科门诊的抑郁症患病率为 4.0%，恶劣心境为 0.6%。2003 年，对北京市 15 岁以上人群进行抑郁障碍的流行病学研究，结果显示，抑郁障碍患者的终生患病率为 6.87%，其中男性终生患病率为 5.01%（137/2735），女性终生患病率为 4.29%（137/3191）。抑郁障碍患者的时点患病率 3.31%（年患病率为 4.12%），其中男性时点患病率 2.45%（67/2735），女性时点患病率 4.04%（129/3191）。

抑郁障碍平均患病年龄为 40 岁，但起病年龄有年轻化的趋势。抑郁障碍具有高发病、高复发、高致残的特点，研究显示其复发率高达 80%，到 2020 年抑郁障碍将成为第二大疾病负担源。

二、主要症状表现

1．核心症状　心境或情绪低落、兴趣缺乏或乐趣丧失、疲乏，这是抑郁的关键症状，诊断抑郁状态至少应包括上述三种症状中的一个。

（1）情绪低落：患者体会到情绪低、悲伤，在抑郁发作的基础上患者感到绝望、无助、无用。

（2）兴趣缺乏：原有的兴趣爱好如打球、唱歌、郊游、下棋、打牌等变得索然无味，享受不到生活的乐趣，无所爱，更无所求。患者无法从生活中体验到乐趣，或曰快感缺失。

（3）疲乏：患者感到疲乏无力、精力不济或疲劳感。

2．心理症状群　可分为心理学伴随症状和精神运动性症状。

（1）焦虑：抑郁症的主要症状之一，可伴发一些躯体症状，如胸闷、心跳加快、尿频、出汗等，躯体症状可以掩盖主观的焦虑体验而成为临床主诉。

（2）自责自罪。

（3）精神病性症状：主要是妄想或幻觉，如罪恶妄想、无价值妄想、嘲弄性或谴责性的听、幻觉等，被害或自我援引妄想、没有情感色彩的幻听等。其妄想不具有精神分裂症妄想的原发性、荒谬性特征。

（4）认知症状：注意力和记忆力下降，认知扭曲也是重要特征之一。如对各种事物均作出悲观的解释，将周围的一切看成灰色的。

（5）自杀观念和行为：2/3 的抑郁障碍患者曾有自杀想法与行为，最终有 15% ～ 25% 的患者自杀成功。偶尔出现“扩大性自杀”患者可在杀死数人后再自杀，导致极严重的后果。

（6）精神运动性迟滞或激越：多见于“内源性”抑郁患者，思维迟缓，动作迟缓，工作效率下降，严重者出现抑郁性木僵。激越患者相反，反复思考无目的的事情，思维内容无条理，思维效率下降，烦躁不安、紧张激越，不能控制自己的动作。

（7）自知力：部分自知力完整，主动求治。有明显自杀倾向者，失去求治愿望。有精神病性症状者自知力不完全，甚至完全丧失自知力。

3．躯体症状群

（1）睡眠紊乱：早醒，少数患者可出现贪睡的情况。

（2）食欲下降，体重明显减轻。

（3）性功能减退：有些勉强维持有性行为，但无乐趣体验。

（4）精力丧失：无精打采，疲乏无力。

（5）晨重夜轻：情绪低落在晨间加重，极易出现自杀行为。

（6）非特异性躯体症状：各种自主神经功能紊乱，如头痛或全身疼痛，周身不适，胃肠道功能紊乱，心慌气短及胸前区痛、尿频、尿急等，因而长期在综合医院门诊就诊求医。

三、治疗原则

综合运用精神药物、物理治疗、心理治疗（包括家庭治疗）和危机干预等措施，以提高疗效、改善患者依从性、预防复发和自杀，改善社会功能和更好提高患者生活质量。

（一）药物治疗

抗抑郁药是当前治疗各种抑郁障碍的主要药物，能有效解除抑郁心境及伴随的焦虑、紧张和躯体症状，有效率为60% ～ 80%。

1．常用抗抑郁药

（1）三环类抗抑郁药（TCA）：是经典抗抑郁药，主要有：丙米嗪（米帕明）、阿米替林、多塞平等。

（2）选择性5-羟色胺再摄取抑制剂（SSRI）：为第三代新型抗抑郁药，主要有：氟西汀、帕罗西汀、氟伏沙明、舍曲林、西酞普兰等。

（3）其他新型抗抑郁药：主要有文法拉新、米氮平、安非他酮、噻奈普汀、奈法唑酮等。

2．抗抑郁药的用药原则

（1）因人因药而异，个体化合理用药。

（2）剂量逐步递增，尽可能采用最小有效剂量，使不良反应减到最小，以提高服药依从性；一般药物治疗2 ～ 4周开始起效。用药6 ～ 8周仍无效，可考虑换药。

（3）尽可能单一用药，足量、足疗程治疗和换药无效时可考虑两种抗抑郁药联合使用。一般不主张联用3种以上抗抑郁药。

（4）急性期：一般需6 ～ 8周足量抗抑郁剂治疗，以控制症状，尽量达到临床痊愈。

（5）巩固期：4 ～ 6个月，需继续急性期所使用的药物并维持剂量不变。

（6）维持期：抑郁症复发率高，通常一般维持2 ～ 3年时间，多次复发者应长期维持治疗。

（二）电痉挛治疗和无抽搐电痉挛治疗

对于有严重消极自伤、自杀言行或抑郁性木僵的患者是首选治疗。6 ～ 10次为一个疗程，无抽搐电痉挛治疗后仍需药物维持治疗。

（三）心理治疗

1．支持性心理治疗　又称一般性心理治疗，常用的技术为倾听、解释、指导、疏泄、保证、鼓励和支持等。

2．认知治疗　目标在于帮助患者重建认知，矫正患者自身的系统偏见，其中包括对其个体既往生活经历和将来前途做出的种种错误解释和预测。

3．人际心理治疗　目的在于改善抑郁障碍患者的人际交往功能。治疗强调人际关系和社会因素在抑郁障碍患者中的作用，打断和遏止抑郁障碍发生与人际关系低下之间的恶性循环，从而达到改善病程和预后的治疗目的。

4．行为治疗　重点在于对患者反复训练，达到矫正适应不良的目的。给予患者积极的支持和反复训练，使之学习重新适应环境。

5．心理分析治疗　目的在于改变患者的人格结构和特征。增强人际信任与合作，提高应对悲伤等负性情绪和能力。治疗时间长，持续几年。

6．家庭治疗　目的在于帮助患者减少负性情绪和妥善应对各种条件引发的负性情绪，降低疾病复发机会。

四、家庭与社区护理

（一）适宜的环境

为患者提供安静舒适的居住环境，墙壁以明快色彩为主，辅以适量艳丽的小束花，以利于调动患者积极良好的情绪，焕发对生活的热爱。

（二）加强家庭干预和家庭教育

1．对已明确诊断抑郁障碍患者家庭中的主要成员，传授疾病的病因、表现、预后，维持治疗的重要性，以及与抑郁障碍防治康复有关的知识并训练应对技巧，使家庭能更好地帮助患者，改善家庭氛围，提高维持治疗的依从性，预防抑郁障碍的复发。

2．用药指导　向患者及家属阐明药物性质、作用和可能发生的不良反应及对策。服药期间，家属需密切观察病情变化和不良反应，及时按照专业人员指导进行简单处理，或及时就诊。定期评估患者对治疗的依从性，及时解决治疗期间出现的各种问题。同时要确保患者按时服药，严防藏药，避免一次性大量吞服发生意外。

3．指导患者和家属了解复发先兆及与复发相关的因素，以早期发现疾病发作的蛛丝马迹，及时就医。

（三）注重社区高危人群早期干预

1．评估引发抑郁情绪的原因　详细询问病史，判断抑郁情绪是否与躯体疾病、药物治疗、近期生活事件、工作压力过大等相关。

抑郁情绪的常用评估工具有：

（1）汉密顿抑郁量表（Hamilton depression scale,HAMD）由 Hamilton 于 1960 年编制，本量表有 17 项、21 项和 24 项三种版本，适用于具有抑郁症状的成年患者，由两名评定者联合检查。信度、效度较高，是临床评定抑郁状态最常用量表。

（2）Beck 抑郁问卷（Beck depression inventory,BDI）：共有 21 个类别，每个类别显示不同症状，并按照严重程度赋值 0 ～ 3 分，用于评价抑郁的严重程度。是最常用的自评量表，适用于成年人的各个阶段。运用于老年人有困难。

（3）自评抑郁量表（self-rating depression scale,SDS）：系 William Zung 于 1965 年编制，为自评量表，用于衡量抑郁状态的轻重程度及其在治疗中变化。按 1 ～ 4 级评分，1= 从无或偶尔；2= 有时；3= 经常；4= 总是如此。在国内外广泛使用，特别适合于综合医院以发现抑郁症患者。

2．及时给予心理支持　鼓励患者表达他的思想、情感，专心倾听，允许哭泣，对患者所表现的抑郁与痛苦心理给予理解和同情，设法帮患者找出排泄压抑的途径，给予积极的心理支持，并注意尊重患者的隐私权。

3．教会社区高危人群有效运用心理自助的方法

（1）改变认识，让其意识到接受有痛苦的感觉是正常的事。

（2）允许自己去感受自己的情绪，包括痛苦的感觉，不要用自我批评方式否认或压抑它，避免过分压制导致自卑、自责和情感压抑。

（3）鼓励患者至少向一个人表达自己的感觉，与他人共同分享自己的感受，可减轻5%的心理压力。

（4）与家人和朋友保持紧密的联系，取得良好的社会支持。

（5）引导患者正确地面对自己的生活和自我，无论是正面的或负面的，不要用悲观失望的情绪蒙蔽自己的心态，要实事求是地看待世界、现实生活和自己。

（6）学会运用发展的方法解决问题，用发展的眼光看待目前和未来，理智地选择消除抑郁情绪的途径。

（四）严重自伤、自杀行为的干预

自杀是抑郁症的常见症状之一，是导致抑郁症患者死亡的主要原因。因此，对自杀行为的防范是社区护士的一项重要职责。

1．连续评估自杀危险　对有自杀计划的患者，详细询问方法、地方、时间，如何获得自杀工具和发生自杀行为的可能性大小。

自杀态度问卷（suicide attitude questionnaire，QSA）由肖水源等编制，共有29个条目，都是关于自杀态度的陈述，分为对自杀行为性质的认识、对自杀者的态度、对自杀者家属的态度、对安乐死的态度四个维度。

2．准确识别自伤、自杀征兆

（1）抑郁症自杀的危险因素：①严重的抑郁情绪，顽固而持久的睡眠障碍；②伴有自罪妄想、严重自责及紧张激越；③家庭支持系统缺乏，如离婚或分居、配偶的死亡、重要的生活事件等；④有抑郁和自杀家族史；⑤有强烈的自杀观念，或曾经有过自杀史。

（2）自杀迹象：①写遗书；②整理旧物；③突然关心他人；④了断社会关系；⑤收藏药品、刀、绳等。

3．应对措施

（1）患者不可以独居，应进行一对一的守护。活动范围应在护士或家人的视线范围内。清查各种危险物品，并经常检查患者身上或床上有无危险物品或遗书和字条等。患者生活的环境中杜绝危险物品的存留，如刀、剪、绳、玻璃器皿、有毒物品，生活设施应安全，不能成为自杀工具。

（2）严密观察病情变化及异常言行，有无流露厌世的想法，警惕突然“症状好转”的消极患者，伪装痊愈。抑郁症患者情绪有晨重夜轻的特点，尤其要严密监视早醒的患者，严防自杀。

（3）药品必须有专人管理，每次服药后仔细检查口腔确认药物服下，严防患者藏药，一次大量吞服造成自杀。并将注意事项告知家属，以取得家属的配合。

（4）当患者出现持续的忧愁与烦恼时，应尽快寻求帮助，如医院就诊等。

（5）轻型抑郁时，可以靠心理疏导、换环境、运动等方式调节。重度抑郁时，必须依靠药物。

(6) 社会支持系统的援助：充分动员和利用社会支持系统，帮助患者战胜痛苦，增强对抗自杀的内外在资源，如对患者家属进行与自杀干预有关的健康教育，让家属参与干预治疗。

(7) 一旦发生自杀、自伤，应立即隔离患者实施抢救。对自伤、自杀后的患者要做好自伤、自杀后的心理疏导，了解心理变化，制订进一步防范措施。

五、预防

1. 广泛宣传和普及抑郁障碍的人群防治知识，提高社会人群对抑郁障碍及其防治知识的知晓率；提高社区人群对抑郁障碍的识别率；提高抑郁障碍患者群的就治率和治愈率。

2. 定期对社区内灾后人群，如面临居丧、破产、失业、离异等突发事件的人群，进行巡访，建立有效的沟通渠道，了解其心理动态，有效减少负性情绪，使其安全度过危机。

3. 对社区的人口现状应做到心中有数，对高危人群，如抑郁障碍患者、躯体障碍、物质滥用、阳性家族史等人群，及早干预，提供心理援助，使其正视现实，处于良好的应激状态。

（赵丽俊 许冬梅）

第四节 老年期痴呆

案例

患者，男，75岁，既往无高血压、高脂血症、糖尿病病史，从未发生过脑卒中。近2年来逐渐出现记忆力减退，起初表现为对新近发生的事情容易遗忘，如经常失落物品，经常找不到刚用过的东西，看书读报后不能回忆其中的内容等。症状持续加重，近半年来表现出门容易迷路，忘记自己亲属的名字，把自己的媳妇当做自己的女儿。言语功能障碍明显，讲话无序，不能叫出家中某些常用物品的名字。个人生活不能料理，自理能力下降，白天瞌睡，夜间不能安稳入睡，伴有吵闹行为。体格检查CT检测提示海马部位有轻度的脑萎缩。

问题与思考：

1. 此患者的记忆功能所出现的障碍的特点是什么？

2. 此患者有哪些特殊的行为表现？

3. CT检测的结果提示什么问题？

随着全世界老龄化进程的加快，老年期痴呆已经成为威胁老年人身心健康的重大疾病之一，已成为全世界所面临的公共卫生和社会问题。随着人们平均年龄的增长，痴呆的患病率将越来越高。随着病情的进展，老年人逐渐丧失认知功能和生活自理能力，越来越需要他人的照顾。在中国，大部分痴呆老人在家中由家人或者保姆照顾。社区护士在痴呆患者的筛查、诊断、和与患者家庭共同制定照顾计划进而为患者提供良好照顾等方面均起到重要的作用。

一、发病相关因素及流行病学

老年期痴呆是指发生在老年期由于多种原因引起的、以认知功能缺损为主要临床表现的一组综合征，而不是特指一种疾病或神经病理过程。老年期痴呆主要包括阿尔茨海默病（Alzheimer disease, AD），血管性痴呆（vascular disease, VD），混合性痴呆（AD 与 VD 并发）和其他类型痴呆（如帕金森病、酒依赖、外伤等引起的痴呆），其中以 AD 和 VD 为主要类型，约占全部痴呆类型的 70% ~ 80%。

（一）发病相关因素

AD 是一组病因未明确的原发性退行性脑变性疾病。它病因复杂，常为多种因素相互作用的结果。常见的危险因素包括：①家庭的痴呆遗传史：AD 具有家族聚集性，约 20% 的患者有阳性家族史，特别是一级亲属具有更大的危险性。早发家族性 AD 与第 1、14、21 号染色体存在基因异常有关，65% ~ 75% 散发 AD 及晚发家族性 AD 与第 19 号染色体 ApoEε4（载脂蛋白 ε4）基因有关。②神经递质乙酰胆碱的减少：神经递质如乙酰胆碱类递质的减少以及乙酰胆碱酯酶的减少是 AD 发生的重要原因，影响记忆和认知功能。③免疫系统功能障碍。④慢性病毒感染。⑤铝蓄积：既往大量研究证实，铝可以引起神经元变性，AD 死亡病人脑组织中铝含量可达正常脑的 10 ~ 30 倍。铝在脑内的蓄积很可能为 AD 发病的重要原因。⑥高龄；⑦文化程度低等。AD 最显著的组织病理学特征是在神经细胞之间形成大量以沉积的 β 淀粉样蛋白（β-amyloid, Aβ）为核心的老年斑和神经细胞内存在神经元纤维缠结。

VD 是指脑血管病变引起的脑损害所致的痴呆。由于脑血管病变（包括脑出血和脑梗死）引起的脑组织缺血、缺氧，导致脑功能衰退。血管性痴呆的危险因素包括脑血管病的危险因素（如高血压、高血脂、心脏病、糖尿病、普遍性动脉硬化及吸烟）、卒中、缺血性白质病变等。

（二）流行病学

随着人口老龄化加速，痴呆的发病率也迅速增长。痴呆患者的大量增加给社会、家庭带来许多严重的问题。有资料显示，75 岁以上的老人中，死亡原因的第四位就是痴呆。AD 的发病率与年龄呈正相关，女性多于男性。流行病学调查显示：65 岁以上的老年人中痴呆的患病率约为 5%。患病率随着年龄的增加而增加，80 岁以上的患病率可达 20% 以上。国外有关资料表明，在 85 岁以前，老年人每增加 5 岁，痴呆患病率就增加 1 倍。国际阿尔茨海默病协会报道在 2010 年全球大约有 3560 万老年痴呆患者；这个数目每 20 年增长一倍，到 2030 年将达到 6570 万。

二、主要症状表现

AD 起病潜隐，为慢性进行性病程，临床表现为持续性进行性记忆障碍、认知障碍，伴有言语视空间功能、人格及情感障碍。大部分的痴呆患者在其病程中会出现一定的行为问题，使得照顾者的照顾难度增加，社区护士应该指导照顾者如何应对这些行为问题。

1．记忆障碍　早期记忆障碍为突出症状，短期记忆和记忆保持障碍为主，表现为健忘和顺行性遗忘，即记不起新近发生的事情，经常会遗失东西，忘记东西放置的地方，忘记刚刚与他人谈话的内容；学习新事物的能力大大降低。后期，远期记忆也会逐渐减退，即回忆不起从前的经历等。

2．智能障碍　表现为计算力、理解力、判断能力全面下降。对一般知识的使用，以及学习新技术的能力障碍，对抽象名词的概念含糊不清。计算障碍表现为开始是计算错误，后期甚至不认识计算数字和符号，导致不能工作或做家务，严重影响日常生活和社会功能。

3．定向力障碍　时间、地点、人物的定向能力发生障碍。记不清重大事件发生时间，说不出自己的经历和出生年月，不认识亲人。在熟悉的环境中迷路，找不到家门，走错房间等。

4．情感障碍　表现为淡漠，呆滞少语，退缩，不胜任感；也可表现为欣快、焦虑、抑郁；部分患者易激惹，可发作暴怒和冲动行为。

5．人格改变　最常见。表现为性情固执、偏激、自我中心、自私、多疑、孤僻、对人冷淡、易激惹、为小事大发脾气、无故打骂家人。缺乏羞耻感，随处大小便，乱收集废物视为珍宝等，个性表现与病前大不相同。

6．睡眠障碍　是伴随症状之一，表现为睡眠倒错，白天瞌睡打盹，夜晚不眠、到处乱走，乱翻东西，喊叫，干扰他人。

7．感知觉、思维障碍　出现错构、虚构现象，在痴呆记忆障碍基础上可伴有被偷窃妄想、关系妄想、被害妄想、嫉妒妄想等。

8．神经系统体征　AD 与锥体外系体征关系较为密切，患者可以出现肌张力增高，肌肉强直，部分病例可出现震颤和运动迟缓。在疾病晚期，也可出现锥体系症状。

VD 在临床症状表现上也有构成痴呆的记忆障碍和精神症状的表现，同时 VD 还有脑损害的局灶性神经精神症状，如偏瘫、感觉丧失、视野缺损等，并且 VD 的这些临床表现与病损部位、大小及发作次数等关系密切。AD 与 VD 的症状鉴别比较请见表 9-3。

表 9-3　阿尔茨海默病与血管性痴呆的症状体征鉴别比较

比较项目	阿尔茨海默病	血管性疾呆
起病	隐袭	起病迅速
病程	缓慢持续进展，不可逆	呈阶梯式进展
认知功能	可出现全面障碍	有一定的自知力
人格	常有改变	保持良好
神经系统体征	发生在部分患者中，多在疾病后期发生	在痴呆早期就有明显的脑损害的局灶性症状、体征

三、治疗原则

虽然目前尚无有效药物能够彻底治愈老年期痴呆，但 AD 早期开始治疗可延缓本病的发展，甚至可以使患者的认知功能在不同程度上得以改善。因此，及早就医、尽早开始治疗是关键。

（一）改善认知功能药物

目的在于改进认知功能和延缓变性过程。

1．胆碱酯酶抑制剂　是增强胆碱能递质系统功能的一类药物，是目前治疗痴呆改善临床症状的主要药物。常用的有多奈哌齐、他克林、重酒石酸卡巴拉汀、石杉碱甲、加蓝他敏等。

2．改善脑循环及脑代谢的药物　如兴奋性氨基酸拮抗剂（拮抗 N- 甲基 -D 天冬氨酸受体）、钙拮抗剂（如尼莫地平）、抗氧化剂（如银杏叶制剂）等。可提高患者注意力，改善情绪，促进脑细胞代谢，对记忆减退早期有帮助。

（二）一般支持性疗法

保证营养及水、电解质平衡；协助锻炼；预防感染，尤其是肺部和尿道感染；保证睡眠。

（三）对症治疗

针对患者出现的躯体疾患、精神症状，给予对症处理。

四、家庭与社区护理

护理是延缓老年期患者病情并提高痴呆患者生活质量的主要手段。指导照顾者做好痴呆患者的护理及给照顾者提供支持是社区护士的重要职责。

（一）家庭护理

1．安全护理　老年期痴呆患者由于认知功能的异常容易发生跌倒、烫伤、烧伤、误服、自伤或者伤人等意外事件。社区护士应指导照顾者注意采取预防性的措施避免安全事件的发生。

（1）防止跌倒和其他意外发生：衣服要合体，裤管不宜过长；把床放低或增加床挡防止坠床；地面保持干爽及应用防滑垫，墙壁安装扶手以防摔伤。可能用以自伤的器具应妥善保管。服药及吃东西时要给予监护，避免误入气管。

（2）确保视野的清晰：室内应保证足够的照明，夜间可在床头放一盏小灯，避免患者半夜醒来时在黑暗中发生意外。有需要时，给患者佩带合适的眼镜。

（3）预防患者走失：可安装较难开启的门锁，门锁可安装在门的底部，使患者不易找到。将患者出门时穿的衣服，鞋子等放置于隐蔽处，减少对患者外出的提醒。尽量不要让患者单独外出，患者外出时应佩带写有自己姓名和电话的名片或手镯，或者某些电子追踪设备，患者一旦走失，有助于寻找。

2．生活护理　首先应准确评估患者生活自理能力的程度，在积极鼓励患者自理的情况下再给予协助，这样有利于延缓患者自理能力的丧失。

（1）穿衣：把要穿着的衣服按顺序排列，避免太多纽扣的衣服，然后再讲解穿衣的步骤，必要时可示范给患者，鼓励患者自行穿衣。

（2）进食：定时进食，最好与其他人一起进食；食物要简单，最好切成小块，避免同一时间吞食固体及液体食物，否则易引致窒息，一般以低脂、低盐、易消化的软食为宜；必要时喂食；每天定时喝水以保证患者的需求，要注意水温，多吃蔬菜水果以防发生便秘。

（3）梳洗和沐浴：为患者制订一个固定的梳洗时间表，协助患者养成梳洗的习惯；向患者解释梳洗的每一个步骤，甚至作出示范；患者沐浴时要有专人陪伴，最好在浴室安装扶手浴椅，以防发生意外。

（4）二便的护理：定时带患者上洗手间，尤其是临睡前或半夜叫醒患者，带其去洗手间；一旦患者大小便在裤内，应及时为其更换污衣裤，并向患者清楚解释原因，可避免尴尬，切记不要责备患者，以免伤其自尊。对于随地大小便的患者将便器放在易拿处，每天定时对患者进行诱导排便。

3．异常行为的应对

（1）暴力行为：保持镇定，尝试引开患者的注意，找出导致暴力的原因，采取有效的措施。如果暴力表现频繁，就要及时就医，给予药物控制。

（2）当患者出现收集秽物、徘徊、独语等症状时，应为其提供一个安全的地方，而指责、禁止的做法往往事与愿违，适当“放纵”的效果往往要比简单的限制效果更好。

4．睡眠问题　很多患者都会在半夜醒来，并在屋内徘徊，制造声音，这可能是照护者的一大难题。在白天鼓励患者进行多些体力活动，如散步、做些家务等，以减少白天的睡眠时间。晚上要按规定的作息时间睡觉，睡前 1 ～ 2 小时内尽量不要引入大量水分，或者引入茶水等利尿剂，以免半夜频繁起夜如厕，影响睡眠；早上按时起床，养成良好的作息习惯。如果患者半夜醒来时，照护者可以给予轻声安慰，有助于患者再次入睡。也可陪伴患者一段时间，再劝服其入睡。如果上述方法无效时，可带患者到医院就诊，给予药物治疗。

5．认知功能训练　患者大都失去辨别方向及事物的能力，甚至不认识自己的家人，因此，在日常生活中应注意强化患者的认知功能。

（1）在日常生活中要有固定的规律，并减少家居环境的变化（如家具的变动），居住的房间不宜过大，否则会引起患者的不安。应尽可能避免搬家。

（2）时刻给予患者清楚的信息和耐心的引导，在房间里挂上日历及时钟，以增强患者对时间的定向感。

（3）在浴室、客厅、卧室等地方加上鲜明的标志，或将门漆上不同的颜色，以此来强化患者的辨别方向及事物的能力。

（4）把家庭照片放大并摆放在显眼的地方，以帮助患者回忆及对亲人的熟悉。

（5）教给照顾者根据患者的记忆功能进行记忆训练。如为老人念一串随机组成的数字，从三位数起，每次增加一位，例如 124,1247,35472 等，念完后让老人立即复述，直至不能复述为止，以此训练老人瞬时记忆；让老人看几件熟悉物品，如手机、苹果、笔等，然后收起来，让老人回忆刚才看到了什么东西，物品数量可以由少到多，看的时间可以由长到短，以此训练老人短时记忆；让老人回忆家里的亲戚朋友、或者前几天看的电视内容以及家中发生的事情等，以训练长时记忆等。

6．语言交流　与患者的良好交流可使患者感到安全，减少患者的焦虑、恐惧。

（1）尽可能有陪伴者留在患者身边给予情感支持，每日至少要有 30 分钟和患者面对面的交流。

（2）与患者交流用语要通俗，语句要简短，话题尽量选择患者熟悉或感兴趣的内容，并配合手势和面部表情，以便患者理解。

（3）交流的语速不宜太快，给患者留有较多的反应时间，患者不清楚时可以多次重复。一次只提一个问题或采取闭合式提问。

（4）交流时间不宜过长，患者不愿意交流时，不要勉强。

（二）关注照护者的心理健康

照顾老年痴呆患者需要付出很大的体力和精神，照护者往往感到力不从心、无助或孤立，如果处理不当，照护者的健康也会受到影响。因此，社区护士应关注照护者的心理健康，为其提供支持。

1．指导照护者自我减压

（1）患者的亲人们应一同分担照护者的责任，分工合作，将能更有效地照顾患者。

(2) 懂得求助，当照护者能力不能应付或感到喘不过气，脾气变得暴躁时，应向家人及专业人员寻求帮助。在痴呆老人状况允许时，可以将老人短暂安置于社区日间照料中心或者社区中的养老机构，以便照顾者可以得到一定的休息。

(3) 照护者在繁重的照护之余，应学习一些帮助自我松弛的方法，如练习瑜伽、游泳、听音乐等，以舒缓紧张情绪，补充体力。

2．建立护老训练班及照顾者互助小组

(1) 社区定期组织照护者学习护老技巧，增强照护者的技能，以增强信心和解决问题的能力。

(2) 随着社区内痴呆老人的增多，社区护士可以建立痴呆老人的照护者互助小组，照护者彼此间分享经验，缓解内心压力，维持和促进照顾者的照顾技巧和健康，进而提高老年痴呆者的生存质量。

(三) 建立健康档案定期家访

对辖区内所有老年期痴呆患者建立健康档案，掌握社区内老年期痴呆患者的患病情况、发病时间、主要健康问题、疾病严重程度、病情进展情况、家居环境和照护的需求等，并定期对患者进行家访，以便为患者和家庭提供个性化的咨询和服务。

五、预防

(一) 早发现、早诊断

在日常生活中应重视对老年人认知功能的动态关注，如果发现下列十大警号中的数个警号，则应尽快到医院就诊：① 记忆力日渐下降，影响工作能力；② 执行熟悉的工作也感到困难；③ 语言表达或理解有困难；④ 时间、地点、人物混乱；⑤ 判断力减退；⑥ 思考 / 计算方面有困难；⑦ 随处乱放东西；⑧ 情绪 / 行为变幻无常；⑨ 性格改变；⑩ 失去做事的主动性。

对于有记忆减退主诉的老人应劝其及早就医，以利于及时发现介于正常老化和早期痴呆之间的轻度认知障碍，进而真正做到老年期痴呆的早期诊断和干预。

知识链接

轻度认知障碍（mild cognitive impairment, MCI）是正常衰老和阿尔茨海默病的过渡状态。它的常用诊断标准是：以记忆减退为主诉（有家属或知情者证实）；客观检查有与年龄和教育程度不符的记忆损害；总体认知功能正常；日常生活功能正常；不符合痴呆诊断标准。

MCI 的发病率随年龄增长而提高。在 MCI 中，有相当比例的病例可以演化为痴呆，包括 AD、VD 或者混合性痴呆，但以 AD 为主。国外有研究显示，MCI 人群演化为痴呆的比率约为 12%，较认知功能正常人群的痴呆发生率高达 10 倍。因此，及时检出 MCI 并采取积极的干预措施非常重要。

(二) 积极防治老年慢性疾病

应做好下列疾病的防治，如心脑血管疾病、糖尿病、高脂血症、高血压、慢性支气管炎等，上述疾病可影响大脑的供血、供氧及营养代谢。

（三）保持良好情绪

老年人应学会自我调节，以保持良好的情绪状态，学习一些调控情绪的心理技巧，保持多种兴趣爱好，愉悦精神，提高大脑皮质的兴奋性，延缓脑组织的老化。

（四）生活要有规律

作息时间的安排与睡眠节律相一致，早睡早起，保持充足的睡眠时间，避免过度疲劳，有助于防止脑衰老。

（五）合理的膳食结构

注意饮食结构的平衡，老年人应当多吃易于消化且富于营养的食物，注意荤素搭配。三餐要有规律，每餐最好七分饱。多吃含胆碱、维生素B、卵磷脂的食物，如海产品，贝壳类、鱼类、乳类、豆类、坚果类等，少吃腌制、油炸和含铝、铅等的食物。

（六）勤动手多用脑

手指越活动越“巧”，脑皮质细胞功能的开发也越“灵”。研究表明手指活动时脑电图、心电图都会发生变化；手指操可以改善脑部的血液循环，增加大脑细胞的活性。鼓励人群积极合理用脑，并注意脑力活动的多样化。

[赵丽俊　刘　宇（北京大学）]

第五节　酒依赖和酒精中毒性精神障碍

案例

患者，男性，33岁，饮酒15年，持续大量饮酒5年，每日能饮46度白酒约500g，酒后骂人、摔东西，有时冲动、打人，且戒酒后出现心慌、出汗。有晨饮和半夜饮酒的行为，有时半夜起来找酒喝，家人不让喝酒就吵闹，发脾气，近一年来，患者大量饮酒后曾多次出现凭空视物，凭空闻声，凭空听到有人说他，凭空看见地上有小东西，看见墙在动，每次持续2～3天，可自行缓解，末次饮酒时间为2天前，饮46度白酒约500g。发病加重以来，饮食差，酒后常不吃饭或吃得少，夜间睡眠质量差，入睡困难。大小便尚可，体重略减轻。

问题与思考：

1．患者的临床症状有哪些表现？

2．结合案例讨论，长期大量饮酒有哪些危害？

酒依赖是一种带有强迫性饮酒行为，由于饮酒所致的对酒渴求的一种心理状态，可连续或周期性出现，以体验饮酒的心理效应，有时也为了避免不饮酒所致的不适感。

酒精中毒性精神障碍由饮酒引起，可在一次饮酒后发生，也可由长期饮酒成瘾后逐渐出现，或突然停饮后急剧产生精神症状。除精神障碍外，往往有躯体症状和体征。

一、病因及流行病学特点

（一）病因

1．乙醇代谢基因对酒精滥用和酒依赖的影响　乙醇主要在肝中由两种活性酶顺序代谢。乙醇脱氢酶将乙醇转换为乙醛，乙醛脱氢酶将乙醛转换为乙酸，最后氧化为二氧化碳和水。体内的酒精 90% 被氧化，10% 经呼吸系统与肾排泄。乙醛脱氢酶活性的高低因人而异，酶活性较低的人少量饮酒即可出现颜面潮红、恶心、呕吐、剧烈心悸等反应，因此不会大量饮酒，较难形成酒依赖。黄种人中乙醛脱氢酶缺乏活性者约占半数，而白种人则绝大多数两种同工酶均有活性。黄种人中酒依赖者较白种人少，除饮酒习惯不同之外，前者乙醛脱氢酶活性一般较后者低，也是原因之一。

2．遗传因素　家系研究发现，与酒依赖者有血缘关系者患病率高于一般人群，一级亲属患酒依赖的危险性比一般人群高 4 ～ 7 倍。寄养子研究表明，子女嗜酒与血缘父母嗜酒关系密切，与寄养父母嗜酒无关。双生子研究发现，酒精中毒的同病率单卵双生明显高于双卵双生。

3．心理因素　具有某些个性特点的人，一般较易发生酒依赖。这些特点包括易焦虑、易紧张、易冲动、好炫耀、不易满足及缺乏自制能力等。心理因素对酒依赖的形成还有诱发作用，不少人出现酒依赖，是在遭遇精神刺激之后，借酒消愁，饮酒越来越多的结果。社会因素对酒依赖的发生有着肯定的作用，重要的方面包括：公众对饮酒所持的态度、习俗的饮酒方式、酒的供应、家庭及社会人际关系情况等。著名的产酒地区、倡导饮烈性酒御寒的寒冷地区，酒依赖的发生率均较高。

（二）流行病学特点

据美国 3 个城市调查发现，一般人口中酒依赖终生患病率平均为 13.6%，慢性酒精中毒的终生患病率男性约为 5%，女性约为 1%。1998 年在我国 6 个地区的调查显示，84% 的男性和 3% 的女性有过饮酒行为。其中 16% 的男性和 2.5% 的女性每日饮酒，男女两性酒依赖总患病率为 3.43%。

二、主要症状表现

（一）酒依赖

1．酒依赖综合征　是指在完全或部分停止饮酒后所出现的一组症状，包括震颤、一过性幻觉、癫痫发作和震颤谵妄等。

（1）精神依赖性：是指对酒的渴求。严重的躯体依赖时，患者恐惧戒断症状，则出现强烈和强制的饮酒渴求，导致不可抑制地搜寻酒的行为。一旦形成了精神依赖，依赖者就把饮酒视为生活中头等重要的选择。

（2）躯体依赖性：是指反复饮酒使中枢神经系统发生了某种生理、生化变化，以致需要酒精持续地存于体内，以避免发生戒断综合征。当停止饮酒或酒量骤减时，机体出现一系列特征性的戒断症状，患者出现戒断症状，标志着躯体依赖已经形成。

2．戒断综合征　是指一旦断酒即可出现一定的躯体症状和精神症状。早期戒断症状为焦虑、不愉快、抑郁情绪，伴有恶心、呕吐、食欲缺乏、恶寒、出汗、心悸、脉快、高血压等自主神经症状。还可有睡眠障碍，如噩梦、睡眠浅、入睡困难等。震颤是典型症状之一，常发生于停酒后 7 ～ 8 小时，表现为晨起手指及眼睑震颤，严重者可出现不能咀嚼和站立不稳。震颤谵妄常发生于戒酒后 72 ～ 96 小时，是后期戒断典型症状之一。

3．耐受性　耐受性是一种药理学现象，是指饮用原有的酒量达不到期待的饮酒效果，为达到期待的饮酒效果必须增加用量，这是长期酒依赖患者常见的临床表现。

（二）酒精中毒性精神障碍

1．急性酒精中毒性精神障碍　有大量饮酒史，醉酒的严重程度与血液酒精浓度关系密切，主要表现为冲动性行为、易激惹、判断力及社交功能受损，出现口齿不清、共济失调、步态不稳、眼球震颤、面色发红、呕吐等。中毒较深时，可导致呼吸、心跳抑制，甚至导致生命危险。

2．慢性酒精中毒性精神障碍

（1）慢性酒精中毒是导致自杀的重要因素，此类患者可有人格改变、性功能障碍和各种精神症状。

（2）酒精中毒所致幻觉症：多在突然停饮或显著减量后 48 小时内发生，也可在持续饮酒的情况下出现，表现为生动、持续性的视听幻觉。

（3）酒精中毒所致妄想症：患者意识清晰，以嫉妒妄想或被害妄想较常见，常伴有相应的情感反应和行为。起病较慢，病程迁延。

（4）Korsakoff 综合征：主要表现为记忆障碍、虚构、定向障碍三大特征。患者还可出现幻觉、谵妄等表现。

（5）Wernicke 脑病：是在震颤谵妄后出现的三联征（嗜睡、眼肌麻痹及共济失调），有时出现瞳孔反射障碍、痉挛发作。

（6）酒精中毒性痴呆：长期（一般 5 年以上）或大量饮酒引起的脑器质性痴呆，急性或慢性进行性人格改变、智力低下、记忆力障碍的痴呆状态。一般不可逆。

（7）人格改变：患者对饮酒的需要超过一切，自我中心、自私、行为标准下降，好欺骗，甚至偷窃和诈骗，丧失对家庭和社会的责任感。

三、治疗原则

（一）戒断症状的治疗

1．苯二氮䓬类药物　缓解戒酒过程出现的颤抖、抽搐、焦虑不安，甚至震颤谵妄。常用药包括地西泮（安定）、氯氮䓬（利眠宁）、阿普唑仑、氯硝西泮。切记：用药时间不宜过长，以免产生依赖。

2．支持疗法　大量补充维生素 B 族和维生素 C，并及时补充营养，维持水、电解质平衡，促大脑代谢。

3．支持性心理治疗　帮助患者重建人格与行为模式，维持长久疗效。

4．抗精神病药物治疗　精神症状可选择小剂量氟哌啶醇；抑郁症状可给予抗抑郁药；痉挛发作可肌内注射或静脉注射地西泮等。症状控制后可考虑逐渐减药。

（二）戒酒硫治疗

戒酒硫是一种抑制乙醛脱氢酶的药物，服用后若再饮酒，则可因乙醇溶液（酒精）的中间代谢产物乙醛不能进一步代谢而在体内积蓄，引起恶心、呕吐、头晕等严重不适反应，致使患者对饮酒产生畏惧心理，这样可达到戒酒目的。戒酒硫本身是一种无毒物质。但使用时最好在医疗监护下进行，每早服用，一次用量 0.5g，可持续应用 1 个月至数月。切记：服药期间不要饮酒。

四、家庭与社区护理

（一）密切观察病情变化，加强对症护理

1．常用评估工具

（1）密西根酒精依赖调查表（MAST）：由 Selzer 于 1971 年设计，是一种常用的测量酒依赖的工具，由 24 个条目组成，反映了饮酒导致的身体、人际、社会功能等损害的内容。此表可他评，也可以自评，可以用于诊断及筛选。

（2）酒精依赖识别测验（AUDTT）：是 WHO 建议推广使用的一种筛选工具，能早期识别具有伤害性的饮酒，也能用于识别酒依赖，并具有高度的准确性。该量表由 10 个问题组成，其中 3 个问题涉及饮酒量与饮酒率，3 个问题有关酒依赖，其余 4 个问题有关酒引起的各类问题，总分≥ 8 分，表示阳性；前 3 个问题高分而其余不见高分者提示存在严重危害性饮酒；问题 4,5,6 高分则表示酒依赖；最后部分高分者则说明饮酒有伤害。

2．特殊状态的护理

（1）急性醉酒：注意保暖，密切观察病情变化，若出现脉细数、呼吸过慢或不规则、发绀、大小便失禁，应进行急救处理，可诱导患者呕吐，或温水洗胃，以免酒精继续吸收。洗胃后，经胃管灌入浓茶，吸氧，补充液体。必要时，应用呼吸兴奋剂。

（2）震颤谵妄：首先要保护好患者的安全，设专人护理，环境要安静，言语温和，避免刺激。当患者意识障碍严重时，按昏迷护理常规进行护理；伴有发热者给予物理降温或解热镇痛药物；对恐惧紧张的患者可给予小剂量氟哌啶醇肌内注射，以控制兴奋症状。

（3）戒断状态：严密观察病情变化和戒酒反应，戒断症状严重者，要有专人守护，备齐抢救器械和药物。发现戒断症状时，可给予心理疏导，告诉其戒断过程中难以避免躯体症状，消除其紧张、恐惧、焦虑，并给予对症处理做好基础护理，如呕吐时注意头偏向一侧，防止误吸发生吸入性肺炎。痉挛发作时，就地平卧，取下义齿，放牙垫（可用毛巾或被角代替）于上下臼齿之间，用手托起下颌，防止舌咬伤和下颌脱臼。保证呼吸道通畅，迅速松解衣领和腰带；保护好四肢，防止患者骨折、脱臼。

（4）幻觉、妄想：护理人员要帮助患者认清这些症状是在戒酒或饮酒过程中出现的，随着病情得到控制，症状便会消失，适时动摇患者对症状的坚信程度，切忌在患者面前窃窃私语，以免强化症状。同时要防止患者因受症状支配而出现冲动、伤人、毁物，严重者可给予保护性约束。

（5）Wernicke 脑病：对患者态度要和蔼，关心患者的衣食住行，指导和照顾生活，督促患者参加一些有益的文娱活动，避免激惹患者，严重者应住院治疗。

（二）加强心理干预

由于多数酒依赖患者存在心理障碍或个性改变，所以，心理干预是十分重要的。酒依赖的患者与人交往中存在否认、依赖、低自尊、操纵及激惹等行为特征。

1．制定行为契约　帮助患者自我检讨，了解自己的行为及可能导致的恶果。当患者同意改变时，与患者一起共同制订行为契约，以书面形式记录并签字。

2．调动患者的主动性，要正确对待和处理患者的心理防御机制，协助患者采取适当对策，解决有关问题，并提供多种选择，在干预过程中应时时调动患者的主动性，强化患者的责任、强化患者的责任益处，鼓励其进行尝试。

3．对患者无能或无用的想法不争辩，指导患者进行有效的情绪控制，如绘画、运动、

音乐作为发泄的途径来作为发泄情绪的途径；或者利用集体讨论的方式帮助依赖者释放情感。并强调其在治疗中的重要意义，表扬其每个进步。

4．倾听患者的叙述，弄清心理症状与某些事件的关系，判断患者自我惩罚的可能，给予适当的干预。

5．寻求社会支持，社区福利机构和自助团体是帮助酒依赖患者及其照料者的一种社会力量。如在欧美国家中最具影响力的“匿名戒酒会”（alcoholics anonymous, 又名“戒酒匿名会”，AA），这一组织的核心是互助与自助相结合，依靠集体的力量来解决共同的问题。下面介绍 AA 的“十二步戒酒法”。

“十二步戒酒法”是 AA 的理论核心，每一个加入 AA 的酒依赖者都应沿着这“十二步戒酒法”，逐步前进，逐步成长。步骤：

（1）我们承认，我们对酒已无能为力，我们的生活已变得无法收拾。

（2）有一种比我们自身强大的外力能帮助我们恢复往日神清气爽的生活。

（3）下决心让我们的意志和生活接受我们心中的“上帝”的照管。

（4）进行自我检查，并毫不畏惧地进行道德上的自我反省。

（5）向上帝、向我们自己、向他人承认我们错误的实质。

（6）全身心做好准备，准备让上帝把我们性格中的毛病全部根除。

（7）谦恭地请求上帝去除我们身上的缺点。

（8）列举我们伤害过的人，并心甘情愿的弥补过错。

（9）如有可能，应直接向受过伤害的人直接弥补过错，除非这样做会再次刺伤对方或伤害他人。

（10）不断地进行自我反省，发现过错则当即予以纠正。

（11）通过沉思与祈祷，设法增进我们心灵与心目中上帝之间的接触。祈祷的目的，在于知道上帝帮助我们的意愿及实现这一意愿的能力。

（12）由于经历了上述十一个步骤，我们完成了心灵上的觉醒，此后，我们要把这一信息传达给其他嗜酒者，并在我们自己的生活中身体力行。

（三）做好患者及家属的健康宣教

1．向患者讲明酒精中毒的原因、危害及患者所表现的戒断症状，使患者意识到他患的是一种疾病，并不存在过失问题，他有接受治疗的责任；同时使其认识到饮酒对自己生活质量、家庭、社会的影响；说明戒酒治疗的大体过程，以减轻或解除患者对戒酒治疗的顾虑，甚至是对立的情绪，取得患者的合作是治疗成功的关键。

2．帮助患者建立不饮酒的生活模式，制订不饮酒的社会娱乐活动计划，帮助患者应对对酒的渴求，帮助其度过可能再饮的不利状态。

3．加强对家庭成员的宣教，使其认识到酒依赖问题是整个家庭的问题，指导家属识别家庭问题所在。教育家庭成员掌握与酒依赖、酒精滥用的相关知识，使家属理解酒精滥用是一种疾病，并使家属认识到家庭支持对患者康复的重要性。同时教会家属解决家庭问题应对技巧，了解滥用者的心理状态，帮助其克服困难，为患者提供改变的动力和信心，满足患者的基本需求，达到持续戒酒。

五、预防

1．重视和加强酒精危害的精神卫生宣传工作　特别是文明饮酒，不劝酒、不酗酒、不空腹饮酒、不喝闷酒，以饮料代酒，减少职业之便所致的酒依赖者。

2．早期干预　通过家庭访视，早期筛选出有酒依赖问题的人群，对其讲解有关酒的卫生知识，如酒量与酒的躯体损害和社会家庭问题的关系，并发放简单的有关知识的小册子。

3．加强对未成年人饮酒的控制，健全并加强有关法律的宣传和检查力度。

4．及时治疗某些躯体疾病或精神疾病，避免以酒代药导致酒依赖。

（赵丽俊　许冬梅）

练习题

一、名词解释

1．精神障碍

2．精神残疾

3．精神康复

4．精神分裂症

5．抑郁障碍

6．老年期痴呆

7．酒依赖

8．戒断综合征

9．耐受性

二、单项选择题

1．下列关于精神障碍社区预防的描述，不正确的是

A．落实三级预防原则

B．一级预防为病因学预防

C．二级预防为临床前期预防

D．三级预防为康复期预防

E．一级预防目标是早期发现、早期诊断、早期治疗

2．以下哪项描述不符合一级预防

A．减少精神残疾

B．增进精神健康的保健工作

C．开展疾病监测

D．注意心理卫生教育

E． 病因学预防

3．精神分裂症的特征性症状是

A．牵连观念

B．被害妄想

C．矛盾意向

D．幻听

E．疑病妄想

4．妄想最具特征性的特征是

A．内容离奇

B．逻辑倒错

C．错误的判断

D．是病态的

E．无现实基础但深信不疑

5． 精神分裂症最具有特征性的思维障碍是

A．思维破裂

B．思维迟缓

C．思维散漫

D．思维奔逸

E．思维贫乏

6．慢性精神分裂症阴性症状不包括

A．思维贫乏

B．情感淡漠

C．幻听

D．孤僻内向

E．意志缺乏

7．抑郁障碍患者睡眠紊乱的表现中，最多见的是

A．早醒

B．入睡困难

C．易醒

D．睡眠过度

E．醒后难以入睡

8．抑郁障碍的核心症状群不包括

A．精力不足

B．兴趣丧失

C．情绪低落

D．思维迟缓

E．疲劳感

9．抑郁障碍的躯体症状群一般不包括

A．睡眠紊乱

B．食欲缺乏

C．精神运动性迟滞或激越

D．性功能减退

E．体重减轻

10．抗抑郁药物治疗，一般起效时间为

A．1 ～ 2 周

B．2 ～ 4 周

C．4 ～ 6 周

D． 6 ～ 8 周

E．8 ～ 10 周

11．AD 患者早期出现的最典型的症状是

A．智能障碍

B．情感障碍

C．定向力障碍

D．记忆障碍

E．人格改变

12．导致酒精依赖患者自杀的最重要原因是

A．人格改变

B．慢性酒精中毒

C．性功能障碍

D．妄想

E．幻听

13．酒依赖戒断综合征临床表现不包括

A．震颤

B．睡眠障碍

C．焦虑

D．谵妄

E．慢性中毒

三、多项选择题

1．社区护理常用训练技术包括

A．生活技能训练

B．社会交往技能训练

C．森田治疗

D．职业技能的训练

E．家庭职能的训练

2．职业技能训练的目标包括

A．自我处置症状的能力

B．获得适合自己的职业

C．经济上能独立

D．能和健康人一样生活和工作

E．处理好与人接触遇到的问题

3．精神分裂症最具有特征性的情感障碍是

A．情感淡漠

B．情感迟钝

C．情感正常

D．情感低落

E．情感倒错

4．精神分裂症最具有特征性的意志行为障碍是

A．模仿动作

B．矛盾意向

C．意志活动减退

D．意向倒错
E．违拗
5．抑郁障碍的心理症状群包括
A．焦虑
B．自责自罪
C．自杀观念和行为
D．精神运动性迟滞或激越
E．失眠
6．抑郁障碍的治疗原则包括
A．精神药物
B．物理治疗
C．心理治疗
D．危机干预
E．家庭治疗
7．老年痴呆患者认知功能训练包括
A．减少白天睡眠
B．确保视野清晰
C．增强时间定向感
D．强化辨别方向的能力
E．减少家居环境的变化
8．符合血管性痴呆发病特点的是
A．起病迅速
B．呈阶梯式进展
C．人格保持良好
D．认知功能出现全面障碍
E．有脑损害的局灶性症状
9．慢性酒精中毒性精神障碍主要临床表现包括
A．酒精中毒所致幻觉症
B．酒精中毒所致妄想症
C．酒精中毒性痴呆
D．人格改变
E．Korsakoff 综合征
10．戒断综合征的早期症状包括
A．焦虑
B．抑郁情绪
C．恶心、呕吐
D．震颤
E．谵妄

四、简答题

1．简述社区慢性精神障碍患者的护理特点。
2．简述保证精神分裂症患者入量的护理措施。
3．简述抑郁障碍患者自杀的危险因素。
4．简述与老年痴呆患者进行交流的技巧。
5．简述酒依赖综合征的表现。

五、论述题

1．试述康复期精神障碍患者家庭护理的措施。
2．如何观察及护理精神分裂症患者的特殊症状？
3．患者，女，28 岁，已婚，汉族，初中文化，无业，患者无明显诱因渐感觉胸闷、气短、急躁、易怒、失眠、易醒、夜晚觉醒次数多，食欲缺乏，饭量少，语少，不爱动，对任何事情均不感兴趣，不愿意做家务，自认为是家人的负担，觉得活着没意思，有轻生的念头，并企图通过服大量药片及过量吸入汽车尾气方式自杀，但均因舍不得家人而自行终止自杀行为，临床诊断：复发性抑郁障碍，目前为不伴有精神病性症状的重度发作。请针对患者的自杀观念及行为提出护理措施。
4．患者，74 岁，女性，被诊断为早期 AD 患者。患者家属到社区卫生服务中心寻求帮助，咨询如何对患者进行一定的认知功能锻炼，以维持和减缓患者认知功能的衰退速度。你作为一名被咨询的社区护士，应该给患者的家属介绍哪些可行的认知功能训练方法？

5．患者，男性，45岁，大量饮酒15年，每天饮用高度白酒500g。近两日因偷窃被拘留，2天后出现不认识家人，全身大汗，恐惧不安，行为紊乱入院。请问，该患者目前状态可能是什么？如何护理？

参考答案

一、名词解释

1．精神障碍是指在躯体与环境各种致病因素的影响下，大脑的功能活动发生紊乱，导致精神活动显著偏离正常，出现精神症状或精神病性症状和个人（社会）功能受损以及（或）本人感到精神痛苦。

2．精神残疾是指精神障碍患者患病一年以上未痊愈，同时导致对家庭、社会应尽职能出现一定程度的障碍（中国残疾人实用评定方案）。要判定精神残疾必须有社会功能的缺陷。

3．精神康复又称心理康复，其主要内容是对精神疾病的患者进行训练和再训练。尽量采用各种措施改善其精神功能，重点在于心理与社会功能的训练。

4．精神分裂症是一组病因未明的常见精神疾病，多起病于青壮年，常缓慢起病，可以引起感知觉、思维、情感、行为等多方面的精神活动障碍及精神活动本身的不协调并与周围环境脱离。

5．抑郁障碍是一种常见的心境障碍，可由各种原因引起，以显著而持久的心境低落为主要临床特征，且心境低落与其处境不相称，病情严重者可出现幻觉、妄想等精神病性症状。

6．老年期痴呆是指发生在老年期由于多种原因引起的、以认知功能缺损为主要临床表现的一组综合征，而不是特指一种疾病或神经病理过程。

7．酒依赖是一种带有强迫性饮酒行为，由于饮酒所致的对酒渴求的一种心理状态，可连续或周期性出现，以体验饮酒的心理效应，有时也为了避免不饮酒所致的不适感。

8．戒断综合征是指一旦断酒即可出现一定的躯体症状和精神症状。早期戒断症状为焦虑、不愉快、抑郁情绪，伴有恶心、呕吐、食欲缺乏、恶寒、出汗、心悸、脉快、高血压等自主神经症状。

9．耐受性是一种药理学现象，是指饮用原有的酒量达不到期待的饮酒效果，为达到期待的饮酒效果必须增加用量，这是长期酒依赖患者常见的临床表现。

二、单项选择题

1. E　2. A　3. C　4. E　5. A　6. C．　7. A　8. E　9. C　10. B　11. D　12. B　13. E

三、多项选择题

1. ABDE　2. ABCDE　3. ABE　4. ABCDE　5. ABCD　6. ABCDE　7. CDE　8. ABDE　9. ABCDE　10. ABCD

四、简答题

1．社区慢性精神障碍患者的护理特点是：①康复护理贯穿于整个过程的护理服务。

②防治结合与健康教育为一体的护理服务。③系统的、持续的、全方位的护理服务。④社区基层保健机构、学校团体、患者单位及亲友家属等各种资源参与的护理服务。

2．保证精神分裂症患者入量的护理措施是：患者出现拒食时，首先要评估拒绝进食的原因，对受幻觉、妄想支配拒食的患者，耐心解释，鼓励其与家人共同进餐或让患者观摩做饭的全过程，以消除患者的疑虑，必要时就医，给予补液治疗。对兴奋躁动患者宜单独进食或喂食，避免干扰。对吞咽困难的患者，宜进半流食或容易消化的食物，并有专人守护以防噎食。

3．抑郁障碍患者自杀的危险因素

（1）严重的抑郁情绪，顽固而持久的睡眠障碍。

（2）伴有自罪妄想、严重自责及紧张激越。

（3）家庭支持系统缺乏，如丧偶、经济拮据等。

（4）有抑郁和自杀家族史。

（5）有强烈的自杀观念，或曾经有过自杀史。

4．与老年痴呆患者进行交流的技巧

（1）尽可能有陪伴者留在患者身边给予情感支持，每日至少要有30分钟和患者面对面的交流。

（2）与患者交流用语要通俗，语句要简短，话题尽量选择患者熟悉或感兴趣的内容，并配合手势和面部表情，以便患者理解。

（3）交流的语速不宜太快，给患者留有较多的反应时间，患者不清楚时可以多次重复。一次只提一个问题或采取闭合式提问。

（4）交流时间不宜过长，患者不愿意交流时，不要勉强。

5．酒依赖综合征的表现

（1）精神依赖性：是指对酒的渴求。严重的躯体依赖时，患者恐惧戒断症状，则出现强烈和强制的饮酒渴求，导致不可抑制地搜寻酒的行为。一旦形成了精神依赖，依赖者就把饮酒视为生活中头等重要的选择。

（2）躯体依赖性：是指反复饮酒使中枢神经系统发生了某种生理、生化变化，以致需要酒精持续地存于体内，以避免发生戒断综合征。当停止饮酒或酒量骤减时，机体出现一系列特征性的戒断症状，患者出现戒断症状，标志着躯体依赖已经形成。

五、论述题

1．康复期护理管理的关键是争取患者及其家庭成员与医护人员的配合，从而保证康复工作的顺利进行并达到目标。尤其是家庭干预对精神康复具有重要意义。因此社区护士需给予家属必要的指导，经常进行卫生宣教。具体包括：

（1）心理干预：多与患者进行交流，结合患者的具体情况，帮助和启发患者正确认识自己疾病消除对疾病的恐惧、不安及焦虑。同时鼓励患者与社会环境接触。

（2）健康教育：指导家属正确对待精神患者、如何观察病情变化及如何维持药物治疗。

（3）技能训练：原则是让患者做力所能及的工作，同时要对患者现存技能及能力进行准确的评估，并在此基础上对患者现存的技能及能力进行强化训练，延缓其衰退，提高生存质量。训练的内容包括：生活技能训练、社会交往技能训练、家庭职能的训练、职业技能的训练。

2．对精神分裂症患者特殊症状的观察及护理要点

（1）幻觉：观察患者的言语、情绪和行为表现，评估患者幻觉出现的时间、次数和内容，以及引起的相应情感和行为上的反应，加强安全护理。有意识地组织患者参加娱乐活动，转移注意力。

（2）妄想：与患者接触时，尽量不触及妄想内容，不与患者争辩和反驳妄想内容，防止加重妄想，增加对家人或护士的敌意。在患者面前不可交头接耳，以免引起猜疑。不可从背后拍打患者，避免由此产生的冲动。注意患者妄想有无泛化，防止与他人发生冲突。

（3）兴奋躁动：出言谨慎，尽量避免激惹患者，与他人分开以减少伤害事故。与患者接触时要和颜悦色，口气平和，安抚其烦躁情绪，缩短兴奋过程，配合医生应用抗精神病药物控制症状，必要时送至医院治疗。

3．自杀观念及行为的护理措施

（1）准确识别自伤、自杀征兆：评估患者自杀的危险因素、有无自杀迹象。

（2）患者不可以独居，应进行一对一的守护。活动范围应在护士或家人的视线范围内。清查各种危险物品，并经常检查患者身上或床单位有无危险物品或遗书和字条等。患者生活的环境中杜绝危险物品的存留，如刀、剪、绳、玻璃器皿、有毒物品，生活设施应安全，不能成为自杀工具。

（3）严密观察病情变化及异常言行，有无流露厌世的想法，警惕突然“症状好转”的消极患者，伪装痊愈。抑郁症患者情绪有晨重夜轻的特点，尤其要严密监视早醒的患者，严防自杀。

（4）药品必须有专人管理，每次服药后仔细检查口腔确认药物服下，严防患者藏药，一次大量吞服造成自杀。并将注意事项告知家属，以取得家属的配合。

（5）当患者出现持续的忧愁与烦恼时，应尽快寻求帮助，如医院就诊等。

（6）轻型抑郁时，可以靠心理疏导、换环境、运动等方式调节。重度抑郁时，必须依靠药物。

（7）社会支持系统的援助。充分动员和利用社会支持系统，帮助患者战胜痛苦，增强对抗自杀的内外在资源，如对患者家属进行与自杀干预有关的健康教育，让家属参与干预治疗。

（8）一旦发生自杀、自伤，应立即隔离患者实施抢救。对自伤、自杀后的患者要做好自伤、自杀后的心理疏导，了解心理变化，制订进一步防范措施。

4．护士应首先向家属仔细询问患者的认知状况，必要时做家访，测评患者的认知功能，在此基础上，给予一定的指导。具体的认知功能训练方法可以包括：

（1）在日常生活中要有固定的规律，并减少家居环境的变化（如家具的变动），居住的房间不宜过大，否则会引起患者的不安。应尽可能避免搬家。

（2）时刻给予患者清楚的信息和耐心的引导，在房间里挂上日历及时钟，以增强患者对时间的定向感。

（3）在浴室、客厅、卧室等地方加上鲜明的标志，或将门漆上不同的颜色，以此来强化患者的辨别方向及事物的能力。

（4）把家庭照片放大并摆放在显眼的地方，以帮助患者回忆及对亲人的熟悉。

（5）教给照顾者根据患者的记忆功能进行记忆训练。如为老人念一串随机组成的数字，从三位数起，每次增加一位，例如124,1247,35472等，念完后让老人立即复述，直至不能复述为止，以此训练老人瞬时记忆；让老人看几件熟悉物品，如手机、苹果、笔等，然后收起来，让老人回忆刚才看到了什么东西，物品数量可以由少到多，看的时间可以由长到短，以此训练老人短时记忆；让老人回忆家里的亲戚朋友、或者前几天看的电视内容以及家中发生的事情等，以训练长时记忆等。

5．目前患者可能处于震颤谵妄状态。

护理要点：首先要保护好患者的安全，设专人护理，环境要安静，言语温和，避免刺激。当患者意识障碍严重时，按昏迷护理常规进行护理；伴有发热者给予物理降温或解热镇痛药物；对恐惧紧张的患者可给予小剂量氟哌啶醇肌肉注射，以控制兴奋症状。

[赵丽俊　许冬梅　刘　宇（北京大学医学部）]

第十章

社区康复护理

学习目标

1. 掌握社区常用康复护理技术，以及社区常见病、伤、残者的康复护理措施。
2. 熟悉社区常见病、伤、残者的康复护理评估内容。
3. 了解康复医学、康复护理、社区康复以及社区康复护理的基本理论。

随着社区慢性病患者、老年人口和残疾人口比例的逐年增长，传统的专业机构康复已经难以完全满足人们回归家庭和社会的需求。身体的残疾或功能障碍以及随之带来的生活、教育、就业、经济等各方面的社会问题，需要大量而持续性的社区康复才能得到全面解决。因此，在我国大力发展社区康复服务，是提高人们生活质量，促使病、伤、残者回归社会的重要途径。本章主要介绍社区康复护理的基本理论，社区常用康复护理技术，以及社区常见病、伤、残者的康复护理。

第一节 概 述

康复（rehabilitation）的原意是“复原”“恢复原来的良好状态”“重新适应正常生活”等。随着社会的进步、人们对健康观念理解的加深、人类疾病谱的变化以及医学模式的转变，原来的康复内涵已不能满足人们的需要。康复不能仅仅局限于提高患者的劳动能力，还应尽最大可能地恢复患者的职业、权力和地位等。20 世纪 90 年代，WHO 提出“康复是指综合和协调地应用各种措施，最大限度地恢复和发展病伤残者的身体、心理、社会、职业、娱乐、教育和周围环境相适应方面的潜能。”这个定义进一步提高和扩大了康复的目标以及康复的措施，也对全社会的参与提出了更高的要求。

知识链接

康复（rehabilitation）一词来源于中世纪的拉丁语，“habilis”是“与人相称”“为人所期望”之意，前缀“re”是重新、恢复之意。两者组合起来，rehabilitation 一词的原意是指为那些失去了特权、名誉、资产的人们，重新恢复地位、权利和身份的意思。在第一次世界大战中，rehabilitation 首次被赋予“对身心残疾者进行治疗，使其重返社会”的含义。到了第二次世界大战，“康复”一词的医学用法才被确定下来。

Rehabilitation 一词的词源及演变过程说明“康复”的范围不仅仅局限于残疾人的生理功能恢复一个方面，而是恢复其全部的生存权利，使残疾人与正常人享有同等权利。

一、康复医学概述

（一）基本概念

康复医学（rehabilitation medicine）是一门有关促进残疾人及功能障碍患者康复的医学学科，它以功能为导向，主要应用医学和康复工程的技术，研究有关功能障碍的预防、诊断、评定、治疗和训练，是医学的一个重要分支。

康复医学与临床医学有很多交叉，也有所不同。临床医学的主要目的是治愈原发伤病，恢复基本健康；而康复医学的目的则是最大限度地加速人体病、伤、残后的康复进程，预防或减轻其功能障碍的程度，努力发掘康复对象的潜能，使其尽可能地恢复身心功能、职业能力与社会生活能力。因此，康复医学的基本原则是“功能训练、整体康复、重返社会”。

（二）康复医学的服务对象

康复医学的服务对象十分广泛，主要包括以下四类人群：

1．急性伤病后及手术后的患者　无论是在医院住院期间还是在出院后，只要存在功能障碍，就是康复医学的对象。早期康复在不影响临床治疗的前提下，应尽可能早地进行，其目的是加速功能恢复，减少并发症和预防后遗症。恢复期和后遗症期的康复主要是出院后在康复中心或以社区康复的形式进行。

2．各类残疾者　残疾是指因各种躯体、心理、精神疾病或损伤以及先天性异常，所造成的不能正常生活、工作或学习的功能障碍状态。全世界约有残疾者5亿多，而且每年还有增加的趋势。世界卫生组织（WHO）于1980年首次制定并公布了《国际残损、残疾和残障分类》（简称ICIDH），将残疾按照器官水平、个体水平、社会水平依次分为残损（impairment）、残疾（disability）、残障（handicap）。1996年WHO对该分类系统进行了修订（即ICIDH-2），将残疾按其性质、程度和影响分为以下三类：

（1）残损：是指伤病造成的解剖结构、生理心理功能的暂时或永久性丧失或异常，为生物学水平的残疾。

（2）活动受限（activities limitation）：原称残疾，是指由于较严重的残损造成的个体功能能力和整体水平活动能力（如生活自理能力、步行能力、交流能力等）的丧失或受限，患者不能以正常的行为、方式和范围进行各种活动，为个体水平的残疾。

（3）参与局限（participation restriction）：原称残障，是指由于严重的残损、活动受限使患者参与学习、工作和社会生活受到局限，限制和妨碍了其行使社会权利和义务，发挥应有的社会作用，为社会学水平的残疾。

知识链接

世界卫生组织于2001年正式发布了《国际功能残疾和健康分类》（简称ICF），提供了一种最新和综合性的人类功能理论与应用模式。ICF特别强调的是人的“功能”（包括身体功能、活动功能、参与功能），并且这种功能与健康状况、个人因素、环境因素之间存在复杂的联系。与功能相对应的“残疾”，则是一个包括身体损伤、活动受限和参与局限性在内的综合性的术语。因此，残疾不再是个体的问题，而是一个社会性问题。康复应当以最大程度地促进三个功能的恢复为目标，要求有全社会的参与。

身体功能：是指身体系统的生理功能、心理功能和身体结构状况。

活动功能：是指个体执行一项任务或动作时的功能状况。

参与功能：是指个体融入整个社会生活环境中时的功能状况。

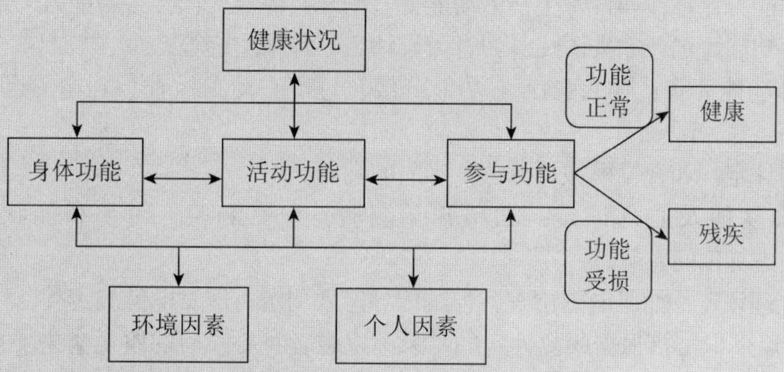

3．慢性病患者　各种慢性病患者由于病程迁延并反复发作，致使相应脏器或器官出现功能减退或功能障碍，因此也属于康复医学的对象。对这类患者进行康复治疗的目的是减少并发症发生，防止功能损伤加重，尽可能恢复其功能，而且在一定程度上也可以缓解原发病的进展和恶化。

4．老年人　老年人存在不同程度的退行性病变，其器官和脏器的功能逐渐衰退，因此也需要康复医学的帮助。

（三）康复医学的服务形式

1．机构康复　一般在综合性医院的康复科和专门的康复机构（如康复医院和康复中心）进行，具有康复设备先进、专业康复人员技术水平较高、能解决较复杂的康复问题等优点。但其费用较高、服务面窄、需要患者登门求医等不足，需要社区康复等形式来弥补。

2．社区康复　是指利用社区资源为本社区的病伤残者提供康复服务。它强调社区、家庭和个人的参与，以全面康复为目标，具有费用低、服务面广、方便易行、更利于回归家庭和社会等优势，是今后康复医学发展的重要形式。

3．上门服务　是介于机构康复和社区康复之间的一种服务形式，依托机构和社区的人力和技术等资源，为病伤残者提供上门的康复服务。

4．信息服务　是指通过多种媒体、网络等现代信息传播方式，为病伤残者提供康复知识和技术等服务。

（四）康复医学的内容

1．康复预防　按照 WHO 的专家技术报告，康复预防分为三个层次进行：

（1）一级预防：又称病因预防，即采取各种措施，预防能导致残疾的伤病、发育缺陷、精神创伤等的发生。如通过免疫接种来预防脊髓灰质炎，通过倡导健康生活方式来预防心脑血管疾病的发生，通过安全教育来预防车祸等意外伤害。

（2）二级预防：即早发现、早诊断、早治疗已发生的伤病，防止遗留残疾。如通过早期康复治疗（体位摆放、功能训练等）来防止脑卒中患者发生关节挛缩和活动受限。

（3）三级预防：即在轻度残疾发生后积极康复治疗，避免发展成为永久性残疾。如通过康复功能训练、辅助用具的使用等，来改善残疾者的步行能力、日常生活能力等。

2．康复评定　是指客观准确地评定功能障碍的性质、部位、范围、程度、预后和转归，贯穿于康复治疗的全过程。常用的康复评定方法包括：

（1）运动功能评定：如关节活动范围测定、肌力评定、步态分析、平衡功能评定等。

（2）活动能力评定：如日常生活活动能力（ADL）评定、社会参与能力评定。

（3）语言功能评定：如失语症、构音障碍评定，聋哑测定等。

（4）心肺功能评定：如 NYHA 心功能分级、超声心动图检查、心电图运动负荷试验、肺功能检查等。

（5）疼痛评定：如视觉模拟评分法、疼痛问卷等。

（6）认知功能及心理评定：如感知觉测验、记忆测验、简易智能状态检查量表（MMSE）、焦虑抑郁问卷等。

（7）电生理评定：如肌电图检查、神经传导速度测定、诱发电位测定等。

3．康复治疗　是指根据康复评定的结果，以患者身心障碍的康复为主要目标，制订相应的康复治疗方案，采取多种方法进行功能训练，使康复对象最大限度地回归社会。常用的康复治疗方法有：

（1）运动疗法：利用徒手、器械或患者自身力量，通过某些运动方式对患者进行恢复或改善功能的训练。如维持和增加关节活动度的功能训练、肌力训练、平衡训练、有氧训练、步行训练等。

（2）物理疗法：广义的物理疗法包括运动疗法，在我国多指应用电、光、声、磁、水、蜡、压力等物理因子预防和治疗伤病，对炎症、疼痛、痉挛和局部血液循环障碍等都有较好的效果。

（3）作业疗法：从日常生活活动、手工操作、文体活动、园艺劳动中，选择和设计针对性强的作业活动，使患者在日常生活各个方面的功能和独立性尽可能恢复到最佳水平。

（4）言语治疗：通过训练矫治失语症、构音障碍、儿童语言发育迟缓等各种言语障碍，恢复患者的交流能力。

（5）心理治疗：常采用精神支持疗法、认知疗法、行为疗法和心理咨询等，对患者心理、精神、情绪和行为的异常进行治疗。

（6）中国传统康复疗法：如推拿按摩、针灸、气功、太极拳等。

（7）其他：如康复护理、职业咨询、康复工程等。

二、康复护理概述

（一）基本概念

康复护理（rehabilitation nursing）是在康复医学理论的指导下，围绕全面康复的目标，由护理人员密切配合康复医师及其他康复专业人员，从护理角度帮助康复对象，将其被动接受他人护理转变为自我护理的动态过程。

康复护理是康复医学的重要分支，也是护理学的重要分支。康复护理的目的一方面是减轻患者痛苦、促进疾病康复；另一方面更重要的是通过专业康复护理技术，帮助患者最大程度地恢复生活自理能力，从而提高其生活质量，顺利回归家庭和社会。因此，康复护士不仅是患者的照顾者、医嘱执行者、保证康复训练正常进行的工作协调者，更是康复训练在病房、社区延续的执行者，和进行康复教育的指导者。

（二）康复护理的内容

1．康复评价　评价患者功能障碍和残存功能的状况，对康复训练过程中残疾程度的变化和功能恢复的情况也要及时进行评价，并向其他康复专业人员提供相应的信息。

2．预防继发性残疾和并发症　如护理偏瘫患者时要注意矫正患者的异常体位和姿势，预防关节挛缩畸形的发生。

3．功能训练　配合康复医师和其他康复技术人员，通过相关的功能训练技术和方法，对残疾者进行运动功能训练。

4．日常生活活动能力训练　训练患者独立或在必要的帮助下，完成进餐、洗漱、更衣、排便、移动等日常活动，提高生活自理能力，以便更好地适应新生活，重返社会。

5．心理支持　帮助患者正视疾病，摆脱悲观情绪，认识到康复治疗的长期性，树立信心坚持康复训练。

6．康复教育与指导　将康复知识与技术传授给康复对象及家属，并指导其在社区和家庭内实施康复训练计划。

（三）康复护理的特点

1．强调主动参与　针对残疾者，基础护理常采用的是“替代式护理”，即患者被动地接受护士提供的喂饭、更衣、移动等替代服务；而康复护理则要帮助和训练残疾者进行自我护理，充分发挥其潜能，使他们能够部分或完全独立地照顾自己，为重返社会创造条件。

2．早期同步　即康复护理应早期介入治疗全过程，与临床护理同步进行，尤其应重视急性期往往是功能康复的最佳时期。

3．功能评估与训练贯穿始终　保持和恢复机体的功能是整体康复的中心。护理人员应在康复的不同阶段，定期评估患者功能障碍的性质、范围和程度，制订和调整康复护理计划，坚持对患者进行康复功能训练。

4．注重实用　康复护理的内容应有针对性，功能训练应与康复对象个体的实际生活紧密结合，从而更好地回归学习、家庭生活与工作。

5．密切协作　患者的康复治疗计划是通过康复小组来执行的，康复小组包括康复医师、康复护士、物理治疗师、作业治疗师、心理治疗师、社会工作者以及患者家属等。只有整个康复小组互相配合，患者的康复治疗才能得以完整地实施。因此，协作是取得良好康复效果的关键，康复护理人员应充分地与康复小组的其他成员交流沟通、密切协作。

三、社区康复概述

（一）基本概念

社区康复（community-based rehabilitation）最先是由 WHO 根据 1978 年的初级医疗保健国际大会《阿拉木图宣言》提出来的。1994 年 WHO、联合国教科文组织、国际劳工组织联合发表了一份关于社区康复的联合意见书。2004 年三大组织对其进行了修订，发布了《2004 社区康复联合意见书》，并更新了社区康复的定义：社区康复是为了使社区内所有残疾人康复、机会均等、减少贫困和社会包容的一种社区整体发展战略。社区康复通过残疾人及其家属、残疾人组织和残疾人所在的社区，以及相关的政府和民间组织，卫生、教育、职业、社会保障等相关机构的共同努力来贯彻执行。

（二）社区康复的内容

1．依靠基层力量，普查社区残疾人的基本情况（致残原因、残疾种类、残疾程度、人数、分布等），作为制订康复计划的基础。

2．依靠基层力量，积极开展预防残损的工作，包括开展预防接种、营养卫生、环境卫生、精神卫生、安全防护等健康教育工作。

3．开展康复训练，改善残疾人的生活自理能力和劳动就业能力。

4．开展职业培训，进行就业辅导，协助解决残疾人的就业问题。

5．加强教育、转变观念，正确对待残疾人，消除对残疾人的歧视心理，帮助残疾人树立回归社会的信心。

（三）社区康复的特点

1．社区康复是由政府领导、多部门参与，同时充分发挥非政府组织、社会和个人力量的社会化的管理方式。

2．社区康复应以社区为本，即社区组织、社区参与、社区支持、社区受益。其服务对象主要是社区内的残疾人，最终的受益者也是社区内的人民群众，充分体现了“人人健康”的卫生工作宗旨。

3．社区康复的场所往往就地、就近，并因地制宜地为康复对象提供简单实用、方便易行的康复训练，更加有利于残疾人长期坚持康复。

4．社区康复强调康复对象的主动参与，还强调家庭、所在社区以及社会各方面的共同参与。因此，社区康复更加有利于残疾人充分参与社会生活，更加有利于残疾人的全面康复。

5．社区康复具有良好的社会效益和经济效益。人力、物力和财力的投入相对少，服务覆盖面广，个人、家庭、社区都受益。特别是通过对残疾的有效预防，减少和控制残疾的发生，降低了因伤残可能导致的医疗费用。

四、社区康复护理概述

（一）基本概念

社区康复护理（community-based rehabilitation nursing）是社区护理的重要内容，是指在社区康复过程中，围绕全面康复的目标，针对病伤残者的整体功能进行康复指导和护理，与其他康复专业人员密切配合，减少残疾对个体的影响，使其达到最佳功能状态，重返社会，提高生活质量。

（二）社区康复护理的内容

社区康复护理的工作内容主要包括社区康复调查、康复护理、康复健康教育、协助实施转介服务等。

（三）社区康复护理的特点

1．服务层面　社区康复护理工作面向社区，依靠社区的人力、财力开展工作，体现了“源于社区、用于社区、为了社区”的原则。

2．服务对象　各类残疾人是社区康复护理的主要对象，急性伤病及手术出院后的患者、慢性病患者、老年人也是社区康复护理的重要人群。

3．服务对象的参与程度　社区康复护理强调康复对象主动参与。康复对象及其家庭应积极参与康复计划的制订、实施康复训练等护理过程，树立其自我康复的意识，并转变成自我康复的行为，由“替代护理”转变为“自我护理”。

4．技术内容　社区康复护理注重简单易行、具体可操作的康复技术，使康复对象易懂、易学、易会；尤其注重日常生活活动能力的训练，使康复对象尽可能地恢复自理能力。

5．康复目的　社区康复护理包括患者躯体、精神、教育、职业、社会生活等方面的康复训练，体现了全面康复的目的。

第二节　社区常用康复护理技术

案例

患者，男，45岁，大学教师。因突发高血压脑出血入院治疗3周后，病情平稳出院。患者目前遗留有右侧肢体瘫痪，不能自行坐起；能听懂他人说话，但口语表达不清；进食存在吞咽障碍。因此情绪低落，不愿与他人交流。

问题与思考：

1．患者目前存在哪些功能障碍？可能发生哪些并发症？

2．社区护士应如何为患者制订全面的康复护理目标？

3．社区护士应如何指导患者进行功能康复训练？

4．社区护士应如何采用康复护理技术来预防并发症？

一、体位及其转换

（一）体位

体位在临床上通常是指根据治疗、护理以及康复的需要，所采取的身体姿势和位置。常见体位种类有仰卧位、侧卧位、俯卧位、半卧位、膝胸卧位、截石位等。在康复护理中，正确的体位是指防止或对抗痉挛姿势出现的体位，也称为良肢位或功能位。下面以社区常见的偏瘫患者为例，介绍正确的体位摆放方法。

1．仰卧位　头部垫枕，但不宜过高，面部朝向患侧。患侧整个上肢放在枕头上，使肩上抬前伸，上臂外旋稍外展，肘关节伸展，腕关节背伸，掌心向上，手指伸直并分开。患侧臀部下方垫枕，以防髋关节外旋；膝关节稍垫起呈轻度屈曲位；双足可通过三角架固定或足下放置垫物，使踝关节保持中立位（足背屈 90°），以防足下垂（图 10-1）。偏瘫患者不宜长时间仰卧位，因为这种体位时异常反射活动最强，且骶尾部、足跟等处发生压疮的危险性增加。

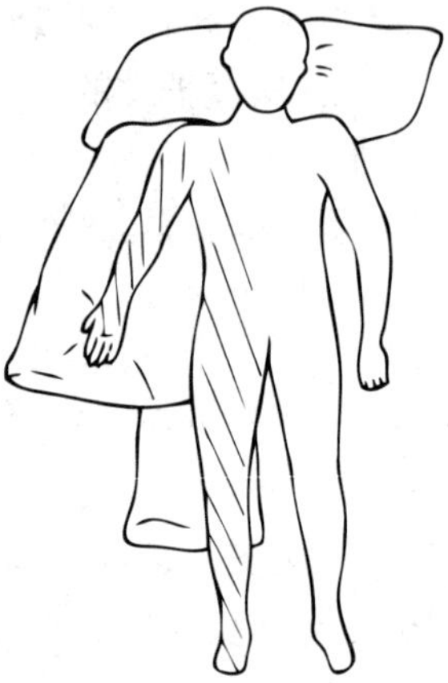
图 10-1　偏瘫患者正确仰卧位

2．患侧卧位　头部垫枕，躯干稍向后旋转，背部用枕头支撑。患侧上肢前伸，使肩部向前，肘关节伸展，腕关节背伸，掌心向上，手指伸直并分开。健侧上肢放在身后或背后的枕头上。患侧髋关节稍后伸，膝关节稍屈曲，并尽量使足与小腿垂直。健侧下肢屈髋、屈膝向前，并垫枕支撑。患侧卧位可以增加患者对患侧肢体的知觉刺激，并减少患侧痉挛，健侧肢体还能自由活动（图 10-2）。

3．健侧卧位　头部垫枕，胸前放置一个枕头，患侧上肢前伸并放在枕头上，注意肩部向前、肘关节伸展、腕关节背伸、掌心向下，手指伸直并分开。患侧下肢骨盆旋前，髋、膝关节呈自然半屈曲位，置于枕上，踝关节尽量保持背屈 90°。健侧肢体自然放置体位（图 10-3）。

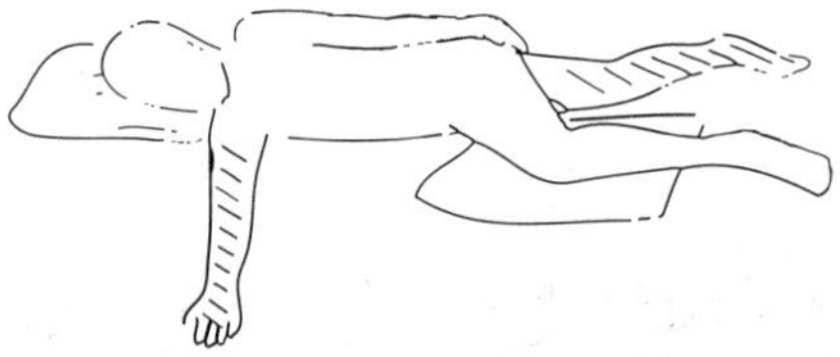
图 10-2　偏瘫患者正确患侧卧位

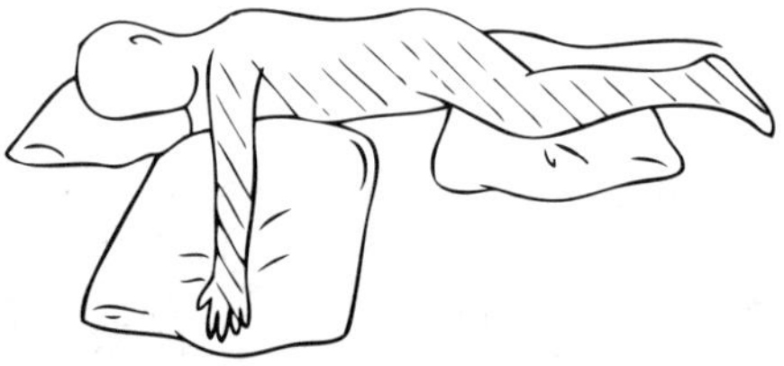
图 10-3　偏瘫患者正确健侧卧位

4．坐位　当病情允许，可先进行抬高床头训练，防止体位性低血压。偏瘫患者亦可用健侧手抓床栏进行坐起训练。长期卧床后坐起时有倾倒现象。为保持躯体平衡，可先用靠背架支撑或坐在靠背椅上，待基本坐稳后，向左右、前后轻推患者，训练其平衡能力。注意坐位时体重要平均分布在两侧臀部，背部紧靠椅背，双足平放于地面。

5．立位　偏瘫患者开始练习站立时，将身体重心置于健肢，下肢分开 3cm 左右，待站稳后再将重心移向患肢，随后将两足分开，轮流负重。立位平衡训练时，要特别注意安全，防止摔倒、骨折等意外发生。

（二）体位转换

体位转换也称为体位变更，即指通过主动或被动的方式改变并保持身体的姿势和位置。一般每 1 ~ 2 小时转换体位一次，对于促进全身血液循环，预防压疮、关节畸形、肌肉萎缩、肺炎、尿路感染、深静脉血栓等并发症有重要意义。并且，根据康复训练的要求，往往需要配合体位转换，才能实现康复训练的目的。下面以社区常见的偏瘫患者为例，介绍正确的体位转换方法。

1．床上翻身

（1）上肢摆动法：患者仰卧位，双手十指交叉相握，注意将患手拇指放在健手拇指的上方（Bobath 握手），双膝弯曲，双足平放。头先转向要翻的一侧，双上肢于中立位伸手上举、左右摆动，带动躯干旋转翻身。

（2）健腿带动法：向健侧翻身时，健腿插入患腿下方，在转颈、肩的同时，用健腿带动患腿翻向健侧。向患侧翻身时，先向患侧转肩，同时健腿向外侧蹬床，身体借力转过来，多结合上肢摆动法，更容易实现。

2．床上移动

（1）横向移动：先将健足伸到患足下方，用健足钩住患足横向移动；然后屈髋屈膝，以健足和肩为支点，抬起臀部横向移动下半身；再将头和躯干横向移动到位。如患者完成有困难，护理人员可用手扶托患者臀部帮助其将抬起，然后向一侧移动。

（2）纵向移动：健侧下肢屈髋、屈膝，以足、肘为支点，抬起臀部纵向移动身体。

3．卧位 - 坐位转换　患者先从仰卧位翻身至健侧卧位后，健足插于患足下方，利用健侧下肢带动患侧下肢移到床沿外；然后通过健侧肘关节及手部支撑身体坐起，即可完成从仰卧位到床边坐位的转换。如患者完成有困难，护士可位于其健侧，一手托住患者肩胛骨，嘱患者将头抬起，肩向对侧前伸，躯干屈曲、旋转，患者健侧肘关节支撑，护理人员用另一只手托扶患者向床边移动下肢，以臀部为轴旋转，即可完成坐到床边的转移。

4．坐位 - 站立位转换　患者向前移动身体，直到双足平放于地面。护士面向患者站立，双膝分别在患者膝关节外侧进行保护，双手放于患者臀下，患者身体前倾，护士双臂同时用力向上托起，协助患者站立平稳。

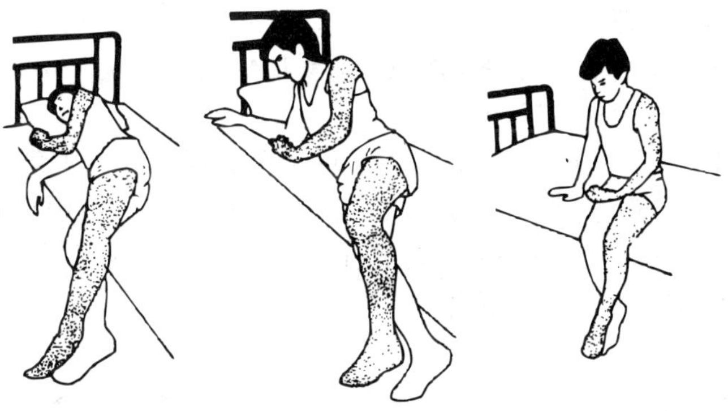

偏瘫患者床上自己坐起

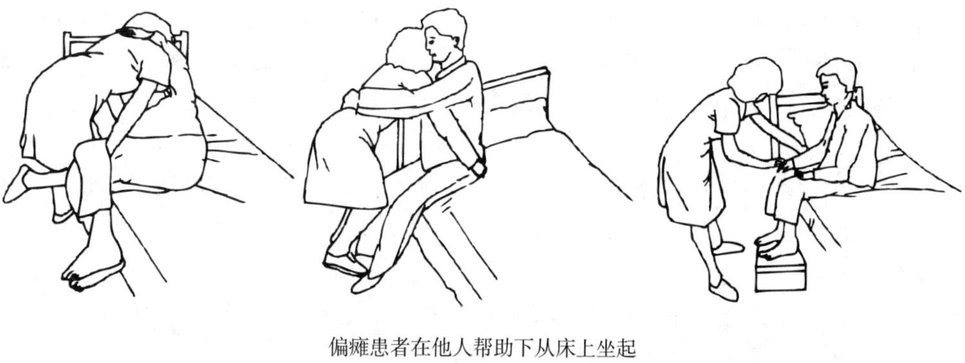

偏瘫患者在他人帮助下从床上坐起

图 10-4　仰卧位到床边坐位的转移

二、压疮的护理

（一）压疮的预防

1．认真评估压疮发生的危险因素，如患者的精神状态、大小便控制能力、营养状况，以及皮肤的外观、张力和皮肤感觉是否正常等。对高危患者及时提供特殊护理措施。

2．在病情允许的条件下，交替变换不同体位。一般卧位应每 1~2 小时翻身一次，坐位时每 15 ～ 30 分钟做一次重量转移或抬臀的动作，防止身体局部长时间受压。翻身时动作要轻柔，不可在床上拖拉患者，防止皮肤损伤。

3．床上盖被可用支架撑起，减轻对足部的压力；身体空隙处可铺放棉褥或软枕，使易受压的骨隆突处悬空。

4． 注意保持皮肤清洁干燥，大小便污染后要及时清洗皮肤，更换尿垫。保持床单平整、清洁，贴身衣物应质地柔软、合体、无皱褶。每日于患者睡前或晨起时全面检查皮肤情况，如发现皮肤压红或破溃需及时处理。

5．定期为患者温水擦浴，按摩受压局部皮肤，促进局部血液循环。

6．补充足够的营养，提高皮肤对压力、缺血的耐受能力，以及组织的修复能力。

7． 在病情允许的情况下，鼓励患者进行关节活动和练习肌肉力量，促进血液回流，减少局部受压。

8．向患者及家属进行皮肤护理的健康教育，掌握预防压疮的基本方法。

（二）压疮各期的处理

1．淤血红润期　需每日增加翻身次数，对受压部位进行减压与保护，必要时进行红外线照射。

2．炎症浸润期　需注意保护创面，并正确处理水疱。如水疱较小，可待其自行吸收；如水疱较大时，可用无菌注射器将液体抽出、消毒，预防感染，并用紫外线灯照射。

3．溃疡期或坏死期　需按照外伤清创法进行处理，对坏死组织要彻底清除，对处理后的创面要注意定时换药，促进创面愈合。

知识链接

压疮的好发部位与体位密切相关。如仰卧位时，易发生于枕骨粗隆、肩胛骨、肘部、骶尾部；侧卧位时，易发生于耳廓、肩峰、肋骨、股骨粗隆、膝关节内外侧、内外踝处；俯卧位时，易发生于面颊、耳廓、肩峰、乳房、肋缘、男性生殖器、髂前上棘、膝关节、足尖部；坐位时，易发生于手、腕部、肘部、肩胛骨、坐骨结节、足跟处。

按照病理发展，压疮可分为四级：

1 级：皮肤完整，指压不出现变白的红印。

2 级：表皮或真皮受损，但尚未穿透真皮层。

3 级：表皮或真皮全部受损，穿入皮下组织，但尚未穿透筋膜及肌肉层。

4 级：全皮层损害，扩展至肌肉、骨骼组织。

三、关节挛缩的康复护理

关节挛缩是长期卧床者或肢体活动受限者常见的并发症之一，会造成该关节部位活动受限，肢体呈屈曲位的紧缩状态。一旦形成，如果得不到及时矫治，将不同程度地影响患者的生活自理能力。

（一）矫正关节的挛缩状态

定时进行体位转换，及时纠正不正确的体姿，随时注意保持肢体处于功能位，必要时采取相应措施改变肢体的紧缩程度。如可将小毛巾卷置于偏瘫侧的手掌心中，以矫正指掌关节的挛缩。另外，在偏瘫侧的肩关节、肘关节、髋关节、膝关节屈曲部位处，也可放置小软枕支撑，以矫正关节的挛缩状态。

（二）关节活动训练

1．主动运动训练　适宜于能完成主动运动的患者，主要为徒手操，也可借助于设备进行运动。例如通过肩关节的摆动、采用肩肘关节活动器等训练肩肘关节的活动。

2．被动运动训练　适宜于不能进行主动运动的患者，由专业康复人员或家属进行操作。

（1）训练前，要详细评估关节情况，确定关节训练的开始时间、强度与范围。

（2）进行被动运动前，应使被动运动的肢体置于舒适自然的体位，并放松。治疗师或护士应用一只手固定近端关节，以防止代偿性运动；另一只手支撑关节的远端，当活动到最大幅度时宜做短暂维持。

（3）按照各关节固有的各个轴，进行各种方向的运动。每种运动每次做3～5遍，每日2次。被动运动时要注意保护关节，动作要缓慢、柔和、有力度、有节律，关节活动度逐渐增大。训练过程中应密切观察患者的反应，防止由于过度用力引起损伤性综合征，如关节周围出血等。

（4）被动运动训练宜多次反复进行，应向患者详细说明治疗的目的和方法、机制，以取得患者及家属的配合。

3．功能性牵引训练　适用于四肢大部分关节的一种系统性疗法。其基本方法是将挛缩关节的近端肢体用支架或特制的牵引器，稳定地固定于适当姿势，然后在远端肢体上按需要方向作重力牵引，要求充分放松关节周围肌群。每次牵引持续10～20分钟，每天1～2次。每次关节功能牵引可使不同关节不同方向的活动度平均增加0.7°～1.7°。

4．持续性被动运动训练（contineous passive motion，CPM）需要专用器械进行。运动前应充分放松肌肉，关节活动幅度、速度及持续时间需要根据病情不同而酌情设定。设定关节活动幅度时，应先从无痛的活动范围开始，以后逐渐增大，以产生轻微疼痛为度。运动速度一般为每分钟1个周期。与一般被动运动相比，CPM的特点是作用时间长、运动缓慢、稳定可控，因而更为安全。

四、日常生活活动能力的康复护理

（一）进食的训练

1．将“坐在床上吃饭”的动作分解成多个简单的动作，帮助患者逐项进行训练：如从仰卧位变为坐位，维持坐位平衡，抓握餐具，使用餐具摄取食物，将食物送入口腔，咀嚼和吞咽动作。

2．食物及用具应放于方便使用的位置上，对于视空间失认、全盲的患者，食物要按顺时针方向摆放。

3．进行抓握餐具的训练时，开始可抓木条和橡皮，继而用匙、筷子。丧失抓握能力的患者必须将餐具加以改良后使用，如将碗碟固定在桌子上，特制横把、长把勺等。

4．有吞咽障碍的患者必须先做吞咽动作的训练，然后再进行进食训练。确定不会发生误咽并能顺利喝水无呛咳时，可试行自己进食。先进食糊状半流质食物，每次量不宜过多，并尽量放在舌后部。有面瘫者，食物应送到健侧。

（二）穿脱衣服的训练

以社区常见偏瘫患者为例，介绍穿脱衣服的正确方法。偏瘫者穿衣时宜先穿患肢，脱衣时宜先脱健肢。

1．上衣　穿衣时应用健侧手找到衣领，将衣领朝前平铺在双膝上，将患侧袖子垂直于双腿之间，患手伸入袖内，将衣领拉到肩上。健侧手转到身后将另一侧衣袖拉到健侧斜上方，穿入健侧上肢，系好扣子。脱衣时应先将健侧衣袖脱下，然后再脱患侧。

2．裤子　穿裤子时先将患腿抬起屈膝、屈髋放于健腿上，患腿套上裤腿，拉至膝以上；然后放下患腿，健腿套上裤腿，拉至膝以上；站起将裤子向上提至腰部，最后整理。脱裤子的动作则相反。

3．穿、脱袜子和鞋　穿袜子和鞋时，先将患腿抬起屈膝、屈髋放于健腿上，用健手为患足穿袜子或鞋；然后将患腿放回原地，患足平放于地面，重心转移至患侧；再将健腿放于患腿上，穿好健侧的袜子或鞋。脱袜子和鞋的顺序则相反。

（三）个人卫生的训练

社区护士应指导患者进行个人卫生动作的训练，鼓励其勤洗澡、洗头、更衣、保持口腔及全身卫生，使患者有舒适感、正性身体形象感及自信心，促进其积极参与社会活动。例如：可指导偏瘫患者用健侧手洗脸，拧毛巾时可将毛巾绕在水龙头上或患侧前臂上，用健侧手将其拧干。洗健侧手时，需将脸盆固定住，患侧手贴脸盆边放置（或将毛巾固定在水池边缘），擦过香皂后，健侧手及前臂在患侧手（或毛巾）上搓洗。旋牙膏盖时，可借助身体将物体固定的方法（如两膝夹住），用健侧手将盖旋开。

（四）排泄的训练

1．膀胱功能训练

（1）留置导尿：保持引流管通畅，每 4 小时放尿一次，每周换一次导尿管，尿道口每日消毒两次。如发现尿液混浊、沉淀或结晶，应定期进行膀胱冲洗。经膀胱测压、冰水试验、球海绵体肌反射等检查，证实排尿功能恢复后，可试行拔管。

（2）间歇导尿：每 4 ～ 6 小时导尿一次，睡觉前导尿管留置并开放。每次导尿前半小时，嘱患者尝试自行排尿；一旦开始排尿，需测定残尿量，如果残尿量愈来愈少，可适当延长导尿间隔时间，直至可以停止导尿。

（3）盆底肌肉训练：在不收缩下肢、腹部及臀部肌肉的情况下，自主收缩耻骨、尾骨周围的肌肉（会阴及肛门括约肌）。每次收缩维持 10 秒，每次练习重复收缩 10 次，每天练习 3 次。适用于压力性尿失禁的患者。

（4）激发训练：对间歇导尿的患者，可采用指尖叩击耻骨上部、牵拉阴毛、摩擦大腿内侧、听流水声等训练方法，适用于反射性尿失禁的患者。

（5）Valsalva 屏气法：患者采取坐位，身体前倾，屏气 10~12 秒，用力将腹压传至膀胱、直肠和骨盆底部，促使尿液排出；同时屈髋、屈膝，使大腿贴近腹部，防止腹部膨出，增加腹部压力。适用于尿潴留的患者。

2．排便功能训练　首先应评估患者日常的排便习惯，包括姿势、频率、时间、辅助药物的使用等，然后制订训练计划。对于便秘者，首先应注意饮食中增加纤维素的摄入，保证足够的饮水量（每日 2500 ～ 3000ml），并养成按时排便的习惯（一般在早餐后为宜）。还可采用下列辅助方法：①训练患者排便时按摩腹部或屏气，以增加腹压利于大便排出；②给予开塞露或采用肛门指检的方法刺激直肠；③3日无大便者，可适当给予缓泻剂；顽固性便秘者可给予灌肠。

第三节 社区常见病、伤、残者的康复护理

案例

患者，女，21岁，在校大学生。因车祸造成颈$_6$和颈$_7$开放性、粉碎性骨折，75%错位，四肢和胸以下躯干失去知觉和运动功能，诊断为高位截瘫。病情平稳后回到家中继续进行康复训练。

问题与思考：

1．按照美国脊髓损伤学会2006年提出的分级标准，患者的脊髓损伤程度属于哪个级别？

2．社区护士应如何指导患者进行功能康复训练？

3．患者可能发生哪些并发症？社区护士应如何帮助其预防并发症？

一、脑卒中患者的康复护理

（一）概述

脑卒中是急性脑血管疾病的总称，包括出血性疾病（脑出血、蛛网膜下腔出血）和缺血性疾病（脑血栓形成、脑栓塞），具有发病率高、死亡率高、致残率高的特点。因此，积极开展脑卒中的社区康复护理，改善患者的功能障碍，提高其生活自理能力，使他们最大程度地回归家庭和社会，具有十分重要的意义。脑卒中患者常见的运动、感觉、语言、共济、认知等功能障碍的临床表现，参见第八章第五节。

（二）康复护理评估

1．运动功能的评定　一般采用Brunnstrom六阶段评价法、MAS法、上田敏法、Fugl-Meyer评价法等。

表10-1　Brunnstrom六阶段评价法

阶段	临床表现
Ⅰ	患侧肌肉呈迟缓状态，肌张力消失
Ⅱ	出现肌张力痉挛和联合反应
Ⅲ	可随意引起不同程度的共同运动，痉挛明显，达到病程中的高峰
Ⅳ	共同运动模式被打破，出现分离运动，痉挛减轻
Ⅴ	分离运动进一步改善，可完成较难的功能活动，痉挛明显减轻
Ⅵ	共同运动模式消失，痉挛基本消失，协调运动、运动速度大致正常

2．其他功能的评定　失语症可采用波士顿诊断性失语检查、汉语失语成套测验等；构

音障碍可采用 Frenchay 构音障碍评定法；吞咽障碍可采用洼田饮水试验；日常生活活动能力多采用 Barthel 指数和功能独立性评定（FIM）量表；心理状态可采用美国流行病学调查中心的抑郁量表（CES-D）；认知功能可采用简易智能状态检查量表（MMSE）。

知识链接

Barthel 指数

1. 大便	0= 失禁	5= 偶尔失禁	10= 能控制	
2. 小便	0= 失禁	5= 偶尔失禁	10= 能控制	
3. 个人卫生	0= 需帮助	5= 独立洗脸、梳头、刷牙、剃须		
4. 如厕	0= 完全依赖他人	5= 需部分帮助	10= 独立	
5. 进食	0= 完全依赖他人	5= 需部分帮助	10= 独立	
6. 床－椅移动	0= 完全依赖他人	5= 能独立坐起，但移到椅子上需大量帮助	10= 需少量帮助或口头指导	15= 独立
7. 步行	0= 完全依赖他人	5= 可独立操作轮椅活动	10= 步行需要帮助或指导	15= 独立步行（可用辅助工具）
8. 穿脱衣	0= 完全依赖他人	5= 需部分帮助	10= 独立	
9. 上下楼梯	0= 完全依赖他人	5= 需要帮助或指导	10= 独立	
10. 洗澡	0= 完全依赖他人	5= 独立		

0~20 分：功能严重障碍，日常生活完全依赖。

21~40 分：生活需要很大帮助，重度依赖。

41~60 分：生活需要中等程度帮助，中度依赖。

61~99 分：生活大部分自理，轻度依赖。

100 分：生活基本自理，不需要他人照顾。

3．家庭状况和社区环境的评估 包括居住条件、经济收入、社区交往、家庭照顾者的状况以及社区卫生保健设施等。

（三）康复护理目标

1． 改善运动、言语、认知和其他受损的功能。

2． 预防并发症的发生和脑血管病的复发。

3． 指导患者最大程度地恢复生活自理能力，提高生存质量，争取回归社会。

4． 培训患者及家属的自我护理技术，实现自我管理。

（四）康复护理措施

1．运动障碍的康复护理

（1）保持肢体功能位置：脑卒中后数日内，肢体的瘫痪为迟缓性瘫痪，之后随着肌张力的恢复出现痉挛性瘫痪，上肢为屈肌痉挛，下肢为伸肌痉挛，因此，患者要保持拮抗痉挛的正确体位。具体方法参见本章第二节。

（2）定期转换体位：由于仰卧位强化伸肌优势，健侧卧位强化患侧屈肌优势，患侧卧位强化患侧伸肌优势，因此，不断转换体位可使肢体的伸肌、屈肌张力达到平衡，预防痉挛模式出现，同时还可预防压疮、肺部感染、深静脉血栓等并发症。具体方法参见本章第二节。

（3）肢体被动运动训练：脑卒中发病 2 ～ 3 日后可进行关节被动活动、按摩，以防止关节疼痛、挛缩。先从健侧开始，然后参照健侧的活动范围活动患侧。一般从肢体的近端到远端，动作要轻柔缓慢。重点运动方式包括：肩关节外旋、外展和屈曲，肘关节、腕和手指伸展，髋关节外展和伸展，膝关节伸展，足背屈和外翻。被动运动不能防止废用性肌萎缩，也没有直接促进功能恢复的作用，因此还应尽早进行主动训练。

（4）肢体主动运动训练

1）上肢训练：患者取仰卧位，双手十指交叉相握（Bobath 握手），用健侧上肢带动患侧上肢在胸前伸肘上举，然后屈肘，双手返回，置于胸前。亦可仰卧位时让患者肩外展 90°，以最小限度的辅助动作完成屈肘，并用手触摸自己的嘴，然后再缓慢地返回至肘伸展位。

2）下肢训练：可进行桥式运动，目的是训练腰背肌群和伸展髋关节，为站立做准备。患者取仰卧位，双腿屈曲，足踏床，慢慢地抬起臀部，维持一段时间后缓慢放下（双桥运动）。能掌握该动作后，可以让患者健腿悬空，患腿屈曲，或将健腿置于患腿上，患足踏床抬臀（单桥运动），以此来提高患侧髋关节伸展的控制能力。

（5）坐位训练：为防止直立性低血压，首次取坐位时，不宜马上取直立坐位。先取 30° ～ 40° 斜卧位，每 2 ～ 3 天增加 10°，直至完全坐起。患者能坐稳后再进行坐位平衡训练。

（6）站立训练：首先练习由别人扶持站立，然后由患者扶栏杆或椅子等站起，最后是独立站起。注意健足在前，足跟着地，躯干前倾，双手前举，慢慢伸展髋、膝关节后站起。

（7）步行训练：在步行训练前，先练习双腿交替前后迈步和重心的转移。在可独立步行后进一步练习上下楼梯、跨越障碍等。

（8）日常生活活动能力训练：一般在患者能取坐位姿势后开始，具体方法参见本章第二节。

2．言语障碍的康复护理　护士与语言康复治疗师、其他康复小组成员、患者及家属共同制订语言康复计划，并加以实施。根据病情选择适当的训练方法，如对于运动性失语者，训练侧重于口语表达；对于感觉性失语者，训练侧重于听理解、会话、复述等；对于传导性失语者，重点训练听写、复述；对于命名性失语者，重点训练口语命名；对于构音障碍者，侧重于构音器官的运动功能训练和构音训练。注意训练原则应因人施治、由少到多、由易到难、由简到繁、循序渐进，多强化正确的反应，避免直接纠正错误。

3．吞咽障碍的康复护理

（1）可通过吞咽相关肌肉的加强肌力和降低痉挛的练习、改善咽反射的训练（对咽部施压力和冰冷刺激）、闭锁声门的练习（大声发“啊”）等方法，进行吞咽训练。还可以采用低频脉冲电治疗，增强吞咽相关肌肉的肌力，改善吞咽功能。

（2）进食训练：采取躯干后倾、颈部稍前屈的体位，易引起咽反射，能较好地防止误咽。食物的种类以容易在口腔内移动、又不易发生误咽的糊状或胶冻状食物为宜，如蛋羹、面糊等，然后逐渐过渡到普食和水。食物宜偏凉，因为冷刺激可以有效强化吞咽反射。一口进食量以 1 小汤匙为宜，进食速度宜慢，每进食一小食团后，应反复吞咽数次。为防止食道反流误吸，进餐后应保持坐位数十分钟。

4．并发症的康复护理

（1）肩关节半脱位：患侧肩关节周围肌张力下降，坐位或站立时由于重力作用而引起。应首先纠正肩胛骨的位置，继而纠正关节盂的位置，以恢复肩部的自然绞索机制。手法活动使肩胛骨充分前屈、上抬、外展，并向上旋转。维持全关节活动度的无痛性被动运动范围，防止关节挛缩。

（2）肩手综合征：典型表现为肩痛、手水肿和疼痛（被动屈曲手指时尤为剧烈）、皮肤呈粉红色或淡紫色、皮温升高、掌指关节和腕关节活动受限。重症者晚期可出现手部肌肉萎缩，甚至挛缩畸形。①应避免上肢长时间垂悬和腕部屈曲，并注意正确的体位摆放，如卧位时患侧上肢可适当抬高。②已有水肿者应避免在患侧静脉输液。③通过主动和被动运动，增加肩关节、肘关节和腕关节的活动范围。④采用向心性加压缠绕法，暂时减轻水肿。⑤可将患手浸泡在冰水中进行冷疗，每次约3秒，因为长时间冷疗会反射性地血管收缩后扩张，反而加重水肿。⑥对患肢进行物理治疗，如超声波等，可消肿并改善局部血液循环。

知识链接

肩手综合征分期标准见表11-2。

表11-2　肩手综合征分期标准

分期	表现
Ⅰ期	肩痛，活动受限，同侧手腕、指肿痛，出现发红等血管运动性反应。手指多呈伸直位，屈曲时受限，被动屈曲可引起剧痛。可持续3～6个月，以后治愈或进入Ⅱ期
Ⅱ期	肩手肿胀和自发痛消失，皮肤和手的小肌肉有显著的萎缩，手指关节活动范围日益受限，可持续3～6个月，如治疗不当将进入Ⅲ期
Ⅲ期	手部皮肤肌肉显著萎缩，手指完全挛缩，已无恢复希望

二、脊髓损伤患者的康复护理

（一）概述

脊髓损伤（spinal cord injury, SCI）是由各种原因导致的脊髓结构或功能损害，造成损伤平面以下不同程度的运动、感觉、自主神经功能的改变。脊髓损伤是一种严重的致残性损伤，甚至可造成患者终生残疾，给其家庭和社会带来沉重负担。导致脊髓损伤的常见原因有交通事故、暴力、跌伤、体育外伤等。

（二）常见功能障碍

1．运动障碍　损伤平面以下肌力减退或消失（如四肢瘫或截瘫）、肌张力增强或减弱，反射消失、减弱或亢进，出现病理反射。

2．感觉障碍　损伤平面以下感觉（痛温觉、触觉、本体觉）的减退、消失或异常。

3．括约肌功能障碍　膀胱括约肌和肛门括约肌的功能障碍，可引起尿潴留、尿失禁和排便障碍。

4．自主神经功能障碍　如排汗功能障碍、体位性低血压、心动过缓等。

5．各系统并发症　运动系统（关节挛缩、骨质疏松、异位骨化），呼吸系统（肺炎、肺不张、夜间呼吸暂停），循环系统（直立性低血压、深静脉血栓），消化系统（应激性溃疡、便秘），泌尿系统（尿潴留、尿失禁），生殖系统（性功能障碍）等。

（三）康复护理评估

1．脊髓损伤程度评定　目前普遍采用美国脊髓损伤学会2006年提出的分级标准（表10-3）。

表 10-3　美国脊髓损伤学会脊髓功能损害分级

损伤分级	损伤情况
A 完全损伤	骶区无任何运动和感觉功能保留
B 不完全损伤	脊髓损伤平面以下及骶段 S_4~S_5，无运动功能但存在感觉功能
C 不完全损伤	脊髓损伤平面以下有运动功能保留，但一半以上的关键肌的肌力＜3级
D 不完全损伤	脊髓损伤平面以下有运动功能保留，且一半以上的关键肌的肌力≥3级
E 正常	运动和感觉功能正常

2．脊髓损伤平面评定　脊髓损伤平面是指身体双侧保留正常感觉和运动功能的最低脊髓节段。感觉和运动的损伤平面可以不一致，左、右也可不同。脊髓损伤平面的综合判断以运动平面为主，但 T_2 ~ L_1 损伤时无法判定运动平面，就通过感觉平面来确定诊断。

（1）运动损伤平面：一般是通过检查关键性肌肉的肌力来确定，如肱二头肌对应 C_5 节段，股四头肌对应 L_3 节段。

（2）感觉损伤平面：一般是通过关键性感觉点的痛觉和触觉来确定，如乳头连线的皮肤感觉区对应 T_4 节段，肛门周围的皮肤感觉区对应 S_4~S_5 节段。

（四）康复护理目标

1．维持脊柱处于功能位置。

2．维持和改善运动、呼吸、循环、排尿、排便功能。

3．保证营养供给，保持皮肤清洁、完整。

4．预防各系统并发症。

5．患者情绪乐观，能积极配合长期康复。

（五）康复护理措施

1．运动功能的康复护理　在生命体征平稳后即可开始全身各关节的被动活动，动作缓慢轻柔，活动范围尽可能达到最大生理范围，但应注意避免拉伤肌肉或韧带。此阶段的康复多在医院内进行。在骨折部位稳定、神经损害或压迫症状稳定、呼吸平稳后可进入恢复期康复治疗，这时需要更多地依靠社区康复人员的帮助。

（1）肌力训练：脊髓损伤的患者，为了应用轮椅、拐杖和助行器，要进行上肢支撑力量训练、肱二头肌和肱三头肌训练以及握力训练；使用低靠背轮椅者，还要进行腰背肌的训练。根据损伤的不同，可采用徒手抗阻运动、滑板运动或助力运动等训练方法。

（2）垫上训练：训练患者躯干和四肢的灵活性和力量，主要包括垫上支撑、垫上移动、转身和侧卧等。

（3）转移训练：训练患者进行床上横向或纵向转移、床与轮椅间转移、轮椅与站位间的转移等。

(4) 步行训练：在进行坐位和站位的平衡训练后，患者可借助平衡杠进行行走训练。要求身体正直，步伐稳定。耐力增强后还可以练习跨越障碍、上下台阶等。

2．呼吸系统的护理　高位脊髓损伤患者常出现呼吸功能不全，护理人员要采用胸部叩击、体位引流等方法帮助患者排出呼吸道分泌物，必要时可行气管插管并用呼吸机辅助呼吸。情况好转后，进行呼吸肌训练，增加呼吸幅度。

3．排泄的护理　对能建立排尿反射的患者，可采用听流水声、按摩下腹部等方法诱发排尿；上肢有一定功能的患者可进行间歇导尿，否则使用留置导尿或膀胱造瘘。排便的处理视损伤的情况，分别进行诱发排便、定时排便等训练。

4．深静脉血栓的护理　预防为主，注意保持下肢的被动和主动活动，减少平卧时间，睡眠时稍抬高下肢；使用弹力袜或弹力绷带等促进血液回流；遵医嘱服用抗血小板聚集药物，如阿司匹林等；还可进行紫外线照射和超短波治疗。

三、四肢骨折患者的康复护理

（一）概述

骨折愈合一般分为外伤炎症期、骨痂形成期、骨痂成熟期、临床愈合期、骨性愈合与塑形期。骨折后肢体的制动对功能活动会造成一定的影响，因此功能锻炼是骨折康复的主要手段。早期的康复治疗和护理对促进骨折部位的愈合、防止和减少并发症具有重要的作用。

（二）康复护理评估

1．一般表现　主要包括疼痛和压痛、功能障碍、局部肿胀和瘀斑等。

2．骨折专有体征　骨折局部可出现畸形、反常活动、骨擦音或骨擦感。

3．常见并发症　早期可能出现休克、组织损伤、脂肪栓塞等并发症，后期可能出现压疮、肺炎、骨折局部感染、骨化性肌炎、肌肉萎缩、肌力下降、关节挛缩僵硬、骨强度降低等并发症。

（三）康复护理目标

1．促进损伤部位运动和感觉功能的恢复。

2．预防各类并发症和继发性损伤的发生。

3．加强日常生活活动能力训练，尽早回归家庭和重返工作岗位。

（四）康复护理措施

1．骨折不同时期的康复护理措施

(1) 愈合期：骨折未愈合、固定未解除时称为愈合期。此期通过康复可以促进局部血液循环，有利于骨折的愈合，还可防止失用性肌萎缩、关节僵硬和关节内粘连，促进局部血肿及渗出液的吸收，减轻水肿与粘连。

1）主动运动：鼓励患者做伤肢近端和远端未固定关节的主动运动，逐步达到正常活动幅度。上肢应特别注意肩外展、外旋和掌指关节屈曲，可进行握拳、吊臂、提肩等练习；下肢要注意踝背屈练习，防止足下垂。

2）等长收缩练习：患肢固定部位的肌肉在复位稳定 1 ～ 2 天、疼痛减轻后，可进行等长收缩训练，训练以不影响损伤部位的稳定性为前提。

3）持续性被动运动训练：参见本章第二节。

4）物理治疗：选用超短波和低频磁场促进骨折愈合，红外线或各种透热疗法有助于促进局部血液循环和消肿等。

（2）恢复期：骨折愈合、固定解除后称为恢复期。此期通过康复可以最大限度地恢复关节活动范围和肌肉功能，逐渐恢复日常生活和工作能力。

1）改善关节活动度：主要通过运动疗法，牵伸受累关节内挛缩和粘连的纤维组织，关节各轴位依次进行主动或被动运动。牵伸时要注意活动范围要由小到大，控制关节活动度，避免用力过大过猛。可多次反复进行训练。

2）肌力练习：恢复和增强肌肉功能是预防肌萎缩的唯一途径，注意掌握合适的运动量和训练节奏。

2．常见部位骨折的康复护理措施

（1）上肢骨折

1）肘关节附近的骨折：应尽早在外支具、吊带的保护下进行肩关节的主动耸肩、下压及前后摆动活动，2 ~ 3 周后可进行主动旋肩运动。对于不涉及关节面的骨折，术后 2 ~ 3 周做肘关节被动屈伸，并逐渐过渡到主动屈伸，切忌活动时引起明显疼痛。对于肱骨髁间骨折，如涉及关节内的骨折，应尽早使用持续性被动运动训练。

2）腕关节附近的骨折：骨折内固定后，尽早进行手腕关节的活动，有助于消除手部肿胀、改善关节活动范围。注意抬高患肢，必要时可戴弹力手套以缓解手部肿胀。还可以进行局部按摩、蜡疗等解除疼痛和防止损伤部位的粘连。

（2）下肢骨折

1）股骨颈骨折：术后 3 天开始卧位做趾与踝的主动练习，第 2 周开始在专业人员帮助下作髋关节和膝关节的主动屈伸运动，注意不使股骨旋转与内收。进入恢复期后，要加强髋、膝、踝部的肌力练习，以恢复行动能力，加强下肢的稳定性；恢复髋关节和膝关节的活动范围，并让患侧下肢逐步负重。

2）胫、腓骨骨折：愈合期未被固定的关节可进行主动运动，1 周后增加踝关节屈伸静力收缩练习和髋部肌群抗阻练习。恢复期去除外固定后，增加膝与踝关节的主动运动，逐渐开始练习扶杆坐位起立和坐下、下蹲起立、扶杆站立位等。之后进行步行训练，逐渐增加患肢负重。

（江　华）

练习题

一、名词解释

1．康复

2．康复医学

3．康复护理

4．社区康复

5．社区康复护理

6．体位

7．Bobath 握手
8．脊髓损伤

二、单项选择题

1．下列关于康复的描述，不正确的是
  A．康复是一种观念和指导思想
  B．康复工作应在疾病后期尽早进行
  C．康复需要环境和社会作为一个整体来参与
  D．康复要求残疾者本人、家庭及所在社区，均参与康复计划的制订和实施
  E．康复必须渗透到整个医疗计划中
2．根据 WHO1980 年对残疾的分类，社会学水平上的功能障碍称为
  A．残损
  B．残能
  C．损害
  D．残障
  E．残疾
3．下列对于社区康复护理特点的描述，不正确的是
  A．从服务对象看，残疾人是社区康复服务的主要对象，儿童、妇女、老年人也是社区康复的对象
  B．从服务对象的参与程度看，强调对残疾人应多提供替代护理，满足其日常生活需求
  C．从康复护理的技术内容方面来看，重在简单易行和具体，注重能力训练及日常生活活动训练
  D．从康复的目的来看，包括患者躯体、精神、教育、职业、社会生活等方面的全面康复训练
  E．从康复的效益来看，社区康复护理具有良好的社会效益和经济效益
4．对患者日常生活活动能力的训练，下列描述不妥的是
  A．指导偏瘫患者穿脱衣服时先穿患肢，并先脱健肢
  B．应指导患者保持整洁和个人卫生动作的训练，鼓励其勤洗澡、洗头、更衣、保持口腔及全身卫生
  C．对于间歇导尿的患者，如果残尿量愈来愈少，可适当延长导尿间隔时间，以致逐渐停止导尿
  D．食物及用具放于方便使用的位置上，视空间失认、全盲的情况下，食物要按顺时针方向摆放。有面瘫者，食物应送到患侧
  E．有吞咽障碍的患者必须先做吞咽动作的训练，肯定无误咽并能顺利喝水时，方可试行自己进食
5．合并吞咽功能障碍的脑卒中患者，进食训练时宜采取的体位是
  A．躯干前倾，颈部稍前屈
  B．躯干前倾，颈部稍后仰
  C．躯干后倾，颈部稍前屈
  D．躯干后倾，颈部稍后仰
  E．躯干直立，颈部正中位
6．关于四肢骨折患者的康复护理，下列描述不正确的是
  A．愈合期应鼓励患者做伤肢近端和远端未固定关节的主动运动，逐步达到正常活动幅度
  B．愈合期上肢应特别注意肩外展、外旋和掌指关节屈曲，下肢要注意踝背屈练习，防止足下垂
  C．恢复期的肌力练习是恢复和增强肌肉功能、预防肌萎缩的唯一途径
  D．股骨颈骨折患者术后第 2 周可开始在专业人员帮助下作髋、膝关节的主动屈伸运动，注意不使股骨旋转与内收
  E．被动运动和主动运动均能有效防

止废用性肌萎缩

7. 对于脑卒中偏瘫患者的康复护理，应注意保持良肢位。以下对仰卧位的描述，不正确的是
A. 将患侧整个上肢放在一个枕头上，防止肩内收
B. 患侧肘、腕关节均伸展
C. 患侧掌心向下，手指屈曲
D. 患侧臀部下方垫枕，以防髋外旋畸形
E. 患足背屈 90°

8. 按照美国脊髓损伤学会分级法，如果患者受损神经平面以下存在感觉功能，但无运动功能，应属于
A. A级
B. B级
C. C级
D. D级
E. E级

9. 脑卒中患者肩手肿胀和自发痛消失，皮肤和手的小肌肉有显著的萎缩，手指关节活动范围日益受限，则属于
A. 肩手综合征Ⅰ期
B. 肩手综合征Ⅱ期
C. 肩手综合征Ⅲ期
D. 肩手综合征Ⅳ期
E. 肩手综合征Ⅴ期

10. 康复预防应分为三个层次进行，下列内容不属于一级预防的是
A. 免疫接种脊髓灰质炎疫苗
B. 倡导低盐、低脂饮食的健康教育
C. 小学生交通安全教育
D. 脑卒中偏瘫患者早期的良肢位摆放
E. 高危孕妇的胎儿畸形筛查

11. 与机构康复相比较，社区康复具有的优点不包括
A. 康复水平高
B. 费用较低
C. 服务面更广
D. 方便易行
E. 更利于回归家庭和社会

12. 某脑卒中偏瘫患者经常采取仰卧位，社区护士对其进行康复护理时，应警惕容易发生压疮的部位，但不包括
A. 枕骨粗隆
B. 肩胛骨
C. 肘部
D. 骶尾部
E. 内外踝

13. 对脑卒中后遗症患者进行运动功能评估，正确的方法不包括
A. Brunnstrom 评价法
B. 上田敏法
C. Fugl-Meyer 评价法
D. Barthel 指数法
E. MAS 法

14. 下列关于预防深静脉血栓形成的康复护理措施，不正确的是
A. 多做足和趾的主动运动
B. 减少平卧时间
C. 禁用抗凝药物
D. 睡眠时稍抬高下肢
E. 必要时使用弹力袜或弹力绷带等

15. 下列不属于骨折专有体征的是
A. 骨折局部畸形
B. 骨擦音
C. 骨折局部疼痛
D. 骨擦感
E. 骨折局部反常活动

16. 下列关于膀胱功能训练的康复护理措施，不正确的是
A. 盆底肌肉训练适用于压力性尿失禁的患者
B. 激发训练（如指尖叩击耻骨上部、听流水声等）适用于反射性尿失禁的患者
C. Valsalva 屏气法适用于尿潴留的患者

D. 间歇导尿者睡觉前导尿管留置并关闭

E. 如果残尿量愈来愈少，可适当延长导尿间隔时间，直至停止导尿

17. 下列对适合吞咽障碍患者的食物特点的描述，正确的是

A. 液体不易发生呛咳

B. 糊状或胶冻状食物最适合

C. 固态食物有利于锻炼咀嚼能力

D. 食物宜温热，减少对胃的刺激

E. 普食有利于保证营养的全面摄入

18. 下列关于康复评定工具的选择，不正确的是

A. 日常生活活动能力多采用 Barthel 指数法

B. 心理状态评定可采用 MMSE 量表

C. 失语症可采用波士顿诊断性失语检查

D. 构音障碍可采用 Frenchay 评定法

E. 吞咽障碍可采用饮水试验

三、多项选择题

1. 康复医学的服务对象很广，包括

A. 脑卒中后遗症患者

B. 骨折术后患者

C. COPD（慢性阻塞性肺疾病）患者

D. 小儿脊髓灰质炎致残的患者

E. 老年人

2. 下列对于脊髓损伤平面的描述，正确的是

A. 最后一个保留双侧正常感觉和运动功能的脊髓节段

B. 感觉平面和运动平面可以不一致

C. 损伤平面左、右可不同

D. 损伤平面为 C_6 的患者，其 C_6 节段及以下均丧失功能

E. 损伤平面的综合判断以感觉平面为主

3. 关于关节的被动运动训练，描述正确的是

A. 进行被动运动前，应使被动运动的肢体置于舒适自然的体位并放松

B. 治疗师或护士应用一只手固定近端关节以防止代偿性运动，另一只手支持关节的远端，当活动到最大幅度时宜作短暂维持

C. 按照各关节固有的各个轴，进行各个关节的各种方向的运动

D. 被动活动时要注意保护关节，动作要缓慢、柔和、有力度、有节律，关节活动度逐渐增大

E. 训练过程中应密切观察患者的反应，防止由于过度用力引起损伤性综合征

4. 康复医学的基本原则包括

A. 功能训练

B. 提供照顾

C. 整体康复

D. 重返社会

E. 共同参与

5. 根据 WHO 2001 年发布的《国际功能残疾和健康分类》（ICF），康复应当以最大限度地促进三个功能的恢复为目标，这三个功能分别是

A. 学习功能

B. 活动功能

C. 身体功能

D. 参与功能

E. 家庭功能

6. 康复医学的服务形式包括

A. 机构康复

B. 社区康复

C. 上门服务

D. 信息服务

E. 家庭医生服务

7. 康复评定的内容包括

A. 运动功能评定

B．日常生活活动能力评定
C．言语功能评定
D．疼痛评定
E．认知功能及心理评定

8．与一般被动运动相比，CPM（持续性被动运动训练）的特点包括
A．作用时间长
B．起效快而明显
C．运动缓慢
D．安全稳定
E．可控性强

9．下列食物适合有吞咽障碍的脑卒中患者的是
A．蛋羹
B．米饭
C．鸡汤
D．馒头
E．面糊

10．脊髓损伤患者常发生各系统的并发症，包括
A．骨质疏松
B．直立性低血压
C．尿潴留
D．肺不张
E．便秘

四、简答题

1．简述WHO《国际残损、残疾和残障分类》1996年修订版（即ICIDH-2）对残疾的分类。
2．简述康复护理的特点。
3．简述社区康复的内容。
4．简述社区康复护理的特点。
5．简述脑卒中偏瘫患者患侧卧位的注意事项及优点。
6．简述压疮各期的主要处理措施。
7．简述肩手综合征的主要护理措施。
8．简述美国脊髓损伤学会2006年提出的脊髓功能损害分级标准。
9．简述运动功能评定的Brunnstrom六阶段评价法。

五、论述题

1．论述不同层次康复预防的主要内容，并举例说明。
2．论述骨折后不同时期的康复护理措施，及不同部位骨折的康复训练特点。

3．患者，男，55岁，出租车司机。工作压力大，生活不规律，常暴饮暴食，爱喝白酒；吸烟20余年，每日20支；患高血压10余年，未规律服药。因与乘客争吵时突发脑出血入院治疗，目前病情平稳出院。患者目前遗留有右侧肢体肌力下降，可保持坐位，但无法站立；进食存在吞咽障碍。

（1）社区护士应如何为患者制定全面的康复护理目标？
（2）针对患者的不良生活方式，应如何对患者进行健康教育？
（3）社区护士应如何指导患者进行日常生活活动能力的康复训练？
（4）社区护士应如何指导患者进行运动功能的康复训练？

4．患者，女，17岁。因体操训练时失误，头先着地，造成颈$_6$和颈$_7$开放性、粉碎性骨折，75%错位，四肢和胸以下躯体失去知觉和运动功能，诊断为高位截瘫。经治疗病情平稳后回到家中继续康复。

（1）按照美国脊髓损伤学会2006年提出的分级标准，患者的脊髓损伤程度属于哪个

级别？

（2）患者可能发生哪些并发症？社区护士应如何指导其进行康复护理？

参考答案

一、名词解释

1．康复是指综合和协调地应用各种措施，最大限度地恢复和发展病伤残者的身体、心理、社会、职业、娱乐、教育和周围环境相适应方面的潜能。

2．康复医学是一门有关促进残疾人及功能障碍患者康复的医学学科，它以功能为导向，主要应用医学和康复工程的技术，研究有关功能障碍的预防、诊断、评定、治疗和训练，是医学的一个重要分支。

3．康复护理是在康复医学理论的指导下，围绕全面康复的目标，由护理人员密切配合康复医师及其他康复专业人员，从护理角度帮助康复对象，将其被动接受他人护理转变为自我护理的动态过程。

4．社区康复是为了使社区内所有残疾人康复、机会均等、减少贫困和社会包容的一种社区整体发展战略。

5．社区康复护理是指在社区康复过程中，围绕全面康复的目标，针对病伤残者的整体功能进行康复指导和护理，与其他康复专业人员密切配合，减少残疾对个体的影响，使其达到最佳功能状态，重返社会，提高生活质量。

6．体位在临床上通常是指根据治疗、护理以及康复的需要，所采取并能保持的身体姿势和位置。

7．Bobath 握手：患者双手十指交叉相握，注意将患手拇指放在健手拇指的上方。

8．脊髓损伤：是由各种原因导致的脊髓结构或功能损害，造成损伤平面以下不同程度的运动、感觉、自主神经功能的改变。

二、单项选择题

1. B　2. D　3. B　4. D　5. C　6. E　7. C　8. B　9. B　10. D
11. A　12. E　13. D　14. C　15. C　16. D　17. B　18. B

三、多项选择题

1. ABCDE　2. ABC　3. ABCDE　4. ACD　5. BCD　6. ABCD　7. ABCDE
8. ACDE　9. AE　10. ABCDE

四、简答题

1．WHO《国际残损、残疾和残障分类》对残疾的分类

（1）残损是指伤病造成的解剖结构、生理心理功能的暂时或永久性丧失或异常，为生物学水平的残疾。

（2）活动受限是指由于较严重的残损造成的个体功能能力和整体水平活动能力（如生活自理能力、步行能力、交流能力等）的丧失或受限，患者不能以正常的行为、方式和范围进行各种活动，为个体水平的残疾。

（3）参与局限是指由于严重的残损、活动受限使患者参与学习、工作和社会生活受到局限，限制和妨碍了其行使社会权利和义务，发挥应有的社会作用，为社会学水平的残疾。

2．康复护理的特点

（1）强调主动参与：针对残疾者，基础护理常采用的是“替代式护理”，即患者被动地接受护士提供的喂饭、更衣、移动等替代服务；而康复护理则要帮助和训练残疾者进行自我护理，充分发挥其潜能，使他们能够部分或完全独立地照顾自己，为重返社会创造条件。

（2）早期同步：即康复护理应早期介入治疗全过程，与临床护理同步进行，尤其应重视急性期往往是功能康复的最佳时期。

（3）功能评估与训练贯穿始终：保持和恢复机体的功能是整体康复的中心。护理人员应在康复的不同阶段，定期评估患者功能障碍的性质、范围和程度，制定和调整康复护理计划，坚持对患者进行康复功能训练。

（4）注重实用：康复护理的内容应有针对性，功能训练应与康复对象个体的实际生活紧密结合，从而更好地回归学习、家庭生活与工作。

（5）密切协作：患者的康复治疗计划是通过康复小组来执行的，康复小组包括康复医师、康复护士、物理治疗师、作业治疗师、心理治疗师、社会工作者以及患者家属等。只有整个康复小组互相配合，患者的康复治疗才能得以完整地实施。因此，协作是取得良好康复效果的关键，康复护理人员应充分地与康复小组的其他成员交流沟通、密切协作。

3．社区康复的内容

（1）依靠基层力量，普查社区残疾人的基本情况（致残原因、残疾种类、残疾程度、人数、分布等），作为制订康复计划的基础。

（2）依靠基层力量，积极开展预防残损的工作，包括开展预防接种、营养卫生、环境卫生、精神卫生、安全防护等健康教育工作。

（3）开展康复训练，改善残疾人的生活自理能力和劳动就业能力。

（4）开展职业培训，进行就业辅导，协助解决残疾人的就业问题。

（5）加强教育、转变观念，正确对待残疾人，消除对残疾人的歧视心理，帮助残疾人树立回归社会的信心。

4．社区康复护理的特点

（1）服务层面：社区康复护理工作面向社区，依靠社区的人力、财力开展工作，体现了“社区所有、由社区的力量进行、为了社区”的原则。

（2）服务对象：各类残疾人是社区康复护理的主要对象，急性伤病及手术出院后的患者、慢性病患者、老年人也是社区康复护理的重要人群。

（3）服务对象的参与程度：社区康复护理强调康复对象作为主动参与的一方。康复对象及其家庭应积极参与康复计划的制订、实施康复训练等护理过程，树立其自我康复的意识，并转变成自我康复的行为，由“替代护理”转变为“自我护理”。

（4）技术内容：社区康复护理注重简单易行、具体可操作的康复技术，使康复对象易懂、易学、易会；尤其注重日常生活活动能力的训练，使康复对象尽可能地恢复自理能力。

（5）康复目的：社区康复护理包括患者躯体、精神、教育、职业、社会生活等方面的康复训练，体现了全面康复的目的。

5．患侧卧位时，注意头部垫枕，躯干稍向后旋转，背部用枕头支撑。患侧上肢前伸，使肩部向前，肘关节伸展，腕关节背伸，掌心向上，手指伸直并分开。健侧上肢放在身后或背后的枕头上。患侧髋关节稍后伸，膝关节稍屈曲，并尽量使足与小腿垂直。健侧下肢屈髋、屈膝向前，并垫枕支撑。患侧卧位可以增加对患侧肢体的知觉刺激，并减少患侧痉挛，健侧肢体还能自由活动。

6．压疮各期的主要处理措施

（1）淤血红润期：每日增加翻身次数，对受压部位进行减压与保护，必要时进行红外线照射。

（2）炎症浸润期：注意保护创面，并正确处理水疱。如水疱较小，可待其自行吸收；如水疱较大时，可用无菌注射器将液体抽出、消毒，预防感染，并用紫外线灯照射。

（3）溃疡期或坏死期：需按照外伤清创法进行处理，对坏死组织要彻底清除，对处理后的创面要注意定时换药，促进创面愈合。

7．肩手综合征的主要护理措施有：①应避免上肢长时间垂悬和腕部屈曲，并注意正确的体位摆放，如卧位时患侧上肢可适当抬高。②已有水肿者应避免在患侧静脉输液。③通过主动和被动运动，增加肩关节、肘关节和腕关节的活动范围。④采用向心性加压缠绕法，暂时减轻水肿。⑤可将患手浸泡在冰水中进行冷疗，每次约 3 秒，因为长时间冷疗会反射性地血管收缩后扩张，反而加重水肿。⑥对患肢进行物理治疗，如超声波等，可消肿并改善局部血液循环。

8．美国脊髓损伤学会 2006 年提出的脊髓功能损害分级标准：

损伤分级	损伤情况
A 完全损伤	骶区无任何运动和感觉功能保留
B 不完全损伤	脊髓损伤平面以下及骶段 S4~S5，无运动功能但存在感觉功能
C 不完全损伤	脊髓损伤平面以下有运动功能保留，但一半以上的关键肌的肌力＜ 3 级
D 不完全损伤	脊髓损伤平面以下有运动功能保留，且一半以上的关键肌的肌力≥ 3 级
E 正常	运动和感觉功能正常

9．运动功能评定的 Brunnstrom 六阶段评价法：

	临床表现
阶段Ⅰ	患侧肌肉呈迟缓状态，肌张力消失；
阶段Ⅱ	出现肌张力痉挛和联合反应；
阶段Ⅲ	可随意引起不同程度的共同运动，痉挛明显，达到病程中的高峰；
阶段Ⅳ	共同运动模式被打破，出现分离运动，痉挛减轻；
阶段Ⅴ	分离运动进一步改善，可完成较难的功能活动，痉挛明显减轻；
阶段Ⅵ	共同运动模式消失，痉挛基本消失，协调运动、运动速度大致正常。

五、论述题

1．按照 WHO 的专家技术报告，康复预防分为三个层次进行

（1）一级预防：又称病因预防，即采取各种措施，预防能导致残疾的伤病、发育缺陷、精神创伤等的发生。如通过免疫接种来预防脊髓灰质炎，通过倡导健康生活方式来预防心脑血管疾病的发生，通过安全教育来预防车祸等意外伤害。

（2）二级预防：即早发现、早诊断、早治疗已发生的伤病，防止遗留残疾。如通过早期康复治疗（体位摆放、功能训练等）来防止脑卒中患者发生关节挛缩和活动受限。

（3）三级预防：即在轻度残疾发生后积极康复治疗，避免发展成为永久性残疾。如通过康复功能训练、辅助用具的使用等，来改善残疾者的步行能力、日常生活能力等。

2．（1）骨折不同时期应采取不同的康复护理措施

1）愈合期：①主动运动：鼓励患者做伤肢近端和远端未固定关节的主动运动，逐步达到正常活动幅度。上肢应特别注意肩外展、外旋和掌指关节屈曲，可进行握拳、吊臂、提肩等练习；下肢要注意踝背屈练习，防止足下垂。②等长收缩练习：患肢固定部位的肌肉在复位稳定 1 ～ 2 天、疼痛减轻后，可进行等长收缩训练，训练以不影响损伤部位的稳定性为前提。③持续性被动运动训练：需要专用器械进行。运动前应充分放松肌肉，关节活动幅度、速度及持续时间需要根据病情不同而酌情设定。设定关节活动幅度时，应先从无痛的活动范围开始，以后逐渐增大，以产生轻微疼痛为度。运动速度一般为每分钟 1 个周期。④物理治疗：选用超短波和低频磁场促进骨折愈合，红外线或各种透热疗法有助于促进局部血液循环和消肿等。

2）恢复期：①改善关节活动度：主要通过运动疗法，牵伸受累关节内挛缩和粘连的纤维组织，关节各轴位依次进行主动或被动运动。牵伸时要注意活动范围要由小到大，控制关节活动度，避免用力过大过猛。可多次反复进行训练。②肌力练习：恢复和增强肌肉功能、预防肌萎缩的唯一途径，注意掌握合适的运动量和训练节奏。

（2）不同部位骨折的康复训练特点

1）肘关节附近的骨折：应尽早在外支具、吊带的保护下进行肩关节的主动耸肩、下压及前后摆动活动，2 ～ 3 周后可进行主动旋肩运动。对于不涉及关节面的骨折，术后 2 ～ 3 周做肘关节被动屈伸，并逐渐过渡到主动屈伸，切忌活动时引起明显疼痛。对于肱骨髁间骨折，如涉及关节内的骨折，应尽早使用持续性被动运动训练。

2）腕关节附近的骨折：骨折内固定后，尽早进行手腕关节的活动，有助于消除手部肿胀、改善关节活动范围。注意抬高患肢，必要时可戴弹力手套以缓解手部肿胀。还可以进行局部按摩、蜡疗等解除疼痛和防止损伤部位的粘连。

3）股骨颈骨折：术后 3 天开始卧位做趾与踝的主动练习，第 2 周开始在专业人员帮助下作髋关节和膝关节的主动屈伸运动，注意不使股骨旋转与内收。进入恢复期后，要加强髋、膝、踝部的肌力练习，以恢复行动能力，加强下肢的稳定性；恢复髋关节和膝关节的活动范围，并让患侧下肢逐步负重。

4）胫、腓骨骨折：愈合期未被固定的关节可进行主动运动，1 周后增加踝关节屈伸静力收缩练习和髋部肌群抗阻练习。恢复期去除外固定后，增加膝与踝关节的主动运动，逐渐开始练习扶杆坐位起立和坐下、下蹲起立、扶杆站立位等。之后进行步行训练，逐渐增加患肢负重。

3．（1）尽可能改善运动和吞咽功能；预防并发症的发生和脑卒中的复发；最大限度地

恢复生活自理能力，提高生存质量；争取回归工作岗位和社会。

(2) 规律生活，勿暴饮暴食，戒烟戒酒；规律服用降压药物，并定期监测血压；避免情绪激动和过度劳累。

(3) 日常生活活动能力的康复训练

1) 进食训练：①食物及用具应放于方便使用的位置上。②进行抓握餐具的训练时，开始可抓木条和橡皮，继而用匙、筷子。丧失抓握能力的患者必须将餐具加以改良后使用，如将碗碟固定在桌子上，特制横把、长把勺等。③有吞咽障碍的患者必须先做吞咽动作的训练，然后再进行进食训练。确定不会发生误咽并能顺利喝水无呛咳时，可试行自己进食。先进食糊状半流质食物，每次量不宜过多，并尽量放在舌后部。有面瘫者，食物应送到健侧。

2) 穿脱衣服训练：①穿衣时应用健侧手找到衣领，将衣领朝前平铺在双膝上，将患侧袖子垂直于双腿之间，患手伸入袖内，将衣领拉到肩上。健侧手转到身后将另一侧衣袖拉到健侧斜上方，穿入健侧上肢，系好扣子。脱衣时应先将健侧衣袖脱下，然后再脱患侧。②穿裤子时先将患腿抬起屈膝、屈髋放于健腿上，患腿套上裤腿，拉至膝以上；然后放下患腿，健腿套上裤腿，拉至膝以上；站起将裤子向上提至腰部，最后整理。脱裤子的动作则相反。③穿袜子和鞋时，先将患腿抬起屈膝、屈髋放于健腿上，用健手为患足穿袜子或鞋；然后将患腿放回原地，患足平放于地面，重心转移至患侧；再将健腿放于患腿上，穿好健侧的袜子或鞋。脱袜子和鞋的顺序则相反。

3) 个人卫生的训练：用健侧手洗脸，拧毛巾时可将毛巾绕在水龙头上或患侧前臂上，用健侧手将其拧干。洗健侧手时，需将脸盆固定住，患侧手贴脸盆边放置（或将毛巾固定在水池边缘），擦过香皂后，健侧手及前臂在患侧手（或毛巾）上搓洗。旋牙膏盖时，可借助身体将物体固定的方法（如两膝夹住），用健侧手将盖旋开。

(4) 运动功能的康复训练

1) 下肢肌力训练：可进行桥式运动，目的是训练腰背肌群和伸展髋关节，为站立做准备。患者取仰卧位，双腿屈曲，足踏床，慢慢地抬起臀部，维持一段时间后缓慢放下（双桥运动）。能掌握该动作后，可以让患者健腿悬空，患腿屈曲，或将健腿置于患腿上，患足踏床抬臀（单桥运动），以此来提高患侧髋关节伸展的控制能力。

2) 站立训练：首先练习由别人扶持站立，然后由患者扶栏杆或椅子等站起，最后是独立站起。注意健足在前，足跟着地，躯干前倾，双手前举，慢慢伸展髋、膝关节后站起。

3) 步行训练：在步行训练前，先练习双腿交替前后迈步和重心的转移。在可独立步行后进一步练习上下楼梯、跨越障碍等。

4. (1) 患者属于 A 级（完全损伤）。

(2) 高位截瘫患者可发生各系统的并发症：运动系统（关节挛缩、骨质疏松、异位骨化），呼吸系统（肺炎、肺不张、夜间呼吸暂停），循环系统（直立性低血压、深静脉血栓），消化系统（应激性溃疡、便秘），泌尿系统（尿潴留、尿失禁），生殖系统（性功能障碍）等。针对并发症的康复护理措施如下：

1) 关节挛缩的康复护理：定时对全身各关节进行被动运动，动作缓慢轻柔，活动范围尽可能达到最大生理范围，但应注意避免拉伤肌肉或韧带。

2) 呼吸系统的康复护理：高位脊髓损伤患者常出现呼吸功能不全，护理人员要采用胸部叩击、体位引流等方法帮助患者排出呼吸道分泌物，必要时可行气管插管并用呼吸机辅助呼吸。情况好转后，进行呼吸机训练，增加呼吸幅度。

3）尿失禁的康复护理：使用留置导尿或膀胱造瘘，注意预防泌尿系感染。

4）深静脉血栓的康复护理：预防为主，注意保持下肢的被动活动，减少平卧时间，睡眠时稍抬高下肢；使用弹力袜或弹力绷带等促进血液回流；遵医嘱服用抗血小板聚集药物，如阿司匹林等；还可进行紫外线照射和超短波治疗。

（江　华）

第十一章

社区临终关怀与护理

学习目标

1. 掌握对临终者的身心灵关怀、对临终者家属的连续性支持。
2. 熟悉临终关怀的定义、临终关怀者素质、临终者身心变化。
3. 了解临终关怀的意义、临终关怀团队、社区临终关怀现状。

案例

黄某，女性，71岁。晚期肝癌，治疗效果不佳，肝区疼痛剧烈、腹腔积液、呼吸困难，患者感到痛苦、悲哀，有轻生念头。老伴健在，有一儿一女。

问题与思考：

1. 患者目前心理状况处于哪个时期？
2. 针对该患者的护理措施有哪些？
3. 针对该患者的家庭支持有哪些？

第一节 概 述

一、临终关怀

（一）临终关怀的发展

Hospice 一词起源于中世纪欧洲，是为朝圣者提供休整身心的中途驿站。现代临终关怀的兴起始于 1967 年 7 月，英国的桑德斯博士在伦敦创建了第一所临终关怀院——圣克里斯多弗临终关怀院。此后，这项顺应人类需要的举措就如雨后春笋，相继在 60 多个国家展开。

我国临终关怀可以追溯到两千多年前的春秋战国时期，人们对年老者及濒死者的照顾。现代临终关怀于 20 世纪 80 年代陆续从理论和实践两方面着手起步。1982 年香港率先开始了“善终服务”，1983 年台湾实行了“安宁照顾”。1987 年北京创立松堂关怀医院，1988 年 7 月，天津成立临终关怀研究中心，同年 10 月上海设立南汇护理院，1996 年创办了《临终关怀杂志》。1998

年李嘉诚基金会捐资于汕头创建了首家“宁养院”，至今全国共有32家，被誉为“生命尽头宁静的港湾”，由此，又将“临终关怀”称作“宁养服务”。跨入21世纪后，大专院校相继开设了《临终关怀》课程。2006年成立“中国生命关怀协会”。2010年中国生命关怀协会和北京天坛医院携手完成了“创建社区老年临终关怀服务模式研究”，试建了农村社区老年临终关怀模式。

（二）临终关怀的定义

临终关怀（hospice care）又称善终服务、安宁照顾、宁养服务，是指对无法治愈的末期患者及家属提供整体性照顾，通过解除疼痛及其他不适症状，融生理、心理、社会、灵性之照顾，以提升患者及家属的生活质量。围绕接纳死亡、重视质量、维护尊严、促进成长的理念，基于多学科 - 整体性 - 姑息照护模式展开。多学科指由多种专业人员及家属、志愿者组成团队协作进行；整体性体现在全程陪伴，全方位呵护；姑息照护 (palliative care) 意味着重视生命，视死亡为正常过程，不加速也不延缓死亡，提供解除痛苦、促进舒适的照护。

（三）临终关怀的意义

古往今来，善始善终一直是我们为人处事所崇尚的原则。人类对死亡的恐惧是与生俱来的，如影相随。临终关怀对个人、家庭及社会都有着深远的现实意义。

1．个体层面　可提高本人生存质量，促进自我和谐。时间不仅是长度问题，更是深度问题。关键是如何度过最后时光，身心灵同步或心灵先于身体迈向终点，达成舒适无痛苦，自主无遗憾，安详有尊严，完成人生的圆满而获得善终；而不是身体死亡时留下许多未了的遗憾。如今无病而终者较少，关键是能审时度势，顺应自然，区分“生病时分（患者努力抗争，希望活下来的时段）”和“临终时分（从患者知道自己要死了，到死亡的时段）”。事实上，对不可治愈的临终患者采取所谓的积极抢救，延缓的是死亡过程而不是“有意义的生命”。

2．家庭层面　可提高家属生存质量，促进家庭和谐。临终关怀可减轻家属照料负担，提高家属照顾能力，促进家庭成员间的相互理解，充满温情地郑重道别，避免留下生者和逝者间无法弥补的遗憾，并协助家属走出悲伤，开始新生活。

3．社会层面　可合理使用医疗资源，促进社会和谐。针对老年人的临终关怀是老年人长期照顾的延续，体现社会对老年人的关爱，有助于健康老龄化的实现。此外，通过丧葬文明的倡导，还可促进人与自然的和谐。

知识链接

善终（good death or peaceful death）也可称自然死、尊严死，在我国为“五福”之一，有三层含义：坦然面对死亡；无疾而终，寿终正寝；终生无憾事。

英国提出善终12项原则：知道死亡何时来临，理解预期结果；能主宰所发生的一切；享有尊严和隐私权；有权要求减轻痛苦、缓解不适症状；有权选择自己的死亡地点；能获得所需信息和专门经验；能获得所需的精神或情感支持；不仅在医院，在任何地方都可得到关怀；有权决定可到场探视及分享最后时光的人；能生前颁布遗嘱，确保自己愿望得以尊重；有道别时间，有权决定自己的时间安排；永眠时，能及时离去而不无谓地拖延生命。

日本提出老年人善终四项标准：尽己所能，为亲友所爱护而道别，体态安详而逝，周围人均回味良好。

（四）临终关怀的对象

1．全体国民　虽然人是向死而生的，死亡是生者确定无疑的结局。但是，死亡何时降临却是不确定的。世间无常，生命随时都有可能终止，由此可见，所有活着的人都应视为临终关怀的教育对象。

2．临终者　即处于临终阶段的人，主要包括患不治之症的末期患者。由于人类死亡机制启动时间的不确定性，临终的起点，生命从何时开始进入倒计时，临终期有多长，目前世界尚无统一界定标准，英国和美国以小于 6 个月为期限。死亡预期对于患不治之症的患者而言相对容易些。

3．老年人　从生老病死的自然进程看，人步入老年期后就应对此有所思量和考虑。

知识链接

社会沃母 (social mother)

北京松堂关怀医院，通过对上万名老年人的照顾观察得出临终期平均为 280 天，恰似新生命在母亲子宫里得到 280 天呵护一样，临终者也同样需要社会给予似母亲般的关怀和陪伴，安详无憾地走完生命过程，由此提出“社会沃母”临终关怀理论。

（五）临终关怀的团队及机构

1．团队构成　医生、护士、家属及照顾者、营养师、理疗师、心理咨询师、社会工作者、志愿者、神职人员。

2．素质要求　有爱心是最基本的前提。掌握多学科的知识，掌握舒缓疗护技术，积极接受生死教育。此外，自愿从事这项工作，有一定的人生阅历，通常经历过挫折的人更易于理解失落的感受。

3．机构形式　①独立的临终关怀院，如北京松堂关怀院；②医院中的临终关怀中心，如宁养院；③临终关怀家庭病床，由临终关怀专业人员到临终者家中提供上门服务，这将是我国未来大力发展的方向。

二、社区临终关怀

社区临终关怀（community palliative care）是指在社区中开展的临终关怀服务，是社区卫生服务的内容之一。目前在我国大陆尚在摸索试建中，为此，需借鉴国外和台湾已有经验，结合本土国情逐渐展开。

（一）社区临终关怀服务模式

1．英国社区临终关怀服务模式　见图 11-1。

2．美国社区临终关怀服务模式　见图 11-2。

3．中国社区临终关怀服务模式

（1）台湾社区临终关怀服务模式：见图 11-3。

（2）大陆社区临终关怀服务模式：包含已实施的实践模式和构思展望的理论模式。

1）李嘉诚基金会临终关怀服务模式（图 11-4）：宁养院的主要服务是上门免费为城乡居家贫困晚期癌症患者提供镇痛、症状控制的药物，并为患者提供心灵疏导。至今尚没有患者转介系统，服务对象是通过媒体宣传及患者的口口相传慕名而来。

2）作为研究试建的农村社区老年临终关怀服务模式（图 11-5）

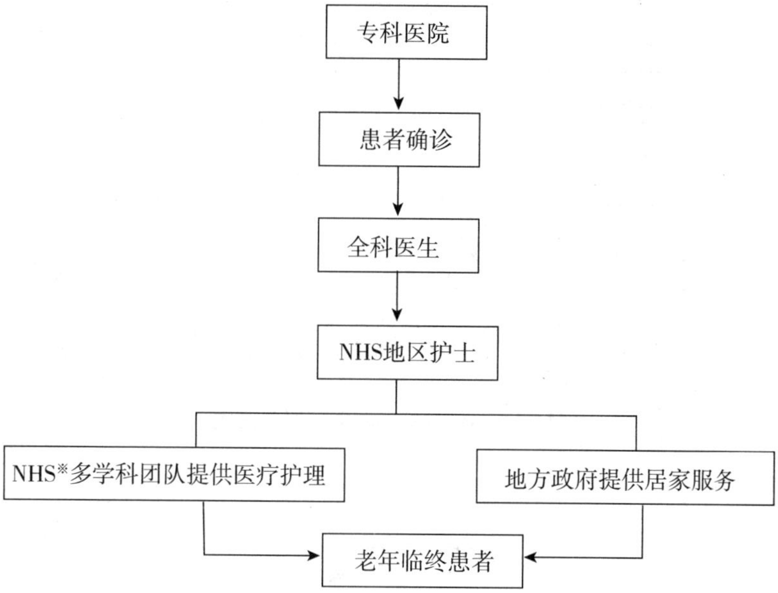

※注：NHS指国民保险服务。

图 11-1　英国社区临终关怀服务模式

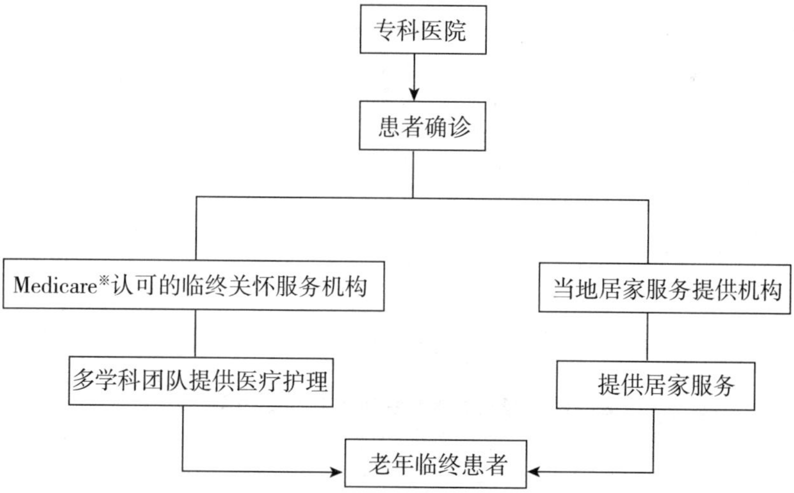

※注：medicare 指医疗保险。

图 11-2　美国社区临终关怀服务模式

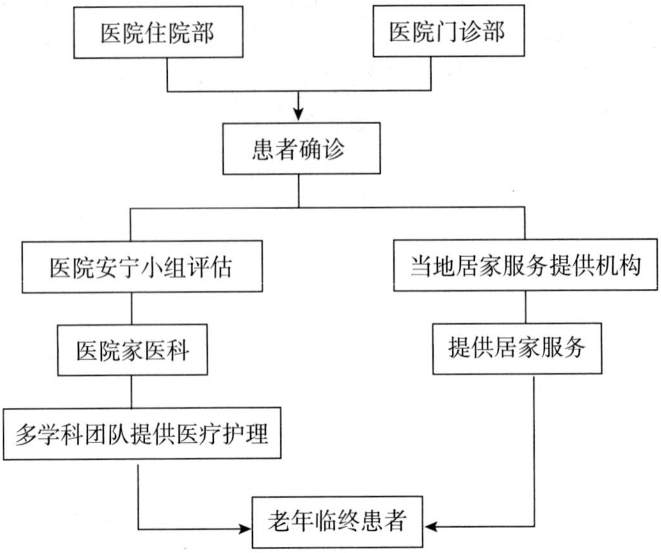

图 11-3　台湾社区临终关怀服务模式

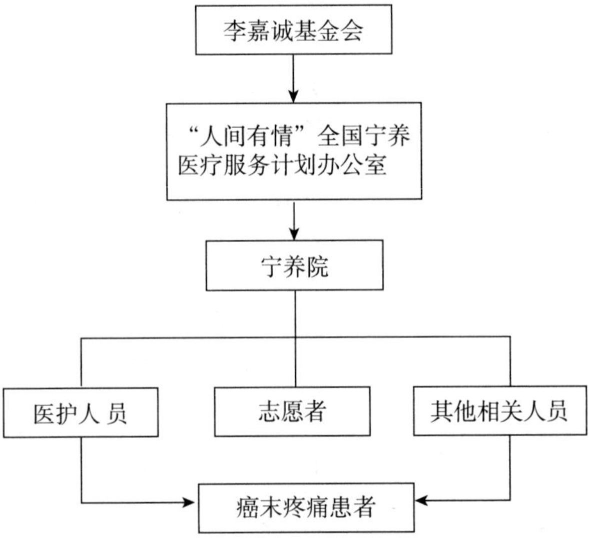

图 11-4　李嘉诚基金会临终关怀服务模式

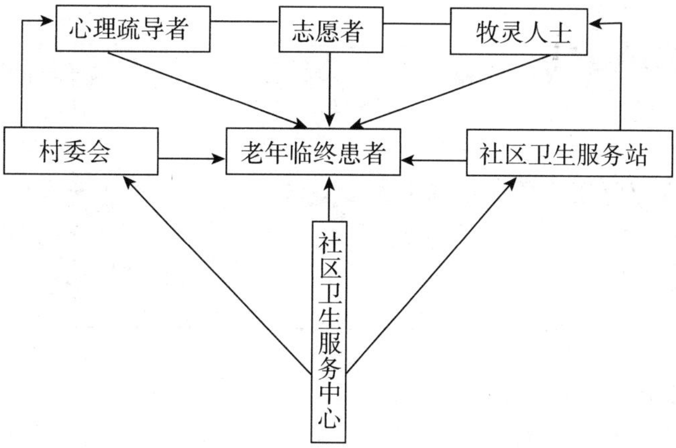

图 11-5　农村社区老年临终关怀服务模式

3）PSD 模式（one point three subject nine direction）：李义庭提出“一个中心，三个方位，九个结合”的临终关怀模式，即以解除患者的病痛为中心，在服务层面上，坚持临终关怀医院、社区临终关怀服务与家庭临终关怀病房相结合；在服务主体上，坚持国家、集体、民营相结合；在服务费用上，坚持国家、集体和社会投入相结合的模式。

4）施氏模式：施榕提出以乡村全科医生为照护指导，以家庭主妇为照护主体的乡村家庭临终照护模式。通过建立县、乡、村家庭临终照护指导中心，对乡村全科医生进行临终关怀的系统培训，订立“家庭临终照护公约”等环节实施照护。

5）养老模式：中国特色的养老送终，应以家庭为核心，以日间托老所为辅助，以社区卫生服务中心为支持平台，结成专业人员 - 家属 - 老人三位一体的模式。

4．不同国家和地区社区临终关怀服务的实践比较（表 11-1）社区临终关怀服务的有效实施，需要有匹配的服务体系监督伴随。主要包括服务对象的纳入评估、服务团队的资质、服务范畴及质量认证等。

表 11-1　不同国家和地区社区临终关怀服务的实践比较

项目	英国	美国	台湾地区	大陆地区李嘉诚基金会
患者纳入标准	生命预期<半年	生命预期<半年	十类疾病（癌症晚期，运动神经元疾病，失智症，脑损伤，心、肾、呼吸衰竭，慢性肺病、肝病）	贫困、癌症晚期、疼痛
患者生命预期的评估者	专科或全科医生	两位医生	医院安宁小组（安宁疗护医师、社工师、专职护理师）	医院证明
提供服务机构及团队	（1）国民保健服务多学科团队 （2）当地社会服务部门	（1）联邦医疗保险机构认可的临终关怀服务机构 （2）当地居家服务机构	（1）医院家医科多学科团队 （2）当地居家服务机构	宁养院，6 人服务团队（医生和护士各 2 名，司机和电脑工程师各 1 名）

续表

项目	英国	美国	台湾地区	大陆地区李嘉诚基金会
上门服务照护期限	医护人员视情况而定	两个90天后，不限次数的60天	4个月后，每3个月延续一次，无限期	无限期
质量认证标准	居家照护黄金标准框架	宁养项目实用标准	（1）安宁居家疗护书面审查规定 （2）安宁居家疗护设置规范自我评估表	宁养院项目年度总结评估报告范本

（二）社区临终关怀服务方式

在社区中开展临终关怀服务主要涉及大众教育和临终者关怀。

1．社区善终教育　对社区居民进行善终教育，普及临终关怀知识，提高善终意识和照顾能力，促进全民参与，营造社会沃母的氛围。善终教育可以视为知己管理的延伸，通过理解人类生命的普遍规律，思考人生的终极问题：我是谁？我从哪来？我将去哪？旨在有备而死，无憾而终。

(1) 教育素材：可借助反映生命意义的哲学思想和文学作品，如长青哲学，席慕容的散文《生命的滋味》，毕淑敏的小说等，毕淑敏以医生和作家的双重视角，把疾病的滋味体现得淋漓尽致。此外，还可选择展示陪护临终患者体验的图书，如《聆听－写给生者的14堂启蒙课》、《陪伴生命》，以及相关网络资源。

知识链接

长青哲学（Perennial Philosophy）是25个世纪以来一种源远流长的普遍的世界哲学。长青哲学认为存在包含多层面，从极小真实到极大真实。美国后人本主义心理学家肯•威尔伯概括了七个核心要点：①灵性（Spirit）是存在的；②灵性就在我们心中；③大部分人都未领悟内在的灵性；④解脱之路，把小我扩大到无限，或把小我减低到不存在的状态；⑤其结果是再生、解脱或体验内在灵性，达成“从孤寂飞向空寂，从小我晋升到大我”；⑥如此，罪恶和痛苦便止息了；⑦接着便开展出众生一体的慈悲行动。

伟大的存在之链（Great Chain of Being）指世间万物从物质、身体、心智、灵魂到灵性各个不同层次的晋升。

网上相关资源：

- 李嘉诚基金会「人间有情」全国宁养医疗服务计划 http://www. hospice. com. cn/
- 中国生命关怀协会 http://www. cnaflc. org/
- 《西藏生死之书》http://book. kanunu. org/book/4108/

(2) 教育理念：基于“知死方能善生，善生方能善终”，人能参透生死本身就是一种转化力量，个体随着自我认识的扩展和深化，视野也随之开阔，不再划地自限，从而能更好地活出自己，扮演好生而为人的角色，由此，其生命会变得更大气、更完整、更加真实。

(3) 教育内容：包括生死本质及意义，死亡态度及相关情绪，死亡准备及调适。

1) 透彻理解生命的自然过程：超个人心理学认为人是为了体现灵性而存活的生物，人乃寓居于身体内的意识，而身体则是灵性显化为形体的载体。人的生命历程，恰似一个向着存在本源（灵性）回游的旅程。就像河流蜿蜒于大地，也终将流入大海一般，人的生命会“由前个人的存在状态”向个人的存在状态开展，进而迈入“超个人的存在状态”。临终过程就是心灵转化、自我回家过程，达成天人合一。

2) 理解和化解对死亡的恐惧：毕竟死亡是一个全新的体验，意味着“我”将不在，对自我而言是灭顶之灾。死亡恐惧的源头是自我，即自我感受到的自己。个体生命在创造出自我意识的过程里，割裂了生死的一体性。生死本为一体，这是禅修者在有生之年，或所有人在临终时分都会出现的体悟。印度哲人泰戈尔形容“死亡属于生命，一如诞生。举足是行走，落足也是行走。”有位临终患者彻悟到“仰望蝴蝶的毛毛虫，和俯瞰毛毛虫的蝴蝶，不知彼此同为一物，这不是很有意思吗？”

知识链接

美国心理学及哲学大师威廉·詹姆斯（William James）曾说：我一生在学问上的寻寻觅觅让我确信，我们当下所意识到的世界只是众多意识世界中的一个，而其他世界必然也存在着对我们生命有意义的经验；虽然在多数的时间里，那些经验和当下世界的经验彼此相隔，但是在某些特定的时刻它们会汇合，更高的能量得以渗透我们的生命。

陪伴过数百位临终患者的安宁疗护专家凯瑟琳·辛格（Kathleen Dowling Singh）观察到：死亡绝对是“更高的能量渗透生命”的特别时刻。提示：临终过程呈现了浓缩版的意识开展，可以感觉到从所未有的超越、喜悦和圆满。

3) 面对死亡的必要准备：每个人都将面临自己及亲人的死亡。死亡不仅是一个人的事，更是一个家庭乃至一个家族的事，个人选择权有时会变得微不足道。为此需提前做好心理准备（接受生死的自然法则）和书面准备（如拟定生前预嘱），以备必要时能坚守自己的信念，维护自己的尊严；同时也便于家属和医生在救治无望之际选定治疗方针。

知识链接

生前预嘱（Living wills）

指个体在头脑清醒、理智健全时，用书面表示的对临终医护的愿望。2005 年我国创设了“选择与尊严”公益网站，旨在倡导“尊严死”，并在网上推出首个民间“生前预嘱”文本——我的五个愿望，即我要或者不要相关医疗服务、我希望使用或不使用生命支持治疗、我希望别人怎么对待我、我想让我的家人和朋友知道什么、我希望谁帮助我。

（来源：http://www. xzyzy. com/index. html）

2．临终者关怀　可分居家服务和住院服务。

（1）居家服务

1）社区护士接到患者及家属要求后，主动上门了解情况，及时报告全科医生。

2）医生开具建立家庭病床的知情同意书。每周查房一次，不少于30分钟，备手机呼叫系统，半小时内能赶到患者处。

3）社区护士24小时内在全面评估后完成临终护理计划，每15天评价修订一次。每天接触患者不少于8小时，用药或特殊处置后，每30分钟观察一次病情。并指导家属及照顾人员观察病情及基本护理技能，所有处置护理均需记录。

4）社会工作者了解患者生活痛苦，熟悉沟通技巧，熟知社会资源的利用。

5）社区志愿者人员应相对固定，能倾听患者及家属感受，并尊重其隐私权。

（2）住院服务

1）签署入院知情同意书。

2）患者入院后10分钟内，医生和护士与之见面，自我介绍并全面评估病情。

3）护士24小时内全面评估后，与医生共同签订临终护理计划，并征得本人及家属同意。每天接触患者不少于8小时，用药或特殊处置后，每30分钟观察一次。

4）建立相关医疗护理文件，并随时记录。

5）建立临终关怀团队，各成员间协调配合，对患者及家属展开相应的护理及关怀。

第二节　临终者的护理

人的生命之旅犹如抛物线，生与死是生命的两极，生如腾空出世，死如落地归根。临终过程涉及了正在毁损的身体和寓居其中的自我意识之间的迎面碰撞，也随之酿造了最后的成长。助产士协助新生命从母体子宫来到世间，临终关怀护士则是协助临终者从熟悉的世间安详步入死亡。为此，护士需全面深入了解临终过程，并反思自己的生死观，知己知彼，真诚沟通，坦诚相伴，营造温馨的辞世环境，促成生命的圆满。

一、对临终者的理解

（一）临终者的处境

1．未知的自然处境　临终者面临着自己生命的即将消逝，离开熟悉的世界迈向陌生的世界，会陷入恐惧，经过几番痛苦的挣扎之后，随着身体的衰竭和自我逐渐失去控制力而退出，会自然经历从感受悲剧到体验豁达（灵性）的心灵转化。也就是舍弃小我，融入大我，达成自我超越。临死体验的力量，会将人在生理层次和心灵层次都加以转化，结果如有学者所言“本能地如同小孩急切地奔向母亲，或如百川流入大海。”也有临终者说“仿佛冰块在一杯水里自然融化”。

2．疏离的社会处境　大多数人是在忌讳谈死的文化氛围中成长起来的，救治无望时与亲友会相互隐瞒，避而不谈。“救死扶伤、治病救人”是医院的职责，临终关怀教育在医务人员中也尚未普及，面对无法医治的临终患者时，医务人员也会有意无意地选择逃避，如此，更增加了患者的孤独感和疏离感。加上当今医患关系的紧张，家属面临着竭力尽孝的良心拷问，多数临终者不得不在程序化的抢救中谢世。

（二）临终者的挑战

对大限来临感知最深刻的是患者自己，最难以割舍的是要告别所爱的人。当走到生命倒计时，需寻找意义，应对当下，安排好身后之事，坦然迎接死亡降临。

二、护士自我准备

（一）护士自我审视

如何看待死亡，直接影响着对临终者的态度及关怀质量。所以，护士需以坦诚、尊重的态度，开放性接纳临终者的现实，以爱心和慈悲之怀，设身处地、倾心尽力地理解和顺应临终者的衰弱之躯和退出之势。尊重临终者对死亡的表达方式。需克制虚假宽慰之念，避免徒劳救治之举。护士需认识到与临终者之间存在着难以逾越的鸿沟（意识层次不同）。

（二）重视有效沟通

护士在沟通中传递和解读真实信息，要知己知彼，促进临终者思绪和情绪的梳理及化解，圆满其最后的成长。

1．扮演好沟通环节中的多重角色，促进临终者自我发展

（1）扮演好发送者，促进临终者自我表达：多使用启发式提问，简明清晰，言行一致。因为身体不会撒谎！它总是在不由自主地配合着情感及思绪表达，不经意的举手投足都会流露出真情实感。当人处于弱势时，就会越敏感。护士不能心不在焉、一心二用。交谈时应近距离，弯下腰或坐下来，面对面，目光相对进行交谈，视线不要游走不定，左顾右盼。这样临终者才会觉得平等、被重视。

（2）扮演好接收者，促进临终者自我梳理：细心观察，耐心倾听，把握好听说节奏，灵活运用沉默，用心读懂临终者肢体语言。言行不一致之处常是问题所在，需进一步弄清其真意。如临终者眼瞅地面，坐姿颓废，呈现出心神不定，却说“我心情很好”，则提示临终者希望自己心情很好，但不知该如何是好。

（3）扮演好反馈者，促进临终者自我认识：为临终者树一面镜子。人的行为表现都有着充分的理由。常说“当事者迷”，当人专注于某事或某方面，特别在情绪激动或低落时，视野会相对变窄。此时，就需要有他人指点迷津，予以恰当反馈，包括事件、感情、意义（理由）三个层次。如当人情绪发作时，可提示“你看上去很生气或很伤心啊”，进而表达允许情绪出现，如“你有理由生气或害怕”，一般多能化解。人临终时，将淡泊世俗生活的名利，转向内心追问生存意义和价值。

2．扮演好搭桥者，促进临终者与家属、照顾者及医生间的有效沟通。

3．营造易于临终者感知、理解和表达的环境，包括物理环境和人文氛围，如室内物品摆设尽量符合患者喜好，让患者喜欢的家属多在其旁边陪护。也可通过书面表达，有的医院运用《祝福生命手册》，让临终者参与设计自己的告别方式，旨在让临终者有尊严地离世。

知识链接

陪伴（presence），属于社会性护理措施，集认知、情感、身体于一处，需陪伴者全神贯注地守护，倾注身心地与临终者同在，不仅是外在身体的靠近，更是内在心灵的贴近。需以开放和探索的心态，兼顾敏锐的观察和积极的倾听，设身处地，体贴入微，随时回应患者所表达的生命信息，懂得患者、对患者的苦难有一种深度的共感。陪伴可以是无声的互动，但绝不允许心不在焉或对患者的表现熟视无睹。其效果通常是互惠的，相伴让彼此间有了真正的对话，使彼此深度联结，从而懂得谦卑、接受和理解。

知识链接

祝福生命手册

个人资料：患者一般资料；最喜欢的照片；重要医疗信息。

出发前的准备：①用文字记录对死亡的看法；②用颜色和图案表达对死亡的感觉。

人生回顾：①原生家庭的回顾；②生命线上重要经历，回顾美好时光，提升自我价值；③反思错失的机会及遗憾；④人生感悟。

人生意义：①墓志铭；②准备完成的心愿，包括感恩惜福、宽恕道歉；③实施计划，包括“活在当下”计划未来1周、1个月、3个月要完成的事。

预嘱：预设临终照顾计划，包括选择治疗、照顾者等，并和家人及医护人员沟通。

遗嘱：避免家人手足无措，发生伤害、纷争，包括器官捐赠、遗产安排、遗责分担、葬礼安排等。

叮嘱：留给亲友的话，包括生活感悟、情感交流等。如想对谁说“谢谢或再见”、“我已宽恕你或请你宽恕我”。

（引自：莫励敏. 祝福生命手册在临终关怀护理中的运用. 医学理论与实践，2012:1244-1245.）

三、临终者的身体关怀

（一）临终期身体变化

临终（dying）是身体功能渐进性丧失的过程，表现为全身各系统功能均趋于衰竭，衰竭顺序一般为肝、脾、肾在先，心、肺在后。随着意识逐渐退出身体，生命征象趋于消退，直至观测不到。

（二）临终症状处置原则

1．舒适免创　需全面评估，权衡利弊，把危险和痛苦降到最低，首选无创措施，尽量避免会增加患者痛苦的措施。

2．兼顾保持清醒和姑息镇静　一方面尽量保持临终者意识处于清醒状态，以能表达自己意愿，安排好相关事宜。一方面需解除痛苦，必要时可选择姑息镇静，有目的诱导和维持患者处于镇静状态。

3．知情同意　临终者的需求是临终关怀的服务方针，需密切观察，随时与本人及家属沟通，告知病情变化，听取对处置方案的意见，促进本人及家属的现状认知。

4．因人而异　每个人的身心状况皆不同，需灵活应对。如有的患者认为疼痛是对自己以往所为的救赎，而坚定拒绝使用止痛药，作为医务人员也只能尊重之。

5．综合应对　每个人都是整体开放的存在，舒适状态源于好姿态、好心态和好环境。除恰当用药外，可通过对视觉、听觉、触觉、嗅觉、味觉等五官感觉的多种温馨刺激来缓解痛苦，增进舒适。

（三）临终症状与护理

1．消化、泌尿功能衰退

（1）脱水表现：身体启动了“细胞凋落”机制，新陈代谢逐渐停歇下来，摄取食物和水分的量显著下降，身体处于脱水状态，口鼻干燥，少尿。此时，不宜补充营养液，因为身体已难以代谢。需用棉签蘸水湿润口唇，增进舒适。

（2）呕血与便血：胃肠道大出血所致。

1）告知家属该症状为濒死征兆，需有所心理准备，守护在身边。

2）遵医嘱使用止血药和镇静剂，密切监测病情，每 30 分钟记录一次脉搏。

3）协助呕血者采取易呕出的体位，防止误吸；便血频繁者，在其肛周垫上纸垫，每次排便后拭净，保持臀部清洁；避免频繁翻身，防止出血加重。

4）做好心理支持，有人守护，适当触摸，消除紧张，直到病情稳定或去世。

2．肌肉张力降低

（1）希氏面容（面肌消瘦、眼眶凹陷、双眼半睁半闭、下颌下垂、嘴微张等），需注意眼部保护和口腔护理，保持湿润。

（2）吞咽困难，不宜经口进食。

（3）大小便失禁，应保持皮肤清洁。

（4）极度疲乏。姿势难以维持，不能随意活动，身体坚实感消融，软弱无力，沉重无比。应协助采取舒适体位，若四肢冰冷也不宜添加盖被，以免增加沉重感。

3．疼痛　是与实际的或潜在的组织损伤有关的一种不快感受和情感体验，包括疼痛感觉和疼痛反应，与其对疼痛的感受性和耐受性密切相关。

（1）遵医嘱给镇痛药，密切观察效果：WHO 癌痛给药原则为按阶梯（表 11-2）、按时、无创给药。①轻度疼痛：有疼痛感可忍受，能正常生活，睡眠不受干扰。②中度疼痛：明显疼痛不能忍受，要求用镇痛药，睡眠受干扰。③重度疼痛：剧痛不能忍，需镇痛药，睡眠严重干扰，可呈被动体位。

表 11-2　WHO 疼痛分级控制

分级	适应证	用药原则	代表药
Ⅰ级	轻度疼痛	非阿片类止痛药（ ± 辅助药）	阿司匹林
Ⅱ级	中度疼痛	弱阿片类（ ± 非阿片止痛药 ± 辅助药）	可待因
Ⅲ级	重度疼痛	强阿片类（ ± 非阿片止痛药 ± 辅助药）	吗啡

注：辅助药物主要是指镇静药如安定，皮质类固醇如地塞米松等。吗啡给药途径：口服，舌下或肛门栓剂，必要时皮下或静脉连续，常用 PCA（patient-controlled analgesia）方式。

（2）加强生活护理，提高疼痛耐受性：协助变换舒适体位，使身体放松，新陈代谢尚可时保证营养摄入及排泄通畅，维持个人卫生等。

（3）营造温馨环境，陪伴在侧，给予心理支持，缓解精神痛苦。

（4）家属及照顾者指导：有的家属担心止痛药会加速死亡而拒绝用药，医务人员需耐心解释说明目前尚无证据表明镇痛药会加快死亡，减轻痛苦才是基本需要。

4．感知功能改变　意识状态可呈现嗜睡、意识模糊、昏迷，视觉逐渐减退，听觉常最后消失，所以不要在临终者身边窃窃私语，想表达关爱时在其耳边轻柔告知。

（1）临终谵妄：以意识模糊为特征，伴对时间、地点、人物的定向紊乱。表现为行为举止不合时宜，例如说见到了逝去的亲人。根据资深的临终陪护人员观察提示：人在临终之际会发生心灵转化，临终者所存在的意识层次可能超出了我们的意识层次所及。建议用心仔细观察，顺应临终者的表达，设法解读其含义。

（2）临终躁动：以躯体活动不安为主，呈一种伴不停动作的易激惹状态，或伴随挣扎动作的极度焦虑状态。因大脑血流量降低，血液酸度增高所致。可表现为四肢颤抖，用手拉扯床单、衣服。

1）告知家属该症状为濒死征兆，需有心理准备，守护在临终者身边。

2）先查找原因，是否存在可逆因素如尿潴留、直肠胀满、某些药物的不良反应等，并采取相应措施。

3）通过亲人的抚慰，如轻柔安抚、握手或抱拥临终者，使其平静下来。

4）调整环境，避免噪音、光线过亮或过暗；也可播放能激化 α 脑电波的轻音乐。

5）必要时遵医嘱给镇静剂。所用措施均无效时，可考虑姑息镇静治疗，如氟哌啶醇5mg 皮下注射或 10 ～ 20 mg，24 小时持续给药。治疗前向家属充分解释病情，告知治疗目的是促进舒服和尊严而非延缓生命。

知识链接

α 波，频率为每秒 8 ～ 13 次，平均数为 10 次左右，是正常人脑电波的基本节律，人在清醒、安静并闭眼时该节律最为明显，睁开眼睛或接受其他刺激时，α 波即刻消失。在人心情愉悦或静思冥想时，一直兴奋的 β 波、δ 波或 θ 波此刻会弱下来，α 波相对得到强化。这种波形最接近右脑的脑电生物节律，于是人的灵感状态就出现了。

（引自：孙作东. 激活沉睡的脑. 哈尔滨：黑龙江科学技术出版社，2010.）

5．呼吸功能衰退　可出现呼吸困难，如潮氏呼吸、张口呼吸，鼾声呼吸等。随着吸气渐短，呼气渐长，最后呼出一口气而终止生命。

（1）呼吸困难：指主观上感到空气不足，客观上表现为呼吸费力，频率由快变慢，深度由深变浅，严重时出现鼻翼扇动、发绀、端坐呼吸。

（2）临终哮吼：指咽下部的分泌物不能咳出，随呼吸摆动所产生的吼鸣声。旁人听起来痛苦，实际上此时临终者身体处于深度放松状态。

1）告知家属该症状为濒死征兆，需有心理准备。

2）调整利于呼吸的体位，抬高床头 30°，头偏向一侧，以使分泌物从咽喉或气管引流至肺部避免窒息。

3）注意通风，保持室内空气新鲜，必要时可使用风扇，确保病床周围微环境的空气质量，利于呼吸。

4）必要时遵医嘱皮下注射东莨菪碱，减少口咽部分泌物。因该药有兴奋呼吸中枢作用，当呼吸＞ 20 次 / 分时，可皮下注射吗啡，以控制呼吸频率，减少哮吼。

6．循环功能衰退　血压降低，皮肤苍白、湿冷、发绀，脉快而弱、节律不整，直至停止。

7．身体周围能量场增强　临终之际，心脏和头部的温度会增高，四肢及下身的能量减少。周身肤色会呈现透明或乳白，且微微发亮。仔细观察会感觉到临终者身上随能量场的变化而呈现出的光芒脉动。需告知家属，此时意味着死亡进程加剧，宜静观守望。

总之，护士要密切观察病情变化，做好预后估测及相应准备；同时让家属做好心理准备和物质准备，安排善后事宜。

四、临终者的心灵关怀

自我的任务就是在每个发展阶段“代谢”自身的经验，也称为“灵粮”。相比新生儿不断从外界摄取印象，整合成自我；临终者则逐渐释放所摄入的印象，随着思绪和情绪的梳理和化解，清空记忆。临终之际，临终者自我会走过一段波澜壮阔的历程，从怕死、等死，到坦然臣服于死亡。

（一）临终期心理变化

1．心理发展的五个阶段　由库布勒 - 罗斯医师基于对 400 名临终患者的临床观察归纳得出。此五期因人而异，并非所有临终者都会按顺序经历。有人可能会重合、提前、推后，或始终停留在某期。

（1）否认期（denial）：大多数患者得知自己即将面临死亡时，常会表现出震惊与否认，其心理反应是“不！这不会是我，不是真的！”以暂时逃避眼前的压力，给自己腾出应对现实的适应时间，常会怀着侥幸心理去四处求医，希望是误诊。此期持续时间因人而异，大部分人能很快停止，有些人甚至会持续否认至死。

（2）愤怒期（anger）：当否认无法持续下去时，患者常表现为生气与愤怒，产生“为什么是我？这不公平！”的怨愤心理，往往会将愤怒的情绪向身边的医护人员、朋友及家属发泄，以弥补内心不平。

（3）协商期（bargaining）：患者愤怒的心理消失，不得不面对临终事实。为了尽可能拖延生命，患者会做出许多承诺作为交换条件，出现“请让我好起来，我一定……”的心理。此期患者变得和善，对自己的病情抱有希望，能配合治疗。

（4）抑郁期（depression）：当患者发现协商无法阻止死亡逼近时，便会产生失落感，“好吧，那就是我了”，随之出现悲伤、退缩、情绪低落、沉默、哭泣等，希望自己喜欢的人陪伴在身边。

（5）接受期（acceptance）：在一切努力、挣扎之后，患者开始变得平静，产生“好吧，既然是我，那就去面对吧”的心理，往往喜欢独处，静等死亡降临。

2．心灵之旅的三个阶段　由凯瑟琳·辛格基于 10 年对临终患者的陪护体验，联系超个人心理学的思路而整合提出，补充延续了经典的心理发展五阶段。

（1）混乱期（chaos）：包含心理发展五阶段。虽然心理上接受了“我就要死了”，但似乎在身体和心灵层次上还落后一大段距离，常会问“我什么时候可以死？”最终自我在等待死亡的绝望中，不得已放手，于是原始压抑解除，被尘封的潜意识涌出，陷入没顶恐惧，同时也被卷入超个人意识领域。

（2）臣服期 (surrender)：人的存在状态开始移位，随着意识层次的提升，语言形式也随之改变。到此求生意志才彻底消失，人方可全然地活在当下。常言道“人之将死，其言也善”，偶尔说话时，谈的是当下，且言简意赅，直截了当，表露的仅是关乎本质（真、善、美）的信息，对生命意义的理解从拥有转为存在本身。

（3）超越期 (transcendence)：自我和灵性合一，感受灵性的浩瀚无垠，生命成为灵性的载体，爱的器皿。此期身体特征是皮肤亮丽，嘴角露出微笑。

（二）临终期心灵关怀

人在接受期之前思绪以缅怀过去为主，接受期时转为思考即将到来的死亡，臣服期才开始真正活在当下。心灵关怀需顺应自我发展的不同阶段，旨在促进过去、现在及将来的自我融合，满足自我超越的需求，轻松无憾地迎向死亡，踏上未知之旅。

1．临终者的心理支持

（1）否认期的护理：①不欺骗，也不可揭穿，耐心倾听其陈述，坦诚温和地回答，可说“您的病是挺重的，但也不是毫无希望”；②逐步告知病情，注意医护人员间对病情回答要一致。

（2）愤怒期的护理：①忍让宽容，可说“这种情况谁都会难受，发泄出来或许会好受些”；②认真倾听，了解原因加以安抚疏导，让临终者知晓自己的愤怒之源而化解之。愤怒通常隐含着挫败、嫉妒和恐惧等情绪。挫败源于自己的无力和无助，不得不求助依赖他人，可通过提供选择机会，增进自主性而缓解。嫉妒源于只能看着别人正常生活，为失去健康生存机会的自己感到不公，可提醒探视者聊天话题要考虑到患者的感受，不妨让患者主导谈话，宣泄心中苦闷。恐惧源于对死亡体验一无所知而焦虑不安，可告知一般的发展进程；③守望，防止发泄时出现意外；④让家属理解这是临终者的适应性反应。

（3）协商期的护理：①鼓励临终者说出内心想法，尽可能满足其要求；②把握时机进行必要的疏导。

（4）抑郁期的护理：①多照顾，多陪伴，允许哭泣，不必打破沉默，可说“如果您不想说，可以不说。不过，我很愿意待在这陪着您”；②尽量让亲友陪伴；③密切观察，防止自杀。

（5）接受期的护理：①营造安静舒适的环境，不强迫交谈，不窃窃私语，减少外界干扰；②陪伴身边，用轻柔的触摸，传递关心。如弥留之际，可握住临终者的手，在耳边轻轻地说“别怕，我们陪着您”。

2．临终者的灵性关怀

（1）共同面对死亡现实，用爱全程陪伴：任何药物或技能都取代不了爱心，爱是包容，能接受任何体验，拥有惊人的力量和强度，足以令人鼓起勇气探究内心世界。临终者需要有人倾听、了解其感受。心灵都是相通的，周围人需营造不加任何判断的氛围。只有让临终者按自己的信念活着，才能让其感到自身价值，找到生命意义之所在。研究显示约 10% 的临终者在死前一小时内是清醒的，其中绝大多数人说看到了鲜活逼真的异象（如仙境、信仰的神或佛），过世的亲友。这些体验对临终者是莫大安慰，可缓解因对死亡的无知所引发的焦虑。当观察到临终者有空洞的眼神、穿透的视线、心烦意乱的表现、不合时宜的笑容和举止时，要格外小心照护。对临终者而言，出现在其眼前的另一个世界并非幻觉，就像我们生活的世界一样真实。医务人员不能因为无法体会到那种感知，就用“医学解释”来否定。

（2）生命回顾诠释人生，协助探寻生死意义：回忆痛苦经验可宣泄不良情绪，抚平痛楚；回忆美好经验可填补精神空虚，获得心理满足；回忆成功经验可增进自我认可，觉得死而无憾。通过追忆人生，可以重新体验、挖掘自己生命中的意义，从而沉淀出人生哲理，实现自我超越。

（3）谈论临终希望与害怕，处理未完成的心愿：临终者通常害怕与家人、友人分离、失去自我控制和身体及尊严、担心成为他人的负担、恐惧疼痛；临终前多数想见亲友，想回家。护士可以择机探寻性询问“可以告诉我吗？”或“想多谈谈吗？”弥留之际最重要的是有机会了却心愿，解开一些旧怨，表达一份感恩之情，留下一份嘱托或饱含爱意的礼物。如较年轻的临终者会给自己未成年的子女留下书信。也可告知临终者如果想和某人当面话别却无法实现时，可把“自己想说的话”和“对方可能会说的话”边想边写下来，以此了却心愿。

（4）搭建桥梁，活在当下，留下期许：营造机会，如在患者生日或节假日开展主题活动，鼓励患者诉说对家人的期许，与患者共同回忆过去的苦难和欢乐时光。可充分利用当代便捷的记录终端，采集患者生活、治疗、锻炼等音像片段，以备日后刻制成光碟，在患者去世后随访时赠给家属。

（5）郑重道别：生命本质就是不断地转换和变化。在一切变幻之中，死亡以终结者的身份揭示了亘古真理的存在。临终者能放心离去，通常需要获得家人的承诺或保证：允许其死亡；死后会过得好。有宗教信仰者，需要时可请相应宗教人员进行“临终祈祷”。佛教认为：死后 8 小时内不可搬动或送入冰库，也不宜号啕大哭，此时“神识未完全离开身体”，即人的潜意识尚存，上述举动会干扰其意识活动，引起怨恨之念。佛教建议亲友在临终之际及死后 8 小时内“助念佛号”，旨在使“临终者或已死者的最后一念放在念佛上，以往生到天上或净土。”临终关怀者需尊重临终者及家属的宗教信仰及文化，尽可能营造相应的环境。

知识链接

临死体验与濒死体验

临死体验（nearing death experience）是人类逐渐展开的一种普遍体验，可发生在个体死前几周、几天、几个小时或几分钟，在此期间身体和自我（小我）会消解，灵性会超越形体，个体可以表达对那个意识层次的领悟。心理发展阶段处于臣服期和超越期。

濒死体验（near-death experience）是个体身体呈现临床死亡时的内在体验，多是突发性的，见于复苏者清醒后对灵性体验的回溯性描述，可归纳为五个阶段：①安详和轻松；②意识“逸出”体外；③通过“黑洞”并出现噪音；④与亲朋好友欢聚；⑤光亮中回顾人生并与宇宙融合。

濒死反射是濒死体验中发生的生理反射，自主神经系统失序，交感神经和副交感神经脱节失联，自动释放出 β-内啡肽及其他神经肽，使身体极度放松，并对外界失去感知。

第三节 临终者的家庭支持

护士应在临终者和家属之间搭建理解和爱的桥梁，作为家人也需正视、接受现实，懂得需执著时要执著，该放手时需放手，还生命以自然和尊严，精心呵护、郑重道别，共度最后时光，让亲人轻松上路，安详而逝。

一、对临终者家属的理解

（一）临终者家属的处境

1．难以接受现实　家属通常也会经历与临终者同样的心理历程。尤其是惊闻亲人患绝症的家属，最初常会六神无主，不知所措，寄全部希望于医生。但不一定和临终者同步，比如患者处在沮丧期，而家属还在否定期，患者面对亲人还要强装平静，这就更增加了患者的苦闷。

2．纠结于治疗选择　病危之际，家属对有创救治方案的选择有时会很艰难，每一次签字都会是痛苦的煎熬。

3．预感性悲伤　尽管有的家属已签订了不予积极治疗和抢救的协议，但对亲人即将离去这一事实，仍会表现出不同程度的悲观失望。

4．角色冲突及转换　家庭是一个生活整体，一个人临终会牵动整个家庭的运转，波及每个家庭成员的生活，家庭成员将面临家庭角色与社会角色的冲突，日常生活及工作学习秩序被打乱，常会顾此失彼。若临终者是家里的顶梁柱，则需要家属承担或分担责任。

（二）临终者家属的挑战

1．接受亲人将逝的事实　尤其当临终者与家属心理不同步之时，护士需从中周旋，使之同步面对现实。

2．协调好个人及家庭生活　尽孝守护和工作学习、个人生活间要权衡取舍，实在难以兼顾之时，需考虑推迟或放弃某个角色，如推迟婚期、弃学就业、留职停薪等以缓解家庭整体的压力。必要时适当利用社会资源，逐渐使“非常时期”正常化。

二、临终期家属支持

（一）信息支持

满足家属了解实情的需要，及时告知病情变化或临终进展，按需提供相关信息，如治疗方案、处置效果、应对措施、社会服务资源、死前准备、死后事宜等。

（二）技能指导

满足家属参与照顾的需要，指导家属生活照料技能，在尊重临终者意愿的前提下，提供尽孝机会。如有的老年人不愿让儿媳冲洗会阴，觉得尴尬难堪，而护工或护士做时心里就会好受些。

（三）情感支持

鼓励家属表达感情及宣泄情绪。一方面家属出于善意会相互隐瞒实情，面临治疗选择时，内心还会交织着“孝”的拷问，故需有渠道宣泄；另一方面，鼓励家属表达对亲人的爱。

（四）体力支持

当家属全身心地照顾临终者时，应助其一臂之力，必要时提供喘息服务，让其调整状态，确保有精力和体力去照顾临终者。

（五）家庭支持

协助维持家庭完整性，尽量保持原有的家庭生活习惯和气氛，如共同进餐，促进家庭成员间有效沟通。只要临终者尚有表达意愿的能力和参与决定的愿望，家中相关决定仍要征求其意见。促进家属与临终者的沟通和理解，化解纠葛，了却心愿，表达爱意，郑重道别。若家属是儿童，应与其谈论有关死亡的话题，使其有准备应对亲人的死亡。濒死之时，告知家属共同营造温馨的氛围，让临终者可以专注于自己的死亡，不要受到干扰。

三、居丧期支持

居丧期大约持续到亲人去世后一年。

（一）遗体料理

1．意义 维护死者的尊严；缓解家属的悲伤。

2．方法 包括清洁、整容、穿殓衣。若家属愿意可参与遗体料理。头下垫枕，防止面部淤血变色。用温热毛巾从头到脚擦净身体，用脱脂棉花填塞于口、鼻、耳、肛门、阴道等孔道，换上寿衣。若眼睛未闭，用毛巾热敷直至闭合，或用胶纸贴住，待尸僵后除去；若嘴唇未合，用纱布托绑住下颌，再用毛巾卷垫于下颌。总之，使死者整洁安详、体态端正，必要时可适度化妆，尽量保持与生前形象一致。

（二）丧亲者理解

丧亲者主要包括死者的子女和配偶，亲人过世，家属会陷入悲伤的高峰，悲伤过程一般包括四个阶段。

1．麻木震惊 尤其得知亲人突然或意外死亡时，常会震惊，难以置信、呆若木鸡、默然无语，约持续几小时或几天，此阶段不会发泄自己的悲伤。未成年子女会幻想有一天自己睡醒过来亲人会回到身边。

2．渴望反思 沉浸于悲痛和思念中，渴望逝去的亲人能再回来。于是会亲近逝者生前所到之处，所用之物，反复回想以往逝者对自己的言行，检点自己对逝者的过错，进而会萌生一些内疚及罪恶感。也有人因触景生情，难以控制，会暂时回避某些令人伤感的地方或某些人。

3．接受颓丧 开始接受亲人故去的现实，但接受并非高兴体验，反而更难过，会随之感到生活失去意义而沮丧消沉，不思进取，对曾感兴趣的事也索然无味。

4．探索恢复 经过悲伤的洗礼，逐渐认识到“生老病死是无法抗拒的自然规律”“对逝者最好的爱是更好地生活下去”，理智战胜了感情，身心也就能逐渐恢复常态。

一般走出悲伤约需一年，而延迟、掩饰、过度、长期的悲伤均属异常表现。有些人多年之后，仍会触景生情，想起逝者而伤感，但此时已融于许多快慰的思念，想起共享的幸福时光，它会化作永恒的记忆成为其新生活的一部分。

（三）丧亲者支持

亲人去世，家属面临着两项挑战：接受亲人死亡现实和发现生活意义。为此，关怀团队应陪伴其走过悲伤过程，促进社会支持及其社会关系的转换，守望其迈向新生活。

1．协助办理善后事宜 协助联系丧葬服务，指导办理死亡诊断证明书，相关福利及到公安机关注销户籍。若在家中举行，协助家属使灵堂及告别仪式温馨化，如摆放鲜花、播放死者生前的录像带、选择音乐为告别曲。通过哀悼送别仪式，可帮助丧亲者接受“亲人已逝”的事实；将亲友聚在一起，可向其提供支持与帮助；肯定死者的社会价值，寄托哀思。

2．陪伴与倾听 周围人应营造一个可畅所欲言的氛围，有助于家属表达和宣泄心中的纠结和苦闷。应与家属共同面对死亡，在一年内通过邮件、电话、随访等方式保持联系，使其感受到社会的关怀。当家属想谈论死者时则予以倾听，帮助其认识到生活还必须继续下去，使其逐渐摆脱沮丧而重新开始正常生活。

3．协助表达内心的悲痛 协助家属哭出来，协助表达愤怒及罪恶感，并适当澄清其不现实的想法。告知家属“你已经尽力了”。若家属是儿童，或许会生气自己被亲人遗弃，担心无人照顾，自责由于自己不好导致死亡发生，或迷惑于眼前发生的事等。为此，护士应真实清楚地回答其提问，帮助其表达害怕、幻想等情感，明确告诉其死亡不是他的错，仍会有人照顾他等，帮助其接受现实。

4．协助处理实际问题　家属中特别是空巢丧偶老人，日常生活会面临更多困难，应与子女一起商讨日后的养老问题，安排好长期或不定期的养老服务。另外，考虑到“每逢佳节倍思亲”，宜事先计划好节假日安排，让老人安度佳节。

5．促进适应新生活　协助家属独立生活，建立新的人际关系，鼓励参加社交活动，支持丧偶老人再婚。人只有克服失去生活意义的绝望，在时光流逝中经历一次蜕变，才可领悟到：自己失去所爱的人时，并未失去爱的能力。如此才真正走出悲伤，开始新生活。

（周宇彤）

练习题

一、名词解释

1．临终关怀
2．姑息照护
3．生前预嘱
4．生病时分
5．临终时分
6．临终哮吼

二、单项选择题

1．世界上第一所现代临终关怀院创始于
A．英国
B．美国
C．法国
D．日本
E．中国

2．中国第一所临终关怀研究中心成立于
A．1967 年
B．1982 年
C．1987 年
D．1988 年
E．1998 年

3．从事临终关怀的人员最基本的素质是
A．有一颗慈悲的爱心
B．掌握多学科的知识
C．曾有一些挫折经历
D．积极接受生死教育
E．掌握舒缓疗护技术

4．临终者最后消失的感觉是
A．视觉
B．嗅觉
C．触觉
D．听觉
E．味觉

5．当临终者出现临终哮吼时，不妥的处置是
A．告知家属该症状为濒死征兆，需有所准备

B．调整体位，抬高床头30°，头偏向一侧
C．给予面罩吸氧后，快速吸出咽喉分泌物
D．必要时遵医嘱给药，减少口咽部分泌物
E．注意通风，确保病床周围的空气新鲜
6．鼓励其亲朋好友探访陪伴，对处于哪个阶段的临终患者更重要
A．愤怒期
B．抑郁期
C．否认期
D．接受期
E．协议期
7．中国第一所临终关怀研究中心成立于
A．北京
B．天津
C．上海
D．汕头
E．南京
8．李嘉诚捐资创建的首家宁养院在
A．北京
B．天津
C．上海
D．汕头
E．南京
9．中国生命关怀学会创建于
A．1987年
B．1996年
C．1998年
D．2005年
E．2006年
10．临终护理计划须在患者入院后多长时间内完成
A．10分钟
B．20分钟
C．30分钟
D．8小时
E．24小时
11．死亡恐惧的源头是
A．身体
B．父母
C．子女
D．自我
E．配偶
12．社会沃母理论是基于临终期为多长而提出的
A．30天
B．60天
C．180天
D．280天
E．360天
13．下列对临终过程的描述不妥的是
A．身体功能渐进性丧失过程
B．各系统功能均趋向于衰竭
C．一般心、肝、肾先行衰竭
D．意识逐渐退出身体
E．生命征象趋于消退
14．临终者呈现“希氏面容”主要由于
A．疼痛
B．肌肉的张力降低
C．身体能量场增强
D．循环功能衰退
E．呼吸功能衰退
15．当临终者处于愤怒期时，不妥的处理是
A．忍让宽容，允许临终者发泄
B．倾听了解原因加以安抚疏导
C．提醒探视者勿询问患者情况
D．守望，防止发泄时出现意外
E．让家属理解这是适应性反应

三、多项选择题

1．下列对社区临终关怀上门服务描述正确的是
A．医生开具建立家庭病床的知情同意书

B．医生每周查房一次，不少于60分钟
C．社区护士24小时内完成临终护理计划
D．社区护士每天接触患者不少于6小时
E．特殊处置后，每30分钟观察一次病情

2．当临终者出现临终躁动时，妥当的处置是
A．告知家属该症状为濒死征兆，需有所准备
B．先查看是否存在可逆因素并采取相应措施
C．调整周围环境，避免噪音，可播放轻音乐
D．让亲人握住临终者的手，在耳边轻声安慰
E．未找到原因时，将四肢稳妥地约束在床上

3．对临终者家属的关怀措施包括
A．说明临终者的身心变化增进家属理解
B．告诉家属尽量尊重临终者的生活方式
C．提示家属避免与临终者谈论生死话题
D．指导家属参与临终者的日常生活照顾
E．提供家属表达心情、宣泄情绪的机会

4．临终关怀团队包括
A．医生
B．护士
C．营养师
D．美容师
E．志愿者

5．宁养院的入院标准是
A．贫困
B．疼痛
C．癌症
D．晚期
E．农村

6．从事临终关怀的护士需要
A．尊重临终者的临终表达
B．接纳临终者的衰退之势
C．鼓励临终者与死亡抗争
D．意识到与临终者间的沟
E．设法向临终者隐瞒病情

7．当临终者呈现“希氏面容”时，较恰当的护理措施是
A．注意眼部保护
B．增加翻身次数
C．注意四肢保暖
D．注意通风换气
E．加强口腔护理

8．对处于忧郁期的临终者，较恰当的护理措施是
A．多加以照顾
B．允许其哭泣
C．尽量让其自理
D．多让亲友陪伴
E．设法打破沉默

9．遗体料理的恰当处置是
A．去枕平卧，四肢伸直
B．用温热毛巾擦净身体
C．用脱脂棉花填塞孔道
D．让家属负责换上寿衣
E．必要时，可适度化妆

四、简答题

1．简述临终关怀的意义。
2．简述社区善终教育的主要内容。
3．简述临终者症状处置原则。

4．简述从事临终关怀的素质要求。
5．简述临终关怀机构形式。
6．简述临终期心理发展的五阶段。
7．简述悲伤过程的四阶段。
8．简述 WHO 癌痛给药原则。
9．简述临终者心灵之旅的三个阶段。

五、论述题

1．举例说明对临终者的灵性关怀。
2．举例说明对丧亲者的支持。
3．举例说明对临终者家属的支持。
4．举例说明临终关怀护士，在促进有效沟通中的责任。
5．举例说明当临终者家属是儿童时，应如何予以支持。

参考答案

一、名词解释

1．临终关怀又称善终服务、安宁照顾、宁养服务，是指对无法治愈的末期患者及家属提供整体性照顾，通过解除疼痛及其他不适症状，融生理、心理、社会、灵性之照顾，以提升患者及家属的生活质量。

2．姑息照护是重视生命，视死亡为正常过程，不加速也不延缓死亡，提供解除痛苦、促进舒适的照护。

3．生前预嘱指个体在头脑清醒、理智健全时，用书面表示的对临终医护的愿望。

4．生病时分是指末期患者努力抗争，希望活下来的时段。

5．临终时分是指末期患者知道自己要死了到死亡的时段。

6．临终哮吼是指咽下部的分泌物不能咳出，随呼吸摆动所产生的吼鸣声。

二、单选题

1. A　2. D　3. A　4. D　5. C　6. B　7. B　8. D　9. E　10. E　11. D
12. D　13. C　14. B　15. C

三、多选题

1. ACE　2. ABCD　3. ABDE　4. ABCE　5. ABCD　6. ABD　7. AE
8. ABD　9. BCE

四、简答题

1．临终关怀的意义是：①个体层面，可提高本人生存质量，促进自我和谐。②家庭层面，可提高家属生存质量，促进家庭和谐。③社会层面，可合理使用医疗资源，促进社会和谐。

2．社区善终教育的主要内容有：①透彻理解生命的自然过程；②理解和化解对死亡的恐惧；③面对死亡的必要准备。

3．临终者症状处置原则是：①舒适免创；②兼顾保持清醒和姑息镇静；③知情同意；④因人而异；⑤综合应对。

4．从事临终关怀的素质要求有：①有爱心，自愿参加；②曾有一些挫折经历；③掌握多学科知识；④掌握舒缓疗护技术；⑤积极接受生死教育。

5． 临终关怀机构形式有：①独立的临终关怀院，如北京松堂关怀院；②医院临终关怀中心，如宁养院；③临终关怀家庭病床。

6． 临终期心理发展的 5 个阶段：①否认期；②愤怒期；③协商期；④抑郁期；⑤接受期。

7．悲伤过程的 4 个阶段是：①麻木震惊；②渴望反思；③接受颓丧；④探索恢复。

8．WHO 关于癌痛的给药原则是：①按阶梯；②按时钟；③无创给药。

9．临终者心灵之旅的 3 个阶段是：①混乱期；②臣服期；③超越期。

五、论述题

1．对临终者的灵性关怀要点如下：①共同面对死亡现实，用爱全程陪伴；②生命回顾诠释人生，协助探寻生死意义；③谈论其希望与害怕，处理未完成的心愿；④搭建桥梁，活在当下，留下期许；⑤郑重道别。

2．对丧亲者的支持要点如下：①协助办理善后事宜；②陪伴与倾听；③协助表达内心的悲痛；④协助处理实际问题；⑤促进适应新生活。

3．对临终者家属的支持要点如下：①信息支持；②技能指导；③情感支持；④体力支持；⑤家庭支持。

4．临终关怀护士，在促进有效沟通中的责任要点如下：①扮演好发送者，促进临终者自我表达；②扮演好接收者，促进临终者自我梳理；③扮演好反馈者，促进临终者自我认识；④扮演好搭桥者，促进临终者与家属、照顾者及医生间的有效沟通；⑤营造易于临终者感知、理解和表达的环境。

5．当临终者家属是儿童时，予以支持说明如下：①临终期：与其谈论有关死的话题，如当喜欢的宠物死了会怎样，使其有准备应对亲人的死。②居丧期：或许会生气自己被亲人遗弃，担心无人照顾，自责由于自己不好导致死亡发生，或迷惑于眼前发生的事等。为此，应真实清楚地回答其所有提问，帮助其表达害怕、幻想等情感，明确告诉其死亡不是他的错，仍会有人照顾他等，帮助其接受现实。

（周宇彤）

附录1　个人基本信息表

姓名：　　　　　　　　　　　　　　　　　　　　　　　　　　　　　编号□□□－□□□□□

性　别	0未知的性别　1男　2女　9未说明的性别　□			出生日期	□□□□ □□ □□
身份证号		工作单位			
本人电话		联系人姓名		联系人电话	
常住类型	1户籍　2非户籍□	民　族	1汉族　2少数民族　□		
血型	1A型　2B型　3O型　4AB型　5不详/RH阴性：1否　2是　3不详　□/□				
文化程度	1文盲及半文盲　2小学　3初中　4高中/技校/中专　5大学专科及以上　6不详　□				
职业	1国家机关、党群组织、企业、事业单位负责人　2专业技术人员　3办事人员和有关人员　4商业、服务业人员　5农、林、牧、渔、水利业生产人员　6生产、运输设备操作人员及有关人员　7军人　8不便分类的其他从业人员　□				
婚姻状况	1未婚　2已婚　3丧偶　4离婚　5未说明的婚姻状况　□				
医疗费用支付方式	1城镇职工基本医疗保险　2城镇居民基本医疗保险　3新型农村合作医疗　4贫困救助　5商业医疗保险　6全公费　7全自费　8其他　□/□/□				
药物过敏史	1无　有：2青霉素　3磺胺　4链霉素　5其他　□/□/□/□				
暴露史	1无　有：2化学品　3毒物　4射线　□/□/□				
既往史	疾病	1无　2高血压　3糖尿病　4冠心病　5慢性阻塞性肺疾病　6恶性肿瘤　7脑卒中　8重性精神疾病　9结核病　10肝炎　11其他法定传染病　12职业病　13其他 □确诊时间　年　月/□确诊时间　年　月/□确诊时间　年　月 □确诊时间　年　月/□确诊时间　年　月/□确诊时间　年　月			
	手术	1无　2有：名称1时间/名称2时间　□			
	外伤	1无　2有：名称1时间/名称2时间　□			
	输血	1无　2有：原因1时间/原因2时间　□			
家族史	父　亲	□/□/□/□/□/□	母　亲	□/□/□/□/□/□	
	兄弟姐妹	□/□/□/□/□/□	子　女	□/□/□/□/□/□	
	1无　2高血压　3糖尿病　4冠心病　5慢性阻塞性肺疾病　6恶性肿瘤　7脑卒中　8重性精神疾病　9结核病　10肝炎　11先天畸形　12其他				
遗传病史	1无2有：疾病名称　□				
残疾情况	1无残疾　2视力残疾　3听力残疾　4言语残疾　5肢体残疾　6智力残疾7精神残疾　8其他残疾　□/□/□/□/□/□				
生活环境*	厨房排风设施	1无　2油烟机　3换气扇　4烟囱　□			
	燃料类型	1液化气　2煤　3天然气　4沼气　5柴火　6其他　□			
	饮水	1自来水　2经净化过滤的水　3井水　4河湖水　5塘水　6其他　□			
	厕所	1卫生厕所　2一格或二格粪池式　3马桶　4露天粪坑　5简易棚厕　□			
	禽畜栏	1单设　2室内　3室外　□			

填表说明

1. 本表用于居民首次建立健康档案时填写。如果居民的个人信息有所变动，可在原条目处修改，并注明修改时间。

2. 性别：按照国标分为未知的性别、男、女及未说明的性别。

3. 出生日期：根据居民身份证的出生日期，按照年（4位）、月（2位）、日（2位）顺序填写，如19490101。

4. 工作单位：应填写目前所在工作单位的全称。离退休者填写最后工作单位的全称；下岗待业或无工作经历者须具体注明。

5. 联系人姓名：填写与建档对象关系紧密的亲友姓名。

6. 民族：少数民族应填写全称，如彝族、回族等。

7. 血型：在前一个“□”内填写与ABO血型对应编号的数字；在后一个“□”内填写是否为“RH阴性”对应编号的数字。

8. 文化程度：指截至建档时间，本人接受国内外教育所取得的最高学历或现有水平所相当的学历。

9. 药物过敏史：表中药物过敏主要列出青霉素、磺胺或者链霉素过敏，如有其他药物过敏，请在其他栏中写明名称，可以多选。

10. 既往史：包括疾病史、手术史、外伤史和输血史。

（1）疾病　填写现在和过去曾经患过的某种疾病，包括建档时还未治愈的慢性病或某些反复发作的疾病，并写明确诊时间，如有恶性肿瘤，请写明具体的部位或疾病名称，如有职业病，请填写具体名称。对于经医疗单位明确诊断的疾病都应以一级及以上医院的正式诊断为依据，有病史卡的以卡上的疾病名称为准，没有病史卡的应有证据证明是经过医院明确诊断的。可以多选。

（2）手术　填写曾经接受过的手术治疗。如有，应填写具体手术名称和手术时间。

（3）外伤　填写曾经发生的后果比较严重的外伤经历。如有，应填写具体外伤名称和发生时间。

（4）输血　填写曾经接受过的输血情况。如有，应填写具体输血原因和发生时间。

11. 家族史：指直系亲属（父亲、母亲、兄弟姐妹、子女）中是否患过所列出的具有遗传性或遗传倾向的疾病或症状。有则选择具体疾病名称对应编号的数字，没有列出的请在“＿＿＿＿＿＿＿＿＿”上写明。可以多选。

12. 生活环境：农村地区在建立居民健康档案时需根据实际情况选择填写此项。

附录 2　健康体检表

姓名：　　　　　　　　　　　　　　　　　　　　　　　　　　　　编号□□□-□□□□□

<table>
<tr><td>体检日期</td><td colspan="2">年　月　日</td><td>责任医生</td><td colspan="3"></td></tr>
<tr><td>内容</td><td colspan="6">检查项目</td></tr>
<tr><td>症状</td><td colspan="6">1 无症状 2 头痛 3 头晕 4 心悸 5 胸闷 6 胸痛 7 慢性咳嗽 8 咳痰 9 呼吸困难 10 多饮 11 多尿 12 体重下降 13 乏力 14 关节肿痛 15 视物模糊 16 手脚麻木 17 尿急 18 尿痛 19 便秘 20 腹泻 21 恶心呕吐 22 眼花 23 耳鸣 24 乳房胀痛 25 其他
□/□/□/□/□/□/□/□/□/□</td></tr>
<tr><td rowspan="11">一般状况</td><td>体温</td><td>℃</td><td>脉率</td><td colspan="3">次/分钟</td></tr>
<tr><td rowspan="2">呼吸频率</td><td rowspan="2">次/分钟</td><td rowspan="2">血压</td><td>左侧</td><td colspan="2">/　mmHg</td></tr>
<tr><td>右侧</td><td colspan="2">/　mmHg</td></tr>
<tr><td>身高</td><td>cm</td><td>体重</td><td colspan="3">kg</td></tr>
<tr><td>腰围</td><td>cm</td><td>体质指数（BMI）</td><td colspan="3">kg/m2</td></tr>
<tr><td>老年人健康状态自我评估 *</td><td colspan="5">1 满意 2 基本满意 3 说不清楚 4 不太满意 5 不满意　□</td></tr>
<tr><td>老年人生活自理能力自我评估 *</td><td colspan="5">1 可自理（0 ~ 3 分） 2 轻度依赖（4 ~ 8 分）
3 中度依赖（9 ~ 18 分） 4 不能自理（≥ 19 分）　□</td></tr>
<tr><td>老年人认知功能 *</td><td colspan="5">1 粗筛阴性
2 粗筛阳性，简易智力状态检查，总分　□</td></tr>
<tr><td>老年人情感状态 *</td><td colspan="5">1 粗筛阴性
2 粗筛阳性，老年人抑郁评分检查，总分　□</td></tr>
<tr><td colspan="6"></td></tr>
<tr><td colspan="6"></td></tr>
<tr><td rowspan="13">生活方式</td><td rowspan="3">体育锻炼</td><td>锻炼频率</td><td colspan="4">1 每天 2 每周一次以上 3 偶尔 4 不锻炼　□</td></tr>
<tr><td>每次锻炼时间</td><td>分钟</td><td>坚持锻炼时间</td><td colspan="2">年</td></tr>
<tr><td>锻炼方式</td><td colspan="4"></td></tr>
<tr><td>饮食习惯</td><td colspan="5">1 荤素均衡 2 荤食为主 3 素食为主 4 嗜盐 5 嗜油 6 嗜糖　□/□/□</td></tr>
<tr><td rowspan="3">吸烟情况</td><td>吸烟状况</td><td colspan="4">1 从不吸烟　2 已戒烟　3 吸烟　□</td></tr>
<tr><td>日吸烟量</td><td colspan="4">平均　支</td></tr>
<tr><td>开始吸烟年龄</td><td>岁</td><td>戒烟年龄</td><td colspan="2">岁</td></tr>
<tr><td rowspan="5">饮酒情况</td><td>饮酒频率</td><td colspan="4">1 从不 2 偶尔 3 经常 4 每天　□</td></tr>
<tr><td>日饮酒量</td><td colspan="4">平均　两</td></tr>
<tr><td>是否戒酒</td><td colspan="4">1 未戒酒 2 已戒酒，戒酒年龄：　岁　□</td></tr>
<tr><td>开始饮酒年龄</td><td>岁</td><td>近一年内是否曾醉酒</td><td colspan="2">1 是 2 否　□</td></tr>
<tr><td>饮酒种类</td><td colspan="4">1 白酒 2 啤酒 3 红酒 4 黄酒 5 其他　□/□/□/□</td></tr>
</table>

<table>
<tr><td rowspan="6">生活方式</td><td rowspan="6">职业病危害因素接触史</td><td>1 无 2 有（工种__________从业时间 年）__________</td><td>□</td></tr>
<tr><td>毒物种类 粉尘__________防护措施 1 无 2 有__________</td><td>□</td></tr>
<tr><td>放射物质__________防护措施 1 无 2 有__________</td><td>□</td></tr>
<tr><td>物理因素__________防护措施 1 无 2 有__________</td><td>□</td></tr>
<tr><td>化学物质__________防护措施 1 无 2 有__________</td><td>□</td></tr>
<tr><td>其他__________防护措施 1 无 2 有__________</td><td>□</td></tr>
<tr><td rowspan="6">脏器功能</td><td rowspan="3">口腔</td><td>口唇 1 红润 2 苍白 3 发绀 4 皲裂 5 疱疹</td><td>□</td></tr>
<tr><td>齿列 1 正常 2 缺齿 3 龋齿 4 义齿（假牙）</td><td>□</td></tr>
<tr><td>咽部 1 无充血 2 充血 3 淋巴滤泡增生</td><td>□</td></tr>
<tr><td>视力</td><td>左眼______右眼______（矫正视力：左眼______右眼______）</td><td></td></tr>
<tr><td>听力</td><td>1 听见 2 听不清或无法听见</td><td>□</td></tr>
<tr><td>运动功能</td><td>1 可顺利完成 2 无法独立完成其中任何一个动作</td><td>□</td></tr>
<tr><td rowspan="25">查体</td><td>眼底 *</td><td>1 正常 2 异常</td><td>□</td></tr>
<tr><td>皮肤</td><td>1 正常 2 潮红 3 苍白 4 发绀 5 黄染 6 色素沉着 7 其他</td><td>□</td></tr>
<tr><td>巩膜</td><td>1 正常 2 黄染 3 充血 4 其他</td><td>□</td></tr>
<tr><td>淋巴结</td><td>1 未触及 2 锁骨上 3 腋窝 4 其他</td><td>□</td></tr>
<tr><td rowspan="3">肺</td><td>桶状胸：1 否 2 是</td><td>□</td></tr>
<tr><td>呼吸音：1 正常 2 异常</td><td>□</td></tr>
<tr><td>啰 音：1 无 2 干啰音 3 湿啰音 4 其他</td><td>□</td></tr>
<tr><td rowspan="2">心脏</td><td>心率次 / 分钟 心律：1 齐 2 不齐 3 绝对不齐</td><td>□</td></tr>
<tr><td>杂音：1 无 2 有</td><td>□</td></tr>
<tr><td rowspan="5">腹部</td><td>压痛：1 无 2 有</td><td>□</td></tr>
<tr><td>包块：1 无 2 有</td><td>□</td></tr>
<tr><td>肝大：1 无 2 有</td><td>□</td></tr>
<tr><td>脾大：1 无 2 有</td><td>□</td></tr>
<tr><td>移动性浊音：1 无 2 有</td><td>□</td></tr>
<tr><td>下肢水肿</td><td>1 无 2 单侧 3 双侧不对称 4 双侧对称</td><td>□</td></tr>
<tr><td>足背动脉搏动</td><td>1 未触及 2 触及双侧对称 3 触及左侧弱或消失 4 触及右侧弱或消失</td><td>□</td></tr>
<tr><td>肛门指诊 *</td><td>1 未及异常 2 触痛 3 包块 4 前列腺异常 5 其他</td><td>□</td></tr>
<tr><td>乳腺 *</td><td>1 未见异常 2 乳房切除 3 异常泌乳 4 乳腺包块 5 其他</td><td>□ / □ / □ / □</td></tr>
<tr><td rowspan="5">妇科 *</td><td>外阴 1 未见异常 2 异常</td><td>□</td></tr>
<tr><td>阴道 1 未见异常 2 异常</td><td>□</td></tr>
<tr><td>宫颈 1 未见异常 2 异常</td><td>□</td></tr>
<tr><td>宫体 1 未见异常 2 异常</td><td>□</td></tr>
<tr><td>附件 1 未见异常 2 异常</td><td>□</td></tr>
<tr><td>其他 *</td><td></td><td></td></tr>
</table>

辅助检查	血常规 *	血红蛋白 ______g/L 白细胞 ______ × 10^9/L 血小板 ______ × 10^9/L 其他 ______
	尿常规 *	尿蛋白 ______ 尿糖 ______ 尿酮体 ______ 尿潜血 ______ 其他 ______
	空腹血糖 *	______mmol/L 或 ______mg/dL
	心电图 *	1 正常 2 异常 □
	尿微量白蛋白 *	______mg/dL
	大便潜血 *	1 阴性 2 阳性______ □
	糖化血红蛋白 *	______%
	乙型肝炎表面抗原 *	1 阴性 2 阳性 □
	肝功能 *	血清谷丙转氨酶______U/L 血清谷草转氨酶______U/L 白蛋白______g/L 总胆红素______μ mol/L 结合胆红素 μ mol/L
	肾功能 *	血清肌酐______μ mol/L 血尿素氮______mmol/L 血钾浓度______mmol/L 血钠浓度______mmol/L
	血脂 *	总胆固醇______mmol/L 甘油三酯______mmol/L 血清低密度脂蛋白胆固醇______mmol/L 血清高密度脂蛋白胆固醇______mmol/L
	胸部 X 线片 *	1 正常 2 异常 □
	B 超 *	1 正常 2 异常 □
	宫颈涂片 *	1 正常 2 异常 □
	其他 *	
中医体质辨识 *	平和质	1 是 2 基本是 □
	气虚质	1 是 2 倾向是 □
	阳虚质	1 是 2 倾向是 □
	阴虚质	1 是 2 倾向是 □
	痰湿质	1 是 2 倾向是 □
	湿热质	1 是 2 倾向是 □
	血瘀质	1 是 2 倾向是 □
	气郁质	1 是 2 倾向是 □
	特秉质	1 是 2 倾向是 □

现存主要健康问题	脑血管疾病	1 未发现 2 缺血性卒中 3 脑出血 4 蛛网膜下腔出血 5 短暂性脑缺血发作 6 其他________ □/□/□/□/□
	肾脏疾病	1 未发现 2 糖尿病肾病 3 肾功能衰竭 4 急性肾炎 5 慢性肾炎 6 其他________ □/□/□/□/□
	心脏疾病	1 未发现 2 心肌梗死 3 心绞痛 4 冠状动脉血运重建 5 充血性心力衰竭 6 心前区疼痛 7 其他________ □/□/□/□/□
	血管疾病	1 未发现 2 夹层动脉瘤 3 动脉闭塞性疾病 4 其他________ □/□/□
	眼部疾病	1 未发现 2 视网膜出血或渗出 3 视乳头水肿 4 白内障________ 5 其他________ □/□/□
	神经系统疾病	1 未发现 2 有 □
	其他系统疾病	1 未发现 2 有 □

住院治疗情况	住院史	入 / 出院日期	原 因	医疗机构名称	病案号
		/			
		/			
	家 庭 病床史	建 / 撤床日期	原 因	医疗机构名称	病案号
		/			
		/			

主要用药情况	药物名称	用法	用量	用药时间	服药依从性 1 规律 2 间断 3 不服药
	1				
	2				
	3				
	4				
	5				
	6				

非免疫规划预防接种史	名称	接种日期	接种机构
	1		
	2		
	3		

<table>
<tr><td>健康评价</td><td colspan="2">1 体检无异常 □
2 有异常
异常 1 ________________
异常 2 ________________
异常 3 ________________
异常 4 ________________</td></tr>
<tr><td>健康指导</td><td>1 纳入慢性病患者健康管理
2 建议复查
3 建议转诊
□/□/□/□</td><td>危险因素控制： □/□/□/□/□/□
1 戒烟 2 健康饮酒 3 饮食 4 锻炼
5 减体重（目标）
6 建议接种疫苗
7 其他____________</td></tr>
</table>

填表说明

1. 本表用于居民首次建立健康档案以及老年人、高血压、2 型糖尿病和重性精神疾病患者等的年度健康检查

2. 表中带有 * 号的项目，在为一般居民建立健康档案时不作为免费检查项目，不同重点人群的免费检查项目按照各专项服务规范的要求执行。

3. 一般状况 体质指数 = 体重（kg）/ 身高的平方（m^2）。

老年人生活自理能力评估：65 岁及以上老年人需填写此项，详见老年人健康管理服务规范附表。

老年人认知功能粗筛方法：告诉被检查者“我将要说三件物品的名称（如铅笔、卡车、书），请您立刻重复”。过 1 分钟后请其再次重复。如被检查者无法立即重复或 1 分钟后无法完整回忆三件物品名称为粗筛阳性，需进一步行“简易智力状态检查量表”检查。

老年人情感状态粗筛方法：询问被检查者“你经常感到伤心或抑郁吗”或“你的情绪怎么样”。如回答“是”或“我想不是十分好”，为粗筛阳性，需进一步行“老年抑郁量表”检查。

4. 生活方式

体育锻炼：指主动锻炼，即有意识地为强体健身而进行的活动。不包括因工作或其他需要而必须进行的活动，如为上班骑自行车、做强体力工作等。锻炼方式填写最常采用的具体锻炼方式。

吸烟情况：“从不吸烟者”不必填写“日吸烟量”“开始吸烟年龄”“戒烟年龄”等。

饮酒情况：“从不饮酒者”不必填写其他有关饮酒情况项目。“日饮酒量”应折合相当于白酒“×× 两”。白酒 1 两折合葡萄酒 4 两、黄酒半斤、啤酒 1 瓶、果酒 4 两。

职业暴露情况：指因患者职业原因造成的化学品、毒物或射线接触情况。如有，需填写具体化学品、毒物、射线名或填不详。

职业病危险因素接触史：指因患者职业原因造成的粉尘、放射物质、物理因素、化学物质的接触情况。如有，需填写具体粉尘、放射物质、物理因素、化学物质的名称或填不详

5. 脏器功能

视力：填写采用对数视力表测量后的具体数值，对佩戴眼镜者，可戴其平时所用眼镜测量矫正视力。

听力：在被检查者耳旁轻声耳语“你叫什么姓名”（注意检查时检查者的脸应在被检查

者视线之外），判断被检查者听力状况。

运动功能：请被检查者完成以下动作："两手触枕后部"、"捡起这支笔"、"从椅子上站起，行走几步，转身，坐下。"判断被检查者运动功能。

6. 查体　如有异常请在横线上具体说明，如可触及的淋巴结部位、个数；心脏杂音描述；肝脾肋下触诊大小等。建议有条件的地区开展眼底检查，特别是针对高血压或糖尿病患者。

眼底：如果有异常，具体描述异常结果。

足背动脉搏动：糖尿病患者必须进行此项检查。

乳腺：检查外观有无异常，有无异常泌乳及包块。

妇科：外阴　记录发育情况及婚产式（未婚、已婚未产或经产式），如有异常情况请具体描述。

阴道　记录是否通畅，黏膜情况，分泌物量、色、性状以及有无异味等。

宫颈　记录大小、质地、有无糜烂、撕裂、息肉、腺囊肿；有无接触性出血、举痛等。

宫体　记录位置、大小、质地、活动度；有无压痛等。

附件　记录有无块物、增厚或压痛；若扪及块物，记录其位置、大小、质地；表面光滑与否、活动度、有无压痛以及与子宫及盆壁关系。左右两侧分别记录。

7. 辅助检查　该项目根据各地实际情况及不同人群情况，有选择地开展。老年人，高血压、2 型糖尿病和重性精神疾病患者的免费辅助检查项目按照各专项规范要求执行。

尿常规中的"尿蛋白、尿糖、尿酮体、尿潜血"可以填写定性检查结果，阴性填"－"，阳性根据检查结果填写"＋"、"＋＋"、"＋＋＋"或"＋＋＋＋"，也可以填写定量检查结果，定量结果需写明计量单位。

大便潜血、肝功能、肾功能、胸部 X 线片、B 超检查结果若有异常，请具体描述异常结果。其中 B 超写明检查的部位。

其他：表中列出的检查项目以外的辅助检查结果填写在"其他"一栏。

8. 中医体质辨识　该项由有条件的地区基层医疗卫生机构中医医务人员或经过培训的其他医务人员填写。根据不同的体质辨识，提供相应的健康指导。

体质辨识方法：采用量表的方法，依据中华中医药学会颁布的《中医体质分类与判定标准》进行测评。

9. 现存主要健康问题　指曾经出现或一直存在，并影响目前身体健康状况的疾病。可以多选。（本栏内容老年人健康管理年度体检时不需填写）

10. 住院治疗情况　指最近 1 年内的住院治疗情况。应逐项填写。日期填写年月，年份必须写 4 位。如因慢性病急性发作或加重而住院 / 家庭病床，请特别说明。医疗机构名称应写全称。

11.主要用药情况（老年人健康管理年度体检时不需填写“服药依从性”一栏） 对长期服药的慢性病患者了解其最近1年内的主要用药情况，西药填写化学名（通用名）而非商品名，中药填写药品名称或中药汤剂，用法、用量按医生医嘱填写。用药时间指在此时间段内一共服用此药的时间，单位为年、月或天。服药依从性是指对此药的依从情况，“规律”为按医嘱服药，“间断”为未按医嘱服药，频次或数量不足，“不服药”即为医生开了处方，但患者未使用此药。

12.非免疫规划预防接种史 填写最近1年内接种的疫苗的名称、接种日期和接种机构。疫苗名称填写应完整准确。

附录3　接诊记录表

姓名：　　　　　　　　　　　　　　　　　　　　　　　　　　　　　　编号□□□－□□□□□

就诊者的主观资料：

就诊者的客观资料：

评估：

处置计划：

医生签字：

接诊日期：_______年_________月_______日

填表说明

1. 本表供居民由于急性或短期健康问题接受咨询或医疗卫生服务时使用，应以能够如实反映居民接受服务的全过程为目的、根据居民接受服务的具体情况填写。

2. 就诊者的主观资料：包括主诉、咨询问题和卫生服务要求等。

3. 就诊者的客观资料：包括查体、实验室检查、影像检查等结果。

4. 评估：根据就诊者的主、客观资料作出的初步印象、疾病诊断或健康问题评估。

5. 处置计划：指在评估基础上制定的处置计划，包括诊断计划、治疗计划、病人指导计划等。

附录4 会诊记录表

姓名：　　　　　　　　　　　　　　　　　　　　　　　　　　　　编号□□□-□□□□□

会诊原因：

会诊意见

会诊医及其所在医疗卫生机构：

医疗卫生机构名称　　　　　　　　　　　　　　　　　　　　会诊医生签字

____

____

____

____

____________________　|　______　______　______

______　______　______

______　______　______

______　______　______

______　______　______

责任医生：____________

会诊日期：______年______月______日

填表说明

1. 本表供居民接受会诊服务时使用。

2. 会诊原因：责任医生填写患者需会诊的主要情况。

3. 会诊意见：责任医生填写会诊医生的主要处置、指导意见。

4. 会诊医生及其所在医疗卫生机构：填写会诊医生所在医疗卫生机构名称并签署会诊医生姓名。来自同一医疗卫生机构的会诊医生可以只填写一次机构名称，然后在同一行依次签署姓名。

附录 5　双向转诊单

存　根

患者姓名______________性别______________年龄______________档案编号____________________
家庭住址____联系电话____________________
于______年____月____日因病情需要，转入____单位
________________________________科室____接诊医生。
转诊医生（签字）：
年　　月　　日

双向转诊（转出）单

________________________（机构名称）：
现有患者__________性别________年龄__________因病情需要，需转入贵单位，请予以接诊。
初步印象：

主要现病史（转出原因）：

主要既往史：

治疗经过：

转诊医生（签字）：
联系电话：
______________________（机构名称）
年　　月　　日

填表说明

1. 本表供居民双向转诊转出时使用，由转诊医生填写。
2. 初步印象：转诊医生根据患者病情做出的初步判断。
3. 主要现病史：患者转诊时存在的主要临床问题。
4. 主要既往史：患者既往存在的主要疾病史。
5. 治疗经过：经治医生对患者实施的主要诊治措施。

存 根

患者姓名＿＿＿＿＿＿＿＿性别＿＿＿＿＿＿＿＿年龄＿＿＿＿＿＿＿＿病案号＿＿＿＿＿＿＿＿

家庭住址＿＿＿＿＿＿＿＿＿＿＿＿＿＿＿＿＿＿＿＿＿＿＿＿＿＿＿＿联系电话＿＿＿＿＿＿

于＿＿＿＿年＿＿＿＿月＿＿＿＿日因病情需要，转回＿＿＿＿＿＿＿＿＿＿＿＿＿＿＿＿单位

＿＿＿＿＿＿＿＿＿＿＿＿＿接诊医生。

转诊医生（签字）：

年 月 日

双向转诊（回转）单

＿＿＿＿＿＿＿＿＿＿＿（机构名称）：

现有患者＿＿＿＿＿＿＿＿＿＿＿＿因病情需要，现转回贵单位，请予以接诊。

诊断结果＿＿＿＿＿＿＿＿＿＿＿＿＿＿住院病案号＿＿＿＿＿＿＿＿＿＿＿＿＿＿＿＿

主要检查结果：

治疗经过、下一步治疗方案及康复建议：

转诊医生（签字）：

联系电话：

＿＿＿＿＿＿＿＿＿＿＿＿＿（机构名称）

年 月 日

填表说明

1. 本表供居民双向转诊回转时使用，由转诊医生填写。
2. 主要检查结果：填写患者接受检查的主要结果。
3. 治疗经过：经治医生对患者实施的主要诊治措施。
4. 康复建议：填写经治医生对患者转出后需要进一步治疗及康复提出的指导建议。

附录6　居民健康档案信息卡

姓名		性别		出生日期	年　　月　　日
健康档案编号				□□-□□□□□	
ABO 血型	□ A □ B □ O □ AB			RH 血型	□ Rh 阴性 □ Rh 阳性 □不详
慢性病患病情况: □无　□高血压　□糖尿病　□脑卒中　□冠心病　□哮喘 □职业病　□其他疾病________					
过敏史:					

（正面）

（反面）

家庭住址		家庭电话	
紧急情况联系人		联系人电话	
建档机构名称		联系电话	
责任医生或护士		联系电话	
其他说明:			

填表说明

1.居民健康档案信息卡为正反两面，根据居民信息如实填写，应与健康档案对应项目的填写内容一致。

2.过敏史：过敏主要指青霉素、磺胺、链霉素过敏，如有其他药物或食物等其他物质（如花粉、酒精、油漆等）过敏，请写明过敏物质名称。

中英文专业词汇索引

主要参考文献

1．李明子，黄惟清．社区护理学．北京：北京大学医学出版社，2008.

2．刘建芬，黄惟清．社区护理学．北京：中国协和医科大学出版社，2010.

3．卫生部国家基本公共卫生服务规范．北京：人民卫生出版社，2011.

4．[美]维吉尼亚·萨提亚．萨提亚家庭治疗模式，聂晶，译．北京：世界图书出版社,2007.

5．何国平，赵秋利．社区护理理论与实践．北京：人民卫生出版社，2012.

6．郑振佺，霍建勋．健康教育学．北京：科学技术出版社，2008.

7．周建军．社区卫生服务中心．北京：高等教育出版社，2013.

8．谢日华．社区护理学．北京：北京大学医学出版社，2012.

9．巩玉秀．社区护理学．北京：人民卫生出版社，2008.

10．周亚林．社区护理学．北京：人民卫生出版社，2004.

11．周卓轸．社区护理．武汉：华中科技大学医学出版社，2012.

12．晏志勇．社区护理．南昌：江西科学技术出版社，2008.

13．戴红．康复医学．2 版．北京：北京大学医学出版社，2009.

14．刘小芳．康复护理．广州：广东科技出版社，2009.

15．付克礼．社区康复学．2 版．北京：华夏出版社，2013.

16．(美) 肯•威尔伯．超越死亡 恩宠与勇气．胡因梦，刘清彦，译.2 版．北京：生活•读书•新知三联书店，2011.

17．(美) 辛格著，彭荣邦．陪伴生命——我从临终病人眼中看到的幸福．廖婉如，译．北京：中信出版社，2012.

18．(美) 玛姬•克拉兰，派翠西亚·克莉．最后的拥抱．李文绮，译．北京：华夏出版社，2013.

19．孙作东．激活沉睡的脑．哈尔滨：黑龙江科学技术出版社，2010.

20．辛喜萍．社区临终关怀服务的护理与实践．青海医药杂志，2013：73-74.

21．莫励敏．祝福生命手册在临终关怀护理中的运用．医学理论与实践，2012:1244-1245.

22．朴顺子，尚少梅．老年人实用护理技能手册．北京：北京大学医学出版社，2011.

23．梁万年，吕兆丰．全科医学理论与实务．北京：人民卫生出版社，2012.

24．中华医学会糖尿病学分会．中国乙型糖尿病防治指南，2013 版北京；http://guide,medlive,cn/guidelire/5332.